国家卫生和计划生育委员会"十三五"规划教材

全国高等学校教材

供研究生护理学专业用

心理护理理论与实践

第2版

主　编　刘晓虹　李小妹

副主编　王维利　赵海平

编　者（按姓氏笔画排序）

王维利（安徽医科大学护理学院）　　　张银玲（空军军医大学护理学院）

叶旭春（海军军医大学护理学院）　　　张静平（中南大学护理学院）

　　　　（兼秘书）　　　　　　　　　陈　勤（郑州大学护理学院）

刘晓虹（海军军医大学护理学院）　　　周　英（广州医科大学护理学院）

李小妹（西安交通大学医学院护理系）　赵海平（中国医科大学护理学院）

李小麟（四川大学华西医院）　　　　　胡德英（华中科技大学附属协和医院）

人民卫生出版社

　　本套教材采取新型编写模式,借助扫描二维码形式,帮助教材使用者在移动终端共享与教材配套的优质数字资源,实现纸媒教材与富媒体资源的融合。

　　全套教材共 11 种,于 2018 年 7 月前由人民卫生出版社出版,供各院校研究生护理学专业使用。

人民卫生出版社

2017 年 12 月

获取图书网络增值服务的步骤说明

❶ ▪ 扫描封底圆形图标中的二维码,登录图书增值服务激活平台。

❷ ▪ 刮开并输入激活码,激活增值服务。

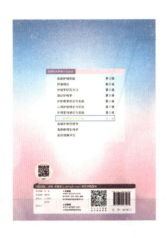

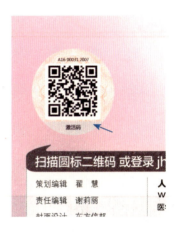

❸ ▪ 下载"人卫图书增值"客户端。

❹ ▪ 使用客户端"扫码"功能,扫描图书中二维码即可快速查看网络增值服务内容。

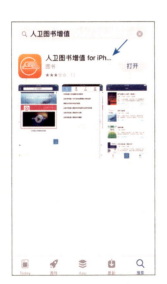

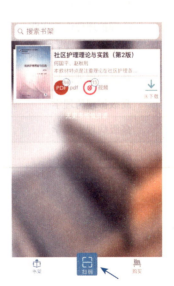

刘华平　　北京协和医学院护理学院

陆　虹　　北京大学护理学院

孙宏玉　　北京大学护理学院

孙秋华　　浙江中医药大学

吴　瑛　　首都医科大学护理学院

徐桂华　　南京中医药大学

殷　磊　　澳门理工学院

章雅青　　上海交通大学护理学院

赵　岳　　天津医科大学护理学院

常 务 委 员：
（按姓氏拼音排序）

曹枫林　　山东大学护理学院

郭桂芳　　北京大学护理学院

郝玉芳　　北京中医药大学护理学院

罗碧如　　四川大学华西护理学院

尚少梅　　北京大学护理学院

唐四元　　中南大学湘雅护理学院

夏海鸥　　复旦大学护理学院

熊云新　　广西广播电视大学

仰曙芬　　哈尔滨医科大学护理学院

于　睿　　辽宁中医药大学护理学院

张先庚　　成都中医药大学护理学院

研究生教材评审委员会名单

指导主委：	姜安丽	第二军医大学护理学院
主任委员：	胡 雁	复旦大学护理学院
	刘华平	北京协和医学院护理学院
副主任委员：	李小寒	中国医科大学护理学院
	赵 岳	天津医科大学护理学院
	尚少梅	北京大学护理学院
委 员：	曹梅娟	杭州师范大学护理学院
（按姓氏拼音排序）	陈 立	吉林大学护理学院
	单伟颖	承德医学院护理学院
	甘秀妮	重庆医科大学附属第二医院
	韩世范	山西医科大学第一医院
	胡秀英	四川大学华西护理学院
	李 津	西安交通大学护理学院
	李丽萍	上海中医药大学护理学院
	刘 明	澳门理工学院
	刘化侠	泰山医学院护理学院
	毛 靖	华中科技大学同济医学院护理学院
	莫新少	广西医科大学护理学院
	沈翠珍	浙江中医药大学护理学院
	王爱红	南京中医药大学护理学院

王红红　　中南大学湘雅护理学院

王维利　　安徽医科大学护理学院

肖惠敏　　福建医科大学护理学院

徐莎莎　　第四军医大学护理学院

袁长蓉　　第二军医大学护理学院

张俊娥　　中山大学护理学院

张立力　　南方医科大学护理学院

赵秋利　　哈尔滨医科大学护理学院

朱京慈　　第三军医大学护理学院

朱小平　　武汉大学中南医院

秘　　　书　　邢唯杰　　复旦大学护理学院

于明明　　北京协和医学院护理学院

数字教材评审委员会名单

指 导 主 委：	段志光	山西医科大学
主 任 委 员：	孙宏玉	北京大学护理学院
	章雅青	上海交通大学护理学院
副 主 任 委 员：	仰曙芬	哈尔滨医科大学护理学院
	熊云新	广西广播电视大学
	曹枫林	山东大学护理学院
委　　员：	柏亚妹	南京中医药大学护理学院
（按姓氏拼音排序）	陈 嘉	中南大学湘雅护理学院
	陈 燕	湖南中医药大学护理学院
	陈晓莉	武汉大学 HOPE 护理学院
	郭爱敏	北京协和医学院护理专业
	洪芳芳	桂林医学院护理学院
	鞠 梅	西南医科大学护理学院
	蓝宇涛	广东药科大学护理学院
	李 峰	吉林大学护理学院
	李 强	齐齐哈尔医学院护理学院
	李彩福	延边大学护理学院
	李春卉	吉林医药学院
	李芳芳	第二军医大学护理学院
	李文涛	大连大学护理学院

李小萍　　　四川大学护理学院

孟庆慧　　　潍坊医学院护理学院

商临萍　　　山西医科大学护理学院

史铁英　　　大连医科大学附属第一医院

万丽红　　　中山大学护理学院

王桂云　　　山东协和学院护理学院

谢　晖　　　蚌埠医学院护理学系

许　勤　　　南京医科大学护理学院

颜巧元　　　华中科技大学护理学院

张　艳　　　郑州大学护理学院

周　洁　　　上海中医药大学护理学院

庄嘉元　　　福建医科大学护理学院

秘　　　书　杨　萍　　　北京大学护理学院

范宇莹　　　哈尔滨医科大学护理学院

吴觉敏　　　上海交通大学护理学院

网络增值服务编者名单

主　审　刘晓虹　李小妹

主　编　叶旭春　赵海平

副主编　吴　菁　董超群

编　者（按姓氏笔画排序）

王　婧（西安交通大学医学院护理系）	张银玲（空军军医大学护理学院）
王　琳（上海交通大学护理学院）	张静平（中南大学护理学院）
王维利（安徽医科大学护理学院）	陈　勤（郑州大学护理学院）
叶旭春（海军军医大学护理学院）	周　英（广州医科大学护理学院）
刘晓虹（海军军医大学护理学院）	赵海平（中国医科大学护理学院）
李小妹（西安交通大学医学院护理系）	胡　琛（海军军医大学护理学院）
李小麟（四川大学华西医院）	胡德英（华中科技大学附属协和医院）
吴　菁（海军军医大学护理学院）	董超群（温州医科大学护理学院）

主编简介

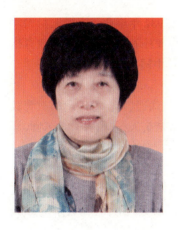

刘晓虹，海军军医大学(原第二军医大学)护理学院教授，博士生导师。1985年毕业于第二军医大学护理学专业，留校任教。1995年获华东师范大学教育学(心理学)硕士学位；2000年赴美国马萨诸塞州立大学护理学院做高级访问学者。中国心理学会认定的"心理学家"，现任中国心理学会理事、中国心理学会护理心理学专业委员会主委、中国心理卫生协会护理心理专委会常委、上海心理学会副理事长及其护理心理学专委会主委、《中华烧伤杂志》编委、《中华护理杂志》特约审稿专家。

从事护理心理学方向教研30余年，主讲护理心理学、精神卫生保健等本科课程，主讲临床心理学、人格心理学、社会心理学、高级护理心理学等研究生课程；主编国家规划教材(本科、研究生)、主译专著10余部；主持国家自然科学基金面上项目1项、主持完成省部级科研项目5项；获军队等各级、各类教学、科研成果奖10余项(含2011国家精品教材1部)，发表学术论文200余篇(含SCI期刊论文20篇、2014年中国百篇最具影响国内学术论文1篇)。

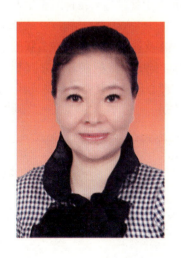

李小妹，西安交通大学护理学系主任，教授，博士生导师。拉托贝大学护理心理学学士，清迈大学护理学硕士，西安交通大学流行病与卫生统计学博士。教育部医学硕士专业学位研究生指导委员会委员，高等学校护理教学指导委员会委员，国家护士执业资格考试专家委员会委员，高等医学教育学会护理教育分会副理事长，中国心理学会护理心理学专委会副主委。中华护理学会教育委员会副主委，人民卫生出版社护理学教材评审委员会副主委，本科教材评审委员会主委，*Nursing Education in Practice*(英国)编委，日本 *Nursing and Health Science*(日本)编委，*International Journal of Nursing Science* 副主编，国内6本其他重要影响期刊编委。

主要研究领域包括护理教育、心理护理、慢性病管理等。获得国家自然科学基金、WHO、CMB、欧盟、世界助老会等国内外项目资助共13项。多次获得省级及校级科研、教学成果及教材奖，陕西省教学名师。主持国家网络视频公开课《护理学导论》，发表专业论文100余篇，主编及副主编卫计委及教育部规划教材12本，出版专著5本。

副主编简介

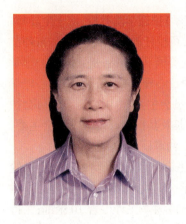

王维利，安徽医科大学护理学院教授。1982年毕业于安徽医科大学临床医学专业，2004年获医学硕士学位。现兼任教育部高等护理教育指导委员会委员、全国高等护理教育学会委员、中国心理学会护理心理学专业委员会委员等社会职务。

多年从事生物化学、临床营养学、思维与沟通、社会心理学的教育教学和临床护理研究；安徽医科大学学术技术带头人，安徽省教学名师，卓越护理人才培养名师工作室负责人。主持、参与完成国家自然科学基金，美国合作科研项目，省级、校级自然科学与护理教育研究课题近30余项。以通信作者和合作者发表SCI论文4篇、以第一作者和通信作者发表中文期刊论文100余篇；主编、副主编教材11部，出版《治疗性沟通系统》（人民卫生出版社）专著1部。

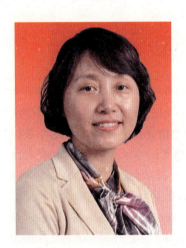

赵海平，中国医科大学护理学院副院长，教授，硕士生导师。1992年毕业于中国医科大学护理学专业，获医学学士学位；1997年获泰国清迈大学护理学专业硕士学位；2011年获中国医科大学精神病与精神卫生学专业博士学位。

主要研究方向：临床心理护理。主持CMB及省级课题6项，获省级教学成果三等奖2项。副主编《心理护理理论与实践》，参编《护理研究》《精神科护理学》等教材。兼任中国心理学会护理心理学专业委员会委员、辽宁省护理学会心理护理专业委员会副主任委员。

前　言

本教材为国家卫生和计划生育委员会"十三五"规划教材,为第2版,给编者提出了更高的要求、更严峻的挑战。新版教材承载着我国护理学科发展的重任,依据新颁布的《全国护理事业发展规划》,与时俱进,秉持"紧扣本专业研究生培养目标、凸显本学科人文属性、体现研究生学习特点"的教材编写指导方针和"深入发展学术理论、充分满足实践需求"的指导思想,以期为我国各层次的护理学研究生培养和350多万护士奉献一本高水准、有特色、优品质的研究生教材。

新版教材遵循"科学性、先进性、开放性、研究性、实践性、精练性"等编写原则,基于"充分体现护理学专业特色"的教材定位,在反思第1版教材的不足之处的基础上进行修改,紧扣国家"加强心理服务的指导意见"等政策导向,充分吸纳近年来国内外心理护理新进展、新成果,精心策划教材的内容结构。

本教材按照心理护理的学术概念及课程的内涵编排内容,全书共11章。第1章较系统阐述了心理护理的概念、范畴与原则、作用、国内外现状及未来趋势;第2~5章为引领或支撑心理护理深入发展的基础理论或学说,包括与心理护理密切相关的人格心理学、基础心理学、社会心理学、经典护理理论等,既体现心理护理中心理学与护理学的相辅相成,又符合"护理学科人文属性"的教材编写纲领;第6章结合研究的实例及步骤图详述心理护理研究的相关理论及常用方法,为研究生提供研究范例的参照;第7章"心理护理的国内外研究进展"是新增内容,主要希望通过国内外的研究给研究生更多的思维及研究启示;第8~10章则以"临床心理护理的理论要点及其模式、临床心理评估与应用、临床心理护理的实施与应用"序贯连接,有益读者理解和掌握其"从理论到实践、从评估到干预、从研究到应用"的逻辑关联;第11章"心理护理实施者的素质及发展",强调为他人提供心理健康服务的护士首先需优化职业素养和维护自身的身心健康。

本教材为满足研究生学习的自主性、拓展性、研究性等特点需求,聚焦"教材内容的迁移性和启发性"、形成"高端学术专著"的指南,在全部11章的9章中都或多或少地推介了我国护理学博士、硕士研究生所做心理护理研究的体例,基于研究者的原有风格略加修辞,旨在为培养学生的创新意识和学术能力"开阔思路、增进学术交流与争鸣、提供不同的思维方式、整合不同的理论思考和实践经验、提供丰富的案例和情境"。

本教材的特色,还在于编者毫无保留地将其多年的心理护理研究积累和盘托出,意在为我国的护理学研究生、广大临床护士深入开展心理护理的研究与实践提供一本具有较高借鉴价值的学术著作;更期待新版教材能为全面提升我国护士的心理护理水平、造福于国民心理健康服务奉献绵薄之力。

　　本版教材编写的艰辛程度远超上版教材。来自 10 所院校的 11 位编写团队成员以高度负责的态度、追求卓越的理念全身心投入教材编写,每位编者都做到了倾尽全力! 在此,由衷感谢编写团队成员的通力合作和辛勤投入;真诚感谢教材编写组织机构和授权专家的信任;特别感谢海军军医大学(原第二军医大学)和西安交通大学的理解与支持;感谢参编院校领导和同仁给予本教材编写的支持和鼓励;特别致谢首都医科大学刘均娥教授无私分享和精心改写本教材所用其团队的研究体例;感谢所有为本教材默默奉献的同道!

　　受限于编者的水平,本教材的成熟和完善尚需不断地接受实践的检验,受惠于学界同道的热诚关注和宝贵建议,特在此恳请全国同道不吝赐教。

刘晓虹　李小妹

2017 年 12 月

目　录

第一章 绪 论

论及"心理护理",首先需了解其与护理心理学的关系。尤其作为高层次专业人才,必须十分清晰重要术语与学科概念的界定及逻辑。如为什么是"心理护理"而非"心理护理学"？为什么"护理心理学"不宜称作"护理心理"？因为"心理护理"是专业术语,"护理心理学"是学科概念,二者不在同一层次,"心理护理"是护理心理学的重要组成。

心理护理作为一种特定的方法和技能,如同心理治疗、心理咨询等治疗方法或干预手段,均需有厚重的理论支撑。但心理治疗、心理咨询通常并不宜称为"心理治疗学"或"心理咨询学",而是被纳入临床心理学或咨询心理学范畴。所谓"术有专攻",高层次护士人才必须"在护言护",聚焦护理对象的心理健康维护,系统、深入地掌握心理护理的理论、方法和技能,切实在应用性很强的护理学科领域发挥高层次专业人才解决临床实际问题的引领作用。

第一节 心理护理的概念、范畴与原则

护士要做好心理护理,需先明晰其概念、范畴与原则,才能系统掌握心理护理的理论、方法和技能。

一、心理护理的概念

心理护理的概念及其相关理论,是广大临床护士为护理对象提供心理护理的指南,也是深入开展心理护理研究的导向。心理护理的概念界定,除涵盖其目标,还需体现其较强的可操作性。本教材主要推介若干国内外学者已界定、获得较普遍认同的心理护理概念。

(一)我国的心理护理概念

心理护理(psychological care)指在护理的全过程中,护士通过各种方式和途径(包括主动运用心理学的理论和技能),积极地影响护理对象的心理活动,帮助他们在自身条件下获得最适宜身心状态。

阅读笔记

比较与思辨

---概 念 辨 析---

请比较以下概念与正文中心理护理的概念,指出两个概念的主要差异。

"心理护理是以心理学的理论为指导,以良好的人际关系为基础,运用心理学的方法,通过语言和非语言的沟通,改变护理对象不良的心理状态和行为,促进康复或保持健康的护理过程。"

正文概念定位于"帮助护理对象获得最适宜身心状态",后文"比较与思辨"框中概念则定位于"促进康复或保持健康",很明显,两个概念提出的心理护理目标不同,究竟哪个概念更恰当些呢?

仔细思考一下即可得出结论,护理对象能否被"促进康复或保持健康",并不仅仅取决于心理护理等护理方式。心理护理目标若定位于"促进康复或保持健康",便无法涵盖现代医学回天乏术、却最需要给予其心理护理的临终患者;把心理护理的目标定位于"帮助护理对象获得最适宜身心状态",临终患者便可在护士为其提供的心理护理等人文关怀的照护中充分感受家人与医务人员的关爱,获得其最适宜身心状态——"平静地面对和接受死亡"。

把心理护理的目标定位于"帮助护理对象获得其自身条件下的最适宜身心状态",护士便可竭尽其护理手段,控制一切不利于护理对象身心的消极影响,帮助所有护理对象获得其最适宜身心状态。

需要指出的是,护理对象的适宜身心状态,并非恒定的绝对值,而是动态的相对值,如它随时可因患者的病程或一切可能影响其主观体验的因素而波动。

(二) 国外的心理护理概念

由于此概念的界定受其表述、背景、形式等差异的影响,英联邦国家所界定概念与我国的基本一致,但美国界定概念则比较宽泛,与我国的有所差异。

1. 英国的心理护理概念　英国学者凯斯·尼科尔斯(Keith Nichols)认为,"综合性医院和健康中心的心理护理,是照顾疾病和损伤的患者的一种方法,在护理或各种治疗的过程中提供给患者有组织、有实践意义、全面的心理学关怀。"Keith Nichols 特别指出,实施心理护理的重要目的,是用系统的方法评估患者的心理状态;然后采用预防干预措施处理人们因疾病和损伤而引发的一些心理问题;如果某些预防措施不奏效,则可将重点转移到用治疗和支持性干预的措施,以帮助患者应对由于疾病或损伤而增多的心理问题。

虽然英国学者界定的是"综合性医院和健康中心的心理护理",将心理护理的实施对象限定为患者,但完全可以将其迁移至除外精神疾病患者的全体人群。此概念与以上正文中概念的异曲同工之处在于,二者均未将心理护理目标仅定位于"促进康复或保持健康"。

2. 美国的相关概念　美国对心理与精神的护理有两个不同的界定,一是"psychosocial nursing care",即心理 - 社会护理,主要针对精神正常的人群,与我国、英国学者界定的心理护理概念近似。二是"psychiatric and mental health nursing",如同我国应用于精神疾病人群的"精神科护理学"或"精神障碍护理"。

(三) 心理护理概念的分类

心理护理的概念可分为广义和狭义两类。广义的心理护理,指不拘泥于具体形式、给护理对象心理活动以积极影响的护士的一切言谈举止;狭义的心理护理,指护士主动运用心理护理及其相关的理论和技能,按照程序、运用技巧,把护理对象的不佳身心状态调控至其最适宜身心状态的过程。

阅读笔记

思考与简析

护士面对神志清醒的急性心肌梗死患者时能做到保持镇定的情绪、抢救程序井然，能否产生心理护理的效应？这属于哪种概念的心理护理？

护士发现医务人员及时、到位的救治仍未能平息某急性心肌梗死患者的极度恐慌，看见患者圆睁双目、焦躁不安，便主动与患者沟通，告知其当下若能放松高度紧张状态或许有益其疾病转归。这属于哪种概念的心理护理？

（四）心理护理概念的内涵

"心理护理"是现代护理模式——整体护理的核心概念，也是运用于护理领域的独特概念。心理护理既强调运用心理学的理论和方法，更要求实施者紧密结合护理专业的临床实践，倡导充分发挥护士与患者最密切接触的专业优势，致力于患者疾病过程中心理问题的研究和解决，为患者营造其达成适宜身心状态的氛围等。

心理护理与心理辅导、心理治疗、心理咨询等，均可归属心理援助（救援）的范畴，只是心理援助者各有其实施心理援助的特定领域、主要对象。护士是为患者实施心理援助的最重要人力资源，其在所属特定领域（医疗或康复机构等）实施心理援助需借助其已具备的专业知识和技能，患者被全力施救的场所恰是护士化解其心理危机的平台。

根据心理护理的广义、狭义概念，可将其简要地概括为3个"不"：①不同于心理治疗；②不同于思想工作；③不限于护患交谈。

实施心理护理，不宜一味地模仿或照搬心理治疗的理论和技术，须有护理领域中自成体系的先进科学理论和规范操作模式。正如英国学者 Keith Nichols 指出，"心理护理很容易与精神病学相混淆，并被认为与综合性医院或健康中心没有太大关系。以至于有组织地开展心理护理就会易被医院或健康中心忽视，或只是把它当作可有可无、不被重视的事情对待。然而幸运的是，英国由政府资助的国家健康服务组织，已把心理护理作为重要、符合现代潮流的问题提到议事日程，要求管理者落实其实施。"

心理护理的理论是胜任护士职责不可或缺的知识结构，心理护理必须紧扣护理过程的每个环节，借鉴"他山之石"，逐步发展成为具专业特色的系统理论和技术。其次，心理护理不同于人生观、价值观等思想教育工作。此外，心理护理的效用随时、处处体现在护士与患者交往时展现的职业言行中。

（五）心理护理实施者的界定

心理护理实施者的界定与心理护理的概念密切关联，即所有护士都是广义心理护理的实施者，狭义心理护理的实施者则类似专科护士或心理咨询师，需其以专业知识和技能为严重心理失衡或陷入心理危机的护理对象实施即时的心理援助。如国家人力资源和社会保障部于2013批准启动的国家职业培训项目《国家职业心理护理师》，即是为护理领域培训相对专业化的心理护理实施者。《国家职业心理护理师》培训，主要从有一定专业实践的临床护士中招生，学员接受较系统的专题培训且考核合格后，即可获颁中国人力资源和社会保障部的《心理护理师》职业培训证书。本教材第十一章所述"心理护理实施者"，即特指能实施狭义心理护理的执业护士。

二、心理护理的特征与作用

论及心理护理的特征与作用乃至相应理论阐述，均应围绕其狭义的概念，否则无法突显其

阅读笔记

本质特征,以下阐述主要就"心理护理"的狭义概念展开。

心理护理作为一种特别的方法,相比较物理学、生物学等其他护理方法(如高热时采用的物理降温、药物降温等方法),有其自身的特征和作用。心理护理与其他护理方法的主要区别是:它们所依据原理不同、使用工具不同、发挥效用不同(表 1-1)。

表 1-1　心理护理方法与其他护理方法的主要区别

其他护理方法	心理护理方法
围绕着"增进和保持健康"的中心	更关注与"增进和保持健康"紧密关联的心理学问题
重视物理环境对个体健康的影响	更强调社会环境与个体健康的交互作用
较多地借助外界条件或客观途径,以生物、化学、机械、物理等方式,去帮助个体实现较理想的健康目标	较多地通过激发个体的内在潜力、充分调动其主观能动性,以心理调节等方式去帮助个体实现较理想的健康目标
千方百计地用美化环境、提供舒适、保障安全等对策,去满足患者的健康需求	想方设法地用准确评估、规范应用模式优化护士素质等举措,去提高患者的健康质量
要求实施者对相关疾病与健康的临床专业知识有较扎实的理论功底和较丰富的实践经验,基本掌握普及的心理学知识	要求实施者既具备相应的专业基础知识,还需较系统、深入地掌握心理护理及其相关的理论和技术

(一) 心理护理的特征

心理护理必须遵循心理学原理,侧重运用心理学的理论和方法,使用心理测评工具评定患者的心理状态及情绪特征,致力于分析和解决患者的心理问题,调控患者的不良情绪状态;主导建立良好的护患关系,为患者获得适宜身心状态营造融洽人际氛围等。心理护理的主要特征体现在以下四方面。

1. 专业化特征　心理护理的专业化特征,指其实施有专属领域,护士已具备专业知识和技能,是助其化解护理范畴内患者心理危机的优势所在。护士凭借其专业知识和技能,可对患者的生命体征异常做出迅速反应、紧急处置等并获得患者的信任及合作;而这恰是仅有心理学知识和技能的非医务工作者难以企及的。如面对大腿有深度创面疼痛难耐有轻生意念的意外创伤者,护士以其专业常识告知伤者"痛觉敏感或提示其无脊髓神经损伤、预后较好"等,即可较轻松帮助伤者化解其心理危机。

该特征提示实施心理护理需秉持"在护言护"、扬长避短等理念;侧重护理领域患者的心理援助,恰是护士发挥自身专业优势、为特定人群实施心理救援的主战场。

2. 个性化特征　心理护理的个性化特征,强调其致力于解决护理对象的特异性、个性化心理问题及其危机。它要求护士准确地把握伤病个体在疾病过程中显现出的、对其身心健康有明显危害的不良心理状态,及时采取有的放矢的对策,迅速缓解护理对象承受的强大心理压力。例如,针对个别心肌梗死患者的极度恐惧、创伤毁容者的痛不欲生等十分突出的心理问题实施干预,必须体现心理护理的个性化特征,尽快解除护理对象的致命性心理负荷。通常,个性化心理护理具有"受众有限、可一对一实施、目标较明确、针对性较强、干预措施及疗效观察更直接"等特点。

该特征提示实施心理护理需因人而异,针对伤病个体的心理失衡或危机拟定干预对策。

3. 共性化特征　心理护理的共性化特征,指其从满足护理对象需要的一般规律出发、解决护理对象同类性质或共同特征的心理问题及其潜在失衡。它要求护士善于归纳和掌握护理对象心理问题的共性规律,在实践中运用各种规律对某类患者尚未明确、随时可能发生的潜在心理问题实施预见性干预,以防其发生严重心理失衡。如针对"住院患者的角色适应不良"、"癌

阅读笔记

症患者的谈癌色变"、"手术患者的术前紧张"等较普遍常态化现象略加引导或调适,即为针对其共性化特征的心理护理。通常,共性化心理护理具有"受众较多、无需一对一地明确目标或强调针对性、不必即时评定干预措施及其疗效"等特点。

该特征提示实施心理护理需考虑其普适性,可酌情依据患者心理的一般规律拟定干预对策。

4. 可操作性特征 此指心理护理的最大价值在于其临床应用,必须具有较强的可操作性。无论采用观察法、访谈法、量表法等甄别护理对象的心理危机,还是综合评估护理对象即时的心理状态,或是实施干预及其评估干预的实际效果,心理护理的整个过程都应注重可操作性。

需要强调的是,心理护理的可操作性特征除强调其实用性本身,还应特别注重其方法、手段在护理领域的可行性,必须是可为临床一线护士所掌握、易应用的操作,可借鉴但需区别于精神疾病诊治、心理治疗、心理咨询等其他专业化操作。如适用于精神异常人群的诸多心理评估工具并不能恰当反应精神正常、仅因伤病出现心理失衡者的实际状况,对临床心理护理的指导性不强。又如针对"意外创伤者"早期心理反应的评估,采用他评的方式即比使用自评量表的可操作性强。2008 年汶川特大地震后,有研究者深入"爱心病房"调查伤者心理状况的实践表明,使用他评量表者获得了全部调查结果;而采用自评量表者回收的问卷竟不足 15%,此不同结局即受制于两种评估方式的可操作性。

该特征提示实施心理护理必须以我国临床护士的知识结构为背景,必须基于非精神专科医疗机构中患者多为精神正常、因伤病致心理失衡等前提,借用"他山之石",积极探索适合于广大临床护士操作、有效帮助患者达成适宜身心状态的心理护理模式。

(二) 心理护理的作用

英国学者 Keith Nichols 认为,经历严重疾病和伤害的患者,其心理状况会对治疗和康复的效果产生影响。作为医生、护士,应意识到对患者实施心理护理的责任和义务,要以患者为中心与之交流。

心理护理作为具体的护理方法,与其他护理方法共存于整体护理模式。心理护理只有更深入地依存、渗透、融会贯通于护理的全过程,与其他护理方法相辅相成,才能更充分体现其积极影响患者心态的良好效用。就其表述形式,心理护理与其他护理虽无显著区别,但其作用的具体内涵则有独到之处,主要体现为以下 5 方面。

1. 有效信息沟通 有学者指出,监测患者的心理状态,是心理护理的核心作用。其中包括评估患者的信息水平以及患者对信息的反应,继而酌情决定有无必要进一步向其提供信息。

实践证实,获得良好信息支持的患者及其亲属,可因达成较适宜身心状态对医护人员充满感激;但也常见因医患或护患之间信息不对等致患者及其亲属未获得重要事件信息支持,整日焦躁不安地期待医护人员与其做更充分的信息沟通。

实践表明,患者或其家属的信息匮乏是耗费医护人员时间的潜在因素,特别是信息匮乏所致患者误解其症状,如身体不适或疼痛等,可致患者反复问询医护人员;而高效地为患者提供信息,则可节省医护人员为患者诊疗疾病和实施心理护理的时间、资源。

2. 给予情感支持 "情感支持是给予疾病和损伤患者心理护理的核心部分",给予患者情感支持旨在帮助他们感觉到更安全、更舒适,更多体验基本照护关系的行为。情感支持有时或不直接关注患者解决情感问题或助其摆脱烦人的情感反应,而是更关注有助于病患达成其适宜身心状态的情感过程。

给予患者情感支持与为患者提供有效信息之间彼此密切关联,如早期、短暂的情感干预措施,可揭示患者的即时信息需要,随之有助于监测患者的心理状态;监测患者的心理状态或酌情给予其信息,即可很好地满足患者的情感护理需要。

阅读笔记

3. 营造适宜氛围　一般认为,患者全面适应医院生活的过程越短,越有益其获得适宜身心状态。故营造有益于患者尽快适应新角色的环境(物理环境、社会环境)氛围,也是心理护理的重要作用之一。

南丁格尔百余年前倡导的护理理念,就特别强调心理护理氛围的重要性。她认为"护理应为患者创造良好环境,若只是让患者躺在床上、两眼直盯天花板,对其康复不利;而变化、颜色、鲜花、小动物等,都是很好的治疗形式,因为这些能转移患者对病情的注意力。"护士必须十分重视患者的心理因素,应区分护理患者与护理疾病之间的差别,着眼于患者,着眼于整体的人。

护士若能系统应用心理学、美学、生物学、建筑学等专业的知识和技能,则可全方位地为患者设计、美化、营造有益其身心健康的温馨环境氛围。

4. 调动病患潜能　英国学者 Keith Nichols 认为,在临床开展心理护理是一种能力的体现:医护人员怎样激励、关心那些忧虑或处在不幸环境中的患者,实际上是生理的护理及治疗的延伸。除非特殊情况,真正需要心理干预的病例并不很多。从事卫生保健的专业人员,如果不知道患者如何应对疾病、是否感到迷惑、是否痛苦等,就可能违背整体护理的原则。

心理护理需以调动患者主观能动性的方式,达成助其解决问题的目标。即患者是解决其自身问题的主体,多以"共同参与"的人际关系模式与护士互动。护士主要帮助患者认清其自身的问题,协助患者分析其问题的主要原因,给出解决问题的建议等。只有患者认识到并有解决自身问题的愿望,其自身的内在潜能才得以调动,针对其实施心理护理的对策才能真正奏效。

5. 增进诊疗效用　英国学者 Keith Nichols 指出,实施心理护理的重要目的,首先是用系统方法评估患者的心理状态,然后采用预防性干预措施处理人们因疾病和损伤引发的心理问题。如果某些预防性措施不奏效,则可将重点转移到治疗、支持性干预的措施,以帮助患者应对其疾病或损伤所致心理问题。

Keith Nichols 还形象地比喻"心理护理是一种'投资'",他主张"将心理护理视作一种投资医疗效果的行为,其能巩固药物、护理和治疗专家的干预成效。实施心理护理为满足整体护理的需要迈出了一大步,若忽视心理护理,就会影响医护为治疗疾病所做的努力,减少完全治愈患者的可能性。有效的心理护理,是对治疗重病、损伤的生理疗法的补充和巩固,可促进患者康复。如果没有心理护理,生理治疗的预期有时会被打折扣,药物、护理和治疗专家的干预成效也会减弱。"

三、心理护理的实施原则

有学者指出:"为疾病和损伤中的患者提供心理护理,需要有系统的方法和与之相关的原则",实施心理护理的相关原则主要包括以下三方面。

(一) 心理护理的方法论原则

1. 心理学的方法论原则　该原则指心理护理不同于与临床医学常用的生物学方法、物理学方法等,且彼此有本质差别,即不能用动物实验等结果解释人的心理活动及其变化规律;故心理学方法论是心理护理必须遵循的首要原则。

心理护理,从观察一个个护理对象的心理状态,到确定其心理反应的共性规律,都必须在心理学方法论原则的指导下,采用临床心理学等应用心理学的方法和技术。

2. 比较文化的方法论原则　该原则强调多元文化背景下实施的心理护理需考虑不同个体间心理差异的文化根源,了解各种文化对护理对象心理活动的制约。因此,比较文化方法论具有较普遍意义,也便于向实践领域推广、应用。如东西方女性对接受乳腺癌根治术的心理反应有显著差异,即需要护士采用因人而异的心理干预对策;我国 56 个民族的文化背景及不同

阅读笔记

宗教信仰等,亦要求护士基于比较文化的原则为其实施心理护理。如长期工作在少数民族区域的护士,需根据当地少数民族患者的心理特点开展心理护理,掌握不同民族患者心理活动的规律,或可使心理干预在少数民族患者中获得显著效果。

(二) 心理护理的层级原则

1. 我国心理护理的分层构想及意义 该原则指实施心理护理宜借鉴我国已有的临床分级护理模式,根据患者心理状态的好、中、差,区分轻重缓急地实施心理干预,以显著增强心理护理的针对性、有效性。

具体地说,即对有严重心理危机的患者实施心理护理的等级,可类比现行临床分级护理中的特别护理或一级护理,需要为之投入更多的时间、人力和资源;对心理状态较稳定患者实施心理护理的等级,可类比现行临床分级护理中的二级或三级护理,可酌情减少其时间、人力和资源的投入,更侧重调动患者自身的主观能动性。

遵循心理护理的层级原则,旨在把有限的心理护理资源优先、更多地用于帮助内心激烈冲突、随时可能发生意外的患者,较大程度地减少心理护理的盲目性。尤其在医护人员少、患者多的条件下,把干预重点锁定有严重心理危机的患者,可避免其得不到及时甄别、干预而发生无可挽回的悲剧。

2. 英国的心理护理层级水平 英国学者 Keith Nichols 主张将心理护理的层级分为 3 个水平,并就每个层级水平的含义和内容阐述如下(表 1-2)。

表 1-2 心理护理的 3 个层级水平(Keith Nichols,2003)

心理护理层级水平	层级表述	主要内容
一级:察觉	水平 I	察觉患者的心理问题 以患者为中心的倾听 以患者为中心的交流 对患者心理状态的感知:相关的行为
二级:干预	水平 II	评估患者的心理状态:数据记录 信息和教育护理 情感护理 咨询护理 维持/支持/转诊
三级:治疗(转介)	水平 III	转介至心理治疗

需要特别说明的是,英国学者所指"心理护理的层级水平"是按照患者的心理需求的多少,由低到高排列其层级水平;有别于临床按照患者的病情轻重所做基础护理分级的呈现序列,本教材参照 Keith Nichols 的心理护理层级、疾病的三级预防分层等,统一用"水平 I、II、III 心理护理"表述。

(1) 水平 I 心理护理:指最基础的心理护理,即医护人员不断努力地与患者接触,根据患者透露的信息和应对方式敏锐地了解其心理状态,察觉、鉴别患者的心理护理需求。该层级的心理护理,要求医护人员将很好地倾听、引导患者说出其关键问题的技巧作为最基本能力。且此层级的心理护理不会占用医护人员很多时间,其中真正需要心理干预的病例并不多。

Keith Nichols 指出,运用水平 I 心理护理应成为一种意识,不仅可提高患者的满意度,还可让医护人员体会到成就感。如果医护人员能朝着有效评估患者心理状态的方向努力,其照护效果往往较显著。该层级心理护理,还可为进一步为患者实施信息、情绪等护理措施做准备,也可为其心理治疗提供参考。

阅读笔记

(2) 水平Ⅱ心理护理:指基于水平Ⅰ心理护理的深入和提高,即干预。与患者较多接触后,其心理护理即由意识到患者的心理需要(包括信息和教育),逐步进入用简略记录方式评估患者的心理状态;护士即从经常与患者接触、从事健康照护者,成为患者"心理的眼睛和耳朵"。整个过程中,特别需要强调的即是最简单的"一切以患者为中心"的交流,以达到更全面了解患者状况的目的。水平Ⅱ心理护理可与常规的临床治疗、护理等操作同步实施,也可单独实施。对某些遭遇意外事故、接受外科手术或罹患重症等特殊患者,其治疗康复中则需组织多学科成员参与的小组讨论会议,寻求解决患者心理问题的办法。

(3) 水平Ⅲ心理护理:即转介至心理治疗。指护士凭借自身能力不足以帮助那些困扰非常大的患者时,把患者转介给临床心理医师,即为水平Ⅲ心理护理的重要环节,故护士是该层级心理护理的组织者。当通过评估发现患者心理反应过度、出现精神症状时,即需寻求心理或精神科医生的帮助或转诊。由心理医生实施专业心理治疗帮助患者度过心理危机,阻止事态的进一步恶化。

临床患者水平Ⅰ、Ⅱ的心理护理,主要由护士承担。每个层级水平的心理护理实施详见本教材第十、十一章;对应水平Ⅲ心理护理,则要求护士具备发现患者有否严重心理危机或精神症状的能力,能及时转介有严重心理危机或精神异常的患者,帮助其及时获得针对性心理治疗。

(三) 心理护理的操作原则

心理护理过程中护士为患者实施心理干预时需遵循以下两个原则。

1. 针对患者心理反应强度的干预原则　此指为患者实施心理干预,需依据其心理反应强度区分等级,合理配置实施干预所需的人力、时间和方式等,以确保重点对象的心理危机得以即时化解。如心理护理应高度关注有严重心理危机的患者,护士需迅速与其建立信任、合作关系;安排专人陪伴有严重抑郁或自杀意念的患者,必要时协助患者寻求心理咨询或治疗的援助等;对仅呈轻、中度心理反应的患者,护士可酌情与之较深入交流,动态评估其身心变化,运用"患者为中心疗法"等基本技术,为其提供信息、情感等支持,引导患者获得自身的适宜身心状态;对心理反应适度的患者,则无需特别投入人力和时间,与其施以职业微笑和良好沟通足矣。此外,还需随时掌握所有患者疾病诊治过程中病情突变或恶化、家庭变故等"突发事件"对其身心状态的影响,以防其对原本处于适宜身心状态的患者构成严重心理危机。

2. 针对患者心理反应主因的干预原则　此指为患者实施心理干预,需从考虑患者的个性化特点入手,因人而异地施以相应对策,可类比疾病治疗过程中的对因治疗。如仅为高热患者施以降温措施或不能从根本上治愈其疾病,还需查找其高热起因后针对性使用抗生素或抗病毒药物等方可帮助患者痊愈;针对患者心理反应的主要原因所实施的干预亦然。再如,两位癌症患者虽同样陷于严重抑郁等心理危机,但其主要原因可能各不相同。一位患者受制于疾病知识匮乏,视癌症为"不治之症"而产生自杀念头;另一位患者则因家庭经济拮据、无法承受巨额医疗费用,不愿拖累家人而打算结束自己的生命。若护士未弄清两位患者严重抑郁且有轻生念头的主因,仅给予一般的劝慰、保证,或难以真正走进患者的内心世界,体察、剖析其心理危机的实质,其干预对策必定苍白无力,也不可能从根本上化解患者的心理危机。因此,欲提高心理护理的针对性、效用,实施干预时必须明确患者心理危机的个体主因。

第二节　心理护理的伦理问题及策略

阅读笔记

本节主要阐述心理护理的常见伦理问题及其解决的方法与策略。

思考与简析

　　一位全身严重烧伤、较其伤前美少妇时已面目全非的女性重度烧伤患者,当其好友前来探望时,医护人员该如何应对?其友人探访是否会涉及伤者的隐私保护等伦理问题?是否应征询伤者本人可否接受友人探视的意愿?

一、心理护理的伦理问题

　　心理护理的伦理问题,与"临床医学的伦理问题"、"心理学研究的伦理问题"密切关联,故有必要先了解其基本状况。

(一)临床诊疗的常见伦理问题

　　1. 临床诊疗中的生命伦理问题　临床诊疗观伴随着临床医学模式的变化,更突出生命伦理学在临床诊疗中的作用。生命伦理学不仅强调患者生命的价值,同时更强调将生命的神圣性与生命价值、生命质量相结合,这也是当今临床诊疗追求的最高伦理境界。临床治疗除患者本人,还涉及其家庭、单位、社会等诸多群体。临床诊疗中的重要伦理问题,是在临床诊疗中将患者的生命价值与其生命质量结合,将患者个体的伦理问题与其相关的社会群体伦理问题结合。如以上亲友探访伤者的"思考与简析",即提示临床护士需换位思考、捍卫患者生命的神圣性,充分尊重其本人的意愿。

　　2. 患者知情同意与医疗保密的关系处理　知情同意主张"患者有权知晓自己的病情,并可对医护诊治措施提出取舍意见等",即患者不仅有权知情其疾病的病因、诊断、方法、治疗原则及可能预后等,还可对医师治疗的决定行使其同意或否决的权利。

　　医疗保密,则是医护人员奉行的基本职业道德之一,是出于对某些特殊患者个体的保护,以免患者无法面对和接受罹患重病的事实而遭受毁灭性打击。

　　临床诊疗中究竟是尊重患者的知情权而告知其实情,还是采取医疗保密的方法对患者隐瞒病情?这已成为医务人员经常面对的两难抉择。有学者指出,处理好患者知情同意与医疗保密二者关系的关键,在于如何从对患者最有益的视角去实施相关制度。可因地制宜、因人制宜,区分不同对象的心理、生理特点,选择不同时机、方式向患者告知病情,力求既尊重患者的知情权,又执行医疗保密原则,以使患者获得适宜身心状态。

思考与简析

　　尊重患者的知情权,是否一定要将患者的诊治风险如实告知其本人?如果患者本人的心理承受能力不足以抗衡诊治风险所致巨大身心压力,甚至可能致其身心遭受重创时,医护人员不得已将实情告知其亲属的做法是否符合"尊重患者知情权"的伦理法则?

　　3. 患者的自主选择与临床合理治疗　患者的自主选择,指患者获知病情后,可在医生提供的各种治疗方案中择其一,提出意见或建议,即是否接受、如何治疗可由患者自行决定,自主选择有助于患者积极配合治疗,调动其与疾病抗争的心理潜能。通常,患者所做选择较多考虑其自身健康、安全;患者家属所做选择较多考虑其亲情、感情和社会舆论。多数情况下患者与患者家属的利益一致,双方的选择大多符合患者的实际需求。尽管医生的诊疗措施有一定权

阅读笔记

威性,患者或其家属的选择很大程度上受医生决定的影响,但因诊疗行为除其医治疾病的积极面,也有给患者造成侵袭、痛苦、危险、费用等消极面。故医生履行告知义务的同时,还必须尊重患者做出的决定。

临床合理治疗,指临床诊疗必须从患者利益出发,根据患者的病情状况、经济条件等,结合临床研究进展,分析临床疗效与费用比值,制定适合患者状况的最佳方案,避免过度治疗造成患者的痛苦和医疗资源浪费。

合理治疗是重症患者获得临床疗效的关键,临床诊疗中,医生尊重患者自主选择的同时,还要帮助患者建立科学治疗观。尽可能将合理治疗与患者的自主选择有机地结合,引导患者选择科学治疗方案,助其获得最佳的生活质量和生存周期。

(二) 心理学研究的常见伦理问题

1. 英国心理学会的观点   基于伦理的考虑,心理学无法对人类发展的诸多领域开展实验研究。英国心理学学会为研究者制订了详细的指南以帮助研究者制订研究计划,该指南确认了人类被试的权利和权益至高无上。①尊重被试的选择:即便在伦理指南允许的研究范围内,即便实验所致被试的沮丧、痛苦、不便等显著小于其可能带给被试的裨益,只要自愿参加实验的被试希望退出,他们必须能随时自由退出。②以动物作为被试:一些不能用人类被试进行研究的课题已用动物替代。③由自然情境获取:如心理学家长期关注并探讨双亲、尤其是母亲对子女的重要性,但研究者却不能为了此类研究而刻意让儿童与其母亲长期分离,只能从自然形成的母子分离情形中获取有关数据资料等。

2. 美国心理学会的准则   美国心理学会为指导以人作为被试的心理学实验研究,制定了严格、明确的准则:"心理学家必须尊重个体的尊严和利益,尽量保护个人最基本的人权。心理学家应致力于增加对人类行为的认识,让人们更了解自己和他人,并运用其知识为人类谋幸福。追求这些目标时,必须尽量保护研究参与者的利益——这也是研究目标的一部分。"准则强调在以人为被试的研究中,必须遵守几条原则:①知情同意;②随时可自由退出实验;③询问执行任务的情况并保护被试不受到伤害;④保密。

3. 中国心理学会的伦理守则   2007 年 2 月 5 日,中国心理学会在北京召开的常务理事会,一致讨论通过了中国心理学会临床与咨询心理学工作伦理守则等文件,2007 年 3 月 15 日公布了最新版的心理治疗伦理规范守则。该守则(具体见附录 1)制定过程中参考了美国心理学会、美国咨询学会、欧洲心理治疗学会等相关规范。

(三) 心理援助的常见伦理问题

基于心理护理"属于心理援助范畴"的概念内涵,以下主要论及心理咨询、心理护理的常见伦理问题。

1. 心理咨询的常见伦理问题   心理咨询中有悖伦理的常见行为如下:①违反保密内容;②超越本人职业能力的服务;③玩忽职守;④宣传自己并不具备的专长;⑤将自己的价值观强加于患者;⑥有意使来访者对自己形成依赖;⑦与患者发生性关系或性行为;⑧特定利益冲突,如双重关系;⑨可疑财务安排,如收取额外费用;⑩不恰当的广告等。

2. 心理护理的常见伦理问题   主要是心理护理实施或研究过程的伦理问题。鉴于心理护理实施或研究的对象多为存在或潜在身心健康危机者,其面临的伦理问题与临床诊疗、心理学研究、心理咨询等的伦理问题基本类似。因此,无论是心理评估或是心理干预,可参照相关伦理问题、借鉴相关伦理原则,心理护理必须最大限度地避免给受助对象造成有悖伦理的再次心理创伤等负面影响,尽力维护其切身利益和身心健康。

二、心理护理伦理问题的解决方法与策略

提出心理护理伦理问题的解决方法或制定相关策略,需参照与之密切关联的临床与咨询

心理学的伦理守则等,并遵循心理护理的伦理学原则,现简介如下。

(一) 与心理护理相关的伦理守则

1. 医学伦理学原则 早在 20 世纪 70 年代,美国学者比彻姆(T.L.Beauchamp)和查尔雷德斯(J.F.Childress)就发表了《生物医学伦理学原则》一书,提出了尊重、不伤害、有利和公正四项原则作为医学伦理道德的原则。

他山之石

美国医学会的医学伦理原则(the Principles of Medical Ethics)

1. 不造成任何伤害(Primum Non Nocere Above all, Do not Harm);

2. 仅依靠自己的能力行事(The Principle of Competence);

3. 不剥削患者(占便宜)(Not to Exploit);

4. 以人的尊严尊重他人(Respect and Dignity);

5. 保护隐私权(Confidentiality and Privacy);

6. 知情同意(Informed Consent);

7. 尽量在社会公平与公正的框架中工作(Equity)。

(1) 知情同意原则:即"尊重原则"(尊重患者的隐私、自主性、对自身健康权的选择和决定权),指患者享有知晓自己病情和医务人员所要采取的诊治措施,并有自主选择、决定的权利。为此,医生必须全面向患者或患者家属告知病情(其中包括对脆弱患者的告知),必须认真履行基于告知患方的同意,正确处理代理同意(告患者的监护人),正确处理医生的决定权与患者知情同意的关系。

(2) 不伤害原则:指对患者的医疗诊治方式或手段不能有意伤害患者,此乃最起码的伦理要求;该原则源自二战中法西斯的教训总结。虽然手术等有创性医疗手段难以避免对患者的损伤,但此类损伤是为促进患者康复,而非主观故意的伤害,与民间话语中的"伤天害理"之事截然不同。

(3) 有利原则:指对患者的医疗行为必须以使其受益为出发点,此原则较不伤害原则更进一步、更广泛。该原则所指"有利",其内涵涉及以下四点:①指医疗有利于解除患者的疾苦;②指对患者的总体健康有利,而非单指某一诊治技术在某方面有利;③指对治疗患者的疾病有利而非与患者所患疾病无关的利益;④指患者受益的同时又不给他人造成痛苦和伤害。

(4) 公正原则:指形式的公正和实质的公正。临床诊疗中,形式的公正,指类似个案的分配收益与负担当以同样准则处理,不同个案则以不同准则处理,在我国仅限于基本的医疗和护理;实质的公正,是根据患者的需要、个人能力、社会贡献、家庭角色地位等分配收益和负担。公正原则要求医务人员:①公正地分配卫生资源,医务人员既有宏观分配卫生资源的建议权,又有参与微观分配卫生资源的权利,医务人员应根据公正的形式和实质原则运用其权利,尽力实现患者基本医疗和护理的平等;②态度上能公正地对待患者,特别是老年患者、精神病患者、残疾患者、年幼患者等;③处理医患纠纷、医护差错事故时,坚持实事求是和公正立场。

在实际执行中,四项原则可能发生矛盾,其中以尊重和自主原则(知情同意原则)最为重要。

2. 临床与咨询心理学的伦理守则概要 以下简介美国心理学会的心理学家伦理原则和《中国心理学会临床与咨询心理学工作伦理守则》。

(1) 美国心理学会(APA)的心理学家伦理原则的 10 条标准。

阅读笔记

他山之石

美国心理学会(APA)的心理学家伦理原则的10条标准

1. 责任 接受当事人咨询时,保持"客观性"和"诚实"。

2. 能力 具备为他人提供咨询服务的技能。

3. 道德和法律标准 咨询人员应极力避免违背或减少另一个人的法律、民事权利的无理或活动所需遵循的行动纲领。

4. 公开声明 咨询人员为说明某资质,以其与某协会的关系或保证人身份,做出的避免他人误解的陈述。

5. 保密性 咨询人员在获得来访者信任的基础上掌握信息的处理方式。

6. 顾客的利益 保证顾客的最高利益的道德标准。

7. 职业关系 咨询人员和其他专业同事之间的关系。

8. 评估技巧 咨询过程中心理测验的制作与运用。

9. 以人为对象的研究 咨询人员必须告知可能影响到参加者是否愿意参加研究的一切研究特点。

10. 对动物的护理和使用 略。

(2)《中国心理学会临床与咨询心理学工作伦理守则》(以下简称"守则")由中国心理学会临床与咨询心理学专业机构与专业人员伦理守则制定工作组 2007 年 1 月编制完成,用以规范心理卫生服务工作者的执业行为,此守则对于为患者提供心理护理的护士无疑有重要的指导价值。"守则"的主要内容包括:专业关系,隐私权与保密性,职业责任,心理测量与评估,教学、培训和督导,研究和发表,伦理问题处理("守则"全文见本教材附录1)。

1) 总则:主要涉及五方面。①善行:心理师的工作目的是使寻求专业服务者从其提供的专业服务中获益。心理师应保障寻求专业服务者的权利,努力使其得到适当的服务并避免伤害。②责任:心理师在工作中应保持其专业服务的最高水准,对自己的行为承担责任。认清自己专业的、伦理及法律的责任,维护专业信誉。③诚信:心理师在临床实践、研究和教学工作中,应努力保持其行为的诚实性和真实性。④公正:心理师应公平、公正地对待自己的专业工作及其他人员。心理师应采取谨慎的态度防止自己潜在的偏见、能力局限、技术限制等导致的不适当行为。⑤尊重:心理师应尊重每一个人,尊重个人的隐私权、保密性和自我决定的权利。

2) "守则"内容:主要包括 7 个部分的 58 条细则。①专业关系:心理师应尊重寻求专业服务者,按照专业的伦理规范与寻求专业服务者建立良好的专业工作关系,这种工作关系应以促进寻求服务者的成长和发展,从而增进其自身的利益和福祉为目的(下含细则 11 条);②隐私权与保密性:心理师有责任保护寻求专业服务者的隐私权,同时认识到隐私权在内容和范围上均受到国家法律和专业伦理规范的保护和约束(下含细则 7 条);③职业责任:心理师应遵守国家的法律法规,遵守专业伦理规范。同时,努力以开放、诚实和准确的沟通方式进行工作。心理师所从事的专业工作应基于科学的研究和发现,在专业界限和个人能力范围内,以负责任的态度开展工作。心理师应不断更新并发展专业知识,积极参与自我保健的活动,促进个人生理、社会适应和心理的健康,以更好地满足专业责任的需要(下含细则 8 条);④心理测量与评估:心理师应正确理解心理测量与评估手段在临床服务工作中的意义和作用,并恰当使用。心理师在心理测量与评估过程中,应考虑被测量者或被评估者的个人、文化背景。心理师应通过发展和使用恰当的教育、心理和职业测量工具等促进寻求专业服务者的福祉(下含细则 6 条);

阅读笔记

⑤教学、培训和督导：心理师应努力发展有意义、值得尊重的专业关系,对教学、培训和督导持真诚、认真、负责的态度(下含细则 7 条);⑥研究和发表：提倡心理师开展专业研究,以便对专业学科领域有所贡献,并促使其了解和改善专业领域中的相关现象。心理师实施研究时,应尊重参与者的尊严,并关注参与者的福祉。遵守以人类为研究对象的科学研究规范和伦理准则(下含细则 9 条);⑦伦理问题处理：心理师在专业工作中应遵守有关法律和伦理。心理师应努力解决伦理困境,和相关人员进行直接而开放的沟通,必要时向同行及督导寻求建议或帮助。心理师应将伦理规范整合到他们的日常专业工作中(下含细则 8 条)。

(二) 心理护理的伦理学原则及其应对策略

医学伦理学原则、临床与咨询心理学的伦理守则等,均可为解决心理护理的伦理问题提供借鉴,但心理护理还需遵循符合自身特点的伦理学原则和策略。

1. 心理护理的伦理学原则　心理护理与其他护理方法的最显著不同,是以实施者的态度、语言、行为等与护理对象达成互动并影响护理对象的心理活动。所谓"良言一句三冬暖、恶语伤人六月寒"即是其最好的例证,心理护理的宗旨是帮助患者达成其身心适宜状态,需避免任何不经意损害患者心理健康的现象。因此,实施心理护理,还须恪守以下伦理学原则。

(1) 无损于护理对象的身心健康：此乃首要的伦理问题。实施心理护理过程中,不允许人为地剥夺护理对象的权益,如心理护理的临床干预研究为验证其干预效果,常把患者分为"干预组"和"对照组"。但在当今全面推行"患者为中心"的整体护理的大背景下,不宜再为观察、总结某个改良措施而刻意将部分患者纳入"疾病为中心"的传统护理模式之"对照组";但可依据伦理原则,将某些患者的"对照组"设置为"对照等待组",一旦干预的效果得到确认,便可惠及更多患者。再如反复使用"负性情绪自评类工具"评估患者的心理状况,易给患者造成心理创伤,有悖心理护理的伦理原则。

(2) 不强加护理对象的主观意愿：此指评估护理对象心理状况的某些方法需征得被评估者的合作,甚至占用其一些时间,如使用由患者自行填写的心理测评工具、需要较长时间的访谈等,均需奉行"自愿原则",务必使之知情同意。特别是有些患者自觉体力不支而难以完成较长篇幅的问卷或量表、无法配合或不愿接受较长时间的访谈时,不宜强求其服从评估者的调研,应充分理解和尊重其选择。

(3) 不泄露护理对象的个人隐私：此指心理护理过程中可能涉及护理对象个人的人格特征、家庭背景、情感经历等不宜暴露的私密性资料,故心理护理实施者必须遵循保护患者隐私的原则,未经患者本人许可,不得将其任何资料公之于众。若相关研究报告涉及患者的个人资料,必须隐去其真实姓名或分解处理其完整原始资料。临床心理评估经常涉及护理对象的人生信仰、生活态度、价值取向等测评结果,实施者必须承诺不泄露患者的个人隐私,以避免其可能因担忧私密性个人资料暴露而损害其心理健康。

2. 心理护理伦理问题的应对策略　主要包括心理护理研究的伦理审查、切实维护患者权益并交由患者签署知情同意书等。

(1) 职业伦理的准备：包括接受职业伦理决策教育的规范化培训等。通过课程学习,增进各种知识,如自我觉察、双重关系、伤害、多元文化等,树立正确的伦理态度,而个体伦理态度的变化可促其伦理行为的变化。国外有很多训练心理咨询师进行伦理决策的课程,旨在增强其对伦理问题的敏感度,提高其伦理判断能力,鼓励其负责任的伦理行为及提高其对伦理决策模糊性的忍受力等。

职业伦理的准备不仅有助于促进心理护理行为的职业化,也可为心理护理实施者提供职业行为的指南。

(2) 心理护理研究的伦理审查：凡是涉及患者心理的相关研究实施之前,必须向伦理审查的专设机构提出申请,获得批准后方可实施。专设机构及其人员组成、权限、决定等简介如下。

阅读笔记

1) 伦理审查委员会(Institutional Review Boards,IRBs;Ethics Review Committees,ERCs):从伦理学角度审查科学研究设计,特别是人体试验研究,保护受试者权益的审查、决策和咨询的组织。其职责为核查临床试验方案及附件是否合乎道德,并为之提供公众保证,确保受试者的安全、健康和权益受到保护。该委员会的组成和一切活动不应受临床试验组织和实施者的干扰或影响。

2) 伦理审查委员会的人员组成:医学专业人员(具有副高以上技术职称的医学、药学、护士等);非医学专业人员(代表社区利益/公众利益的人员);法律专家;外单位人员。伦理委员会至少5人,应有合理的年龄和性别构成;成员可兼职。

3) 伦理审查委员会的权限:要求研究人员提供知情同意书,或根据研究人员的请求,批准免除知情同意程序;要求研究人员修改方案;要求研究人员终止或结束研究活动;对研究方案做出批准、不批准或者修改后再审查的决定。

4) 伦理审查委员会的决定:伦理委员会所做决定应得到伦理委员会三分之二的委员同意。

(3) 心理护理研究的知情同意:相关研究需经伦理审查委员会审批通过后方可实施。通常需根据研究方法(访谈、调查)拟定相应的知情同意书(见本教材附录2)。

第三节　心理护理的发展历史、现状和趋势

心理护理,从最初的朦胧到如今的日渐清晰,其发展轨迹始终伴随着人类社会的进程,为满足人们的身心健康需求发挥着越来越重要的作用。

一、心理护理的发展简史

了解心理护理的起源及其近代、现代发展简史,有助于传承前辈的思想精髓,开拓未来发展的视野。

(一) 心理护理的起源

追溯心理护理的源头,可推至人类社会诞生之初。人类一切由生老病死所引发的护理对应措施,几千年传统医学各种关于人的身心之论述,都包含心理护理的萌芽。

3000多年前,世界上最古老文献——古印度的《吠陀经》即有身心辩证关系的思想萌芽;2000多年前的《阇逻迦集》明确提出"护士应注意患者的需要,给患者以关心"等论述,体现了古代学者对患者心理状态的密切关注以及对医护人员履行职责的要求。

"西医之父"希波克拉底创建的"体液学说",主张划分人的气质类型,认为医治疾病应考虑患者的个性特征因素,应根据患者个性特征实施护理等,曾产生很大影响。创立于4世纪的大教会病院,视"照顾患者伤残与拯救患者灵魂"为同等重要,认为"护理重于医疗,其主要目的在于帮助人们洗净灵魂/心灵……"

我国最早的经典医学论著《黄帝内经》关于"怒则气上,喜则气缓,悲则气消,恐则气下……惊则气乱,思则气结"等论述,均表明祖国医学几千年前即关注情绪对人们健康的影响。《黄帝内经》还特别以其"身心交互的疾病诊治观"提出"喜怒惊忧恐皆可损伤人体……精神内伤,身必败之"等影响人们心理的社会因素。《黄帝内经》从身、心方面,按"阴阳五行"划分人的气质,要求根据个体的不同性格特点施以不同的医疗护理等。

(二) 心理护理的近代发展

提及心理护理的近代发展,首推南丁格尔以其独到见解创建的全新护理概念。她认为:"个体由于社会职业、地位、民族、信仰、生活习惯、文化程度等不同,所患疾病与病情也不同,要使千差万别的人都达到治疗或康复所需的最佳身心状态,是一项最精细的艺术。"

阅读笔记

继南丁格尔之后，倡导并推行"以患者为中心"护理理念的先驱相继提出，护理包括"加强健康教育，包括患者及其环境、家庭、社会的保健"，"护理是对患者加以保护、教导"，护理是给需要的人们"提供解除压力的技术，使其恢复原有的自我平衡"，护理就是"帮助"等新论点，促使护理学领域的帮助患者提高心理素质的健康教育显著增加，心理护理的理论和实践也随之更加丰富。

(三) 心理护理的现代发展

人类疾病谱、死亡谱的重大变化及现代医学模式的深入推进，促使护理领域发生深刻变革。20世纪50年代末，责任制护理在美国付诸实践，它要求责任护士除加强关注患者的病理生理变化，还需把注意力延伸至患者的环境、家庭、社会等各种心理及社会信息的处理。伴随责任制护理的蓬勃兴起，心理护理进入其发展的最旺盛时期；心理护理的理论与实践研究，有了更明确的着眼点和更具体的立足点。纽曼的保健系统模式、罗伊的适应理论、华生的人性照护理论、佩普劳的人际关系模式等一系列护理理论的创建，体现理论创建者将心理学引入护理领域的独到见解，引领临床心理护理不断向纵深发展。

20世纪80年代，美国护理学会更新护理概念为："护理是诊断和处理人类对现存的和潜在的健康问题的反应。"更明确地提出，护理对象应包括已患病的人、尚未患病但可能会患病的人、未患病但有"健康问题"的人。全新的护理概念赋予心理护理展现其独特功能的内涵，也为心理护理的发展提供了大好机遇。我国自20世纪80年代初，先后引进"责任制护理"、"护理诊断"、"整体护理"等涵盖心理护理的新型护理模式或理念。30多年来，我国广大护士都从其临床经历中深刻体会了心理护理于大众身心健康的不可或缺，他们用心理学知识指导专业实践，开展临床心理护理研究的积极性很高，为探索符合国情的心理护理理论与实践模式不懈地努力，心理护理促进人们身心健康的作用亦日益凸显。

尤其值得一提的是，我国自2009年以来全面推进的优质护理服务活动方案指出，"每名护士都应当按照《护士条例》和《护士守则》的规定履行护理职责，规范执业行为，运用专业知识完成好对患者的专业照顾、病情观察、治疗处置、心理护理、健康教育和康复指导等各项护理任务，以爱心、耐心、细心、责任心，在为患者提供全程、全面、人性化的护理服务中，彰显人道主义精神，实现自身的职业价值和社会价值。"《方案》更加明确了心理护理与优质护理服务的重要关联，也为我国心理护理的未来发展指明了方向。

二、心理护理的现状分析

从国外、国内两方面分析心理护理的现状，有利于知己知彼，可使我国的心理护理实践在坚持国情化的前提下，借鉴国外的先进经验，更好地服务于我国民众的身心健康维护。

(一) 国外心理护理的现状分析

依据相关文献资料及各类学术交流信息，国外的心理护理现状有如下特点。

1. 注重专业特色的形成与发展 如美国临床心理护理的本质是：注重精神护理、人文主义的护理，强调"将技术与护理艺术协调"的理念。有三个主要特征：①显著地区别于医学模式。与患者心理活动密切联系的心理护理诊断模式主要包括：认知模式、自我感知 - 自我概念模式、角色 - 关系模式、应付压力的耐力模式、价值 - 信仰模式等，完全不同于心理治疗等医学心理学模式；②极大的自主性与灵活性。任何医院、护理机构，均可根据服务对象需求和自身发展特点，选择适宜的临床模式。该特征尤其体现为培养护生或培训护士的自主性、患者身心状态评估的自主性、实施患者危机干预的灵活性等；③突出地强调实用与良效。潜移默化的现代理念，不拘一格的实用技术，因人而异的干预对策，一切均围绕着改善患者身心状态而展开。各医院并不主张使用统一制式的护理评估项目，但患者健康评估的内容必须涵盖其心理评估。临床心理护理中突出危机干预，强调全方位、最有效的心理援助。如采用治疗性抚摸(therapeutic

touch)既可直接使患者放松,减轻其焦虑,又融洽护患关系,间接优化患者的身心;将移情、护理和药物治疗相结合,经催眠、按摩、香味治疗、音乐治疗及护士指导下的意想治疗等,可将患者的术前焦虑降低到最低点。如跨文化心理护理模式(ACCESS 模式)包括 6 个环节,即①评估(assessment),侧重患者的生活方式、健康信念和健康习惯;②沟通(communication),注重语言和非语言反应的变化;③文化洽谈与折衷(cultural negotiation and compromise),更多地认识其他人的文化并理解患者的观点、解释他们的问题;④促进尊重与融洽(establishing respect and rapport),必须建立真正尊重患者文化信仰和价值观的治疗性关系;⑤敏感性(sensitivity),为多元文化群体供多样化的文化敏感照护;⑥安全(safety),使患者获得文化安全感。

2. 侧重患者的评估与干预　如英国专著《临床心理护理指南》(*Psychological Care for Ill and Injured People:a clinical guide*)中很明确地将心理护理区别于精神专科护理,旨在让心理护理的对象聚焦于非精神疾病患者。澳大利亚对心理护理的界定与英国的观点基本一致。为疾病和损伤中的患者提供心理护理,需要有系统的方法和与之相关的原则,它包括各种技巧和目标,需要一些履行特别任务的人参与。通过恰当的心理护理,医护人员可尽力减轻患者因负性反应所致对治疗、康复的不良影响,减轻患者及其家属所体验的压力和痛苦。如其概念所述,心理护理是用系统的方法评估患者的心理状态,再采用预防干预措施处理人们因疾病和损伤引发的心理问题;必要时可将重点转移到治疗和支持性干预的措施,以帮助患者应对因疾病或损伤增多的心理问题。

3. 引入普适性强的理论与工具　近年来,护理学者越来越多地借鉴普适性较强的心理学理论和工具,指导心理护理的实践并开展相关研究。临床心理评估及干预过程中使用较多的包括艾森克人格理论及问卷,大五人格理论及问卷,A 型性格学说及问卷,应激理论及应对方式问卷,自我效能感、社会支持等理论及工具。相关的心理学理论和工具被更多地应用于癌症、冠心病等心身疾病的患者,意外创伤者、接受大手术等较高诊疗风险的患者,肾病综合征等慢性病患者及临终患者的心理评估,并将其评估结果作为实施心理干预及其效果评价的依据。有些学者还使用普适性工具收集大样本资料,形成更适用于护理对象的某量表区域性常模。实践表明,将心理学的理论和工具引入心理护理领域,对体现其科学性、加强其针对性、提升其效用性等发挥了很好的引领作用。

他山之石

护士渴望发展其在心理或精神卫生方面的作用

1999 年英国的一项研究显示,大多数开业护士渴望接受培训,以期在心理保健和精神卫生工作中发挥更大作用。纽卡斯尔大学初级卫生保健部门对东北部 6 个健康机构的 635 名开业护士做了信访。信访内容是基于与 11 名护士的详细交谈、根据 70% 被调查护士的意见提出的,包括被访护士现今心理保健和精神卫生方面的经历及其对未来培训的需求。结果显示:62% 被访者的实际工作中有 1/5 涉精神卫生或心理保健问题,65% 的被访护士估计患者中约 10% 直接提出其不应被轻视的心理问题。62% 的护士正负责给慢性精神病患者进行有关治疗,另一些护士每月照料 10 名患者。但 52% 的被访者说他们从未接受任何精神健康方面的训练,仅 30% 的被访者之前上过精神卫生课。有被调查者指出,心理保健和精神卫生的专业技巧训练是有用或非常有用的。研究者指出,开业护士在日复一日的工作中常要面对各种病态心理的患者,尽管他们已有解决精神卫生问题或心理保健的能力,但大多数护士希望通过进一步培训扩展和提高其在心理保健及精神卫生工作中的作用。

阅读笔记

(二) 我国心理护理的现状分析

论及我国的心理护理现状,有必要从主要进展和存在问题两方面加以阐述,以便为日后的心理护理发展提供参照和比较。

1. 新近取得的主要进展　主要表现在以下 3 方面。

(1) 加强了学术探讨与理论构建:随着我国护理学者对心理护理理论建设的重要意义达成共识和不断探索,临床心理护理的学术理论成果日渐增多。近年来,一批长期致力于心理护理研究的学科或学术带头人,以其较深入研究及其较丰富积累获批临床心理评估及干预的国家自然/社会科学基金项目,即是我国心理护理学术研究取得长足进步的最好诠释。心理护理的部分理论研究成果(心理护理的操作性定义,基本形成了独立于心理咨询和心理治疗理论体系之外、较具导向性、可完全交由临床护士掌握的内容较丰富的理论框架,包括心理护理的概念、实施形式,心理护理与其他护理方法以及与整体护理的关系,心理护理的基本要素及其作用,心理护理的实施程序、应用模式、干预原则等),已相继编入我国护理学研究生规划教材、国家规划本科教材、高职教材等,成为护士人才必备的重要知识结构。自中国心理学会护理心理学专业委员会 2015 年 1 月正式成立后,专委会连续两年召开的学术会议中学术交流的重点即为心理护理,每次会议都有全国 20 多个省市自治区的 300 多名同道参会,大会主题报告及交流的层次、水平均超过与会者的预期,彰显了我国心理护理研究的新近成果。

心理护理研究国家级课题立项示例

我国护理学者近年获得国家自然科学基金项目

- 乳腺癌患者心理调适过程模型的研究(30870770,首都医科大学,2008 面上项目,35.0 万)
- 癌症患者临终关怀准入系统与服务模式的构建研究(G0308,第二军医大学,2010 面上项目,26.0 万)
- 医患角色认知偏差的机制及医患角色认知沟通模式的构建(G0306,第二军医大学,2011 面上项目,27.0 万)
- 慢性疼痛患者心理弹性结构模型构建与作用机制研究(G090108,第二军医大学,2012 面上项目,60.0 万)
- 意外创伤者创伤早期认知加工机制及其心理干预模式的实证研究(G0108,第二军医大学,2013 面上项目,56.0 万)
- 肾移植受者服药依从性预测模型的建立与检验(81572235,北京中医药大学,2015 面上项目,60.0 万)
- 肺癌患者支持性照护需求的预测模型及其干预机制研究(81573017,安徽医科大学,2015 面上项目,57.0 万)
- 以家庭功能为焦点的乳腺癌患者社会支持干预模式的开发与评价(81573016,首都医科大学,2015 面上项目,57.0 万)
- 冠心病患者健康行为模型及移动健康管理模式的构建与实证研究(71573181,首都医科大学,2015 面上项目,49.0 万)
- 标准化护理方案对乳腺癌患者健康相关生活质量干预效果及机制研究(81502700,西安交通大学,2015 青年基金,18.0 万)
- 安全文化视角下住院患者自杀风险评估指标体系及危机管理模型构建(71273100,华中科技大学,2016 面上项目,48.0 万)

(2) 注重了技能培养与应用研究：近 10 多年来，我国大力开办各类继续医学教育项目，也为普及心理护理的理论与技能提供了很好的平台。许多临床护士通过继续教育项目的培训，较系统学习和掌握了"应用心理学知识，保持平和职业心态、规范自身职业言行、建立良好护患关系、有效调控护患冲突"等临床心理护理新技能，勾勒了心理护理的应用性程序；一些高学历、高年资护士骨干，则将其所学知识及临床经验与患者的心理需求相结合，积极开展临床心理护理的应用研究，探索患者心理活动的共性规律和个性特征等，获得不少研究成果，心理护理研究的论文质量显著提升，一改既往千篇一律的经验总结式陈述。尤其是随着我国护理学研究生的培养规模逐渐增大，研究生学位论文中涉及患者心理的研究即占本学科学位论文总数的近半，所涉研究内容更丰富，前瞻性论文的比重逐年增加。

(3) 提高了评估意识与干预质量：广大临床护士已普遍认同"以客观量化替代主观评价并藉此作为制定干预对策的依据"，临床使用量表评估患者的心理状态已成普遍现象。除重视初始评估，为实施干预提供依据；实施干预后评价心理护理实际效果的再评估也不断加强。心理护理的措施，已从既往的随意化、简单化、经验化，走向了初步的规范化、程序化，且趋向多样化、综合化。近年来，我国不少临床护士接受了国家心理咨询师的系统培训并获得资质，他们把心理治疗中音乐疗法、放松训练法、生物反馈法、认知疗法等专业化技术运用于临床心理护理，为化解部分患者的心理危机发挥了积极作用。2009 年发表于中华护理杂志的"2005~2007我国心理护理及其研究的特点"一文归纳了我国该阶段开展临床心理护理及其成果的 5 个主要特征：①此类文献呈现量减质增；②为患者实施心理干预前重视评估；③措施趋向多样化、综合化；④关注其效果评价；⑤强调此类研究的设计。

此外，紧扣心理护理需求，可操作性强、更适用的评价工具研制也取得长足进步。如我国近年研发的"非精神科住院患者心理评定量表（MSSNS）"、"意外创伤者早期心理反应他评量表"、"简体中文版创伤后成长问卷（C-PTGI）"、"简体中文版事件相关性反刍性沉思问卷"等工具性成果，均获较充分认可。以 C-PTGI 为例，经临床应用证实，意外创伤者、终末期肾病患者等填写该问卷的过程中，即受其条目引导而产生积极心理体验，有益其获得适宜身心状态。

2. 当下存在的主要问题　我国心理护理不断深入、取得进展的同时，还存在"三多三少"等问题，即"评述共性问题多、量化评估数据多、借用各家方法多"；"深究个体原因少、关注效果评估少、自创特色策略少"。心理护理的教学、科研等与其临床不相适应的问题较突出，主要表现在以下 4 方面。

(1) 理论的构建和导向不得力：临床心理护理的理论研究相对其应用研究明显不足，全国性高屋建瓴的学术探讨与交流较少，针对普遍存在问题的深入剖析与解决对策欠缺等，是我国心理护理发展不力的主要症结。尤以普及新理论、新知识受限的问题较突出，不少高等院校、培训资深骨干的继续医学教育课程，仍沿袭 30 年前的陈旧知识，不了解或对已有理论新进展的传播、推广不够，仍有相当多的护士存在临床心理护理的认知误区。如许多护士因不了解心理护理的真正内涵，未掌握心理护理的新理论、新知识，动辄论及"患者的焦虑"及其干预，却忽略了"焦虑对人们身心健康的双重作用、适度焦虑无需干预"的常识。

(2) 国情化的应用模式不确定：广大护士虽已形成"先进护理模式只有与国情紧密结合，才具有生命力"的共识，但经多年探索仍未较好解决"更适合我国的心理护理模式"这个广为关注的问题。护士大多是心理护理的意识较强，但实施心理护理的能力不足。加之"北美护理诊断"等护理指南并不适用于我国、我国护士的人文关怀意识和能力较弱等因素均有碍心理护理的深入发展。

(3) 实用性特色研究不深入：我国临床心理护理所采用测评工具、评价标准以及干预对策，仍以源自精神卫生、医学心理学领域的居多，如多选用精神卫生自评量表等诊断工具及其健康人群常模以确定患者有否"抑郁、焦虑"等负性情绪，以致弱化评定结果的实用价值，甚至造成某些患者的心理负荷。具有护理特色、适用于因伤病致身心失衡的非精神疾病患者的心理他评工具太少。

（4）独特的职能和效用不显著："心理护理与其他护理方法融会贯通于整体护理模式，心理护理的独特职能和效用不可被其他护理方法所替代"等论点虽已渐入人心，但因理论教学、研究方法、操作技能相对滞后，心理护理的独特效能尚未在临床护理中得以突显。

三、心理护理的发展趋势

高速发展的现代化社会环境使人类健康受到更多压力的困扰，随着"健康的一半是心理健康"的观念深入人心，心理护理将与心理治疗、心理咨询共同承担起维护全民身心健康的重任。

（一）应对人类健康需求

现代社会的高速发展，突出了心理压力对人们健康的困扰，与社会心理因素密切相关的心脑血管疾病、肿瘤等发病率大大增高且发病年龄显著提前；社会发展和生活节奏等任何变化，都可对个体身心健康造成直接威胁，需要卫生保健的提前干预。2017年1月，国家卫生计生委、中宣部、中央综治办、民政部等22个部门共同印发《关于加强心理健康服务的指导意见》（国卫疾控发〔2016〕77号）（以下简称《意见》）是我国首个加强心理健康服务的宏观指导性意见，明确了专业社会工作参与心理健康服务的路径和方法，强调了专业社会工作在提供心理健康服务、完善心理健康服务体系中的重要作用，对于加强心理健康领域社会工作专业人才队伍建设、推动心理健康领域社会工作实务发展具有重要意义。《意见》明确提出："为贫困弱势群体和经历重大生活变故群体提供心理健康服务"；加强包括护士在内的医务社会工作者等综合服务团队建设；"充分发挥其在医患沟通、心理疏导、社会支持等方面优势，强化医疗服务中的人文关怀。"《意见》无疑为心理护理的理论研究与实践探索指明了方向，心理护理要贯彻落实习近平总书记在2016年全国卫生与健康大会上的讲话要求，"加大心理健康问题基础性研究，做好心理健康知识和心理疾病科普工作，规范发展心理治疗、心理咨询等心理健康服务"，更充分体现其对增进全民身心健康的不可或缺的独特作用。

（二）伴随优质护理服务

2010年1月，中华人民共和国卫生部在全国卫生系统启动"优质护理服务示范工程"以来，业界"以患者为中心"、使患者得到全程、全面、专业、人性化的优质护理服务等理念不断深化。优质护理服务模式拉近了护患之间的距离，强化了护士的责任意识，有利于护士贴近患者提供临床护理服务，有利于护士密切观察患者病情，保障患者安全和医疗护理质量，加强与患者的沟通，促进护患和谐。国家卫计委制定的《全国护理事业发展规划（2016—2020年）》再提"继续推动各级各类医疗机构深化'以患者为中心'的服务理念，大力推进优质护理服务，落实责任制整体护理。护士运用专业知识和技能为群众提供医学照顾、病情观察、健康指导、慢病管理、康复促进、心理护理等服务，体现人文关怀"等要求，也对护士掌握心理护理知识及其应用技能明确了更新、更高的标准，心理护理需伴随着优质护理服务的纵深推进，发挥更重要作用。

（三）我国心理护理的未来发展

我国临床心理护理的深入发展，除借鉴国外先进经验，还需解决几方面的困惑，即如何看待"权威与突破、借鉴与模仿、照搬与创建、国际化与国情化"的关系；把握好彼此的尺度（此节的心理护理概念，指"狭义的心理护理"），需加快以下几方面的探索和尝试。

1. 坚持国情化、本土化的发展方向 发展我国的临床心理护理，必须把国民的身心健康需求作为专业发展的指南，着眼于以下两个"兼顾"，努力提升我国护理人力资源的潜能和效用。

（1）兼顾国人身心健康需求的普遍性与特殊性：我国的护理人力资源无论是绝对数量还是相对质量，与美国等发达国家和地区相比都存在相当大的差距；但不同国家地区的国民身心健康需求内涵,也同样存在着较大差异。我国的临床心理护理,不适合照搬某些发达国家的模式,而应根据我国现有的护理人力资源,充分考虑国人身心健康需求的内涵,分层次、按需要、划阶段地发展。

(2) 兼顾专业人才培养的历史背景和发展趋势:虽然我国近年来加大了高层次护士人才的培养力度,但专科学历护士居多(占护士总数的 62.5%)的境况及护士较普遍匮乏人文知识等现状,对我国发展临床心理护理的制约或仍将持续数年甚至数十年。因此,我国的临床心理护理模式,既要立足我国护士人才结构的现实,开发研制临床心理护理的便捷工具;又要着眼学科发展的未来,扎实构建临床心理护理的系统理论。

2. 增加临床科研的投入与交流   发展我国的临床心理护理,必须深入开展其科研活动,借鉴国外模式中注重紧扣临床实践的特点,从以下两方面着手,形成真正实用、高效的应用性成果。

(1) 积极倡导高起点的协同攻关:基于我国硕士学位以上高层次护士人才人数众多,有效组织他们开展护理领域的高起点协作研究,已是我国护理学科建设的当务之急。应积极倡导高起点的协同攻关、宽领域的科研投入,以取代散兵游勇的零打碎敲和羁绊护理学科发展的低水平研究。如研制临床心理护理的通用性评估工具,即需通过全国的专业网络,收集并建立相应范围的护理对象常模。

(2) 有效组织高水准的学术交流:心理护理研究,一直是广大临床护士特别关注的焦点学术交流专题。广大临床护士迫切需要了解心理护理的新进展,对新知识的悟性很高,对论点的共鸣强烈。随着学科或学术带头人的国家自然科学基金项目、省部级课题立项日渐增多,有条件的高等院校、相关学术团体等,可定期组织高水准的专题学术交流,及时总结、实时发布最新学术研究成果,推广至临床一线,积极引导广大临床护士跟踪新进展,学习新理论,掌握新技术;减少盲点和误区。

3. 加快新理论、新知识的构建   构建先进实用的理论体系,创新突出专业特色的知识和理论,是发挥护理学科社会职能的重要支撑。构建我国临床心理护理的知识理论体系,可围绕"研制客观量化的测评工具,替代主观评估;护士和患者的心理研究并举,本、表共治;提高专门人才的水平和实力,积累发展后劲;探索规范化临床应用模式,重在实施效果"等主题展开。如紧密跟踪相关国际研究新进展(创伤后成长等积极心理学理论),为构建更多适合我国患者的心理干预模式提供借鉴。

4. 加快新方法、新技术的推广   一项调查全国数以千计资深护士骨干的结果表明,约90% 的被调查者迫切需要适用于我国患者的便捷、有效、可操作的临床心理护理方法和技术。尤其期望在我国广大护士的共同参与下,较好地解决以下问题。

(1) 研制适用的临床患者心理状态评估工具:借鉴权威性较高的临床常用心理量表,研制适用于护理领域、较全面系统评估非精神疾病住院患者、有较强信度及效度的心理状态评定工具。评估患者心理状态的主要目的:①随时、即时甄别出急需实施重点干预的对象,如有严重抑郁或明显自杀倾向的癌症患者;②剖析患者心理危机的主要影响因素,确保心理干预有的放矢;③提供优选心理干预方案的科学依据,体现心理护理的实时性和有效性;④及时化解危机对患者身心的严重损害。

(2) 制定实用的患者心理危机干预对策:临床心理护理的本质,是患者心理危机的干预。患者心理危机干预的目的在于解决其紧急、尤其是威胁生命的问题。制定干预对策,需兼顾患者心理活动的共性规律和个性特征。心理危机干预对策的主要功能包括:①归纳主体原因,清晰干预思路。护士可根据导致患者负性情绪的常见影响因素(疾病认知、社会支持、人格特征、医院环境、诊疗手段等),分析出某患者发生心理危机的主要原因,获得其心理危机干预的操作原则;②借鉴成功案例,形成干预对策。护士可尝试从与手头个案相类似、他人成功干预的案

阅读笔记

例中获得启示,结合相关干预原则和自身的临床积累,形成因人而异、可操作性较强的心理危机干预方案。

(3) 确定可靠的心理护理效果评价指标:临床心理护理对患者身心的独特效用,必须通过干预后的效果评价予以佐证;效果评定的参照系,则应是能切实反应患者身心状态变化的一系列心理、生理指标。如临床护理根据患者的疾病严重程度,区分其护理等级;心理护理也可依据患者心理危机的不同程度,区分为重点或非重点干预。无论疾病或心理危机,其轻重缓急总是呈动态变化的,与之对应的方案也需不断调整。疗效评定的功能:①确定心理干预的效用,酌情调整后续方案;②科学安排人力资源,优化心理干预的绩效。

我国的临床心理护理研究尚处在起步阶段,亟待探索的问题不少,但只要把握好国情化的发展方向,借鉴先进模式,形成自身特色,就能为广大护理对象提供可靠的身心健康保障。

小结

系统掌握心理护理的理论、方法和技能,需先明晰其概念、范畴与原则。

心理护理指在护理的全过程中,护士通过各种方式和途径(包括主动运用心理学的理论和技能),积极地影响护理对象的心理活动,帮助他们在自身条件下获得最适宜身心状态。根据心理护理概念的内涵,可将其简要地概括为3个"不":①不同于心理治疗;②不同于思想工作;③不限于护患交谈。

心理护理的特征与作用:①心理护理与其他护理方法的主要区别在于,二者所依据原理不同、使用工具不同、发挥效用不同。心理护理的主要特征有4个,即专业化特征、个性化特征、共性化特征和可操作性特征。②心理护理的作用包括有效信息沟通、给予情感支持、营造适宜氛围、调动病患潜能、增进诊疗效用5个方面。

实施心理护理的相关原则主要包括三方面:①心理护理的方法论原则,又包括心理学的方法论原则和比较文化的方法论原则;②心理护理的层级原则,即把心理护理分为察觉、干预、治疗的3个层级水平,旨在把有限的心理护理资源优先、更多地用于有严重心理危机、随时可能发生意外的患者,减少心理护理的盲目性;③心理护理的操作原则,即针对患者心理反应强度的干预原则和针对患者心理反应主因的干预原则。

心理护理的常见伦理问题及解决问题的方法与策略。①心理护理的伦理问题与临床诊疗的常见伦理问题、心理援助的常见伦理问题、心理学研究的常见伦理问题等密切关联。②心理护理伦理问题的解决方法与策略包括:与心理护理相关的伦理守则(医学伦理学原则、临床与咨询心理学的伦理守则概要)和心理护理的伦理学原则及其应对策略(借鉴相关原则和守则、遵循符合自身特点的伦理学原则和策略),即无损于护理对象的身心健康,不违背护理对象的主观意愿,不泄露护理对象的个人隐私;实施心理护理研究必须通过伦理审查、切实维护患者权益并交由患者签署知情同意书等。

心理护理的发展轨迹始终伴随着人类社会的进程,为满足人们的身心健康需求发挥着越来越重要的作用。①国外的心理护理发展呈现3个特点:注重专业特色的形成与发展、侧重患者的评估与干预、引入普适性强的理论与工具;②我国心理护理新近的主要进展体现在3方面:加强了学术探讨与理论构建;注重了技能培养与应用研究;提高了评估意识与干预质量。

我国的心理护理存在的较突出问题是:理论的构建和导向不得力,国情化的应用模式不确定,实用性特色研究不深入,独特的职能和效用不显著。

我国心理护理的未来发展,需加快以下几方面的探索和尝试:坚持国情化、本土化的发展方向;增加临床科研的投入与交流;加快新理论、新知识的构建和新方法、新技术的推广。

(刘晓虹)

阅读笔记

思考与练习

1. 请结合临床实例阐述心理护理与其他护理方法的区别及联系。
2. 范例鉴赏

[经典范例]信赖护士是患者康复的前提

作为护士，有一次我面对一个叫索菲的中年女患者，她接受髋部手术后行走困难，我微笑着给她鼓励，并要求她做几个动作配合检查。检查完毕我轻松地告诉她："没什么大问题，这只是由于手术后你的髋部肌肉力量不足造成的，完全有条件恢复，我保证你康复后会像常人一样走路、逛商店，"索菲抬起头低声说："但愿如您所言。"然后，我提供给索菲几种康复训练的方法，……她明白后，与我约定下周的来访时间便离开了。而我还要去与保险公司协商，签订文书，了解保险公司将支付给索菲多少费用，然后据此拟定她在康复训练中心接受治疗的时间。

一周后索菲来了，迈出每一步时都看着自己的脚，以确定它们落在了什么地方，像我第一次见她时一样。索菲一看见我，就迫不及待地问："保险公司同意支付费用吗？""是的，没问题。"我回答。我感到索菲非常急切地要得到帮助，而我们也的确能帮她脱离困境，我突然有一种轻快感，但心底也存在一丝顾虑，如果我们的康复计划达不到预期效果，她很容易就此消沉下去。我们很快进入训练，做些增强髋部力量的项目，同时也穿插平衡性的锻炼和耐力的练习。"不知道这样会不会起作用？"索菲问。"当然有作用了。"我信心十足地说，但心里我也在不停地祈祷，虽然理论上这些方法有效，但实际效果如何并没有百分百的把握。看得出索菲是个勤劳的家庭主妇，她非常渴望还能上街采购，照顾丈夫与孩子。

……

索菲每周两次到这里训练，积极而虔诚，……治疗第5周，我终于听到期盼已久的话："上周末我和妹妹去逛商店了，虽然很累，但我感觉好极了，我没有摔倒也没有磕磕绊绊，现在我正期盼着一座新商厦开业。"我和索菲都很开心，兴高采烈地谈了一会儿，我问她："你还有其他需要解决的问题吗？""噢，有的。"她说："我本来不想提，可上楼梯对我来说的确很费力，我感觉自己上下楼梯时像个老太太。"于是，我们断定索菲的问题是她的踝关节还不够有力。针对此，我给索菲安排了加强踝部力量的训练项目，争取使她像常人一样上下楼梯。同时，还加强她的耐力训练，这样在同别人一起逛街时，她就不会落后了。索菲的勇气震撼着我，我坚信她很快能恢复起来，与之同时，她的自信心也会重新树立起来，虽然她在行走时还会看自己的脚，但次数比以前少多了。

几周过去了，一天索菲兴奋地来告诉我："成功了，我能正常地爬楼梯了！"我激动地向她祝贺，……凭着自己的努力，索菲完全康复了，并且恢复了往日的快乐，我注意到，她走出去时，一次也没有向脚上看。

问题：

1. 结合心理护理的理论，分析评述范例"信赖护士是患者康复的前提"说明了什么？护士丽莎的哪些做法和行为值得借鉴。
2. 请依据心理护理的若干原则设计个性化、共性化心理护理的实施方案各1套。

参考文献

1. 中华人民共和国中央人民政府网站. 国卫疾控发〔2016〕77号《关于加强心理健康服务的指导意见》[EB/OL].http://www.gov.cn/xinwen/2017-01/24/content_5162861.htm#1. 2017-1-24/2017-3-14.
2. 中华人民共和国国家卫生和计划生育委员会. 全国护理事业发展规划(2016—2020年). http://www.nhfpc.gov.cn/yzygj/s3593/201611/92b2e8f8cc644a899e9d0fd572aefef3.shtml.
3. 凯斯·尼科尔斯. 临床心理护理指南[M]. 刘晓虹，吴菁译. 北京：中国轻工业出版社，2007.

阅读笔记

4. 刘晓虹. 护理心理学. 第 3 版 [M]. 上海: 上海科学技术出版社, 2015.

5. 罗杰·霍克. 改变心理学的 40 项研究. 第 5 版 [M]. 白学军等译. 人民邮电出版社, 2010.

6. 吴菁, 刘晓虹. 2005—2007 我国心理护理研究的变化与分析 [J]. 中华护理杂志, 2009, 44 (3): 273~275.

7. 孙福川, 王明旭. 医学伦理学. 第 4 版 [M]. 北京: 人民卫生出版社, 2013.

第二章　人格心理学理论与心理护理

本章较系统地推介人格心理学理论，以期为开展护理心理学领域的人格研究及其心理护理临床实践提供相关的重要借鉴。

第一节　人格心理学概要

人格心理学（personality psychology），是以心理学的范型研究人格的结构、动力、发展和适应等领域中的事实及其规律的心理学分支学科。心理学的范型指按照心理学中某个较公认观点采取研究的方向或步骤，如精神分析的范型、学习论的范型、特质论的范型等。心理学对人格的研究不同于哲学、社会学、伦理学、法学等学科。人格心理学的主要任务，一是寻求描述和解释个体差异，即构成个体彼此不同的种种表现方式；二是综合众多影响个体与环境交互作用的过程，以便综合地描述完整的人。

一、人格心理学概述

人格心理学采用的科学研究方法，从不同侧面分析人，了解人格的定义、特征、决定因素。人格心理学注重个体差异和整体的共性，与哲学、社会学、伦理学、法学等学科交叉，研究涉及的面广，是心理学门类中内容最庞杂的分支学科及研究重心。

（一）人格的定义

人格（personality），也称个性，指一个人与社会环境相互作用表现出的一种独特的行为模式、思想模式和情绪反应的特征，也是一个人区别于他人的特征之一。有学者认为，"个性"的内涵较"人格"更宽泛，我国的《大百科全书·心理学卷》中即有人格即个性的表述。鉴于人格被视为心理学中探讨个体与个体差异的领域，与人格适应、人格障碍等概念对应，涉及临床时多表述为"人格"。

（二）人格心理学的概念

人格心理学以认识和研究人的人格为对象，从心理学的视角探索人格的构成与表现、人格的产生与发展、人格的培养与提升、人格的适应与矫正等方面的规律和机制。人格心理学基于

阅读笔记

可测量、可验证的研究，解读人格的组成要素；揭示人格形成与发展的内外动力及影响机制；探索完满人格的特征及生成轨迹；剖析人格异常或障碍的发生机理及治疗技术；展现丰富多彩的人格特质和类型差异，以透视人性的本质、发挥个体的潜能、掌握调适的技巧等，以促进社会的健康、和谐发展。人格心理学除与人们的日常生活、社会发展息息相关，对指导心理护理形成个体化干预措施亦具有重要价值。

（三）人格心理学的构成

人格心理学家普遍认可人格是个体所具有的一系列动态、有组织的特征，且这些特征独特地影响个体在不同情境中的认知、动机和行为。亦有部分学者将人格视为一种心理结构，包括独特的生物学背景、成长发育的环境等因素，主张研究人格应首要注重个体差异的价值，以解释人们在不同的环境情境中，出现不同反应的原因及如何做出这些反应。在此过程中，诞生了大量个体对生理环境、社会环境和文化环境独特反应方式的理论，心理学家在此基础上提出了人格的研究程序、研究方法及资料收集手段，探索了理论和应用等多个层面，以完善人格研究策略，验证研究假设，并逐渐形成了人格心理学。

（四）人格心理学的起源与发展

两千多年前的古希腊哲学家即提出"什么是人类的天性？什么是人？怎么理解人？"等永恒的哲学命题。古今中外许多学者一直努力的探索，试图揭开"人"的神秘面纱。在探索人格问题的过程中，提出的很多真知灼见深远地影响着人格心理学的发展。18世纪，奥地利心理学家西格蒙德·弗洛伊德（Sigmund Freud，1856—1939）构建了科学的人格理论体系，以此为基础，分离出的多个心理学派对人格理论进行了大量研究。科学的人格心理学诞生于20世纪30年代。1932年第一本人格心理学杂志《品质与人格》（*Character and Personality*，后改名为*Journal of Personality*）出版。1937年美国人格心理学家戈登·威拉德·奥尔波特（Gordon Willard Allport，1897—1967）撰写的人格心理学论著《人格：心理学的解释》首次对人格理论进行了宏观构建，并给出了人格的定义，成为现代人格心理学的标志。

人格心理学的发展经历了三个重要阶段：第一阶段，主要完成了人格心理学的理论建构；第二阶段，即人格心理学体系的发展阶段；第三阶段，对人格研究价值、合法性等辩证阶段。

第一阶段（1930—1950年）：此阶段心理学家主要聚焦于建构人格心理学理论体系。20世纪30~40年代，人格心理学家提出了大量理解个体人格的概念体系，这些体系在当今学界仍有一定的影响力。其中具有代表性的理论包括奥尔波特的个体心理学（psychology of the individual）、美国心理学家亨利·默里（Henry A. Murray，1893—1988）的人格体系（personological system）、美国心理学家雷蒙德·伯纳德·卡特尔（Raymond Bernard Cattell，1905—1998，英国）的特质因素理论和英国心理学家汉斯·于尔根·艾森克（Hans Jurgen Eysenck，1916—1997）的特质理论（the trait theory）、美国心理学家卡尔·兰塞姆·罗杰斯（Carl Ransom Rogers，1902—1987）的人本主义理论（humanistic theory）、乔治·亚历山大·凯利（George Alexander Kelly，1905—1967）的人格构建的认知理论（cognitive theory of personal constructs）、美国心理学家米尔顿·海兰·艾瑞克森（Milton Hyland Erikson，1901—1980）的人格发展的心理 - 社会理论（psychosocial theory of personality development），以及众多行为主义和社会学习理论的派生理论。此外，一些学者基于欧洲的心理分析，从临床观察中发展了综合的人格理论，促使心理分析理论被纳入人格心理学，并使人格心理学家们转变了其对人类个体的认知和研究视角。

第二阶段（1950—1970年）：该阶段始于美国心理学家卡尔文·斯普林格·霍尔（Calvin Springer Hall，1909—1985）和美国心理学家加德纳·林齐（Gardner Lindzey，1920— ）1957年出版的人格论著，他们总结了第一阶段的诸多人格理论体系，将其分为心理分析和心理社会理论、气质和特质模型、强调需求与动力的方法论、人本主义自我理论、生物学理论、认知理论、学习理论、认知 / 社会学习理论。人格心理学在此阶段得到长足的发展。二次世界大战后，心理

阅读笔记

学逐渐在诸如人格等相关学术领域形成了更专业、系统的体系,如美国政府大量资助人格心理学的实验室研究或硬件建设。此间,人格心理学家将其研究集中于解释和阐述某些特殊的人格构件,如外向性、焦虑、对成功的需求及一系列特质、动机等。他们采用信效度良好的测评工具,测量和观察那些影响个体行为的人格,标志着人格心理学从构建宏观理论转向研究人格测量的问题和矛盾。

第三阶段(1970年至今):该阶段始于对人格研究的价值、意义和合法性的广泛质疑及批评。20世纪60年代末、70年代初,心理学家对人格心理学进行了一系列严格的批判,将其置入危机中。有学者认为人格心理学忽略了最初的宏观理论,背离了对整个个体进行深入研究的规划;有学者质疑建立在个体差异基础上的任何形式的心理学价值;有学者认为人格心理学受限于研究者不精确的语言记录,不能有长期的发展。其中最具影响力的批评来自米舍尔,他反对基于内部人格特质解释个体行为,认为环境和认知/社会学习理论是解释个体行为的重点。这引起了在人格心理学领域长达10余年、"以特质为基础的解释社会行为"与"以环境为基础的解释社会行为"两大阵营的辩论。直到20世纪80年代中期,人格心理学经历了大范围的革新和复兴,特质与环境的辩论逐渐消退。人格心理学的现代研究策略对个体内部人格特质和外部环境的复杂交互作用进行了综合的研究。特质模型在心理学领域的价值重新获得重视,特别是提出大五人格模型后。通过革新或放弃有争议的测量工具,人格心理学重新定义了研究设计,科学地研究人类个体。近十几年,在人格心理学领域,理论研究的价值再次被提升,整个生命过程的人格研究也得到了发展。此外,通过分析复杂的个体传记,人格的个体研究再次被重视,将人格心理学推至心理学的重心部分。

二、人格心理学的主要研究领域

当代大多数人格心理学的研究重点包括人格结构、人格动力、人格发展、人格适应等方面。人格心理学通过研究个体的心理品质和行为倾向,使其有别于其他心理学分支,成为心理学领域最基础、最精彩的部分。

(一)人格结构(personality structure)

人格结构指人格心理学家解释个体差异的假设性概念,虽然他们大多认为个体的心理特征和行为倾向存在稳定的个体差异,但解释其差异所阐述的人格结构观点并不一致。部分学者支持用特质或类型解释;另有部分学者支持用自我或需要解释;还有学者认为人格是一些反应组合而成的行为模式,但此观点已逐渐被弃之。自1940年人格心理学家就着手研究人格的5个主要维度,目前人格结构的"五因素模型"被广泛接受。学者美国心理学家约翰·迪格曼(John M Digman)将人格的5个维度概括为:外倾-内倾、友善-敌对、谨慎性-神经质-情绪稳定性、才智;分为4种水平:水平1是对特定情境的特定反应,称为反应;水平2是对典型情境的典型反应,称为习惯;水平3是一类行为的聚合或对量表中某特定项目的稳定反应,称为品质或量表因素;水平4是5个广义的人格结构。人格结构"五因素模型"主要基于英语国家研究成人人格的总结所获,目前该领域需探索非英语国家、儿童的人格研究。

(二)人格动力(personality dynamic)

此为个体特征性行为的内在原因,也有人格心理学家描述为人格过程,以区分于精神动力心理学及人格结构。随着人格过程的内容不断扩大,除了动机,智力、焦虑、攻击行为、利他行为、性别角色化等也被纳入。普遍认为人格过程是动态的,而人格结构是稳定的。为解释促使个体产生各种行为的原因,人格心理学家提出了多个人格动力理论。诸如①本能驱动理论:人的一切行为都是在内在本能冲动所驱动;②驱力降低理论:人格动力来自个体的驱力降低;③自我效能理论:个体对自己从事的某种事业所具有的能力及完成该事业的可能性的一种主

阅读笔记

观评价；④能力动机理论：能力动机是重要的人格动力，是个体胜任某项工作的动机。人类的行为动机极为复杂多样，人格动力的形成机制、表现形式及理论解释即成为人格心理学研究的重点。

(三) 人格发展 (personality development)

人格发展指个体自出生至死亡的整个生命过程的人格特征表现，并随着年龄和习得经验的增长而逐渐变化的过程。人格发展存在多种争议，有学者认为人格与生俱来，有学者认为人格存在形成和发展的过程。人格发展的研究，需与人格结构、人格动力的研究相结合，人格发展被普遍视为遗传和环境共同作用的结果。人格发展的研究主要集中于两方面：①以变量为主体的研究，即在不同时间测量同一变量或特征，比较跨时间的测量结果，以考察变量或特征的变化情况；②以个体为主体的研究，即在不同时间测量个体不同的行为特征，比较其行为特征跨时间的测量结果，以分析个体人格的变化。

(四) 人格适应 (personality adjustment)

人格适应指个体与生活环境保持和谐状态所表现出的行为反应，人格心理学家就此提出了适应障碍和人格障碍的概念。人格适应是个体与环境保持和谐状态，心情愉快、情绪积极，易于形成健康的人格；当出现与环境的和谐关系被破坏时，则表现为适应障碍；持久性适应障碍即为人格障碍。人格障碍的表现形式多样，其显著表现为行为怪癖、异常，对工作环境与人际关系均难适应，但无明显的精神症状。人格心理学家通过研究适应良好或障碍的个体，寻求解决人格障碍的心理治疗策略，促使个体拥有良好的人格。

三、人格心理学的应用

人格心理学是心理学的基础学科，但其研究成果涉及人们社会生活的方面。其最主要应用于：评鉴和预测，完善个体的人格。

(一) 评鉴和预测

人格心理学的研究成果能评鉴和预测一个人的人格，取决于人格心理学家力求用科学程序研究人格，其理论观点具有可测量性和可验证性。人格评鉴 (personality assessment) 指描述和解释一个人的人格特征，需采用各种测量方法搜集其信息及资料，常用自陈测验、投射测验、行为评鉴等方法，可帮助人事决策部门甄选员工并预测其职业行为。如可测出被评鉴者是否有情绪不稳定、行为适应不良、态度倾向偏颇等现象，被视为人格评鉴的重大贡献，可为雇主单位用人提供参考。人格心理学的临床研究成果对防治疾病也颇有应用价值，如某些特质是导致某些疾病的危险因子。如个体的冠心病倾向人格的敌意、愤怒和攻击特质，是导致其罹患冠心病的危险因子；个体的癌症倾向人格的"丧失 - 抑郁 - 无望"特质是致其癌症的危险因子。

(二) 完善个体的人格

人格心理学的知识可引领人们加强自我修养，不断完善其人格。如人格心理学的研究成果告诫人们：人格与健康紧密关联，心理障碍的根源可溯及人格的形成和发展，遭遇挫折后如何调控自身情绪、摆脱人生困境，保持心理健康，发展独立和完善的自我等。

四、人格理论的性质与价值

心理学家提出了许多人格理论。学习人格理论，有必要弄清其性质及价值。

(一) 人格理论的性质

人格心理学的初学者常感到迷惑不解的问题便是：人格为什么用这么多方式描述？难道不能用统一的方式阐述吗？

阅读笔记

小思考

角色与视角

房地产商人、农夫和艺术家在同一个小山头看到了脚下一片未开垦的土地,三个人的解读视角完全不同。房地产商人意识到开发一个新楼盘的机会,紧接着便关注土地的价格、市政中心所在地及建筑工人招聘等;农夫则关注土质,带回土地样品去检测;艺术家却沉醉于自然美,当即取出画架写生。

为何3个人明明看到同样的一片土地,做出的反应却完全不同? 表明个体对人或物的理解会受其经验、兴趣、期望、目的等各自参照系(意义体验)的制约;人格心理学家亦然,他们均以各自的视角、方式探索人格理论并做出其卓越贡献,论点却截然不同。

由于人的心理、行为的复杂性及人格心理学家的视角不同,即产生了各种人格理论,并将其视为描述或解释人的心理、行为的一套假设系统和参考框架。人格理论力求对人类的大部分行为做出一致性解释,对不同的行为做出恰当说明;不仅想说明一个人现时或既往行为,还力求预测其未来;不仅尝试其推测,还力求以实证资料加以检验、经得起实践的验证。

(二) 人格理论的价值

人格理论具有的重要价值包括:①有助于人际间的学术沟通,人格理论的假设、主张和推论相当系统化且有组织,理论含义清楚,便于人们就其交流和讨论;②为了解人类的行为提供解释框架,各种人格理论虽有其不同的侧面和水平,某种理论描述和解释人格现象有其局限性,仍是人们了解人类行为的解释框架;③有益于扩展知识,发展人格理论的目的之一是预测某种境况下人的行为;预测指向未知,提示新事实,可为人们探索未知提供思路和研究假说,有助于扩展、加深人们对人格的认识。

第二节   人格理论及应用

学习、借鉴各流派尤其是主流的人格理论,对临床实践过程中评估患者的人格特点并据其为患者实施心理护理具有重要的指导价值和现实意义。

一、特质论及应用

特质理论是基于特质概念构建的人格理论,特质论者认为人格由许多不同特质构成,以下重点简介最具代表性的奥尔波特、卡特尔、艾森克的特质理论,侧重其理论对特质、人格动力、人格发展、人格适应等的阐述。

(一) 特质理论概述

1. 奥尔波特的特质理论   奥尔波特是20世纪人格心理学的先驱和重要代表人物,他重视人格的个体性,其特质理论直接从个体本身的行为特点出发探讨人格问题,使心理学家有可能将研究对象的各种变量置于操作程序中,解决了心理学的人格研究长期只作描述和讲解的困境。奥尔波特运用客观观察、主观问卷等具有一定客观性的方法,直接量化了解和研究个体的行为特点,以区分人与人的人格差异。如他用纸 - 笔测验对支配 - 顺从和价值类型的测试,至今仍被广泛使用。

(1) 特质:指一种概括化的、聚焦的神经生理系统,它具有使很多刺激在机能上等值的能力,具有激发和引导适应性及表现性行为一致的形式。在刺激和反应机能的变化上,特质是个体动力、行为的原因,是个体具有的、内在的一般行为倾向。如一个人的羞怯特质,可从其缺乏

阅读笔记

同辈的友谊,回避社交活动,喜欢读书、集邮等单独活动,厌恶参加讨论会等行为反应中推断出。如图 2-1 表示特质的一般操作方式。

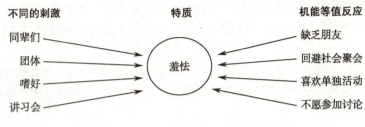

不同的刺激　　　　　特质　　　　　机能等值反应

同辈们　　　　　　　　　　　　　　缺乏朋友

团体　　　　　　　　羞怯　　　　　回避社会聚会

嗜好　　　　　　　　　　　　　　喜欢单独活动

讲习会　　　　　　　　　　　　　　不愿参加讨论

图 2-1　羞怯特质对刺激的机能等值反应

(2) 人格动力:奥尔波特用机能自主表达他对人格动机的看法。机能自主,指那些独立的动机,即与其原本赖以产生的需要已无依赖关系的动机。机能自主性,是联系由外周动机控制的不成熟发展阶段与由"统我"动机掌控的成熟发展阶段的中介。其机能自主理论被当代人格心理学所接受,当代的动机理论认为,人的动机不一定与生理需要相联系,个体发展的任何阶段都存在好奇、探索、控制、自我实现等动机。

(3) 人格发展:奥尔波特基于"自我"的概念提出,人格是一种动力组织,由生物结构和心理结构组成,人格的各方面都是连续的并存在于组织建构中。奥尔波特知道人体内部并不存在真实的"自我",但他认为"自我"的术语是人们以自我意识为标准判定其自身存在与自我身份的重要抽象概念。自我是一种根本性的体验,抛弃它,就否定了人格的精髓。

(4) 人格适应:指奥尔波特提出的成熟的人格论述。成熟的人格需经历一个发展过程,在个体成年期才能接近自我实现。成熟人格的发展过程是波折、断续、甚至是激烈的,但其性质不同于病态的或不成熟者,原则上不能由动物、儿童或精神病的研究中引申。奥尔波特提出判断人格成熟的 6 个标准:自我扩张能力、与他人热情交往的能力、自我接纳能力和安全感、实际的现实知觉、自我客观化、统一的人生哲学。

2. 卡特尔的特质因素理论　卡特尔主要用"因素分析法"发展其人格理论,其理论建构基于实验观察、描述及一种实验性的假设。他把人格视为与环境相关的一种系统,主要探讨人格和环境在变化过程中的复杂关系。

(1) 特质的定义:卡特尔认为特质是可从行为中推断出的心理结构,指个体在不同时间、情境中都保持的某种行为形式和一致性。特质存在相对持久且宽泛的反应倾向,是人格建构的基本结构元素。他对特质的研究均基于实证研究和数学统计。

(2) 特质的分类:卡特尔受化学元素周期表的启发,用因素分析法分析人格特质,提出基于人格特质的四层次理论模型。除了他最著名的表面特质和根源特质分类,与之相关的其他特质分类包括:①独特特质和共同特质,既可是表面特质,也可是根源特质。个别特质指某个体独具的,在另一个体身上不能以完全相同的形式呈现;共同特质指人们普遍具有的特质。②体质特质和环境特质,属于根源特质。体质特质由先天的生物因素决定;环境特质则由后天的环境因素决定。③动力特质、能力特质和气质特质,动力特质指具有动力特征的特质,它使人趋向某一目标,能力特质是人们表现在知觉和运动方面的差异特质,包括流体智力和晶体智力;气质特质是决定一个人情绪反应速度与强度的特质。④本能特质、习得特质,二者都是趋向于事物的动机倾向,只是来源不同。本能特质是与生俱来,习得特质由环境塑造。

(3) 人格动力:卡特尔将动机分为能和外能,能是个体产生选择性感知、对某事物出现情绪反应或个体趋向有目的的行为的基础;外能是一种"动力潜源特质"。能和外能均能预先引起某一指向目标的动机倾向。意识的本我、自我表达、理想自我或超我、生理需求表达及压抑情

阅读笔记

绪是动机的主要成分,每种动机都包含某几种成分,但不同动机中各成分所占的比例不同。

(4) 人格发展:卡特尔认为人格的发展是遗传和环境交互作用的结果。个体的先天性特征会影响他的反应及其后天的学习方式,也会限制环境因素对其人格的可变性影响。此外,人格特质形成有其年龄趋势,不同年龄阶段,个体的人格发展任务存在差异,如 2~5 岁是人格发展的关键期,此期的经验对其人格形成极为重要;6~13 岁是人格的自我发展、并把爱扩展到其他人的时期。

(5) 人格适应:卡特尔认为,心理疾病由个体无法解决的冲突所致,此类病症的治疗主要依赖其人格评鉴。如某位患者的整个人格机能都有适应障碍,其心理测量和心理治疗都应针对他的整体人格结构。

3. 艾森克的人格维度理论　艾森克基于卡特尔等特质理论,使用因素分析方法将卡特尔的 16 种人格因素进一步聚类,提出了更稳定的人格特质,创建了人格的现代特质理论"三因素模型"。艾森克提出的人格层次模型(hierarchical model of personality)包括类型、特质、习惯反应、特殊反应的四级水平。艾森克认为,每种习惯反应都是从各种特殊情境中所观察到的特殊反应中抽象出的,每个特质又是从各种习惯中抽象出的。

(1) 人格定义:艾森克认为"人格是生命体实际表现出来的行为模式的总和",包括智力(认知)、性格(意动)、气质(情感)和体质(躯体)四个主要方面,是稳定的持久的组织,它决定一个人对外界环境的独特适应方式。他强调特质的稳定持久性,当这些特质聚集在一起时,便组成一些对个体行为影响力巨大的类型。

(2) 人格因素:即艾森克提出的三因素,包括外倾性(extraversion),表现为个体人格内、外倾的差异;神经质(neuroticism),表现为情绪稳定性的差异;精神质(psychoticism),表现为孤独、冷酷、敌视、怪异等偏负面的人格特征。

(3) 人格维度:艾森克认为,维度是代表一个连续的尺度,每个人都可被测定在某个连续尺度上占有的特定位置,即测定每个人具有该维度所代表的某一特质的多少。他通过由实验、问卷与观察所得的大量人的特质资料的因素分析,深入研究人格维度,认为研究人格特质有时可能含混,只有研究人格维度才能清楚。他先提出外 - 内倾和神经质两个基本维度,认为可用其表示正常人格的神经症和精神病态人格。该两维度得到充分验证后,艾森克发现仅用两个维度描述人格还不够,又提出第三种特质,也称第三个维度,即精神质。艾森克认为精神质独立于神经质;精神质与神经质维度一起,可表示各种神经症和各种精神病。

(4) 人格适应:艾森克提出三种消除心理障碍的行为治疗方法,即恐怖情境法、系统脱敏法和示范法。实践表明,其三种治疗方法能成功治疗恐惧症、强迫症、遗尿、怕黑、怕蛇等多种人格适应障碍。

(二) 特质理论的应用及启示

1. 奥尔波特理论的应用及启示　该理论研究主要采用标准化方法、群体研究方法和他较推崇的个体研究方法,研究宗教倾向和消除偏见等。他提出消除宗教偏见、种族偏见或群体偏见的要素之一就是接触,多数群体成员与少数群体成员在理想条件下相互交往越多,偏见就会越少。相关研究证实,最佳接触可消除人们对老年人、心理障碍者等持有的偏见态度。提示护士在心理护理实践中,可更多以"最佳接触"的理念与患者及其家属交往、沟通,经多次有效的接触,可增进护患之间达成解决患者心理问题的共识,减少护患间的误解等,营造有助于患者获得身心适宜状态的氛围。

2. 卡特尔特质因素理论的应用及启示　该理论研究主要集中于变态心理(如神经症、精神病等)和心理治疗。他认为神经症和精神病均由无法解决的冲突所致,其中神经症是一种自认情绪问题而要就诊的个体行为模式,通常无确诊的精神病症状;精神病则是对外界有严重影响的心理障碍形式,需住院治疗和保护。卡特尔认为,变态心理的治疗主要依赖于评估就诊者的人格因素,以提供症状的轮廓和描述影响行为的体质因素,评估得越准确,心理治疗的效果越显著。此外,卡特尔强调客观精确测量的价值,提出心理治疗不能拘泥于一种模式,应采用各种有效的治疗方法。基于卡特尔特质理论和心理护理的范畴,非精神专科护士或可为神经症患者实施心理护理。护士可采用人格评估和客观观察相结合的方法,较全面、准确地评估患者的心理状态,能以其症状的轮廓、描述影响行为的体质因素等鉴别神经症与精神病,为神经症患者制定具体的心理护理措施;为转介精神疾病患者接受专科治疗等提供有价值的依据。

3. 艾森克人格理论的应用及启示　艾森克经特质与情绪的研究,提出特质可影响个体日常生活中体验的心境,即与个体的身体健康、幸福感、情绪和学术成就等存在关联。

艾森克将外 - 内倾和神经质作为两个互相垂直的人格维度,且以外 - 内倾为纬,以神经质为径(表现为情绪稳定的一端和情绪不稳定的一端),绘制成人格结构图(图 2-2)。艾森克在其人格结构图中的两维空间组织起他认为基本的 32 种人格特质,且对应于古代的四种气质类型,其人格结构的图解为许多心理学家所接受。从图 2-2 不仅可看出人格的 4 种类型(稳定外倾型、稳定内倾型、不稳定外倾型和不稳定内倾型)范围内包含的 8 种人格特质,还可根据个体的某一高分特质,据图查出其所属的人格类型,或从维度的结合预测某个体可能出现的特定人格问题。

一般认为,积极情绪是外倾的核心,消极情绪是内倾的核心。如外倾得分高的个体可能是有趣、可爱和热情(积极情绪)的人,内倾得分高的个体则常表现为焦虑和神经过敏。相关研究显示,个体若尝试体验外倾的角色会增加其积极的情绪,若体验神经质的角色则会增加其消极的情绪。该理论对心理护理的启示:对具有内倾特质的患者,护士可尝试让其更多体验外倾角色的心理干预,提高其积极情绪水平,助其在疾病过

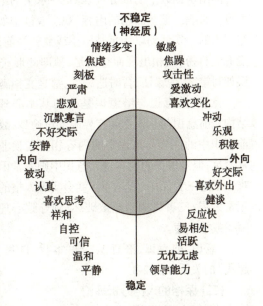

图 2-2　艾森克的人格结构图

程中保持积极、乐观的心态,增强患者对疾病及其治疗护理的心理适应,防范心理障碍。

二、精神分析论及应用

精神分析(psychoanalysis)或称精神分析论,是重要的心理学理论,研究人格的范型。以下着重介绍该理论创立者奥地利精神科医生、心理学家弗洛伊德的意识层次理论、瑞士心理学家和精神分析医师卡尔·古斯塔夫·荣格(Carl Gustav Jung, 1875—1961)的人格分析理论、奥地利精神病学家、人本主义心理学家阿尔弗雷德·阿德勒(Alfred Adler, 1870—1937)的个体心理学和现代精神动力理论。

(一) 弗洛伊德的意识层次理论

鉴于弗洛伊德的人格理论由其意识层次理论、人格结构理论和人格发展理论等共同组成且彼此关联,相关本科教材已介绍其人格结构理论或人格发展理论,本教材仅补充其意识层次理论,或有助于学习者更深入理解其人格结构、人格发展的理论。弗洛伊德的意识层次理论认为人的精神活动(欲望、冲动、思维、幻想、判断、决定、情感等)在不同意识层次里发生和进行,并将人的心理活动分为以下三个层次。

1. 意识(conscious)　心理的表层部分,指同外界接触直接感知到的一纵即逝的心理现象,是人们当前能觉察到的心理活动及可清晰感知的各种外部刺激等。意识活动遵循"现实原则"

阅读笔记

行事,即合乎社会规范和道德标准的各种观念才能进入意识界。

2. 前意识(preconscious)   介于意识与潜意识之间,指人们能从无意识中回忆的经验,即当前尚未注意到、但经提醒或集中注意和努力回忆即可进入意识的心理活动。前意识起检查和隔离作用,即保持对欲望和需求的控制,使其尽可能按照外界现实要求和个人道德加以调节,前意识是意识和潜意识的缓冲地带。

3. 潜意识(unconscious)   又称无意识,指个人不能直接觉察的心理现象,包括不被道德、理智、现实所接受的原始的本能冲动、欲望、需求,或明显导致精神痛苦的既往事件。正常人的大部分心理活动在潜意识中进行,大部分日常活动也受潜意识驱动。潜意识是人类心理原动力,其活动遵循"享乐原则"。

弗洛伊德认为,三个意识层次如同一座漂浮的冰山,意识是人整个心理活动的很小部分,只是露出水面以上的部分;但隐藏在水下的绝大部分是前意识和潜意识,二者却对人的行为产生重要影响。某些活动的内容、观念或欲望如要进入意识,就要受社会道德标准的检验而遭拒绝。人的一切活动以满足其愿望或欲望为前提,为使其被压抑的观念或欲望出现在意识中,只能乔装打扮,变相出现而获满足,梦即此形式之一。神经症患者的各种症状,正常人偶然的失误如写错字、说错话、暂时遗忘等,都是变相满足其愿望或欲望的表现形式。

意识、前意识与潜意识是人的基本心理结构。前意识与意识之间有界限却可逾越,故前意识中的内容与意识中的内容相互转换非常容易;但潜意识的内容进入意识中则非常困难。上述三者保持动态平衡,就会实现人格的正常发展;三者失调乃至被破坏,则导致心理障碍或神经症。

"意识、前意识、潜意识"与"本我、自我、超我"的关系如图2-3。

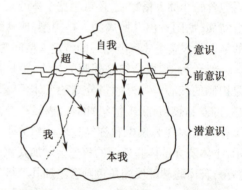

图2-3   人格结构的三部分与三个意识层次的关系

(二)荣格的人格分析理论

卡尔·古斯塔夫·荣格(Carl Gustav Jung,1875—1961),瑞士精神分析学家和分析心理学的创始人。1907年开始与弗洛伊德合作,发展及推广精神分析学说长达6年,之后与弗洛伊德理念不和而分道扬镳,不再支持精神分析论,转而大力倡导分析心理学。提出"情结"的概念,把人格分为内倾和外倾两种,主张把人格分为意识、个体潜意识和集体潜意识三层。以下简介其人格整体论、人格类型说、人格动力说。

1. 人格整体论   是荣格分析心理学的核心理论,他把心灵当作心理学的研究对象。荣格认为心灵是一个先在性的概念,与精神和灵魂相等;心灵是人的一切"软件内容"的全体,如思维、情感、行动等一切意识到和一切潜意识的内容。荣格认为心灵或人格结构由意识(自我)、个人潜意识(情结)和集体潜意识(原型)

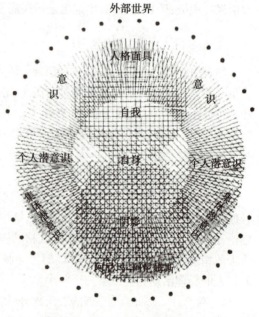

图2-4   Jung 的人格结构三层次图

三个层面构成,见图2-4。

（1）意识（conscious）：指人心中唯一能被个人直接知晓的部分。荣格认为意识在生命过程中出现较早，很可能在人出生之前即有。这种自觉意识，通过个性化过程产生出一种新要素，被荣格称为"自我"，即人们能意识到的一切心理活动，是意识的中心。自我在整个心理中只占一小部分，但它作为意识的门卫却担负着极为重要的任务。某种观念、情感、记忆和知觉，若不被自我认可，就永远不会进入意识。自我具有高度选择性过滤器般的重要功能，才能保证个体人格的同一性、持续性和完整性。

（2）个人潜意识（personal unconscious）：由曾被意识到又被压抑或遗忘、或在一开始就未形成有意识印象的内容构成。荣格的个人潜意识概念与弗洛伊德的前意识概念相似。人们极易获得个人潜意识的内容，与自我相互作用。个人的潜意识中有种对个人生活至关重要的特性，被荣格称为情结（complex），即富有情绪色彩的一连串观念或思想。若说某人具有某种情结，意指其执意沉溺于某种事物而无法自拔，犹如成瘾。各种情结对人们行为的影响不同，如恋母情结、恋父情结、性爱情结、权力情结、金钱情结等。

荣格最初认为情结起源于人们童年时期的创伤经验，后来则认为情结起源于人性中某种比童年时期经验更深邃的东西，即他提出的集体潜意识。

（3）集体潜意识（collective unconscious）：荣格将人格视为"一种不可计数的千百亿年人类祖先经验的沉积物，一种每一世纪增加极小、极少变化和差异的史前社会生活经历的回声。"荣格指出："集体潜意识与个人潜意识不同，对所有人都是共同的，其内容到处都能找到"。荣格称镂刻在人脑中的祖先经验为原型（arche type），指那些经历许多世代一直保持不变的经验累积于心的结果，是一种对世界某些方面做出反应的先天倾向。如人类诞生以来，每天看见太阳东升西落的深刻印象，最后凝结在集体潜意识中成为太阳神或上帝的原型。人们对太阳神或上帝的崇拜，即千万年经验镂刻在人脑中的结果。每个时代中每个成员经历过的经验，都有相应的原型，如出生、死亡、太阳、母亲等。人生中有多少典型情境就有多少原型，其代代传承，决定个人对世界反应的倾向性。荣格认为，有些原型对个人形成其人格和行为特别重要，它们是：①人格面具，指一个人公开展示的一面或精神的外部形象（outward face of psyche）；②阿尼玛（anima）或称阴性基质，指男性精神所带有的女性特征；③阿尼姆斯（animus）或称阳性基质，指女性精神所带有的男性特征；④阴影（shadow）或称阴暗自我，代表一个人的性别，并影响这个人与同性别他人关系的原型；⑤自身（self），集体潜意识中的一个核心原型。

2. 人格动力说　荣格认为人的精神并非像岩石坚固不变，而是不断变化的动力系统。整个人格、或精神是相对的封闭系统，其动力源泉是心理能，心理能在整个精神系统中的分配则由等值原理和熵原理决定。荣格的人格动力说包括以下几点。

（1）心理能/心理能量（psychic energy）：荣格用力必多（libido）或欲力称呼心理能。但荣格所指力必多不同于弗洛伊德仅限于性欲的力必多，而将其定义为一般生物的生命能量。它产生于身体的新陈代谢过程，为个人的心理发展提供能源，是人格的动力。不同量的心理能被分配到不同心理活动中，且其量随时发生着变化。

（2）等值原理和熵原理：荣格认为人格系统中的能量分配由两条原理决定。第一条原理称等值原理（principle of equivalence），即每个人能应用的力必多是固定的，力必多能量守恒。如果在意识中集中了较多的力必多能量，潜意识活动中的力必多能量就会减少。第二条原理称熵原理（principle of entropy），借用热力学中熵的概念，指能量依据均衡原则分布。熵原理说明，心理能总是倾向于从高能量的心理结构向低高能量的心理结构转移，直至能量趋于均衡。荣格认为人生的生活目标就是按照熵原理，寻求人格系统中的能量分配达到平衡。虽然力必多被完全用于维持人格系统，但仍有一定的能量闲置。力必多的剩余，是人格系统不能成功地在系统内部平衡能量强度所致。

3. 人格类型说　荣格按照两种态度与四种思想功能的组合，描述了人格的 8 种类型。

阅读笔记

(1) 人格的态度类型：荣格认为，与世界的联系中，人的精神有两种态度(attitude)：一种态度指向个人内部的主观世界，称内倾或内向(introversion)；另一种态度指向外部环境，称外倾或外向(extroversion)。内倾者性格迟疑、爱思考、孤僻、退缩、常提防戒备、不愿抛头露面；外倾者性格开朗、爱交际、坦率、随和、乐于助人、常做无把握的冒险。但大多数人并非整个人格都是绝对的外倾或内倾，只是哪种类型占优势，便称其行为模式外倾或内倾。

(2) 人格的功能类型：荣格提出的四种思想功能(functions of thought)包括：①感觉(sensing)，指明事物存在何处，但不说明其为何事物；②思维(thinking)，指明感觉到的客体为何物，并给其命名；③情感(feeling)，反映事物是否为个体所接受，决定事物对个体有何价值，与喜欢、厌恶相关；④直觉(intuiting)，没有资料可利用时，推测过去事件和预感将来事件。荣格认为，思维与情感对立，两者属于理性的功能；感觉与直觉对立，两者属于非理性的功能。

荣格组合上述两种态度类型与四种功能类型，构成人格的八种类型及其特征包括：①思维外倾型(thinking extrovert)，按固定规则行事，客观冷静；善于思考问题但固执己见；感情受压抑。②情感外倾型(feeling extrovert)，极易动感情，外界的细小变化都可致其情绪波动，多愁善感，寻求与外界的和谐，爱交际；思维受压抑。③感觉外倾型(sensing extrovert)，寻求享乐，无忧无虑，社会适应性强；不断追求新异感觉经验，情感浅薄，沉溺于各种嗜好，直觉受压抑。④直觉外倾型(intuiting extrovert)，凭预感而不是根据事实做决定；异想天开，喜怒无常，总是改变主意；富于创造性，对自己许多潜意识的内容了解很多；感觉受压抑。⑤思维内倾型(thinking introvert)，离群索居，沉溺于幻想；缺乏实际判断力，社会适应性差；智力水平高，忽视日常实际生活；情感受压抑。⑥情感内倾型(feeling introvert)，安静，有思想，感觉敏感；情感深藏于内心，沉默寡言，态度既随和又冷淡；属于"水静则深"的人，思维受压抑。⑦感觉内倾型(sensing introvert)，沉浸于自己的主观感觉，对外部世界淡漠寡味，了无生趣；不关心人类事业，只顾身旁刚发生的事物；直觉受压抑。⑧直觉内倾型(intuiting introvert)，偏执而喜欢做白日梦，观点新颖但稀奇古怪；苦思冥想，很少为他人理解，但并不为此烦恼；以内部经验指导生活。

(三) 阿德勒的个人心理学

阿尔弗雷德·阿德勒(Alfred Adler, 1870—1937)是奥地利的精神分析家，个人心理学(individual psychology)的创始人，人本心理学的先驱。阿德勒早在人们提出"精神分裂症是一种社会心理现象"之前，就将精神病视为一种文化现象做深入探讨，他说"社会生活的适应不良，是由……社会原因引起的"。阿德勒为将其理论体系区别于弗洛伊德的理论，称为个人心理学。他所说的"个人"是一个整体的人，是一个与他人和社会和睦相处、选择和追求与社会理想相一致的人；而不是一切为"性"的动物。阿德勒强调意识的作用，认为人格的动力是社会动机(自卑感和追求优越)，提出创造性自我的概念，治疗的目的是鼓励人们将其生活格调置于社会利益之上。

1. 自卑感与补偿　阿德勒反对弗洛伊德把性本能作为人格的动力，他认为自卑感(feelings of inferiority)是人格发展的动力，自卑感趋使人产生对优越的渴望。阿德勒把有些人经过极大努力使原有缺陷成为优势的过程称为超补偿(overcompensation)。后来阿德勒扩大了自卑感概念的范围，认为自卑感起源于个人生活中所有不完全或不完美的感觉，包括身体、心理、社会的障碍，不管是真实或想象的障碍，补偿(compensation)或超补偿就是直接指向个人真实或想象的自卑感。阿德勒认为，人们的自卑感起源于婴幼儿时期的无力、无能和无知。婴幼儿需完全依赖成人得以生存，生命之初就有了自卑感，也就有了补偿的需要；不断地补偿又不断地发现新的自卑，接着又向新的优越努力。人们一边感到自卑，一边又被优越目标引导，这种"一推一拉"的过程持续不止，就是一个人发展的基本动力。阿德勒说："自卑感并不是变态的，人类的全部文化都是以自卑感为基础的"。阿德勒认为，自卑感既可是积极的驱动力，也可能导致精神疾病。自卑和补偿是人格发展的动力，每个人都有程度不同的自卑感。但沉重的自卑感可

阅读笔记

能使人束手无策,心灰意懒,甚至导致万念俱灰、万事皆休,此时,自卑感便成了个人成长的阻碍力量和破坏力量,此即阿德勒所称自卑情结(inferiority complex)。

2. 追求优越与生活格调　　阿德勒认为,追求优越是每个人与生俱来的基本动机。人们为了克服自卑感,便以其生活格调获得优越感。阿德勒指出,每个人奋力追求的目标就是优越(superiority),包括更加完美的发展、成就、满足和自我实现。他以为追求优越是先天遗传的人的本性,正是这种本性使所有人不断追求优越和完美,且整个人类都永远在追求优越。追求优越同自卑感一样,可促使积极的发展,也能引起优越情结(superiority complex)。若某个体只是一门心思追求自己的优越而忽略他人和社会的需要,他即产生了优越情结,可表现为专横跋扈、爱慕虚荣、言过其实、骄傲自大、自以为是等,且缺乏社会兴趣,令人生厌。

生活格调或生活方式(style of life)指每个人试图获得优越的独特手段,是一种管辖结构,决定个人重视和忽视生活的哪些方面以及如何重视与忽视,个人的未来目标和以何种手段、方式追求目标,体现一个人人格的整体性和独特性。阿德勒认为,个人的生活格调在4~5岁就已完全定型,儿童形成的生活格调取决其个人条件。如果一个儿童由于某种原因产生自卑感(无论是真实的或想象的),他的生活风格就会针对其自卑感进行补偿或超补偿。如果一个儿童把其父母当作强者模仿,就会形成与其父母类似的生活格调。可以认为,获得一种生活格调也是获得一种同一性(identity)。阿德勒把生活格调分为健康的和错误的,健康的生活格调(healthy style of life)使个人趋于完美,使其与他人和睦相处,有利其实现社会目标;错误的生活格调(mistaken style of life)则建立在自私自利的基础上,与社会目标相违背。

3. 创造性自我与社会兴趣　　阿德勒用"创造性自我"的概念说明每个人都有决定自己生活的自由。虽然他说社会兴趣是人类的天性,但他强调社会兴趣只有在社会生活中才能得到发展,并强烈主张人们发展为人类谋福利的社会兴趣。

(1) 创造性自我(creative self):指人格中的自由成分,使得个体能在可供选择的生活格调和追求目标之间做出选择。阿德勒的"创造性自我"概念,被人称赞"作为人格理论家取得的最辉煌成就"。阿德勒认为,人类不是环境或遗传的简单被动的接受者,而是每个人都自由地作用其影响,按照自己"创造"的方式将其组合。即使两个人的遗传和环境相似,个人的人格结构成分相似,也绝不会是完全相同的人。如同样有生理缺陷的两个人,一个经过补偿成为对社会有益的人,另一个却形成了自卑情结而一事无成。在阿德勒看来,个体的差别就在于选择,即基于创造性自我的不同。阿德勒确信,对生活的许多可能的解释展现在人们面前,个人完全可以从中自由选择对自己最有效用、最适合的那种。每个特定的个体都有其生物遗传因素和环境影响,正是创造性自我对这些变量的作用和解释决定其人格。

(2) 社会兴趣(social interest):由阿德勒解读为:是全人类和谐生活、友好相处、渴望建立美好社会的天生需求。虽然社会兴趣是遗传的,但它必须加以认识才能得以发展,并且只有儿童处于社会生活中才能得以发展。如果个体的潜能未被认识,其社会兴趣得不到充分发展,他就会陷入最不幸的生活困境。阿德勒认为,社会生活中,每个人在其一生都必须完成职业、社会、爱情和婚姻三个重大任务,完成每项任务都需有充分发展的社会兴趣。阿德勒提倡,生活的意义"应该是奉献、对别人发生兴趣和互助合作"。

阿德勒以其人格早期决定论的观点,认为母子相互作用的性质决定儿童社会兴趣的程度,他将人们具有的社会兴趣程度分为以下4种类型。①统治支配型(ruling-dominant):此类人倾向于统治支配他人。②索取依赖型(getting-learning):此类人总是竭力从别人那里获得他想要的一切。③躲避型(avoiding):此类人以碌碌无为、回避问题的方式避免其人生失败。④社会有益型(socially useful):此类人正视问题,试图以一种有益于社会的方式解决问题。

阿德勒认为,上述前3种人的生活格调是错误的,因为他们缺乏社会兴趣;只有社会有益型的人们才有充实而有意义的生活,因为他们是为人类谋取更多福利的人。

阅读笔记

（四）现代精神分析理论

自 20 世纪下半叶,精神分析理论有新的发展,主要包括自我心理学、客体关系理论、自体心理学等。

1. 自我心理学　弗洛伊德的女儿安娜·弗洛伊德(Anna Freud,1895—1982)强调自我不是被动地应付本我和外部环境的需求,而是有更强的主动性以适应和调节,自我的发展及功能标志着个人的成熟和健康水平,其中的自我防御机制有重要意义。此外,德国心理学家海因茨·哈特曼(Heinz Hartmann,1894—1970)也强调自我的自制、适应功能,对自我心理学的发展做出了贡献。

2. 客体关系理论　该理论由英国精神分析家梅勒妮·克莱因(Melanie Klein,1882—1960)等从经典精神分析发展而来。她把客体定义为对个体发展具有重要影响的人或物,特别强调生命早期阶段母婴关系对个体心理发展的重大影响。贝克莱描述了人格发展经历的两个重要阶段:偏执分裂状态和抑郁状态。她认为婴儿的精神世界是一种偏执分裂状态,他将母亲体验为两种截然不同的客体:好妈妈和坏妈妈。这两种截然不同的客体是对立、分裂、不可调和的,婴儿幻想着只接受好妈妈而排斥坏妈妈。随着婴儿长大,他开始觉察到现实的妈妈很好但不完美,并由于他在内心曾对妈妈有过的攻击而体验到内疚感,伴随着全能感的丧失而出现抑郁状态。

3. 自体心理学　美国心理学家海因茨·科胡特(Heinz Kohut,1913—1981)发表《自体心理学》并创立该理论体系。他认为一个人所患心理障碍是由心理功能的缺陷所致,而非弗洛伊德认为的心理冲突所致。他认为自体有两个主要成分,一是被夸大的、自恋性自体,婴儿感到自己是完美、无所不能的;另一个是儿童的被理想化的父母意向,意味着别人是完美的。若一个人自身的夸大性自体与理想化自体出现隔离,就会出现心理功能紊乱。

现代精神分析理论不像精神分析理论那样强调力比多、性欲、本能对人的心理发展的影响,如认为神经症是过分压抑所致;新精神分析理论关注社会环境和文化因素对人格及神经症的重要影响,主要体现人与社会、微观与宏观相互的作用过程。此外,新精神分析理论更具包容性,承认其理论、发展有待完善和整合,并保持其对特殊研究对象和方法及任何研究的重视态度。

（五）精神分析理论的启示

学界对精神分析理论的评价主要有 4 点:①从产生条件看,精神分析不是传统的学院心理学,而是产生于精神、心理疾病的治疗实践;②从研究对象看,精神分析不是研究正常的人,而是治疗变态行为、人格失常等问题的人;③从研究内容看,精神分析不是侧重研究感知、思维等显意识心理问题的传统心理学,而是着重探讨人们潜意识、情欲、动机及人格等更深层次的内容,故又称其为深度心理学;④从研究方法看,精神分析不是采取有控制的实验室实验法,而是运用临床观察法。综上,尤以精神分析理论的研究方法与心理护理实践具有密切的内在关联,以下主要阐述弗洛伊德、荣格、阿德勒的人格理论对心理护理理论研究和专业实践的启示。

1. 弗洛伊德精神分析论的启示　该理论的主要贡献便是给予后人最有价值的启示。①开辟潜意识心理学的研究新领域:弗洛伊德打破传统心理学的研究定向,把潜意识活动摆在人类精神生活的首要位置加以系统研究,对研究者深入洞察人类精神生活的丰富内涵、科学地揭示认识过程的整体机制、拓宽被传统心理学限制的研究领域,都具有重要意义。弗洛伊德是真正以潜意识为研究对象的心理学体系创建者,他为建立潜意识心理学体系开创了新纪元。②创立心理治疗的新理论和方法:弗洛伊德针对传统生物医学模式异军突起,提出"精神创伤"是导致精神疾病的主要原因,创立精神分析法,挖掘患者的潜意识动机治愈其疾病。他指出,所有稀奇古怪的变态行为与正常的适应行为都是同一根源,有相同的发展过程。正常行为与变态行为的区别只是程度的差异而非种类不同。此观点促使了心理健康新概念的诞生:即心理

阅读笔记

健康是从适应到不适应的一个连续体,并非"疾病"与"健康"的两分法概念。弗洛伊德的贡献还在于当今许多治疗方法都源于其精神分析,如家庭治疗、婚姻治疗、团体治疗及所有高度灵活的每周1~2次的心理治疗。③开创西方的人格心理学:弗洛伊德之后的人格理论学家的观点,都可将其理解为主要是对弗洛伊德理论的反馈或回应。有些理论支持或扩充他的思想,另有些理论则批驳他的思想。但弗洛伊德把人格看作多维度、多层次的动力系统,已成为当代人格心理学的重要观点,并得到普遍公认。

2. 荣格人格理论的启示 荣格强调人格的原始统一性和先天整体性,不仅理论上追求心灵整体综合,而且临床上要求恢复人格完整,分析心理学的方法论实质是一种整体论。荣格认为,情结可成为人的调节机制的障碍,有许多情结深深植根于他的患者的神经症症状中;情结也往往是灵感的动力源泉,对人们取得事业的显著成就具有重要意义,因为迷恋事业便是事业取得成功的关键。荣格认为,一个人的态度和思想功能的模式由儿童的先天因素决定,其先天固有的模式可因受到父母和社会的影响发生改变;但对一个人天性的任何强制性改变都是有害的。荣格认为,从40岁左右至晚年,是人追求生命意义的最关键时期。人格的发展受到遗传、父母榜样、教育、宗教、社会、年龄等许多条件的积极或消极的影响。

迈尔斯 - 布里格斯类型指标(Myers-Briggs Type Indicator,MBTI)(Briggs & Myers)正是根据荣格的人格理论发展而来的测量工具,分为F卷(含166个"二择一"式题项)和G卷(含126个"二择一"式题项)。MBTI分为4个子量表,共有16种可能的人格类型。

3. 阿德勒人格理论的启示 阿德勒认为,适应良好者有勇气面对问题,追求优越和完美,形成健康的生活格调和社会兴趣;适应不良者只追求个人的优越而缺乏足够的社会兴趣。个人无论健康或错误的生活格调都形成于童年期,如个人的生理缺陷、娇宠、被忽视等童年背景都可致其产生错误的生活格调,各种心理疾病均由错误的生活格调所致。阿德勒指出,不健康的人若对自身的生活格调缺乏理解,即使他有最多的痛苦经验也不会改变其生活格调。阿德勒认为治疗不健康者的目的是让其透彻了解自己的生活格调全貌并将其置于社会利益之上,即形成健康的社会兴趣等。阿德勒评鉴一个人的生活格调的主要方法是了解其出生顺序、最初记忆和梦的解释。

心理护理的学术研究及专业实践,系统学习、借鉴心理治疗及心理咨询等心理援助的最重要理论依据——精神分析的理论和方法的同时,还要学习各位理论创立者基于大量他人研究不断开拓思路、锲而不舍的科学精神,尝试创立颇具专业特色、更适用于心理护理的方法和技术及应用模式。如参照精神分析理论"人的任何行为都可由其潜意识引发"等论点,护士可与患者做较深入交流,探索其生活中的"关键事件"和"重要人物";尤其是对患者的理解、共情、积极关注等,取得患者的信任和接纳,他们才会在全身心放松的状态下敞开心扉,报告其真实想法和情感,配合护士给予的心理评估及干预。再如依据阿德勒提出的"治疗神经症,关键是改变对自己和他人的错误信念,使个体以新的、建设性目标代替错误的目标"等论述,护士可引导患者走出其自我关注的迷津,促其加强社会的归属性,领悟自身内在的价值和意义,逐渐由变态转向常态,恢复身心健康。还可借鉴新精神分析理论,关注患者的社会环境和文化背景对其心理状况的影响,避免过分强调其生物学特性的影响,指导患者合理地自我调节和整合,以增进和保持其心理健康。

三、人本主义理论及应用

人本主义(humanistic)是20世纪中期在美国兴起的一个心理学流派,其代表人物是马斯洛和罗杰斯。人本主义理论(humanistic theory)涉及心理学的诸多领域,该理论强调人的成长和发展,重视人的独特性、寻找价值的重要性及人有选择的自由,是带有认知倾向、人本主义倾向和存在主义倾向的一种综合性研究取向。以下仅简介其人格理论。

阅读笔记

人本主义主张挖掘人类理智与情感诸方面的整体潜力,从健康、创造性人群的研究中提出人格理论。人本主义强调人的成长与发展,而非仅注意缺陷,它重视人的独特性、寻找价值的重要性及人有选择的自由。马斯洛通过对自我实现倾向者的研究,建立其以"自我实现"为核心的人格发展动机理论;罗杰斯则通过心理治疗实践逐渐形成其"以人为中心"和潜能发展为主旨的现象学人格理论,两者从不同研究方向形成具有相同内涵的人格发展观,共同领导了以人发展为中心的人本主义心理学运动。

(一)马斯洛的人本主义人格理论

亚伯拉罕·哈罗德·马斯洛(Abraham Harold Maslow,1908—1970)是人本主义心理学的创始人之一,他从博士学习期间的动物心理学研究中获得启示,逐步形成其人本主义心理学思想。他在理论上反对基于病患研究的精神分析论,反对基于动物和幼儿简单行为研究的行为论,主张以正常人为研究对象的人本主义心理学,研究人的经验、价值、欲求、情感、生命意义等重要问题,旨在促进个人健康发展,提高个人的尊严和价值以达到自我实现。他把自己倡导的人本主义心理学称为第三势力(third force),其人格理论主要包括人格动力、自我实现者的特征。

1. 人格动力   即需要层次论。马斯洛认为人类由一系列具有生命意义的满足内在需求的需要所驱动,各种需求常处于不满足状态,一种需求获得满足后,随即另一种需求又要求被满足。一种需求被平息后,就会出现另一种更高级的需求,转而支配人的意识生活,并成为行为组织的中心;已满足的需求不再是积极的推动力。换言之,人类行为的心理驱力是其需要。

马斯洛将其五个需要层次(略)归为两大类:①匮乏性需要,指需要一旦得到满足,紧张消除,兴奋降低,便失去动机。②成长性或存在需要,指人们超越生存满足后,发自内心地渴求发展和实现自身潜能的需要。

任何一种需求浮现于意识中的或然性,取决于更具优势需求的满足或不满足状况。优势需求将支配一个人的意识,并自行组织充实机体的各种能量;非优势需求则被减弱甚至被遗忘或否定。

2. 自我实现与生命价值   自我实现(self-actualization)指个体在成长中,其身心得以在现实生活环境中充分展现。

自我实现的需求是实现生命价值(being values)和成长需求(growth need),其目的并非补偿不足,而是扩展经验、充实生命,把人拉向宏大的远景。但真正能自我实现的人仅占1%,其主要原因:①自我实现很微弱,很容易被压抑、控制、更改和消失;②许多人不敢正视、缺乏自知其自身自我实现所需求的知识,使自己处于不确定状态;③文化环境强加于人的规范阻止个体的自我实现;④自我实现者由其成长需求而不是匮乏需求所推进,其发展和持续成长依赖于自己的潜力。

马斯洛经研究爱因斯坦、贝多芬、罗斯福、赫胥黎等49名著名人物,描述了自我实现者的15个特征。但自我实现者并非完美无缺,他们也有些人类共同的缺陷。正如马斯洛指出"他们也有愚蠢、挥霍或粗心的习惯,他们会显得顽固,令人厌烦甚至恼怒。他们并没有完全摆脱浅薄的虚荣心和骄傲感……",他们只是自我实现需求占优势,但仍受其他需求的支配。

(二)罗杰斯的人格自我理论

卡尔·兰塞姆·罗杰斯(Carl Ransom Rogers,1902—1987),美国心理学家,人本主义心理学的先驱,"受辅者中心疗法"的创始人。罗杰斯的人格理论以个体的自我为中心理念,以下为其理论要义:

1. 现象场(phenomenological field)   指在任何时间内,个体所知晓的或意识到的那部分经验、并区分其经验和意识。知晓(awareness)或意识只是个体经验的一部分;经验(experience)是个体在环境中经历的全部内容。只有当经验中的潜在内容被符号化时,才进入意识,成为个人"现象场"的一部分。经验的符号化通常以语词实现,也可以视觉或听觉意象实现。如此区分经验和意识是罗杰斯人格理论的重要前提之一,他认为健康人能完整、准确地将其经验符号化,不健康的人则歪曲或阻止其经验进入意识,不能准确地把经验符号化或不能完全知晓它。罗杰斯认为,所有人都生活在自己、且仅是自己知晓的主观世界中。决定人的行为的正是此现象的实在(phenomenological reality),而非物质的实在。其主观的现象世界与客观的物质世界之间具有一致性,但其一致性程度却因人而异。

2. 人格结构　罗杰斯强调人格的改变,其理论提到的主要结构是自我,个体透过对自己的描述可发现其自我。他认为自我(self)是一套有组织的知觉模式,包括"现象场"中区分为主格"我"、宾语"我"和所有格"我的"等部分。相对于自我概念,罗杰斯又提出理想自我或理想我(ideal self),即一个人希望的自我形象。一个人理想自我与自我之间的差别,是其心理健康与否的指标。

罗杰斯认为自我的知觉模式遵循一般的知觉原则,具有组织性、整体性和一致性。自我虽在新的元素加入后会发生变化,但它总是保留原有知觉模式的固有本质。自我只是表征那些关于自己的经验,能为个体本人意识到。罗杰斯的自我概念不同于弗洛伊德的自我(ego)概念,有时被称为对象自我(self-as-object),即关于自己的认知、态度和感情。

3. 人格动力　指自我实现趋向。罗杰斯认为,所有人类包括一切其他有生命的有机体,都具有求生、发展和提高自身的天赋需求。所有生物体的内驱力都可纳入实现趋向(actualizing tendency),有机体若要维持其正常发展,就必须满足其实现趋向,即满足朝向自我实现的基本趋向。罗杰斯认为,实现趋向驱使个体从一个单纯结构朝向更分化、更统合的状态发展,从依赖向着独立、从固定和僵硬向着变化与自由表现发展,使个体变得更复杂、更有独立性及创造性和更具社会责任感。罗杰斯相信人性之善,实现趋向就是个体的创造性活动,不需要社会控制。

罗杰斯认为,理想的条件下,个体的一切经验均以实现趋向作为参照系加以评价。个体了解其经验是否与自我实现趋向一致的过程称机体评价过程(organismic valuing process),所有个体都采用其评价他们的经验。与实现趋向一致的经验令人满足,可促使个体保持和寻求它;与实现趋向相矛盾的经验令人厌烦,可使个体回避它。机体评价过程,也是促使有机体将其经验与其自我实现趋向相协调的回馈系统。

4. 人格发展　罗杰斯认为,自我的形成和发展有赖于个体与环境互动的许多因素,主要包括四方面。①正向关怀的需求(need for positive regard):或称正面关注需求,指个人在生活中得到有关的人的温暖、同情、关心、尊重和认可等情感的需求。父母的爱、关心和赞扬,使儿童的正向关怀需求得到满足;随后,儿童发出正向的自我关怀(positive self-regard),即对自己的好感。②价值的条件(conditions of worth):指个人体验到关怀的条件。一旦价值的条件被儿童内化,成为其自我结构的一部分,便起着指导儿童行为的作用,甚至其父母不在身边时也起作用。虽然价值的条件对儿童的社会化起着重要作用,但也有一定危险性。③无条件的正向关怀(unconditional positive regard):也称无条件积极关注,即无论儿童做什么都给予全部、真正的爱。但罗杰斯并不认为要满足儿童的任何要求,而是指任何时候对个人的价值和尊重都应放在首位。④自我的一致性和威胁:指自我与经验间的一致性。与自我概念一致的经验会被知觉到,并整合到自我结构中;与自我概念不一致的或有价值条件的经验,就会对自我概念产生威胁。

5. 人格适应　罗杰斯认为,人自出生即具有许多潜在能力,且其可在适当环境中自然充分地发展;但若个人的环境不好或未得到良好指导,其潜在能力可能受阻而无法完全发展或朝着歪曲方向发展,造成偏差行为。罗杰斯就其对人格适应性质的独特观点发展了一种新的心理疗法——个人中心治疗法。

在罗杰斯看来,健康人格者就是机能完善的个体(fully-functioning person),因为他们按照自己机体的评价过程而不是依据价值的条件生活,他们可自由地按照自己的感情和感觉行动,是

阅读笔记

一个纯洁的自我,真正的完善。罗杰斯认为机能完善的个人起码具有 5 个特征。①对任何经验开放:他们不需要防卫机制,所有经验都被准确地符号化为意识。②自我与经验相协调:他们的自我结构与经验协调一致,并不断变化以同化新的经验。③利用自身的机体评价过程:他们以自己的实现倾向作为评价经验的参考系,不予理睬强加于其的价值条件。④无条件的自我关怀:他们随时随地积极肯定自己的经验和行为,不觉得有不可告人的内在冲动。⑤与他人和睦相处:他们乐意给他人以无条件的正向关怀,受到他人欢迎。

罗杰斯认为,成为机能完善的个体的关键是"自我与经验的协调一致"。如果二者出现失调,人就会出现不完全的适应状况。个人所知觉到的威胁越多,就越有可能否认和歪曲事实。几乎所有人都会体验到失调,只有严重的失调,才会出现适应问题;中等程度的失调可能产生神经症的行为;严重的失调则会导致精神病。

(三) 人本主义理论的启示

人本主义认为个体心理障碍的原因是其个人成长受到阻抑,是其缺乏能力认识并满足自己的需要。人本主义心理学旨在增进人的自我实现,强调学习过程中个体自我实现的心理历程。

1. 马斯洛人格理论的启示　马斯洛从自我实现的角度阐释心理健康及心理疾病,他认为心理健康是人性的丰富实现,即自我实现,而心理疾病是人的基本需要或自我实现的受挫与失败。他提出心理治疗就是帮助患者步入自我实现的轨道,自我实现的原理便是心理治疗应遵循的基本原则,如患者的基本需要获得满足是其治疗的明确目标;患者自我认识的改善,是其心理健康实现的必要条件。在医疗护理领域,可根据患者未能满足需要的种类和程度、病情轻重,找出其急需满足的需要,列出护理问题,制订护理目标及措施,促进患者康复。

2. 罗杰斯人格理论的启示　该理论强调以人为中心的疗法,是对传统心理治疗的挑战,影响了现代心理治疗的基本观念。罗杰斯提出,人之所以心理失调甚至导致障碍,完全是受到外部文化因素影响,他坚信人体中蕴藏着实现的强大推动力和积极的成长力量。心理治疗过程中,来访者不是被治疗者引导,而是自身就存在着引导、调整和控制自己,不断地适应新经验的能力。因此治疗应以来访者为中心,采用"假如……就……"的方式表达。治疗者和来访者关系融洽、真诚一致,治疗过程就会发生。罗杰斯的以人为中心疗法是要促使来访者扩大视野,现实地认识自己的周围环境,注重自己"成为谁"而非"是谁",对自己负责,认识到生活的意义、自己的潜能,并协助开发其潜能,以激励来访者接受新的生活体验、自我成长和逐渐摆脱外部力量的控制。护士处理患者心理问题时,可采用患者为中心的策略,营造良好氛围,让患者主导心理辅导过程,以达到激发其内部积极能量、改善心理境况的目的。

四、行为主义理论及应用

当代人格的行为学习取向主要受到斯金纳、多拉德和米勒、罗特的行为主义理论的影响,具体介绍如下。

(一) 行为主义理论

1. 斯金纳的操作性条件作用理论　美国心理学家伯尔赫斯·弗雷德里克·斯金纳(Burrhus Frederic Skinner,1904—1990)被认为对行为主义学派最富有贡献,他反对任何理论假设,坚持用描述、归纳、实验的方法研究有机体的行为。斯金纳提出人格研究应包括考察个体特殊的学习史、独特的遗传特质、有机体的行为及其受到的强化或惩罚这两者之间的特殊关系。斯金纳通过对行为的强化训练,增进了对人类行为的解释,还将其理论从个人推广到社会群体,当代许多心理学家都将其理论整合到自己的观点中。

(1) 操作条件反射理论:该理论基于斯金纳最著名的操作条件反射实验,他认为强化是解释机体学习过程的主要原则。强化可分为四类:①正强化:指良好行为发生后给予奖赏性行为,

阅读笔记

以巩固和提高某种行为发生频率。②惩罚：指不良行为发生后给予令人不快的刺激，以减少或消除不良行为。③负强化：不良行为发生后不给予惩罚，而使该行为的出现频率提高。④消退：某些行为发生后，撤销本应予以的奖赏，某行为的出现频率便降低，以致不再发生。

（2）人格结构：斯金纳反对用人格特质、动机和基本冲动解释行为，提出通过分析当前的刺激复合体和个人在类似情境中的训练经历解释个体的行为。斯金纳不认可人格结构的阐述，其主要研究集中于单个反应如何获得、改变及控制等。

（3）人格发展：斯金纳认为寻求独特的环境强化程式是解释个体的人格随着时间进程而变化的原因。他关注个体在与环境的交互作用中所获得的大量能保证其生存并成功的行为，并指出人类不是简单、自动地对强化体系做出被动反应的有机体，而是通过选择和改变环境变量，控制环境以满足自己的需要。

（4）人格适应：斯金纳提出个体出现适应不良的行为，进而产生神经质行为的原因与适宜行为一样，都是以同样的方式而习得，不是潜在疾病的产物，也不是自我、本我、超我之间冲突的结果。他对人格发展、人格适应的研究，对精神病理学、行为矫正、辨别训练和强化暂停等具有重要的指导意义。

2. 多拉德和米勒的刺激 - 反应论　美国耶鲁大学心理学教授约翰·多拉德（John Dollard，1900—1980）和尼尔·埃尔加·米勒（Neal Elgar Miller，1909—2002）主要研究"学习和模仿"。

（1）人格学习理论：该理论巧妙地将动物实验结果与弗洛伊德的临床观察结合，提出其研究某种情境下反应和线索刺激之间形成联结的学习理论。学习完成后，线索和反应密切结合，以致线索出现就能引起反应。学习按照一定的心理学原理发生，练习并非均完美无缺。线索与反应的联结只有在一定条件下才能增强，学习者必须被激起做出反应，并在线索出现时因完成反应而得到奖赏。驱力、线索、反应和强化等 4 个因素，是人格学习理论的基础。

（2）刺激泛化：多拉德和米勒基于巴甫洛夫的条件刺激实验，提出刺激泛化的概念，指一个习得的反应不仅可由实践学习过程中的线索引起，也可由其他相类似的刺激引起。在一种情境中习得的行为、情绪、思想或态度，也会在其他相似的情境中出现。他们将泛化分为两级，一级泛化是基于刺激之间的物理性质的相似性，两个刺激的物理属性越接近，他们产生反应的概率越大。一级泛化是天生的，受个人的感觉器官制约。二级泛化建立在语言符号基础上，主要通过经验思考获得。

（3）人格结构：多拉德和米勒试图使用学习理论解释人类的认知行为，他们主要强调的结构性元素是习惯，重点探讨习惯形成和消除的条件。

（4）人格发展：学习的过程中，无论一个人习得攻击性或被动性，均是环境提供的某种奖赏的结果；行为改变是以新的奖赏代替旧的奖赏的结果。他们认可早期童年经验对成人人格具有深远影响的观点，儿童的习得行为在很大程度上受到成人提供的训练情境的影响。

（5）人格适应：将学习理论与弗洛伊德的理论相结合，提出冲突时适应不良的重要特征。个体选择同时出现的两个具有同等吸引的目标时出现难以取舍的冲突，即双趋冲突；个体选择同时出现的两个具有同样强度的否定目标时产生的冲突，即双避冲突。多拉德和米勒的学习理论被应用于精神治疗领域，尤其是神经症的治疗。

3. 罗特的社会学习论　美国心理学家朱利安·罗特（Julian B. Rotter，1916—　）基于其临床心理学、学习理论和实验研究等经验，形成独特的人格社会学习理论。他质疑斯金纳的研究设计，认为人类主要或基本的行为模式在社会情境中习得，个体寻求满足时，必须有他人作为媒介。罗特除其著名的内 - 外心理控制源理论，还提出以下理论构式。

（1）社会学习论：该理论主要有 4 个基本成分，即行为潜能、预期、强化价值和心理情境。行为潜能，指在达成某种目标的特定情境中出现某种行为的可能性，其可能性随行为后伴随的强化或强化定势所决定。预期,指个体对自己在某特定情境中以某种方式行动会产生预测强化所抱的信念。预测,是一种主观概率,受人们经历过的强化的影响。强化价值,指当几种强化出现的概率相同时,个人偏向某种强化的程度。罗特注意到在某些情况下,强化价值和预期中的任一变量都可作为其他变量的线索,两者存在着相互联系。心理情境,是行为的重要决定因素,所有情境均包含某些强化信息的线索,人们可根据自己对外部刺激的感知对情境做出反应。

(2) 人格发展:罗特认为人的所有心理需要都是习得的,习得心理需要依赖他人。他描述了人格发展中 6 种较广泛的心理需要:认可 - 地位的需要、支配的需要、独立的需要、保护 - 依赖的需要、爱与感情的需要、身体舒适的需要。

(3) 人格适应:罗特将不适应行为视为违反文化标准或个人态度的问题。他提出最低目标水平的概念,指个体认为在一系列强化中最低的强化目标。当个体的最低目标水平极高时,在缺乏能力的情况下,就会经常体验到失败或失望;若个体的最低目标水平极低,将毫无动力,会成为偏离文化标准的怪人。因此,罗特认为治疗不适应行为需改变不同需要的价值,满足这些需要的预期。他主要采用行为治疗,特别是认知行为疗法帮助患者改变行为和思想。

4. 班杜拉的社会学习论　美国当代著名心理学家阿尔伯特·班杜拉(Albert Bandura, 1925—)是现代社会学习理论的奠基人之一。他基于多拉德和米勒等学者的理论,冲破传统行为主义的理论框架,从认知和行为联合作用的角度出发,发展自己的社会学习理论。

(1) 社会学习论:一种综合信息加工理论和强化理论以解释个人社会行为的理论,其主要观点有观察学习、交互决定论、自我调节理论、自我效能理论(该理论详见本教材第四章)。

1) 观察学习:指通过对具体模型的行为活动的观察和模仿,可使人学会一种新的行为。在观察学习的过程中,人们获得了示范活动的象征性表象,并引导适当的操作。观察学习的全过程由注意、保持、行动、强化四个阶段构成。

2) 交互决定论:即强调在社会学习过程中行为、认知和环境三者的交互作用。班杜拉批判了环境决定论和个人决定论,认为行为是行为、个人、环境三者之间彼此影响而呈交感互动的关系。

3) 自我调节理论:自我调节是个人的内在强化过程,是个体通过将自己对行为的计划、预期与行为的现实成果对比和评价后调节自己行为的过程。人能依照自我确立的内部标准调节自己的行为,自我调节包括自我观察、自我判断和自我反应三个过程。个体完成内在因素对行为的调节,需经过这三个过程。

(2) 人格发展:班杜拉不赞同皮亚杰的发展阶段理论和弗洛伊德的人格发展阶段理论。他认为个体不一定以固定、有次序的方式学习各种行为,个人的认知机能也不一定在某个阶段表现。他强调社会影响的作用,强调同龄个体的差异,认为不可忽视社会、文化、经济、种族等因素。

(3) 人格适应:班杜拉对此与罗特的观点相似,认为适应行为与不适应行为一样,都是通过直接经验或观察不当而习得。行为一旦由观察学习而获得,就较易因直接或替代性强化而显现。班杜拉的社会学习论疗法是让被治疗者观察适应良好的行为而学习新的行为,主要被应用于治疗恐惧症和训练社交技能。

(二) 行为主义理论的启示

1. 斯金纳理论的启示　斯金纳认为,人类受到其生活环境的控制,但环境又是人类参与建构、并受到人类的控制,提出条件作用与人格相互影响。条件作用的假说之一即强化塑造行为,若行为改变呈现其跨时间、空间的稳定性,就认为人格发生了改变。不同的人对相同的强化物的反应不同,其不同反应的重要线索之一就是人格。临床心理护理中,护士可通过强化行为训练,指导慢性病重症患者尝试其自我心理调适、并酌情给予奖励,改变其疾病认知及行为等,同时注意并理解患者因人格差异,会出现配合度、执行度的不同,再尝试解决问题的新途径。

2. 多拉德和米勒理论的启示　该理论认为人类的学习按照一定的心理学构式,练习并不一定起到绝对的强化作用,学习者必须被激起做出反应并在线索出现时因完成反应得到奖赏,才会加强线索和反应的联结。如某位患者首次入住某医院或某科室的体验并不好,他再次入住某医院或某科室时,就会对其入住医疗机构产生距离感甚至反感,影响其与医护人员交流及建立信任关系。提示护士若遇此类患者,需了解其既往经历,用热忱服务和真诚相待与之交流,促其强化新线索与反应的联结,重建对医院或科室的信任,与医护人员共同营造有利其身心康复的良好人际氛围。

3. 罗特的人格理论的启示　该理论强调儿童期人格发展中强化的重要作用,且父母是儿童人格强化的主要实施者。儿童在人格形成过程中,会一直寻求父母的支持,即使其行为会降低原始驱力,即满足生理需要。罗特认为家庭是儿童行为的根源,父母是否创设积极、健康的家庭氛围,对儿童能否形成良好的人格具有重要影响。良好的家庭环境有利其形成适应社会的行为;家庭环境不健康,儿童会出现社会适应不良,甚至反社会和过分自我的行为。提示护士针对患儿的心理辅导过程中,可调动患儿父母的积极影响,以其健康的家庭氛围助力患儿的身心康复。

4. 班杜拉的社会学习论的启示　该理论在心理治疗、家庭教育等领域得到广泛应用,如居家糖尿病、高血压等慢性病患者在其漫长病程中大多需要自我管理其疾病,就需要调动其主观能动性,依照自我确立的内部标准调节自身行为,包括按时用药、合理膳食、适当运动等。护士可指导糖尿病患者基于自我调节包括自我观察、自我判断和自我反应三个过程,自行观察其控制饮食、适当运动等对其疾病的积极影响,自行判断哪些日常行为习惯于疾病有利或有弊,继而做出有利其疾病良好转归的身心反应。一旦患者从其疾病的自我调节中获益,就会自觉参与其疾病的自我管理,达成其适宜的身心状态和较好的生活质量。

第三节　人格心理学实验与心理护理研究

与前两节所述人格心理学的概述、部分经典理论及启示等呼应,本节推介人格心理学研究经典实验、我国护理学者基于人格心理学理论开展的心理护理研究。

一、人格心理学研究经典实验及其应用

心理学家最感兴趣的是人格的可预测性,各流派均据其各自的人格理论,以预测某些特定的行为。人格心理学的理论构建和实践应用都呈现丰富多彩的变化态势,研究视角也更趋向于重视个体的动态和整体发展。随着积极心理学的发展,近年来人格理论也开始关注人格中积极的特质,以下主要介绍两个与积极人格特质相关的理论及其实验。

(一) 内 - 外心理控制源的理论研究与实验

1. 内 - 外心理控制源理论　美国心理学家朱利安·罗特(J.Rotter)在 20 世纪 50 年代和 60 年代初观察到人们在经历成功或失败后并未出现个人的控制感和期望的变化,并加强了关注。罗特基于大量研究,提出心理控制源的概念,即控制源(locus of control),又称强化的内外控(internal vs. external control of reinforcement,IE),指个人在日常生活中对自己与周围世界关系的看法。罗特认为个人的控制感受情境因素与个人因素二者的影响,一个人对某种情境具有概括化的成功期望,但他也许在另一种情境中会出现较低的个人控制感。

阅读笔记

名人轶事

横跨大西洋试验

1900 年 7 月,一位叫林德曼的精神病学专家独自一人驾着一叶小舟驶进了波涛汹涌的大西洋,他在进行一项历史上从未有过的心理学试验,预备付出的代价是自己的生命。林德曼博士认为,一个人只要对自己抱有信心,就能保持精神和机体的健康。当时,德国举国上下都在注视着独身横渡大西洋的悲壮的冒险。先后已经有 100 多位勇士相继驾舟横渡大西洋,结果均遭失败,无人生还。林德曼博士认为,这些死难者首先不是从肉体上败下阵来的,主要是死于精神上的崩溃,死于恐怖和绝望。

为了验证自己的观点,他不顾亲友们的反对,亲自进行了试验。在航行中,林德曼博士遇到了难以想象的困难,多次濒临死亡,他的眼前甚至出现了幻觉,运动神经也处于麻木状态,有时真有绝望之感。但只要这个念头一升起,他马上就大声自责:"懦夫,你想重蹈覆辙,葬身此地吗?不,我一定能够成功!"生的希望支持着林德曼,最后他终于成功了。他在回顾成功的体会时说:"我从内心深处相信一定会成功,这个信念在艰难中与我自身融为一体,它充满了周身的每一个细胞。"他的试验表明,人只要对自己不失望,自己充满信心,精神就不会崩溃,就可能战胜困难而存活下来,并取得成功。

无独有偶,心理学家从大量的观察事实中发现:在危险情境中,经常是那些性格乐观、富于自信的人存活下来,因为他们总是充满着希望,他们能凭借强烈的信念和内心的力量与命运之神抗争,他们把命运掌握在了自己的手中。

"控制源理论"指出,个体对某些事件原因的归结存在很大差异,用以描述此个体差异的人格变量就是控制点。控制点与其他人格变量一样,是个连续体,它的一端是外控,另一端是内控。内控者相信强化由自己的行为所致,将成功归因于自己的努力或能力,把失败归因于自己的疏忽或能力不足,即将行为的结果视为自己努力或个人特征所致。外控者相信强化由他人、命运或运气控制,把成功归因于幸运,把失败归因于外部因素,即将行为结果视为运气、命运或其他力量所致。因此,内控者面对问题时倾向于主动解决,外控者则倾向于听天由命。大多数人都是落在控制点这个连续体的某一点上,同时体现其不同程度的内控与外控。

为评估个体的内控和外控程度,罗特开发了评估控制点的量表,称为内 - 外控制点量表(internal-external locus of control scale),简称 I-E 量表。该量表主要测量人们如何看待自己的努力与环境的结果之间的因果关系,由 29 个硬性选择的条目组成,其中 23 个条目为内控性和外控性的记分,6 个条目为插入的陈述题以掩饰该量表的意图。要求被试在两个关于事物的不同信念中做出选择,所有条目得分相加即为总分,分数越高,表明外控的程度越高;分数越低,表明内控的程度越高,量表的部分内容见表 2-1。

表 2-1   罗特内 - 外控制量表的条目举例

1	a 人们生活中很多不幸的事都与运气不好有一定关系。(外控)
	b 人们的不幸起因于他们所犯的错误。(内控)
2	a 产生战争的主要原因之一在于人们对政治不太感兴趣。(内控)
	b 不管人们怎样努力去阻止,战争总会发生。(外控)
3	a 我常常发现那些将要发生的事果真的发生了。(外控)
	b 对我来说,信命远不如下决心干实事好。(内控)

阅读笔记

续表

4	a 普通老百姓也会对政府决策产生影响。(内控)
	b 这个世界主要有少数几个掌权的操纵,小人物对此做不了什么。(外控)
5	a 那种认为老师对学生不够公平的看法是无稽之谈。(内控)
	b 大多数学生并没有意识到,他们的分数在一定程度上受偶然因素的影响。(外控)
6	a 想要知道一个人是否真的喜欢你很难。(外控)
	b 你有多少朋友取决于你这个人怎么样。(内控)

2. 经典试验——罗特的"内 - 外控对个体决策和行为影响"试验

(1) 研究目的:内、外控倾向对决策时间的影响

(2) 研究设计:分为试验前、试验两个阶段。

1) 试验前:抽取 120 名大学生作为被试,其中男生 59 名,女生 61 名,用 I-E 量表测量所有被试的内、外控倾向。

2) 试验:将所有被试随机分为两组——技巧组和机会组。技巧组的指导语倾向于暗示被试有技巧,掌握了技巧容易做对题;机会组的指导语倾向于暗示被试靠猜测、靠运气。接着,要求被试完成"分辨前、后两次呈现的角度非常接近"的一项任务,被试常常不太能肯定两个角度是否完全一样,要完成这个任务是困难的。被试无法得知自己的结果是否正确,便有利于主试根据实验目的而非被试的实际作答结果做出正确或错误的反馈,不易被被试怀疑。被试在完成任务的过程中,主试者记录其在完成分辨角度是否匹配的任务时所用的决策时间。

(3) 研究结果:内控倾向者,被告知任务有技巧的被试所需要的决策时间,长于被告知任务靠猜测的被试所需要的决策时间;外控倾向者,被告知任务是靠猜测的被试所需要的决策时间,长于被告知任务有技巧被试的决策时间。表明被试的内、外控倾向与被其暗示有技巧或机会的两因素会发生交互作用。

(4) 研究结论:内、外控制点作为人格的相对稳定的成分,对预测众多情境中的行为发挥了意义的暗示作用。学习过程中,个体的控制点具有重要作用,个体的内、外控制点倾向影响个体的决策和行为。

3. 后续研究　"控制源理论"被引入心理学、教育学等各领域的研究,其研究对象包括吸烟人群、患者和学生等;研究内容涉及健康行为、患者角色认同、家庭教养方式、人际关系、心理健康水平、应对方式等;研究成果逐渐丰硕并具有一定应用价值。以下仅简介两则"控制源理论"应用于健康行为研究的报告。

(1) 内 - 外心理控制源与吸烟的研究:健康促进的研究者以吸烟、不吸烟人群为研究对象,采用 I-E 问卷、质性访谈法等,比较吸烟者与不吸烟者的内 - 外心理控制源。结果显示,不吸烟人群中,内控型人格特质的人数明显多于吸烟者;吸烟人群中,具有内控型人格特质的个体,更易接受他人劝诫或采纳某些意见及学说,减少吸烟量,甚至达成戒烟行为。

(2) 内 - 外心理控制源与遵医行为的研究:有研究者采用量性与质性相结合的研究方法,了解透析的肾病患者遵医行为与其内 - 外心理控制源的关系。结果发现:内控型人格特质的患者,比外控型人格特质的患者更遵从医嘱、严格控制饮食、定期复诊等。另有针对工薪阶层黑人女性高血压患者的研究显示,外控型人格特质的患者,更倾向于采用其独立设计的饮食计划或自行服药控制病情的计划;但这组患者的内 - 外心理控制源与其是否定期复诊等并不存在直接关系。

(二)坚韧性人格的理论研究与实验

1. 坚韧性人格理论　近年来,心理学家意识到人格变量是个体应对压力的有效心理资

阅读笔记

源,在压力刺激与身心健康之间起中介调节作用。苏珊娜·考巴萨(Suzanne Kobasa)1979年首先提出坚韧性人格(hardiness personality)的概念,描述那些置身于高强度生活、工作压力,但因其表现出一系列态度、信念和行为倾向而使自己免于疾病困扰的个体。具有坚毅性人格的个体倾向于将压力情境当作收获和成长的机会,而非损失或威胁,便可在高度的生活压力情境下免受伤害。

坚韧性由3种相互关联的特质构成:承诺(commitment)、控制(control)和挑战(challenge),即坚韧性的"3C"结构。其承诺指个体对生活目的和意义的感知倾向,表现为个体对生活和工作的全身心投入,并探索其乐趣和意义;其控制指相信命运掌控在自己手里,即个体在不利条件下通过自身行动改变事态发展的信念,并试图对事件施加影响;其挑战指个体对应激性事件与自身利害关系的认知倾向,即个体希望从积极或消极的事件中学习,认为变化是生活的常态,是个人成长的动力。完整的坚韧性人格结构必须同时包括承诺、控制和挑战3个成分,坚毅性不仅意味恢复原状,更强调在逆境中获得成长,达到更好层次的适应和健康状态。

考巴萨认为,坚韧性能调节应激生活事件对健康的影响,从而维护和促进个体的健康水平。应激生活事件的破坏力量超过个体的应对资源时,个体就会因长期身心疲劳导致相关疾病。个体的坚韧性人格可通过两条途径调节应激所致不利影响以维护健康:①通过个体的积极应对使其免于应激性事件的破坏;②通过作用于个体的社会支持,使个体增加其社会应对资源而增加成功应对的可能性。坚韧性的调节作用如图2-5所示。

2. 经典实验——奥瑞德(Allred)的"坚韧性人格对应激源的认知和生理反应"试验。

(1)研究目的:探索坚韧性人格对健康保护的身心中介机制。

(2)研究设计:分为试验前、试验中、试验后三个阶段。

1)试验前:以58名心理学专业的男性大学生为研究对象,根据坚韧

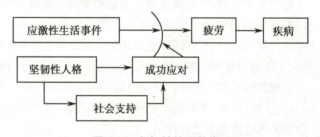

图2-5　坚韧性的调节作用

量表的评估结果将其分为高坚韧组(29人)和低坚韧组(29人),试验正式开始前行基线测量。让被试了解试验内容后,将一个可测量心率、血压及"指端脉搏血容振幅"的传感仪连接到被试身上。被试面墙而坐休息6min后完成《状态-特质人格问卷》中的状态问卷,测量其焦虑、愤怒等情绪状态的基线水平,并在试验开始前最后3min测得被试的心率、血压及"指端脉搏血容振幅"的基线值,试验过程中始终监测上述生理指标的变化。

2)试验中:随机将被试分配进入高应激情境和低应激情境,被告知不同的试验目的。高应激情境组:高坚韧组17人、低坚韧组13人,被告知试验目的是研究其生理因素与智力的相关性,需马上接受测验以预测其学业和职业的成功;低应激情境组:高坚韧组12人、低坚韧组16人,被告知试验目的是研究其生理因素与认知过程的相关性,需回答几个与研究相关的问题,答案的正确与否并不重要。先给2min的预备时间,然后让两组被试均接受词语类推任务和心理旋转任务共6min,两类任务均为简单、复杂的问题各半,用录音机记录被试的正确反应数目。预备阶段的最后1min,测量1次被试的舒张压和收缩压;然后在整个问题呈现阶段,每隔1min测量1次被试的舒张压和收缩压,并持续记录被试的心率及"指端脉搏血容振幅"的值。

3)试验后:要求被试立即完成《坚韧量表》、《状态-特质人格问卷》中的《状态问卷》、评估完成任务时的积极、消极思维的《自我报告问卷》。

(3)研究结果:①高坚韧人格的个体面对应激时,其消极认知评价的总体得分较低坚韧人格组低,且在高应激情境中更多采用积极认知评价;②高坚韧人格的个体处理应激时收缩压显

著增高;③在预备阶段,高坚韧组被试的"指端脉搏血容振幅"虽高于低坚韧组被试,但在问题呈现阶段两组被试的"指端脉搏血容振幅"无差异。此结果提示,具有坚韧性人格的个体面对应激性刺激时的唤起较低,一旦进入工作状态,则能迅速唤起。

(4) 研究结论:高坚韧人格的个体至少在面对应激刺激时唤起较低,不太容易焦虑,因而对其健康具有保护作用;其处理应激事件时,更多采取积极认知评价,或导出更多积极情绪,进而影响其内分泌系统,增强其机体免疫系统功能。

(三) 人格心理学经典实验的启示

1. 内、外控制源的相关研究　得到心理学家的广泛认可,在全球范围展开。大量研究证实,"控制点"与其他人格特质相似,具有很高的跨时间的稳定性,但其是儿童期习得的,并受到父母行为的直接影响。内控的父母易培养出内控的孩子,外控的父母则倾向于培养出外控的孩子。此外,若家庭发生父母离婚、父母一方去世、孩子的生活由母亲掌管、缺乏父爱等重大变故,易使孩子形成外控的倾向。提示护士给予患儿家长心理支持时,要注意评估其内外控制源,对外控性的患儿父母,可指导其保持始终如一的原则和态度,加强对患儿的鼓励和支持,构建宽容、温暖的家庭氛围,以促进患儿形成乐观、积极的心态。

内外控制源与身体健康的相关研究显示,内控者的身体健康状况优于外控者。如内控者倾向于较少发生心脑血管疾病,当他们出现健康问题时,大多会积极配合医护人员,比外控者更早出院。内控者更关心自己的身体健康,更多主动系安全带、锻炼身体和戒烟,亦更容易减肥。总之,内控者对其生命的控制力更强,更倾向于通过自身努力维持身体健康。提示护士在心理护理中,应重视外控性患者,着重给予其情绪调控和心理指导,以促其达成身心适宜状态。

2. 坚韧性人格的相关研究　较多集中于探讨其与健康和疾病的关系,如坚韧性人格与焦虑、抑郁、躯体化、人际敏感、健康状况、疾病的关系研究。研究认为,坚韧性人格能缓冲应激和疾病之间的关系。面对疾病等应激情景时,坚韧性水平高的个体,较少出现负性的心理、行为反应,其发生心理病症的可能性较小;坚韧性水平低的个体,较多出现严重的焦虑、抑郁、失眠等心理、行为变化,其发生心理病症的可能性较大。高坚韧性人格的个体倾向于将生活中各种事件看得淡些,能采用有效的应对方式处理生活事件,并以更认真负责的态度参加健康运动。护士在心理护理实践中,应充分重视坚韧性人格理论的价值,鼓励患者充分调动其个人心理资源以应对慢性疾病、癌症、创伤、灾难等应激性事件所致不利身心的影响,从而助其实现身心健康维护和促进的目的。

二、基于人格理论的心理护理研究

以下撷取我国护理学研究生借鉴人格心理学理论开展心理护理研究所撰写博士、硕士学位论文中的部分内容,按照"某理论/学说,研究思路,部分研究成果"的编排方式呈现。

(一) 肺癌患者术后肺康复自我效能感量表编制及干预的初步研究

研究认为,自我效能感可对癌症患者的生理和心理状态产生诸多积极影响,因此开发与应用自我效能感测量工具是该领域的研究热点和重点。本研究依据自我效能理论研制肺癌患者术后康复管理自我效能感量表,初步构建提升肺癌患者术后康复管理自我效能感的心理干预方案。

1. 理论指导　主要的人格心理学相关理论及对本研究的指导意义阐述如下:

(1) 自我效能感(self-efficacy):指个体对自己执行某一特定行为并达到预期结果能力的自信心。1977 年由美国心理学家班杜拉(Bandura)首次提出,他认为人的行为受结果(强化)和先行因素(期望)的影响。其中期望包括:①结果期望,指个人对某一行为会导致结果期望的预期;②效能期望,指一个人对自己拥有成功执行某种特定行为信心的预期,即自我效能感。

(2) 自我效能感的功能:根据 Bandura 的理论,自我效能感产生于行为发生之前,主要通过

阅读笔记

认知、动机、情感和选择过程的四个中介机制发挥其调节功能,从而影响个体行为目标的设定、行为持久性及动机性努力程度,影响个体对困难或挫折的处理方式。个体的自我效能感越高,越有可能付出努力完成既定的行为。面对应激时,高自我效能感的个体多能沉着积极应对,低自我效能感的个体则多采用逃避等消极的应对方式;影响个体的思维方式和情绪状态,个体对自己的信心越强,产生消极情绪的可能性越小。

(3) 自我效能感的结构:多维的,主要围绕水平、强度和广度三个维度而变化。其中自我效能感水平,指个体对自己能完成不同难度和复杂程度的任务所需行为的等级水平;自我效能感的强度,指个体对完成不同难度和复杂程度的任务所需能力的自信心程度;自我效能感的广度,指自我效能感的改变能否延伸到其他类似的行为或情境中。

Bandura 认为,自我效能感量表是单极变化,标准测量中,可用百分等级测量个体的自我效能感,即以 10 为间隔单位,从"不能做"(0分)经过"一般能做"(50分)到"一定能做到"(100分)。实际测量中,多采用二元或单一判断形式测量自我效能感强度,其中二元判断形式指个体先判断自己能否执行给定的行为操作(水平测量),再对能完成的活动作效能强度评分(强度测量);单一判断形式指个体在 0 ~ 100 之间评定完成每一个活动领域的效能强度(广度测量),这也是自我效能感量表设计的主要方式,其不仅能提供同样重要的信息,而且更容易操作和更方便使用。

(4) 对本研究的指导意义:根据 Bandura 的"特殊性"和"完整性"原则,自我效能感的测量应针对特定的活动领域,因普适性量表则很难测量涵盖所有研究领域的内容。要了解肺癌患者术后康复管理的自我效能感,并构建提升其自我效能感的心理干预方案,其重要前提是发展或引进一个可靠、有效、可用于评价我国肺癌患者术后康复管理自我效能感的测量工具。同时,鉴于自我效能感在肺癌术后康复管理中的重要性、肺癌患者术后康复管理自我效能感的不足,以自我效能感为切入点,对肺癌术后患者实施心理干预非常重要。

2. 研究思路

(1) 研制肺癌患者术后康复管理自我效能感量表。

(2) 构建肺癌患者术后康复管理自我效能感影响因素模型。

(3) 初步构建肺癌患者术后康复管理自我效能感的干预模式。

3. 研究结果(部分)

(1) 肺癌患者术后康复管理自我效能感特点:总体呈中等偏上水平。或因近年来肺癌诊疗技术不断提高,大多肺癌患者对术后疾病康复管理持有信心,尤其体现于其康复训练与技能培养、症状自我管理的自我效能感,但他们对获取与应用术后康复管理信息、日常生活管理及情绪管理等的信心程度还相对不足。

(2) 提升肺癌患者术后康复管理自我效能感的促进因素:增强肺癌术后患者积极的"面对"应对方式、主观幸福感、社会支持和创伤后成长,减少焦虑抑郁的负性情绪,可有效地提高患者术后康复管理的自我效能感,进一步提高患者的生活质量。

(3) 肺癌患者术后康复管理自我效能感干预模式的初步构建:通过亲历的掌握性经验、替代经验、言语说服、改善生理和情绪状态、增强患者社会支持和避免负性刺激,实施提升其术后康复管理自我效能感的干预;干预中充分考虑患者的人口社会学、疾病和治疗特征、出现的症状群等。

(4) 肺癌患者术后康复管理自我效能感干预模式的效果:3 个月的提升自我效能感干预,对提高肺癌术后患者的自我效能感、主观幸福感、领悟性社会支持和生活质量,降低患者的焦虑抑郁负性情绪,增强患者的面对应对方式及运动能力等具有积极的促进作用。

(二) A 型行为冠心病患者心理干预策略的研究

本研究基于人格心理学 A 型行为理论,采用 A 型行为类型评定量表筛选研究对象,初拟 A

阅读笔记

型行为冠心病患者心理需求的访谈提纲；了解患者对 A 型行为的认识及心理护理的需求；为初步构建"A 型行为冠心病患者心理干预策略框架"提供依据。

1. 理论指导　主要阐述人格心理学相关理论及对本研究的指导意义。

（1）A 型行为（type A behavior）：1959 年由美国心脏病专家迈耶·弗里德曼医学博士（Meyer Friedman）和雷·罗森曼医学博士（Ray H.Rosenman）首次提出，并定义为一种行为 - 情感综合征。它包括行为的倾向性，如雄心勃勃、攻击性、竞争性和缺乏耐心；特定的行为外显，如肌紧张、警戒、快速而强有力的语调和行为速度加快；易激惹、敌意、容易发怒等相应的情感反应。与此相反的行为特征称 B 型行为。

（2）A 型行为与冠心病的关系：A 型行为特征表现为：恼怒（aggravation）、激动（irritation）、生气（anger）、无耐心（impatience）等，合称为 AIAI 反应。A 型性格是一种具有超强竞争意识和高度时间紧迫感，并表现出敌意倾向的人格类型，是公认的冠心病独立危险因素。A 型行为诱发冠心病危险性增高的机制尚无定论，大多研究倾向于支持 A 型行为中的时间紧迫感、高度竞争性和敌意成分易引起个体的严重身心反应，是引发负性情绪反应的内在因素，其强烈持久的心理应激反应，致使机体的交感、肾上腺系统长期处于高唤醒状态，引起神经内分泌及免疫功能紊乱，导致冠状动脉痉挛和心肌缺血。

（3）确定 A 型行为的方法：A 型行为的诊断大致可分为两类：一类是录像临床检查（videotaped clinical examination，VCE），也称定式晤谈（structured interview，SI）；另一类是各种自评式测评工具，包括 Jenkins 活动测量问卷（Jenkins activity survey，AS），Framingham A 型行为量表（Framingham type A scale），Bortner 量表（Bortner scale），MMPI-2A 型行为量表（MMPI-2type A scale）。上述方法中 VCE 或 SI 被视为测量 A 型行为的"金标准"，因晤谈时能提供一种唤起特定行为和情感外在表现的环境，通过对其言行的观察和评定而得到阳性结果。但大型流行病学的调查研究中，自评工具卷因简单、便捷，仍有其较好的应用价值。在我国，测量 A 型行为主要使用"A 型行为类型评定量表"。

（4）对本研究的指导意义：尽管冠心病患者的心理评估及干预已取得不少成果，仍有些问题值得探讨。如 A 型性格冠心病患者发病的即时反应与非 A 型性格患者有否区别？若有，对其实施心理干预可否减轻其症状？对未发病的 A 型性格冠心病高危人群实施一级预防的心理干预，能否阻止或预防冠心病的发生？

鉴于冠心病的发病过程中，生物、心理、社会因素是相互联系的统一体。为 A 型行为患者实施心理评估及干预时，可综合运用多种方法，同时要注意评估及干预的强度、数量、技巧以及患者的接受程度，以期通过有效心理干预，切实起到矫正 A 型性格冠心病高危人群的不良行为，建立其健康行为模式的作用。

2. 研究思路

（1）采用 A 型行为量表，对冠心病患者施测，筛选出其中的 A 型行为者。

（2）采用半结构式访谈和参与式观察法收集资料，记录 A 型行为冠心病患者对自身性格的认识及住院情境中的心理需求。

（3）整理分析资料。

3. 研究结果（部分）　以下简介基于"A 型行为"的个性理论指导，通过与患者的访谈及行为观察记录，得到冠心病患者对 A 型行为的认识及护理需求等信息。

（1）被访者对 A 型行为的认识与其健康教育对策：大致可分为以下几类：

1）一知半解，且错误解构：此类患者对自身健康关注程度较高，比较配合其疾病治疗及康复，学习态度积极。对此类患者实施健康宣教，一般能取得满意效果，但对其健康宣教的前提是首先纠正其错误认知，尤其是被歪曲的认知。

2）虽有了解，却漠然处之：此类患者给外界留下的印象是自负、过度自尊、不太听取他人意见、常以自我为中心。此类患者的认知观念常含有强烈的自我意识,是其在生活中养成的一种自我保护方式。改变此类患者的认知往往具有一定的挑战性,且权威式宣教一般难以取得令人满意的效果。

3) 丝毫不知,愿细听分说:此类患者可能是所有 A 型行为冠心病患者中最容易与之建立互信的护患关系的。他们一般较重视自身的健康,迫切地想了解相关知识。护士较容易抓住此类患者的心理,对其开展相应的心理干预。

(2) 被访者对 A 型行为的认识来源:患者主要通过以下途径认识 A 型行为。

1) 日常阅读的书籍、观看的电视节目及网络。

2) 日常与他人交流。

3) 以往的住院经历。

(3) 被访者改变 A 型行为的方式及动力来源:简述如下。

1) 常用的改变 A 型行为的方式:患者大多有一套调整自己情绪的心得,并认同其 A 型性格的缺点,也有改变不良情绪状态和不当行为方式的愿望,甚至许多人已付诸努力。纠正患者 A 型行为的核心是改变其错误认知,其关键是教会患者调整情绪/行为的正确方法。

2) 行为改变的动力来源:患者自身拥有积极的健康意识,可主动促使自己改变不良行为方式;基于家人及亲属的期望,敦促患者改变不良行为方式;受到周围人的影响,在他人的带动和感召下改变其不良行为方式。

(4) 被访者对心理护理的进一步需求:主要体现在以下三方面。

1) 加强健康教育的力度和深度:护士需将此类患者的健康教育做得更细致,需因人因时而异,根据不同患者的需求施以不同的方式与内容,教会患者“是什么”的同时要教会他们怎么做,切实发挥健康教育的积极作用。

2) 增加情绪调控理论及方法的指导:护士应掌握合理疏泄情绪、纠正不良行为的方法,以适应患者的更高层次要求。

3) 深入护患间的沟通交流:护士作为心理护理的主要实施者,在与患者相处的过程中,要始终关注患者所需,主动与患者沟通交流,建立良好的护患关系,为进一步为其实施的心理护理做好准备。

(张静平)

小结

人格心理学以认识和研究人的人格为对象,从心理学的视角探索人格构成与表现、人格产生与发展、人格培养与提升、人格适应与矫正等方面规律和机制。它主要研究人格结构、人格动力、人格发展和人格适应等,最主要应用于人格的评鉴和预测及完善个体人格。人格理论的重要价值有三:①有助于人际间的沟通;②了解人类的行为提供解释框架;③有益于扩展知识。人格理论可为心理护理研究及实践提供重要借鉴。

特质理论包括奥尔波特的特质理论、卡特尔的特质因素理论、艾森克的人格维度理论。奥尔波特的特质理论直接从个体本身的行为特点出发探讨人格问题,直接量化了解和研究个体的行为特点,以区分人格的个体差异;卡特尔把人格视为与环境相关的一种系统,主要探讨人格和环境在变化过程中的复杂关系;艾森克特质的稳定持久性,当这些特质聚集在一起时,便组成一些且对个体行为影响力巨大的类型。

精神分析的人格理论主要包括:弗洛伊德的意识层次理论、荣格的人格分析理论、阿德勒的个人心理学及现代精神分析理论。弗洛伊德认为人的精神活动(欲望、冲动、思维、幻想、判断、决定、情感等)在不同意识层次里发生和进行,将人的心理活动分为意识、前意识、潜意识三个层次;荣格大力倡导分析心理学,主张把人格分为内倾和外倾两种及意识、个体潜意识和集

阅读笔记

体潜意识三层;阿德勒将其理论体系区别于弗洛伊德的理论,认为人格的动力是社会动机,提出寻求优越的概念等;现代精神分析理论有其新的发展,主要包括自我心理学(强调自我有更强的主动性以适应和调节)、客体关系理论(特别强调生命早期阶段母婴关系对个体心理发展的重大影响)、自体心理学(认为一个人自身的夸大性自体与理想化自体出现隔离,就会出现心理功能紊乱)等。

人本主义理论包括马斯洛的人本主义人格理论和罗杰斯的人格自我理论,强调人的成长与发展,它重视人的独特性、寻找价值的重要性及人有选择的自由。马斯洛主张以正常人为研究对象的人本主义心理学,研究人的经验、价值、欲求、情感、生命意义等重要问题,旨在促进个人健康发展,提高个人的尊严和价值以达到自我实现;罗杰斯认为成为机能完善的个体的关键是"自我与经验的协调一致"。

行为主义理论包括斯金纳的操作性条件作用理论、多拉德和米勒的刺激 - 反应论、罗特的社会学习论、班杜拉的社会学习论。斯金纳反对任何理论假设,坚持用描述、归纳、实验的方法研究有机体的行为;多拉德和米勒把动物实验结果与弗洛伊德的临床观察结合,提出其研究某种情境下反应和线索刺激之间形成联结的学习理论;罗特认为人类主要或基本的行为模式在社会情境中习得,个体寻求满足时,必须有他人作为媒介;班杜拉从认知和行为联合作用的角度出发,发展其涵盖观察学习、交互决定论、自我调节理论、自我效能理论等主要观点的社会学习理论。

与积极人格特质相关的理论及其实验:①内 - 外心理控制源理论,认为控制点与其他人格变量一样,是个连续体,它的一端是外控,另一端是内控;内控者面对问题时倾向于主动解决,外控者则倾向于听天由命。罗特的"内 - 外控对个体决策和行为影响"试验证实,个体的内、外控制点倾向影响个体的决策和行为。②坚韧性人格理论,认为具有坚毅性人格的个体倾向于将压力情境当作收获和成长的机会;坚韧性由承诺、控制和挑战三部分组成;奥瑞德的"坚韧性人格对应激源的认知和生理反应"试验表明,高坚韧人格的个体处理应激事件时,更多采取积极认知评价,对其健康具有保护作用。

思考与练习

1. 患者李某,男性,57 岁,农民,育有 1 子、1 女,均已结婚,半年前老伴去世。患病前一直独居,平常不爱社交,对外人非常谨慎,少言语,经常在家独自唉声叹气。近日因呼吸短促、心跳加快、胸口疼痛、头痛来医院的门诊就诊。请依据艾森克的特质理论描述该患者的特质,并分析其出现上述症状的原因。

2. 调查发现,恐怖袭击过后,人们感觉缺乏自身安全。由于恐怖分子的袭击时常神出鬼没、无处不在,以致人们觉得他们好像无法控制、预防或躲避此类袭击。请结合班杜拉的社会学习论,分析如何改善该群体的问题。

参考文献

1. 黄希庭 . 人格心理学[M].杭州:浙江教育出版社,2002.
2. Ryckman RM. 人格理论 . 第 8 版[M].高峰强,陈英敏,王美萍,等译 . 西安:陕西师范大学出版社,2005.
3. 洪炜,等 . 医学心理学 . 第 2 版[M].北京:北京大学医学出版社,2009.
4. Jerry M Burger. 人格心理学 . 第 7 版[M].陈会昌,等译 . 北京:中国轻工业出版社,2010.
5. 黄菲菲 . 肺癌患者术后肺康复自我效能感量表编制及干预的初步研究[D].长沙:中南大学,2015.
6. McAdams DP. The person: an introduction to the science of personality psychology. 5th ed.[M]. New York: John Wiley & Sons Inc,2009.

阅读笔记

7. Mischel Walter. Introduction to personality . 2nd th.［M］. New York：Holt，Rinehart and Winston，1976.

8. Weinstock LM，Whisman MA. Neuroticism as a common feature of the depressive and anxiety disorders：a test of the revised integrative hierarchical model in a national sample［J］. J Abnorm Psychol，2006，115：68-74.

9. Armstrong L，Rimes KA. Mindfulness-based cognitive therapy for neuroticism（stress vulnerability）：a pilot randomized study［J］. Behavior Therapy，2016，47（3）：287-298.

10. Chauvin B，Thibault-Stoll A，Chassagnon S，et al. Sleep-related cognitions mediate the impact of neuroticism on insomnia［J］. American Journal of Health Behavior.2015，39（5）：623-631.

11. Mandel SE，Davis BA，Secic M. Effects of music therapy and music-assisted relaxation and imagery on health-related outcomes in diabetes education：a feasibility study［J］. Diabetes Educator. 2013，39（4）：568-581.

12. Pike T，O'Donnell V. The impact of clinical simulation on learner self-efficacy in preregistration nursing education［J］. Nurse Education Today，2010，30：405-410.

13. Grov EK，Fossa SD，Bremnes RM，et al. The personality trait of neuroticism is strongly associated with long-term morbidity in testicular cancer survivors［J］. Acta Oncologica，2009，48：842-849.

阅读笔记

第三章　基础心理学理论与心理护理

基础心理学即普通心理学,是研究心理学基本原理和心理现象的一般规律的心理学,是所有心理学分支的最基础和一般的学科。其涉及的领域广泛,包括心理的实质和结构,心理学的体系和方法论问题,感知觉与注意,学习与记忆,思维与言语,情绪情感与动机意识,个性倾向性与能力、性格、气质等基本的心理现象及其相关生物学基础。

本章尝试引入"基础心理学的经典理论及其相关实验研究",依次从"提出假说、研究构思、实验设计、验证假说、构建理论"等方面进行阐述,实现"从理论到实验"或"从实验到理论"的转换或升华,以期为拓展心理护理的研究视野提供借鉴。

第一节　基础心理学理论与实验研究

一般认为,普通心理学、生物心理学、发展心理学等属于基础研究范畴,心理学通常将心理现象按照其形式分为心理过程和个性心理两大部分,见图 3-1。

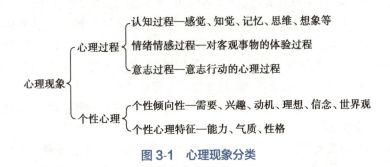

图 3-1　心理现象分类

实际生活中,人们所反映出的各种心理现象都是密切联系、相互影响的,具有高度的整合性。如注意是一种较特殊的心理现象,但注意不是独立的心理过程,而是一种伴随着人们各种心理活动过程存在的意识倾向。

基于心理护理研究对象的特点,其关注重点是与人们健康密切相关的心理现象及其变化

阅读笔记

规律。本节着重推介感知觉、情绪、动机、人的心理发展等与健康维护紧密关联的心理现象研究的相关基础心理学理论及其实验研究。

一、感知觉与意识及其实验研究

以下简介基于感知觉、意识剥夺的经典实验研究。

(一) 感觉与其实验研究

1. 感觉的概念   感觉即人脑对直接作用于感觉器官的客观事物个别属性的反应。人的认识活动从感觉开始,通过感觉,个体才能进一步了解客观事物的各种属性,知其身体内部的状况与变化;通过感觉,个体才可能进行复杂的知觉、记忆和思维等认知加工活动,从而更好地反映客观事物。因此,感觉是维持个体正常生理活动的重要保障。倘若感觉被剥夺,人的思维过程便会产生紊乱,导致其注意力集中困难,甚至发生严重的心理障碍。为探讨感知觉对人们身心的影响及其程度,加拿大心理学家贝克斯顿(Bexton)等研究者设计了以下经典实验。

2. 经典实验——感觉剥夺实验(experiment of sensory deprivation)   1954 年,加拿大心理学家贝克斯顿(W.H.Bexton)、赫伦(W.Heron)、斯科特(T.H.Scott)等在加拿大蒙特尔海勃(Hebb)实验室首先进行了"感觉剥夺(sensory deprivation,SD)"实验。以下主要论及实验的研究假设、研究设计及其结果。

(1) 感觉剥夺:指有机体与外界环境刺激处于高度隔绝的特殊状态,即有机体处于外界的声音刺激、光刺激、触觉刺激都被排除的状态。

(2) 研究设计:分为实验前、实验中两阶段。

1) 实验前:实验被试为自愿报名的大学生,每天报酬为 20 美元,当时大学生打工的收入为每小时 0.5 美元,因此大学生非常愿意参加该实验。被试以为可利用此机会好好睡一觉,或者考虑他们的论文或课程计划。但后来他们报告:"实验中他们根本无法进行清晰的思考,不能集中注意力,哪怕是短短的几分钟"。

2) 实验中:要求被试每天持续 24 小时安静地躺在实验室中一张舒适的床上,严格控制被试的感觉输入。为营造其极端感觉剥夺的状态,房间内装有隔音装置,被试听不到一点声音,还被要求戴上半透明保护镜以尽量减少视觉输入;两只手戴上木棉手套,并用纸卡卡住;为限制各种触觉刺激,在被试头部垫上气泡胶枕,并用空气调节器产生单调的"嗡嗡"声以限制他们的听觉。被试的吃、喝、排泄等均由主试事先安排好,用不着他们移动手脚。总之,被试的外界刺激几乎全部被"剥夺"。

(3) 研究结果:几天后,被试发生某些病理心理现象。

尽管报酬很高,却几乎没有人可以在实验室中坚持该实验达 2~3 天以上。实验刚开始,被试还能安静地睡着;稍后,被试便开始失眠,不耐烦,急切地寻找刺激,他们想唱歌,打口哨,自言自语,用两只手套互相敲打,或者用它去探索自己住的这间小屋。换言之,被试变得焦躁不安,老想活动,觉得很不舒服。个别坚持实验的被试在其参与感觉剥夺实验 7 天后,出现了经典的病理心理现象:①发生错觉、幻觉、感知觉综合障碍及继发性情绪行为障碍;②对刺激过敏,紧张焦虑,情绪不稳;③思维迟钝;④暗示性增高;⑤主诉多种神经症症状,被试在实验结束后至少需要 3 天或以上的时间才能恢复其原先的正常状态。

(4) 研究结论:该实验说明,外界的刺激对维持人的正常生存十分重要。人的身心要想保持在正常的状态下工作、生活,就需要不断从外界获得新的刺激;丰富多彩、多变的环境刺激,是有机体生存与发展的必要条件。

3. 研究的启示   临床护理实践中,感觉剥夺现象常发生于 ICU 的区域。综合性医院中 ICU 病室内的床间距较小,而且危重患者因病情需要,持续使用的心电监护仪、呼吸机等其他设备的报警声不断单调而机械地重复,患者在该环境中又缺乏与他人的交流和表达。

阅读笔记

ICU 病室的环境在一定程度上可造成患者的感觉剥夺,易使之产生 ICU 综合征,如表现为患者意识清醒 2~3 天后出现谵妄症状和其他病症,且其症状在转出 ICU 后 3~4 天依然存在。因此,临床护士需改善 ICU 的监护环境,减少患者因单调机器噪音引起的听觉剥夺,为患者提供一定的感觉刺激以改善其因卧床限动而产生的感觉剥夺,以减少其 ICU 综合征的发生概率。

4. 后续研究 任何研究或实验,都可能存在两种或以上的结果。如有学者提出"感觉剥夺不一定对个体造成困扰;相反,部分的感觉剥夺有助于人们缓解压力、改变个体的自控能力"等,其后续研究报告如下。

(1) 限制感觉与吸烟者行为的研究:皮特·聚德费尔德(Peter Suedfeld,1980)曾以吸烟者为被试进行实验,发现限制他们的感觉输入有助于修正其行为。当将吸烟者被安置于一个限制刺激的环境中达 24h(可以起身喝水、上厕所),同时让其听着吸烟不利影响的有关说辞。随后的一个星期内,参与该实验的被试没有人再吸烟;一年后,他们当中 60% 的人仍未抽烟,其不吸烟人数是"只听吸烟不利的说辞而未限制感觉输入"的对照组被试中不再吸烟者的两倍。

(2) 感觉剥夺与放松身心的研究:另有研究者做了感觉剥夺的水箱实验,水箱里寂静无声、一片黑暗,水中盐分的浓度足以使人漂浮在水上,水温与体温相近,让被试在感觉剥夺水箱里漂浮 1~2 小时,随即测试其相关的应激指标和感觉。结果发现,该实验后被试的血压、肌肉紧张度和其他应激指标明显下降,且其视听觉、触觉及味觉等感觉的准确度等暂时性反应都更敏感。该实验表明,短暂的感觉剥夺能极大地放松身心,常伴随精神信念体系的松懈,有助于个体将其注意集中到自身的内省,从而有可能改变或逆转其平日并不自知的不良行为所依附的理念。据此,感觉剥夺或有望成为人们产生创造性思维的方式之一。

(二) 知觉与意识及其实验研究

1. 知觉与意识的概述 知觉基于感觉而产生,即人脑将大量源自感官系统的信息组织成一定形式和意义单元而形成知觉;知觉是人脑对直接作用于感觉器官的客观事物的整体属性的反映。人的意识水平(意识状态),很大程度上控制个体对什么信息有所知觉以及大脑如何组织其所知觉信息。个体常会体验到意识状态的变化,如注意力的集中或溃散、白日梦、进入睡眠或做梦等。在知觉和意识的研究领域,一些极具影响力的研究都集中于人的睡眠、梦和催眠。帕特里克(Patrick,1896)等最早报告其"睡眠剥夺对身心有害"的实验研究;20 世纪 50 年代,威廉姆·戴蒙特(William Dement)完成了第一个异相睡眠剥夺实验,即著名的梦剥夺实验。

2. 经典实验——梦剥夺实验(experiment on dream deprivation) 以下主要论及该实验的研究假设、研究设计及其结果。

(1) 睡眠剥夺(sleep deprivation):睡眠剥夺有 3 种基本方式:全睡眠剥夺、部分睡眠剥夺和选择性睡眠剥夺,其中选择性睡眠剥夺主要指异相睡眠剥夺,也叫梦剥夺或快速眼动睡眠剥夺(rapid eye movement sleep deprivation,REM-SD)。

(2) 研究目的:主要探讨两个问题:梦究竟是有碍于睡眠还是有益于睡眠? 睡眠是生理的需要还是心理的需要,或是两者共同的需要?

(3) 研究设计:分为实验前、实验中两阶段。

1) 实验前:该实验选取 8 名男性被试,年龄 23~32 岁;被试被要求在实验阶段每天于正常睡眠时间进入实验室。告知被试:实验过程中的任何时间段他都有可能被叫醒,而且要求被试不能在任何非实验睡眠时间段睡觉或打盹。

2) 实验中:将电极贴在被试头皮上及眼睛周围,记录被试的脑电波模式及眼动情况,相关记录被传送到隔壁房间。开始的几个晚上,让被试安静地睡觉,不予任何干扰,以使被试适应实验的睡眠环境,并为其后续实验数据建立参考基线。被试的正常睡眠基线建立后,主试便开始对其进行快速眼动睡眠(rapid eye movement sleep,REM-S)或梦睡眠的剥夺。即每次当电极

阅读笔记

传导的信息表明被试在睡眠中开始做梦时就叫醒被试,叫醒被试后让其坐起来几分钟以证明他确实被叫醒,几分钟后才允许他们再次入睡。经过几个晚上的梦睡眠剥夺后,被试进入恢复期,在此期间允许被试彻夜睡眠而不被打扰,相关记录仍在进行,以便记录被试此间的快速眼动睡眠时间。

(4) 研究结果:被试被剥夺几天的梦睡眠后,在其恢复期的第一晚,梦睡时间平均达到 112 分钟,与基线水平相比有非常显著的提升。排除两个不合格被试后,恢复期第一晚被试的平均梦睡眠时间增加超过 50%。研究还发现,经历了几个晚上的梦剥夺之后,被试均出现轻微的焦虑不安、注意力不能集中、激动发怒、疲乏等症状。后续的研究也指出,长期的梦剥夺会对个体的身心造成危害。

3. 研究的启示　住院患者的身心状态特殊,其需要的睡眠时间较正常人更多,但有研究表明,大部分住院患者的睡眠不足,尤其是疾病严重者和 ICU 患者,常因周遭环境的噪音、疾病的不适感、疼痛、药物等作用而发生睡眠剥夺现象。有研究显示,ICU 患者睡眠的第 1、第 2 阶段增加,而第 3、第 4 阶段即快速眼动期有所减少,说明 ICU 患者的睡眠结构紊乱、睡眠质量差。如何提高患者的睡眠质量、防范其睡眠剥夺,是临床护理的工作重点之一。有研究者建议采用放松按摩、音乐疗法、治疗性抚触等方法,预防患者的睡眠剥夺;也有学者指出,日常相对保持一段不打扰患者的时段,可有效减少其睡眠干扰。据此,护士可进一步在临床实践中尝试此类研究,探索更多的解决方法,促进患者的睡眠质量。

4. 后续研究　主要简介不同于上述研究结论的其他研究报告。继上述研究后,戴蒙特用十几年的时间继续他早期的开创性研究,他发现在更长一段时间内剥夺被试的快速眼动睡眠(梦睡眠),不一定引起有害的变化。他总结道:"10 年的研究未能证明大量的不良影响是由剥夺快速眼动睡眠引起的,即使这种剥夺是长期而有选择的"。事实上,部分心理学家坚持认为睡眠剥夺不一定引起身心危害;杰拉尔德·沃格尔(Gerald Vogel,1960)及其同事的一系列研究还证明,睡眠剥夺对于内源性抑郁症患者有缓解作用。另有学者的研究发现,睡眠剥夺具有缩短抑郁症持续期的倾向,且此倾向与睡眠剥夺的处理时间有关,越早实施其睡眠剥夺效果越好,推测可能因抑郁症患者异相睡眠的潜伏期短,出现的频率较多,且分配不规则,而睡眠剥夺恰恰可改变抑郁症患者异相睡眠分配的不规律性,从而有助其抑郁症的缓解,此研究结论被认为有望为治疗抑郁症开辟新的路径。

二、情绪及其实验研究

情绪是人对客观事物所持态度在内心产生的体验,是人的需要是否满足的反映。积极的情绪可激发人们认知的积极性,使人锐意进取;恐惧、抑郁等消极情绪,则多为破坏性情感,长期的消极情绪可导致心身疾病。近 20 年来,已得到大量关于抑制情绪不利于健康或表达情绪有利于健康的证据,情绪的表达被视为"健康的关键"。有研究表明,把创伤经历转化为语言可减少其对自主神经系统的作用,伤者倾诉创伤对其生理和心理均大有裨益,可改善健康。

(一) 情绪的三因素理论及其实验研究

1. 情绪的三因素理论　美国心理学家斯坦利·沙赫特(Stanley Schachter,1922—1997)和辛格(Jerome E.Singer)针对情绪的起因,提出其"情绪的三因素理论(three-factor theory of emotion)",把情绪的产生归之于环境因素(刺激情境)、生理状态(身心状态)和认知过程(情绪经验)三种因素共同作用的结果。该理论认为,个体认知的参与、认知对当前情境的评估和生理唤醒的评价过程,是情绪产生的重要机制,即情绪体验源自个体对刺激情境性质的认知(如可怕的还是可笑的)和个体对自己身体生理变化的认知(如自己觉得如何)。个体通过周围环境的暗示、自己对刺激信息的认知加工,再对情绪状态加以解释和分类。环境因素、生理因素、认知因素三者间的关系,见图 3-2。

阅读笔记

2. 经典实验——沙赫特和辛格的实验 1962 年,沙赫特和辛格以自愿当被试的若干大学生为研究对象,开展验证情绪理论的实验研究。

刺激情境 → 对刺激情境的认知评价

生理反应 → 对生理变化的认知解释 → 情绪

不能解释的生理变化 → 对生理变化的认知解释

图 3-2 沙赫特和辛格的情绪三因素理论

(1) 研究目的:验证情绪的三因素理论。

(2) 研究设计:分为实验前、实验中两阶段。

1) 实验前:征得被试同意的前提下,先给 3 组被试注射肾上腺素,使他们处于生理唤醒状态,目的是让所有被试处于相同的生理唤醒状态。药物注射完毕后,实验者对 3 组被试作了 3 种不同的说明,解释其被注射药物可能引起的反应。①告知第一组被试:"注射药物后将产生心悸、颤抖、脸发烧、兴奋等反应",此为注射肾上腺素的真实效果,第一组即被命名为"告知组";②告知第二组被试:"注射药物后将产生全身麻木、发痒和头痛等现象",此与肾上腺素的真实效果完全不同,该组即被命名为"误告知组";③告知第三组被试:"药物是温和、无副作用的",即不告知该组被试肾上腺素的效果,第三组被命名为"未告知组"。实验前对 3 组被试的不同告知,是诱使 3 组被试对自己的生理状态做出不同的认知解释。

2) 实验中:人为地安排两个实验情境。①"欣快"情境中,被试所见是一个人在室内唱歌、跳舞、玩耍,表现十分快乐,并邀请被试一起玩耍;②"愤怒"情境中,被试所见是一个人正对着一张繁琐的问卷发怒、咒骂、踩脚,并最终撕毁调查表,而被试也被要求填写同样的调查表,调查表所列题目带有攻击和侮辱性质,使人极为愤怒。将上述 3 组的被试随机分成两部分,并让其分别进入"欣快"、"愤怒"两种实验情境中,实验者观察置身于不同情境下各组被试的情绪反应。

(3) 研究假设:①若情绪由生理唤醒单独决定,那么三组被试即应产生同样的情绪;②若情绪由环境因素单独决定,则进入"欣快"情境的被试均应产生欣快的情绪,而所有进入"愤怒"情境的被试均应产生愤怒情绪。

(4) 研究结果:实验结果有些出乎研究者的意料,"误告知组"和"未告知组"的被试在愉快环境中表现出愉快的情绪,在愤怒的情境中则表现出愤怒的情绪;而"告知组"被试在两种情境中都表现得较为冷静。

(5) 研究结论:研究者认为"告知组"被试能正确解释自身的生理唤醒,也对环境影响有其认知解释,因而在实验情境中未出现任何情绪反应。而"误告知组"、"未告知组"被试对自身的生理唤醒的认知解释发生了错误,所以他们容易受到环境中同伴的暗示而产生相应的情绪。该实验证实,人们对生理反应的认知决定其最后的情绪体验。在情绪的产生过程中,生理唤醒和环境都有影响,因此情绪是环境信息、生理变化和认知信息在大脑皮层整合的结果。

3. 研究的启示 沙赫特和辛格的情绪三因素理论,可为临床心理护理过程中采用认知干预策略调整患者的消极情绪提供科学依据。如临床各类疼痛患者常因疼痛诱发焦虑、抑郁等不良情绪,若患者不能恰当评价和应对疼痛所致生理唤醒(如不了解疼痛发生原因,主观上夸大疼痛的感觉、缺乏管理疼痛的相关知识等),可加重患者的无助感,甚至丧失对生活的兴趣。临床已开展的针对患者疼痛的教育或认知心理干预,即通过帮助患者了解疼痛的相关知识和技术,助其恰当认知疼痛的生理唤醒,调节其消极情绪,以达到缓解疼痛、提高疼痛患者生活质量的目的。

4. 后续研究 沙赫特和辛格的情绪理论一经提出,便引发了学界的关注,出现了一系列后续的实验研究,但有些研究却得到与沙赫特和辛格的实验相反的现象。例如在实验室给被试注射肾上腺素,"激起其心率增快、血糖上升、呼吸急促、身体发抖等惧怕情绪的生理唤起症状";但人为中断情绪特有的机体变化,不一定导致情绪的破坏。有实验证明,情绪不只是对自主神经系统支配下生理变化的知觉,还受到更高级的神经中枢的调节和支配。

(二) 情绪的应激理论及实验研究

1. 情绪的应激理论　该理论因与健康密切关联,其重要学说及理论体系早已为广大医务工作者耳熟能详,故在此重点介绍验证应激理论(stress theory)的经典实验研究。加拿大心理学家汉斯·塞里(Hans Selye,1907—1982)在其情绪影响个体的身心变化的研究中,提出了情绪应激理论。塞里认为,人处于紧张或危险情境时,身体和精神会有过重负担,而此时又需要迅速做出重大决策以应付其危机,机体即因此处于应激状态。应激状态下,下丘脑 - 脑垂体 - 肾上腺神经 - 体液通路被激活,个体的心率、血压、体温、肌肉紧张度、代谢水平等均发生显著变化以应付紧急情境。应激状态有助于个体适应急剧变化的环境刺激,维护机体功能的完整性;但长久持续的应激状态会通过上述神经内分泌系统的变化,摧毁机体的生物化学保护机制,进而导致免疫力下降,发生胃溃疡、高血压等心身疾病。以下介绍应激与心身疾病的实验研究。

2. 经典实验——布瑞迪的"执行猴"(Brady's Executive Monkey)实验　该实验的创立者约瑟·布瑞迪(Joseph Vincent Brady,1922—2011),曾任约翰·霍普金斯大学医学中心的行为生物学教授,他于1958年报告的"执行猴"实验开创了应激与胃溃疡关系研究的先河。

(1) 研究目的:验证情绪应激与胃溃疡形成之间的关系。

(2) 研究设计:分为实验前、实验中两阶段。

1) 实验前:采取共轭设计(即将实验组与对照组配对,使两组接受刺激和做出反应的时间一致,以平衡时间的混淆),将 1 只实验组猴子(执行猴)与 1 只控制组猴子(非执行猴)配对,共4 对;一对对地把猴子分别固定在相邻的两个特制约束椅上,猴子后爪上安装电击,每只猴子前爪旁边都设置一根杠杆。

2) 实验中:每次都有两只猴子同时接受电击实验,其中"执行猴"接受电击时可自行按一根杠杆以避开对自己和控制组猴子的电击;"非执行猴"按压的那根杠杆则无法控制电击,只能被动地接受电击和等待另一只猴子按压杠杆以避免电击。每隔20秒给椅子通电一次,只有"执行猴"在到 20 秒即将通电时按压杠杠,以使两只猴子都可免遭电击。整个实验期间,采集每只猴子的 24 小时或 48 小时尿样,以测定其尿中的 17- 羟皮质类固醇。

(3) 研究结果:实验组的 4 只猴子分别于正式实验后的第 9 天、23 天、25 天、48 天死亡,肉眼和显微镜检查均提示,"执行猴"均患有严重的胃溃疡;而 4 只"非执行猴"则安然存活且无胃溃疡痕迹。经对实验猴的 17- 羟皮质类固醇测验表明,"执行猴"的严重胃溃疡并非其肾上腺皮质活动增加所致。

(4) 研究结论:该实验说明,生理的单方面紧张并不是溃疡形成的主要原因;心理警觉与决策焦虑所致情绪反应才可能是溃疡形成的主要原因;布瑞迪的执行猴实验证实了应激对身体机能的损害作用。

3. 研究的启示　当今社会,个体因应激所致身心健康问题日趋严重,如应激性溃疡、高血压等。临床研究发现,癌症患者发病前也多有长期的心理矛盾、不满、不安全感等应激性情绪体验,特别是曾有严重精神创伤及过度忧郁史的个体。因此,通过应激情绪的有效管理既可预防应激性疾病,亦有助于指导高血压、胃溃疡、癌症等患者的疾病康复和自我管理。特别是在临床实践中,护士常因需独立地做出决策、对患者疾病的转归负有责任等常处于应激状态,故协助急诊科、ICU 等科室的护士做好自身应激情绪的管理,也是其为患者实施心理护理的重要前提。

4. 后续研究　尽管布瑞迪的实验较早提出应激可引发心身疾病,但未区分应激的性质,有研究者基于布瑞迪的实验加以改进后得出与其不同结论,具体如下。

(1) 警告音调的作用:有研究者用老鼠代替猴子重复布瑞迪的实验,但增加了一种警告性

阅读笔记

音调,即在 20 秒快到时给予老鼠即将通电的警告,让"执行鼠"采取行动。结果发现,两组老鼠都得了胃溃疡。但由于警告音调的安全保障,"执行鼠"的溃疡病变比"被动鼠"轻得多。

(2) 韦斯(Jay M. Weiss)的"不可逃避的电击"实验(1971):他基于布瑞迪实验并加以改进,将老鼠分为逃避组、共轭组(与逃避)、控制组 3 组,各组老鼠的月龄和体重几无差别。该实验设计:①逃避组的老鼠可通过蹬轮子切断电源使电击停止,并可使下次遭受电击的时间延迟;②共轭组(与逃避)的老鼠蹬轮子不能停止电击,且逃避组的老鼠受到电击时,共轭组的老鼠也受到电击,逃避组的老鼠切断电源时,共轭组的老鼠也即停止电击;③控制组的老鼠不会受到电击。研究结果显示,共轭组老鼠患胃溃疡的最多;逃避组老鼠患胃溃疡的明显少于共轭组,控制组老鼠未患胃溃疡。由此可见,无法逃避的电击更容易导致胃溃疡,此提示生活中不可控的生活事件对人们健康的影响最大。与布瑞迪的"执行猴"实验相比,该实验的结果更清晰、更具说服力。

(三) 习得性无助理论及其实验研究

情绪的起源问题一直都困扰着心理学家,约翰·华生(John Broadus Watson,1878—1958)的著名实验"小阿尔伯特"虽证实了情绪可通过条件反射而习得,即证实了小男孩阿尔伯特对老鼠甚至后来泛化到恐惧白色物品是通过条件反射习得的。但他未考虑到一个重要情境:假设阿尔波特到了一个可以控制的情境,如按动某个开关老鼠便会消失,已习得恐惧情绪的阿尔伯特会做何反应? 美国心理学家、教育家马丁·塞里格曼(Martin Seligman,1942—)和史蒂文·梅尔(Steven Maier)在前人的基础上开展了一系列实验,并在实验基础上构建了其以下理论。

1. 习得性无助理论(learned helplessness theory)　该理论的创立者塞里格曼认为,人是否认识可控制自己的能力由其个人的经验决定。当个体努力控制一定的生活事件时反复失败,他便会完全放弃做出控制的努力。若某种失败多次发生,个体就可能将其缺乏控制的认知推及至所有生活情境中,即使有些情境其实可控。这种扩散的缺乏控制感,易导致个体无助、沮丧并对生活失去希望,斯里格曼将这种导致抑郁发生的原因称作"习得性无助"。之后,塞里格曼基于其前期理论,加入预期、归因等认知成分,进一步解释抑郁症的成因,当今习得性无助已发展为理解抑郁的一个重要模式。塞里格曼认为,有三个维度会造成个体抑郁:维度一,与个体相信问题是内在还是外在的(内 - 外归因)有关;维度二,个体将情境看作是稳定的还是不稳定的(稳定 - 不稳定归因)有关;维度三,与普遍还是特殊的连续体(一般 - 特殊归因)有关。总之,当不良事件发生时,倾向将负面事件解释为内在、稳定与普遍的个体更容易发生抑郁;而将不可控不良事件归因于外部、不稳定和特殊的个体不容易产生无助感。

2. 经典实验——马丁·塞里格曼的习得性无助实验(Martin Seligman's learned helplessness experiment)　塞里格曼于 1967 年以动物为研究对象,尝试验证其习得性无助理论的实验研究。

(1) 研究假设:动物因先前不愉快情境所致习得性无助,即便身处一个它们有能力躲避不愉快情境的新情境中,也会放弃其尝试行为的努力。

(2) 研究设计:分为实验前、实验中两阶段。

1) 实验前:研究人员将狗随机分为 3 组,每组 8 只。第一组是可控制电击组,第二组是不可控制电击组,第三组是无束缚的对照组。将可控制电击组、不可控制电击组的狗一一配对后,将其单独安置并固定,狗只能稍微移动。在每只狗的头部两侧各安了一个镶板,用以控制电击。可控制电击组的狗到受到电击后,可通过按压头部两侧的任一镶板终止电击;不可控制电击组的狗则在受到电击后,无论做什么,电击都将继续,即全无终止电击的控制权。两组狗的电击时间一致。一旦可控制电击组的狗按压镶板终止电击,对不可控制电击组的狗的电击亦即停止,确保两组狗接受电击的时间和强度完全相同。

2) 实验中:又分为以下两阶段。

第一阶段:可控制电击组和不可控制电击组的狗在 90 秒内同时接受 64 次电击,此阶段对

阅读笔记

照组的狗不接受任何电击。可控制电击组的狗在挣扎中学会用头部挤压镶板以终止电击,但不可控制电击组的狗却对终止电击无能为力。24 小时后,开始以下第二个实验阶段。

第二阶段:3 组狗同时被关在装有一盏信号灯的往返箱里,往返箱底部设置电流,信号灯熄灭 10 秒后,电流就会通过箱子底部。此时,如果狗能在 10 秒内跳过隔板,就能避免电击。否则它将持续遭受电击,直到它跳过隔板或等 60 秒电击结束。每只狗平均接受 10 次电击实验;7 天后,不可控制电击组的狗再次在往返箱中接受 10 次额外测试。研究人员记录了每组狗从灯光熄灭到跳过隔板的平均花费时间、每组中未学会逃脱电击的狗所占比例。

(3) 实验结果:第一阶段的 64 次电击中,可控制电击组的狗按压镶板停止电击的用时迅速缩短;不可控制电击组的狗尝试 30 次后便完全放弃按压镶板的行为。在往返箱中的全部实验中,不可控制电击组的狗逃脱电击所耗平均时间最长,与其他两组存在统计学的显著差异;可控制电击组和无束缚控制组之间的耗时差异不显著。不可控制电击组的狗跳过隔板以逃脱电击的比例也与其他组存在显著差异,其 6 只狗在全部 10 次测验中有 9 次或 10 次的失败记录,即使其 1 周后再次返回往返箱中接受测试,仍有 5 只狗每次测试均以失败告终。

(4) 研究结论:该研究证实了赛里格曼的假设,即先前经验中的习得性无助,使狗丧失在新情境中尝试躲避行为的动机,习得性无助可泛化至其他情境中。

3. 研究的启示　临床上,可见到不少患者因体弱多病或身患癌症等,便显现"我没有希望了"、"我听天由命吧"等习得性无助状态,如大面积烧伤患者因早期随时遭遇到伤亡的威胁,表现出极度的恐惧、绝望感,认为自己无论怎样努力也无济于事,以消极的方式对待其治疗和康复;伤情稳定后,患者又担心高额的医疗费用造成其经济重负,且烧伤所致外在形象和生活质量的改变等令其无法控制,致其无助感较强。临床护士可对其实施认知干预,引导其正确归因以增加自我概念和自我效能,进而减轻其抑郁、焦虑,助其心理调适,达成其烧伤后较好的机能修复和生活质量。

4. 后续研究　塞里格曼的习得性无助实验以狗为研究对象,其他研究者探索其他动物及人类是否也有习得性无助? 他们基于塞里格曼的实验开展了一系列研究,发现了一些有趣的结果,也可证实习得性无助在人类的适用性。

(1) 金鱼的电击实验:美国田纳西大学的布朗(Gary E.Brown)、史密斯(Paul J.Smith)和彼得斯(R.Brian Peters),为验证塞里格曼的理论在水中动物的适用性,花了很多工夫制造了一种供金鱼使用的特殊穿梭箱,并对 45 条金鱼做了 65 次的电击实验,其研究结果并不支持塞里格曼的习得性无助学说,表明哺乳动物跟水中动物有所区别。

(2) 控制噪音实验:有研究者就塞里格曼的实验步骤稍作改动,构思一种可测人类是否受习得性无助影响的方法,即用令人烦躁但不感到痛苦的噪音替代电击。对照组被试可按压正确的按钮关掉噪音;实验组被试即使按了正确按钮也无法关掉噪音。与塞里格曼上述实验类似,实验组被试很快意识到其无法逃避那些讨厌的刺激。随后,研究者让所有被试离开噪音环境去解决另一种问题,对照组被试处理新问题时几乎没有困难;控制按钮关噪音时获得无助感的被试,处理新问题时的表现则非常糟糕,验证了该实验在人类的适用性。

(3) 婴儿控制移动物体的实验:芬克斯坦(Neal W. Finkelstein)和拉美依(Craig T. Ramey)的研究,再次印证人类的习得性无助。研究者在两组婴儿的小床上悬挂旋转的物体。给一组婴儿使用压力敏感型枕头,只要婴儿移动头部,即可控制物体的旋转;另一组婴儿则采用普通型枕头,且其床上悬挂的旋转物体被设置成随机旋转,与婴儿的控制无关。每天让两组婴儿面对旋转物体 10 分钟,持续 2 周后,压力敏感型枕头组的婴儿能很熟练地移动其头部控制物体的旋转。更重要的发现是,给普通枕头组婴儿换成压力敏感型枕头,再给予其更多学习时间后,该组婴儿却仍没学会控制旋转物体,表明他们已产生习得性无助。

阅读笔记

三、需要与动机及其实验研究

需要是有机体在生存和发展的过程中,感受到的生理和心理上对客观事物的某种要求。动机指由特定需要引起、以满足各种需要的特殊心理状态和意愿。

一般认为,动机由有机体的某种愿望、需要所引起,需要是动机产生的基础之一。本节主要介绍需要与动机的相关理论及其实验研究。

(一) 心理紧张系统理论及其实验研究

1. 心理紧张系统理论 指德国心理学家库尔特·勒温(Kurt Lewin,1890—1947)提出心理紧张系统的概念。他认为,"只要一个人内部存在一种心理需要,就会存在一种处于紧张状态的系统"。紧张的释放可为心理活动和行为提供动力及能量,也构成了决定人心理活动和行为表现的潜在因素。总之,由需要引起的心理紧张系统,是人的行为和心理活动的根本动力。

2. 经典实验——蔡加尼克效应(zeigernik effect)实验 1924 年,勒温的学生蔡加尼克(Bluma Wulfovna Zeigarnik,1900—1988)设计了一系列实验以佐证心理紧张系统理论。

(1) 研究目的:检验心理紧张系统概念。

(2) 研究设计:要求患者做 18~20 项简单题目,如完成拼图、从 55 倒数到 17、演算数学题、把一些颜色和形状不同的珠子按一定模式用线穿起等。实验过程中,蔡加尼克只让患者顺利地完成其中的一些工作,剩余的一些工作被中途停止,转而继续做其他工作。实验结束后,蔡加尼克让患者回忆所做过工作的名称。

(3) 实验结果:绝大多数患者首先回忆起那些被终止而未完成的工作,平均占 68%,而对已完成的工作回忆量平均为 43%。对那些被终止而未完成的工作,患者不仅回忆得快,且回忆得多又准确。

(4) 研究结论:当患者接收一项工作时,内心即产生完成这项工作的准需要,完成工作便意味其心理紧张的解除,如果未完成工作,紧张状态持续存在,准需要有待实现。患者之所以回忆其中途受阻而未完成工作的名称占优,与其持续存在的准需要有关。

(5) 研究的启示:临床工作中,患者时常向护士询问其疾病相关知识、饮食起居的注意事项等,护士除耐心解答患者的相关疑虑,满足其准需要,还可主动为患者开展相关知识的培训。培训初期,护士应根据患者实际需求及可接受能力设置具体可行的学习目标,帮助他们寻找其现实水平和可能水平的差距,即形成其"心理紧张系统"。为患者施教的过程中,护士适时的留白可为患者的学习注入动力,如用课堂提问引发患者的讨论,并于课程结束前患者讨论达到高潮时将其中断,即可将患者学习和探究其疾病知识的积极性充分地延伸到课外。

(6) 后续研究:勒温的另一名学生做了"受阻活动的重做趋势"的实验。他的阻止实验与蔡加尼克的"阻止技术"不同,他采用的两种阻止方法:①中途阻止;②中途改做其他类似工作。实验中,命令儿童做某项工作,中途予以阻止,然后让他们做另一项工作。了解儿童完成后一项工作后,是否还想继续前一项工作? 结果表明,两种情况下,儿童都产生了重做受阻工作的趋势。但前一种有 100% 的重做趋势;后一种有 82% 的重做趋势。结果表明,让儿童改作其他工作,可产生一种"代替满足"的作用。勒温认为该实验同样证实了"一种目的或一种意向,可形成一种准需要,产生一种具有动力意义的紧张系统"。他指出:"重做趋势的实验证明,只要需要未得到满足,便存在一种与目标相连的力量,并指引着朝向目标的活动"。

(二) 亲和动机理论及其实验研究

1. 亲和动机概述 以下简介其概念及理论概要。

(1) 亲和动机(affinity motivation):指个体在社会基础上,与他人交往、保持和谐相处及与群体保持某种关系的内在力量和需要,是人与人相处时表现亲近行为的内驱力。如需要他人关心和帮助、需要友谊和爱情、需要他人承认和接纳、需要支持和合作等,均为亲和动机。亲和动

阅读笔记

机是重要的社会动机,对人的社会生活具有重要意义,若该动机得不到实现,个体的心理和健康就会受到很大影响,甚至造成严重身心障碍,影响社会功能。

(2) 理论概要:社会心理学家对亲和动机主要有如下理论解释。

1) 本能论:该理论以古希腊哲学家亚里士多德(Aristotélēs,公元前384年—公元前322年)和近代英国心理学家威廉·麦独孤(William McDougall,1871—1938)为代表,认为人天生有一种亲和本能,是产生结群、交往行为的原动力;遗传的基本交往倾向是自然选择的结果。远古时期,独立的个体很难应付巨大凶狠的野兽,需要聚集起来相互警戒,相互帮助以维护彼此的生命安全,因而具有亲和动机的个体得以存活,并将其作为一种本能而长期保持。

2) 后天学习论:该理论认为亲和行为与其他行为一样,也是后天学习的结果,较著名的是条件作用理论。即婴儿之所以依恋母亲,是因为婴儿与母亲在一起时,母亲给予他食物、爱抚、安慰。随着时间推移,婴儿便将母亲与温暖、舒适等愉快情境相联系,通过条件作用学会了"爱"母亲,并将其泛化到其他人身上,从而产生与别人结群、交往、希望有人陪伴的愿望。

3) 适度唤醒层次论:该理论认为个体需要的最适宜刺激量各不相同,亲和动机就会有所差异。当外来刺激低于个体最适宜的刺激量时,个体会产生寻求亲近的动机,即希望有人陪伴;反之则产生相反动机,即引发寻求清净的动机。但最适宜刺激量的多少,尚无明确界定。

2. 经典实验——沙赫特的恐惧与合群实验(Stanley Schachter's affiliation experiment) 此为斯坦利·沙赫特(Stanley Schachter,1922—1997)于1959年设计的实验研究,探讨个体处于恐惧状态下的亲和(合群)动机。

(1) 研究假设:恐惧感强的人比恐惧感低的人,更容易产生亲和动机。

(2) 研究设计:分为实验前、实验中两阶段。

1) 实验前:选择62名明尼苏达大学的女生,将其分为实验组(32人)与对照组(30人),约定时间,分别到实验室听取研究者的说明。

2) 实验中:先后实施了以下3次实验。

第一次实验:研究者告诉实验组的受试者:会对他们实施一种令人疼痛难忍、但绝无伤害的电击,就此引起这组被试的高恐惧状态。实验者告诉对照组的受试者:给予他们的电击一点也不疼,最多有一点痒的感觉。研究者如此处理,是借由不同的情境,使两组受试者的心理产生不同的恐惧程度。随后,研究者告诉所有被试,因需安装实验设备,实验推迟十分钟开始,并问被试愿意独自等待还是与别人一起等待,当每个被试表明自己的选择后,实验宣告结束。

第二次实验:实验中,研究者告诉所有被试:她们均将接受电击,实验组可选择独自等待或与其他参加电击实验的人一起等待;对照组可选择独自等待或与不参加实验只是前来会见他们的人一起等待。

第三次实验:情境与第一次相同,只是多了个限制条件,即选择与其他人一起等待的被试不允许交谈(以剥夺患者通过交往消除恐惧的机会)。

(3) 研究结果:参加第一次实验的32名实验组受试者中,20人(62.5%)选择与他人一起等待;对照组30人中仅10人(33.3%)表示想与他人一起等待。第二次实验中,实验组10人中有6人愿意选择与实验参加者一起等待,而对照组10人均选择独自等待;第三次实验的结果显示,即使不允许被试与他人交谈,高恐惧组的被试也愿意选择与他人一起等待。

(4) 研究结论:在引起较高恐惧的情境下,个体与别人亲近的心理需求(亲和动机)就会增加;第二次实验的结果还证明了沙赫特的观点:"痛苦选择痛苦的伙伴",即"同病相怜"。

(5) 研究的启示:沙赫特此研究的现实意义较强,不仅揭示了恐惧与亲和动机的关系,即高恐惧容易产生亲和动机;还指出当一个群体处于恐惧不安状态时,成员间会产生较高的亲和动机,增加群体的凝聚力。患者常因疾病所致躯体不适体验、疾病的不确定感、害怕手术、治疗等,产生焦虑、恐惧等情绪,此即会增加他们的亲和需要和动机。临床心理护理中,护士既要鼓励

阅读笔记

家属、亲友、病友等多陪伴患者,增加患者的社会支持,还可根据"同病相怜"的原理,如建立癌症患者互助小组、糖尿病之家等,组织他们相互交流疾病治疗与康复的经验,也不失为调动患者内在潜能的有效干预策略。

(6)后续研究:人们常将恐惧与焦虑混为一谈,实际上两者有区别。研究者发现恐惧、焦虑对个体亲和动机的影响也不同。1961年萨尔诺夫与金巴尔对沙赫特的研究做了些变动,以便区别恐惧和焦虑并加以操作,将被试分为研究组和对照组。研究组的被试需穿上婴儿的围兜,吸吮奶嘴,这虽不会产生恐惧感,但会令人尴尬,故引起被试的高焦虑感。对照组被试只要求其吹口哨和气球,只引起被试的低焦虑感。结果发现其与沙赫特的研究相反,高焦虑组的被试,更喜欢独自等待。该实验说明恐惧会增加人们的亲和动机,焦虑却会减少人们的亲和动机。

(三)动机的唤醒理论及实验研究

1. 耶基斯 - 多德森定律 动机的强弱,即人们从事某项活动的意愿水平及在活动中表现出的努力程度,影响行为反应的强弱和持续时间。一般认为,动机水平高者的活动成效较动机水平低者更高。但动机的唤醒解释却认为前述看法太过粗糙,动机的唤醒解释着重考察动机水平(即唤醒水平)与作业效果(解决问题效率)之间的关系。著名的"耶基斯 - 多德森定律"(Yerkes-Dodson Law)表明唤醒水平与作业成效二者之间呈"倒U形曲线"(图3-3)。

该定律指出了动机水平与解决问题效率的关系,动机水平过低,不能激起解决问题的积极性,解决问题的效率也无从谈起。随着动机水平升高,效率也增加,直至达到最高点。但当动机超过适宜强度后,随着动机增强,个体就容易出现情绪紧张,思维混乱,注意范围狭窄,动作紊乱,失误增多,往往导致效率下降。表明只有适宜的动机强度,即中等强度的动机水平,个体才能保持镇静而又振奋的心理状态,达到解决问题的最高效率。

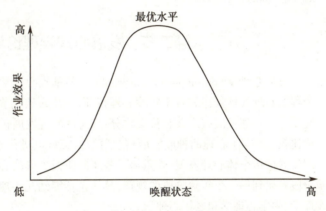

图 3-3 "耶基斯 - 多德森"倒 U 形曲线

进一步研究发现,任务的复杂程度不同,动机的最佳水平也不同。随任务难度的增加,动机的最佳水平有逐渐下降的趋势。换言之,简单容易的任务情境中,较高的动机水平会产生较佳的行为效率;而复杂困难的任务中,较低的动机水平反而会提高行为效率。

2. 经典实验——勃尔奇的"黑猩猩实验" 美国心理学家戈登·勃尔奇(Gordon G. Gallup,1941—)主要从事生理心理学研究,他曾以其"黑猩猩实验"的研究,证实了著名的耶基斯 - 多德森定律。

(1)研究目的:验证动机强弱与行为效率的关系。

(2)研究设计:分为实验前、实验中两阶段。

1)实验前:将黑猩猩分为3组,第一组黑猩猩2小时不给予任何食物;第二组黑猩猩12小时不给予任何食物;第三组黑猩猩36小时未给予任何食物。

2)实验中:正式实验时,将黑猩猩关在铁笼中,笼外放置对它很有吸引力的食物。得到食物有3种方法:①将棍放在黑猩猩前面;②将棍放在黑猩猩的背后;③黑猩猩需从它背后取一根短棍,用它挑起一条系在长棍上的绳索以得到长棍,然后用长棍取食物。

(3)研究结果:当黑猩猩的进食动机很弱时(2小时未进食),很少表现出想办法取食的行为,常处于一种无目的的行动;当其进食动机十分强烈时(36小时未进食),黑猩猩将注意力全

阅读笔记

部集中于食物,在笼中乱碰乱撞,恨不得一下子得到食物,但在着急中不考虑获得食物的方法。当其进食动机处于中等强度时(即 12 小时未进食),黑猩猩会多次尝试,利用各种可能的条件达到目的。

(4) 研究结论:该实验证实了耶基斯 - 多德森定律,即中等强度动机达成的行为效率最高。动机处于适宜强度时,工作效率最佳;动机强度过低时,缺乏参与活动的积极性,工作效率不可能提高;动机强度超过顶峰时,工作效率会随强度增加而下降。

3. 研究的启示　护士应意识到患者在疾病状态下常有一定的康复动机,其过强或过弱均不利于身心。过强的康复动机,往往因难以达到预期目标而引发患者的多种不良心态和躯体不适;康复动机过弱的患者,则不能较好地发挥主观能动性,积极参与其疾病的诊疗护理和自我管理。因此,临床护理实践中,护士除帮助患者了解其所患疾病的过程、预后、治疗护理方案等,还应帮助他们维持适度的康复动机,使之较好地配合各种诊疗、较顺利地取得良好疗效。此外,耶基斯 - 多德森定律还可用于患者的焦虑管理,如患者在术前或术后的轻度紧张、适度焦虑,相当其体内神经内分泌的总动员,可较全面调动其生理、心理的各种积极因素,有助其应对情景压力和接受专业指导。护士无需对患者的适度焦虑实施特别的干预;只有患者的焦虑水平超过常态化反应影响身心康复时,才需施以针对性心理护理,以减少患者的生理唤起状态对其心理和行为的影响。

第二节　发展心理学理论与实验研究

发展心理学(developmental psychology)是基础心理学的重要分支学科,主要研究个体生命全程的心理发展规律和各年龄段心理特征,关注人从受孕到死亡的一生中发生的生理、心理机能变化。心理发展有广义和狭义之分:广义的心理发展包含心理的种系发展(如动物心理学或称比较心理学)、心理的种族发展(包括民族心理学、进化心理学等)及个体心理发展;狭义的心理发展仅指个体心理发展,着重揭示各年龄阶段人群的心理特征,并探讨个体心理从一个年龄阶段发展到另一个年龄阶段的规律,具体包括婴幼儿心理学、儿童心理学、少年心理学、青年心理学、中年心理学和老年心理学。

本节仅以若干著名的发展心理学实验研究为例,重点列举部分发展心理学的理论及其经典实验,旨在为临床心理护理的实施及研究提供借鉴。

一、观察学习理论及其实验研究

观察学习理论是班杜拉吸收了认知发展理论的某些观点,逐渐形成的当代影响力较强的行为主义理论流派。以下简介观察学习理论及经典实验研究。

(一) 观察学习理论

以班杜拉为代表的社会学习理论家认为:学习是人格发展的主要因素,它发生在人与人互动过程中。班杜拉认为,人类的学习模式并不是传统的条件反射式学习,而是通过观察别人的行为并以之为榜样,学会某种行为,此即观察性学习(observational learning),又称替代性学习(substitutive learning)。通过观察性学习,个体可获得协调的行为模式,扩大学习范围,掌握具有一定危险性、不能或不宜过多尝试错误的直接经验而获得的行为模式,且可简化学习过程。

班杜拉指出,“观察学习”是因通过榜样示范产生了信息功能。学习者通过观察榜样而获得示范活动的表象,并对其表象进行形象或语义编码,并将之储存在记忆中,在适当条件下用以指导自己的行动。观察学习过程包括:①注意过程,调节观察者对示范活动的探索和知觉;②保持过程,使得学习者把瞬间经验转变为符号概念,形成示范活动的内部表征;③动作复现过程,以内部表征为指导,把原有的行为成分组合成信念的反应模式;④动机过程,决定哪种经

阅读笔记

由观察习得的行为得以表现(图 3-4)。

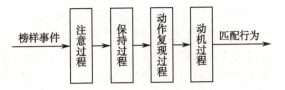

班杜拉认为,许多因素影响观察者学习,即使提出最引人注目的榜样,也不会使观察者产生相同的行为。若要使观察者最终表现出与榜样相匹配的反应,就要反复示范榜样行为,指导观察者如何再现榜样的行为,并当其失败时客观地予以指点,当其成功时给予奖励。

图 3-4 观察学习过程

班杜拉认为观察性学习的动机过程包括以下 3 种强化。

(1)外部强化:指学习者的行为受到外界因素的影响,即人们倾向于按照榜样行为去表现行为,可导致有价值的结果,而不会导致无奖励或惩罚的后果。

(2)替代强化:指学习者的行为表现受榜样事件的影响,即人们观察到榜样行为的后果与自己直接体验到的后果,以同样的方式影响观察者的行为表现。事实表明,人们通过观察习得的无数反应中,更容易表现其看到他人获得积极效果的行为。

(3)自我强化:指学习者能自发地预测自己行为的结果,并依靠信息反馈进行自我评价和调节。即人们对自己的行为产生的评价反应,也会调节其将表现哪些习得行为。通常人们倾向于做出自我满意的行为,拒绝令人厌恶的行为。

(二)经典实验——充气娃娃实验

阿尔波特·班杜拉(Albert Bandura,1925—),社会心理学家,对社会学习理论,临床治疗心理学、人格心理学等多个心理学理论做出贡献,其中以社会学习理论影响力最大。以下简介他1961 年主持的一项知名实验——充气娃娃实验(Bobo doll experiment)的研究设计及其结果等。

1. 研究目的　考察观察学习对儿童攻击行为的影响。

2. 研究设计　分为实验前、实验中两阶段。

(1)实验前:选择年龄在 3~6 岁的被试共 72 名,男孩和女孩各 36 名,平均年龄 4 岁零 4 个月。24 名儿童被安排在对照组,不接触任何榜样;另 48 名儿童被分为 8 个实验组。该实验有 3 个自变量,即被试的性别、攻击性与非攻击性榜样、榜样的性别。每个自变量有 2 个水平,因此共设 $2 \times 2 \times 2$ 个实验组,如接触异性攻击性榜样的女被试组,每组 6 名被试。为减少实验误差,控制了各组基线的攻击水平,使各组之间无显著性差异。

(2)实验中:又分为以下两个阶段。

1)实验的第一阶段:让被试在有各种玩具的实验室里观看榜样的行为。其中攻击性榜样会对玩具娃娃拳打脚踢,同时伴有攻击性语言:"打你的鼻子","打倒你";非攻击性榜样只玩一些拼图游戏。实验中控制了其他无关变量,如榜样攻击玩具的顺序等。

2)实验的第二阶段:首先激发被试的愤怒和挫折感。将被试带到有各种玩具的房间里,在被试玩最喜欢的玩具时,拿走玩具,让他们到另一个房间去玩。然后研究者就通过单向玻璃检测被试对攻击行为的模仿情况,并根据攻击行为的多种指标(模仿语言攻击、模仿身体攻击、自发攻击行为等)观察被试的行为。

3. 研究结果　观看攻击性榜样行为的儿童对玩具又打又踢,甚至还创造出新的攻击方式,使用了攻击性语言,其攻击性行为显著多于对照组和非攻击性榜样组。男孩比女孩更容易模仿攻击行为,且被试倾向于模仿同性榜样的行为。

4. 研究结论　实验显示,观察学习者不是单纯重演示范者的行为,还能从榜样和情境中总结出自己的行为法则,形成自己的行为风格。该实验是对班杜拉社会学习(观察学习)理论的有力支持,丰富和发展了学习理论的内容,也促使班杜拉成为社会学习理论的重要奠基人。

5. 研究的启示　观察学习因具有外部强化、替代强化和自我强化对个体行为的影响,其与临床心理护理的实际做法有异曲同工之妙。如临床护士向新近确诊的患者推介同类患者成功应对疾病的经历和体验,此即基于观察性学习过程中的替代强化,为患者提供有益的替代性经验以促其身心康复进程。如针对意外创伤康复期患者的心理护理,通过邀请曾伤情严重、后转危为安并日趋康复者为病友积极现身说法,可使其他伤者从中获得有益的替代性经验。某些原本缺乏甚至丧失康复信心的伤者,看到伤情远比自己严重的病友已达成伤后恢复的较理想目标,便会因观察学习的替代强化功能而产生"他这么严重都能挺过来,那我一定也可以"的触动,从而产生自我强化,有力其提升自我效能感。

再如某医院内分泌科组织糖尿病患者宣讲糖尿病知识,鼓励治疗效果好的患者与病友分享其经验,很容易唤起其他糖尿病患者学习相关疾病知识的主动性,提高其治疗的依从性和自我管理疾病的效能。

6. 后续研究　班杜拉前期的"充气娃娃"实验只说明观察性学习的替代学习功能,此类的后续实验则进一步证实观察性学习还有替代性强化和自我强化功能。儿童通过观察可习得攻击性行为,也可习得亲社会行为。

(1)"榜样"与观察学习的研究:另一项研究中,班杜拉让男女各半、总计66名4岁儿童观看成人攻击玩具娃娃的视频,然后将66名儿童分为3组。第一组看到的结局是奖赏攻击者;第二组看到的结局是攻击者受到了惩罚,最后低着头逃跑了;第三组看到的结局是没有任何评价或赏罚,播放完成人的攻击行为后即结束视频。看完录像后,让儿童置身于与视频相同的实验场景玩耍10分钟,单向玻璃观察儿童的行为。研究发现,与其他两组儿童相比,"惩罚组"儿童几乎无攻击行为;但若给予其足够的诱惑,如告诉儿童只要他模仿攻击行为,就可得到果汁或图片,三组儿童的行为便不再有显著性差异。该实验说明,适当地惩罚攻击性榜样,可减少儿童的攻击行为,此即观察学习具有替代强化的功能;若给儿童不好的诱惑,儿童对攻击行为的习得又会增加。

(2) 捐赠与模仿行为实验:拉什顿(Rushton)基于班杜拉实验做的著名实验,即让7~11岁的儿童观看一个成人的捐款行为:成人玩了滚木球游戏后将其赢得的部分奖品捐给"贫困儿童基金",随后要求儿童单独模仿这种游戏。研究发现,观看该捐款录像的儿童,其捐款数量远远大于未观看该录像的儿童,此即说明亲社会行为也可通过观察学习获得。该实验提示,可通过树立积极榜样的作用强化人们的良好行为,从而实现其个性的良性发展。

二、认知发展理论及其实验研究

认知发展心理学研究中,皮亚杰的工作极具开创性和代表性,以下重点介绍皮亚杰认知发展理论及经典实验研究。

(一)皮亚杰的认知发展理论

吉恩·皮亚杰(Jean Piaget, 1896 —1980),瑞士发展心理学家、儿童心理学家。他提出的认知发展理论是发展心理学的学科典范。

皮亚杰的认知发展理论(Piaget's theory of cognitive development)在发展心理学领域受到普遍重视,其学术地位和重大影响至今仍难以被其他理论替代。皮亚杰运用发生学的方法阐述儿童认知结构及其发生、发展的过程,其理论核心是发生认识论,主要研究人类认识(认知、智力、思维、心理)的发展和结构。皮亚杰认为,思维或智慧的发展是整个心理发展的核心,其发展阶段的最主要特点是:阶段出现的先后顺序固定不变,每个阶段均有其独特的认知结构,认知结构的发展是一个连续过程。他将个体认知发展的过程分为以下四个阶段:

1. 感知 - 动作阶段(0~2 岁)　此阶段儿童主要凭借感知与运动之间的关系获得动作经验,以此适应外部环境,进一步探索外界环境,其中手的抓取和嘴的吸吮是他们探索世界的主要手段。大约在 9~12 个月,儿童逐渐获得了客体永久性的概念,即当某一客体从儿童视野中消失时,儿童认为该客体还是客观存在的。该概念的获得缘于儿童运动协调而形成新的经验结构,

阅读笔记

是其日之后思维后动发展的基础。此阶段儿童的认知活动处于感知动作思维水平,只限于对其当下直接感知的环境施以动作。

2. 前运算阶段(2~7 岁)　此阶段儿童把上一阶段中获得的感知运动图式内化为表象系统,具有了符号功能,开始能运用语言或符号表征事物,但还不能很好地掌握概念的概括性和一般性。最突出的特点,是儿童的思维和语言常以自我为中心,不能意识到他人具有不同的视角或观点。此外,儿童的思维还表现出其他 3 个特征:即思维缺乏可逆性和守恒性;同一时刻只关注或集中于某一情境的一个方面(中心化);受知觉外表的支配(直觉性)。

3. 具体运算阶段(7~12 岁)　此阶段儿童的思维已具有真正的运算性质,即其已具有运算的知识(operative knowledge),这种知识涉及在一定程度上做出推论。期间,儿童的思维已具有可逆性和守恒性,但其思维运演还离不开具体事物的支持,否则难以顺利解决问题。此期的运算一般比较零散,还不能较好地构成一个整体。

4. 形式运算阶段(12~15 岁)　此阶段儿童的主要特征是思维摆脱了具体内容的约束,使其形式从内容中解脱,能提出假设,凭借演绎推理等形式解决抽象问题,其认知活动达到抽象逻辑思维水平。

(二) 经典实验——皮亚杰认知发展相关实验

皮亚杰尝试以各种实验阐明其理论观点,除通过非结构式评价方法研究客体永久性这个认知技能的发展过程,还分别设计了以下著名的"三山实验(three mountain problem)"(图 3-5)和"液体守恒实验"(图 3-6),演示儿童的"自我中心思维"和"思维的守恒性"。

1. 三山实验　以下简介该实验的目的、设计、结果、结论。

(1) 研究目的:验证前运算阶段儿童的自我为中心思维特征。

(2) 研究设计:一张方桌上放置三座山的模型,放置的方式使得从桌子的不同侧面看到三座山的大小、高低、形状各不相同。实验时,挑选几名 4~5 岁的儿童,请他们围着桌子从不同方向仔细观察模型。在儿童身后的桌子上放着一叠该模型不同角度景

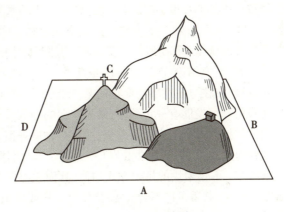

图 3-5　三山实验

注:A 点展示的是从儿童所坐位置看到的风景。B 点是举例说明儿童从不同角度看到的风景,要显示人停在 B 点看到的山的景象。当被问在 B 点位置看到的山的景象时,前运算阶段的儿童会挑选一张从其在 A 点位置看到的风景图片。表明按照前运算方式思考的儿童,不会挑选坐在另一方向的人的视角看到的风景图片。

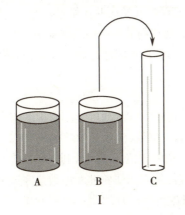

Ⅰ

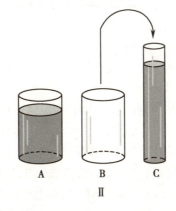

Ⅱ

图 3-6　液体守恒实验

象的照片,实验者手里拿着一个布偶娃娃,让布偶娃娃围着山的周围"走动",当布偶娃娃停留在山的某一侧面时,要求孩子们预测布偶娃娃所看到的景象,并从身后挑出相应的照片呈现。

(3) 研究结果:参加实验的儿童取出的照片并不是布偶娃娃面对的景象,而是他们自己面对那座山的照片,通常儿童到 9 岁左右才能正确预测布娃娃看到的景象。

(4) 研究结论:前运算阶段的儿童通常根据自己的视角做选择,尚不能意识到,在不同位置的人看到的情景可能不同,常以自我为中心,仅从自己的角度表征世界,认识不到他人的表象与观点不同于自己,还以为自己的体验和想法就是他人的体验和想法。

2. 守恒实验　皮亚杰的守恒实验包括有"液体守恒"、"空间守恒"、"数量守恒"、"长度守恒"、"体积守恒"等,最著名的是液体守恒实验(liquid conservation task)。

(1) 守恒:即内化、可逆的动作,即在人的头脑中,从一个概念的各种具体变化中抓住实质的或本质的东西,才可谓达到了守恒。守恒可通过逆反性(否定性)和互反性两种途径实现,如"+A"是"-A"的逆向或否定;儿童自身的左右与"镜中人"的左右就是一个互反关系。

(2) 研究目的:验证具体运算阶段儿童思维守恒性的特征。

(3) 研究设计:首先向儿童呈现两个一模一样的杯子 A 和 B,把两个杯子装入相同数量的液体。在儿童认为两个杯子装有相同数量的液体后,将杯子 B 中的液体倒入一个比较高但直径较小的杯子 C 里,并提问儿童:"杯子 C 里的水与杯子 A 的水是一样多、较少还是较多?"

(4) 研究结果:7~8 岁之前的儿童认为杯子中的液体容量有所增减,尚无守恒的概念;7~8 岁后进入具体运算阶段的儿童,则认为那些杯中的液体等量。

(5) 研究结论:前运算阶段儿童还不能理解守恒,他们更多地依赖其看到的表面状态而不是推理,往往只注意事物变化的某一维度,不能同时将注意力集中于两个维度。皮亚杰认为,儿童的守恒发展有一定顺序:最先掌握的是数量守恒(6~7 岁),认识到所呈现客体的数量不会因客体排列方式的变化而改变;然后是物质守恒(7~8 岁),物体的数量不会因其形状或排列的变化而改变;长度守恒(7~8 岁),一条绳子不会因摆放的空间位置而发生长度的变化;面积守恒(8~9 岁),不管木块的排列方式如何,其面积都保持不变;重量守恒(9~10 岁),不管物体的形状如何变化,其重量都不会改变;最后是体积或容积守恒(12~13 岁),不管盛水的容器形状如何变化,水的体积不变。

(三) 研究的启示

根据皮亚杰的认知发展理论,儿童到 7 岁左右才对抽象事物有所了解。据此可知,一般患儿很难理解为什么到医院接受如此痛苦的治疗及限制。皮亚杰的认知发展理论对临床心理护理的启示是,护士可根据不同年龄阶段儿童的认知特点及其对疾病的认知状况,给予针对性的心理安抚。如对"感知 - 动作阶段"的婴幼儿,尽量给予舒适的接触(如怀抱、抚摸等)及安排母亲的陪伴;对"前运算阶段"的学龄前儿童,则根据其该期自我为中心的思维特点,尽可能用患儿能理解的语言解释其住院原因及各种治疗、周边环境,并给患儿提供自行选择的机会;对"具体、形式运算阶段"的学龄儿童,护士可依其认知活动达到抽象逻辑思维水平的特点,针对其关注疾病的需要,认同其对疾病有一定的理解力和控制力,平等地与患儿互动,酌情解释疾病和护理对其康复的意义,鼓励其适当学会自我照顾。

(四) 后续研究

皮亚杰认为,物质守恒的获得按照一种不变的顺序出现,其后续研究试图探索学校教育、直接教学、强化方法等对守恒技能的获得有何影响。格伦、沃尔威尔等的研究都发现,有计划地强化训练幼儿园儿童的数量守恒,无助于促进儿童的守恒反应。沃利奇和安德森对 56 名一年级学生进行可逆性训练和加减法练习,发现加减法练习未影响儿童的数量守恒反应,但可逆性练习影响儿童的守恒反应。科尔伯格曾对儿童施行 9 个月的蒙台梭利训练计划,虽提高了儿童的 IQ 得分,但对其完成守恒作业无显著影响。上述研究均表明,无论是否受过正规教育

阅读笔记

或强化训练,均不能影响儿童获得其守恒能力,通常对前运算阶段儿童进行守恒技能的直接教学难以成功。

三、依恋理论及其实验研究

自鲍尔比创立依恋理论,其已成为西方儿童社会性和个性发展领域的重要理论,进入了更多研究者的视野。

(一) 依恋的概述

20 世纪 50~60 年代,约翰·鲍尔比(John Bowlby,1907—1990)首次提出依恋概念,指个体与其具有特殊意义的他人形成牢固情感纽带的倾向。之后西方的一些研究基于修正"单一依恋"观点,提出"多重依恋关系",即儿童可与不同环境中的人建立起不同的依恋关系,扩展了儿童的依恋对象(即从母亲扩充到父亲、同伴、老师等),也扩宽了依恋的时期(即依恋贯穿于人的整个生命发展阶段,如青春期对恋人、老年期对子女,而非局限于婴幼儿期)。

现代学者更倾向于认为,依恋是人与人之间长久持续的情感联结。早期建立的依恋关系,尤其安全性依恋能在较长时间内保持稳定一致。依恋具有以下几个显著特征:①依恋关系是双方情感交融的关系,其中一方表现出更强依赖;②依恋者寻求与依恋对象的身体接触和目光追随;③依恋关系可为个体提供安全感和自我效能感。

依恋经过一系列阶段发展而来,从婴儿对人类的普遍偏好到与主要养育者形成依恋关系。根据鲍尔比界定的依恋概念,依恋形成需经历以下 4 阶段。

阶段一:0~2 个月。婴儿的依恋集中地指向人,陌生人、兄弟姐妹和父母都同样可引发婴儿的微笑或哭泣。

阶段二:2~7 个月。随着婴儿逐渐学会分辨熟悉和陌生的人,依恋会固定于某个对象,通常是其主要养育者。

阶段三:7~24 个月。发展出具体的依恋,随着运动技能的增长,婴幼儿积极地寻求与父母等最熟悉养育者之间的接触。

阶段四:24 个月以后。儿童开始能觉察到他人的感受、目的和计划,并在行动中考虑其与某人的关系。

(二) 依恋理论(attachment theory)

许多发展心理学家阐述了依恋的原因、发展过程、内在机制和影响因素,并提出各种理论,其中较著名的是精神分析理论、习性学理论和认知理论。

1. 精神分析理论　认为依恋的实质是儿童对能满足其生理需要的抚养者的情感联结,在其依恋发展的整个过程中,喂养方式、排尿排便训练及自居作用是影响依恋形成的主要因素。精神分析理论对相关研究产生了积极影响,但该学派过分强调喂养与口腔经验在依恋关系形成中的决定作用,忽视了母婴之间的其他交往经验对依恋形成的影响。

2. 习性学理论　其解释母婴依恋的形成机制时假设:人类进化过程中使婴儿产生一种先天倾向,即婴儿在无力照顾自己时具有发出信号以吸引成人接近、满足自己各种需要的倾向;同时成人也具有对这些信号做出适当反应的倾向,两种倾向相互作用,就形成了依恋。习性学的依恋理论揭示了依恋的生物进化根源,强调了依恋作用的双向性;但忽略了依恋形成过程中的社会性因素,过于强调母亲在依恋形成中的地位,忽视了其他抚养者的作用。

3. 认知理论　美国著名的发展心理学家杰罗姆·凯根(Jerome Kagan,1929—),主要研究方向是儿童的认知发展等,他采用"图式"的概念解释依恋的形成机制(凯根设想):婴儿在交往过程中会逐渐形成一些人和物体的图式。当与图式相似的刺激物出现时,会引起婴儿的兴奋、好奇和探索行为;当刺激物与原先图式差别过大时,则引起婴儿的害怕。该理论关注认知能力在依恋中的作用,强调基本的认知能力是依恋产生的前提;却忽略了依恋的情感内涵。

阅读笔记

上述理论从不同角度阐述依恋的形成和机制,均就其所强调的方面为心理学发展做出了重要贡献。因此,除了尊重理论创建者的独到见解,还需以开放的胸襟直面学术争鸣,不宜因纠结哪种理论更"正确",而忽略其他颇有价值的理论。

(三) 经典实验——哈洛的"恒河猴实验"

美国心理学家哈利·哈洛(Harry F. Harlow,1905—1981),以其"恒河猴"实验(rhesus monkey experiments)证实依恋情绪等论点而闻名于世。

1. 研究假设　幼猴除满足其基本的饥渴等生理需求,还有接触柔软物质的需要。

2. 研究设计　分为实验前、实验时两阶段。

(1) 实验前:首先制作两只假母猴模型,一只模型用光滑的木头做躯干,外裹海绵和绒布的衣服,胸前安装一个奶瓶,并在其体内安装一个可提供温暖的灯泡。另一只模型由铁丝网制成,外形与木制母猴基本相同,胸前也安装一个奶瓶,其内部也有相应的发热装置。换句话说,铁丝母猴模型与绒布母猴模型相比,除被哈洛称为"接触安慰"的能力有差异,其他完全一样(图 3-7)。

(2) 实验时:取 8 只刚出生的幼猴,随机分成两组,分别放进两个房间,每个房间里都有绒布母猴模型、铁丝母猴模型各一。一间房里由绒布母猴提供牛奶,另一个间房里则由铁丝母猴提供牛奶。实验者记录幼猴出生后的前 5 个月中,分别与两位"母亲"直接接触的时间。

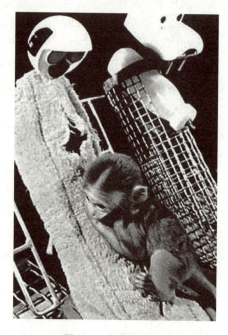

3. 研究结果　无论是绒布或铁丝母猴喂养组,幼猴与绒布母猴的直接接触时间都远超过铁丝母猴。虽然两组猴子的食量相近,体重的增长速度也基本相同,但铁丝母猴喂养的幼猴对牛奶有消化不良,且经常腹泻。

4. 研究结论　"接触舒适感"是获得依恋情绪的关键因素,外在物理性感觉是依恋情绪反应的客观基础,缺少母亲的接触安慰可使幼猴产生紧张。哈里据此提出,早期哺乳行为,是通过每次喂养时的身体接触帮助婴儿建立其与母亲之间的依恋情绪反应。

5. 研究的启示　依恋理论对儿童医院及儿科病房,尤其是新生儿监护病房等专科护理,具有重要的指

图 3-7　恒河猴实验

导意义。一项引用哈洛实验成果的研究已证明,母婴之间的肌肤接触对早产儿的存活和发展、建立母婴之间的亲密关系至关重要。在专科护理实践中可以看到,许多患儿因病住院而不得不与其已建立依恋关系的母亲分离,丧失了一些与母亲肌肤亲密接触的机会,易发生"皮肤饥饿(skin hunger)"等影响其未来心理发展的隐患。条件许可时,护士应尽可能多地抚摸和拥抱与母亲暂时分离的年幼患儿。此外,营造患儿与其父母彼此能看到、相互能触摸的环境,可使患儿获得更多的接触舒适感,临床护士也可利用治疗间隙有意识地运用触摸,促进患儿的安全感和身心发展。

6. 后续研究　有研究者认为哈洛的实验是尝试用动物的研究解释人类的问题,并不适合。为研究人类的依恋行为,其后续研究设计了一系列观察幼儿依恋的实验,其中玛丽·爱因斯沃斯(Mary Ainsworth,1913—1999)的"陌生情境实验"最著名,包含以下 7 个标准步骤。

(1) 儿童自由玩耍,母亲在一旁观看。

(2) 陌生人进入,先沉默片刻,然后与母亲交谈 1 分钟后,试图利用玩具与儿童一起玩。

(3) 母亲离开,陌生人和儿童一起留在房间。

(4) 母亲回来,安抚儿童,陌生人离开。

阅读笔记

(5) 母亲再次离开,儿童单独留在室内。

(6) 陌生人回来,与儿童一起活动。

(7) 母亲再次返回,重新安抚儿童,陌生人离开。

实验的全过程中用单面镜观察记录儿童的行为,如操作玩具时的活动方式,哭叫与其他烦恼表情,接近并企图得到母亲注意的行为,尝试与陌生人交往的倾向性等。陌生情境实验被认为是研究婴儿社会情感发展的最有效方法,推动了针对人类社会的依恋研究,将儿童的依恋分为安全型、回避型和矛盾型,该研究的方法与结果对此后科学地研究儿童依恋具有重大价值。

第三节　基础心理学理论与心理护理研究

基于以上基础心理学、发展心理学理论及其经典实验研究等启示,已有诸多护理学者依据"应激理论"、"情绪理论"等开展其心理护理研究。本节从护理学者及其研究生学位论文中撷取其借鉴基础心理学的心理护理研究,以"某理论/学说、研究思路、部分研究成果"等形式呈现,与从事心理护理研究的同行分享和共勉。

一、住院患者自杀影响因素及危机管理模型的初步构建

以下重点介绍研究者借助心理学及护理学等相关理论,阐述住院患者自杀行为的影响因素及机制,为临床护士尽早识别自杀高危人群并及时干预提供方向及指导,为构建住院自杀患者的危机管理模型提供理论借鉴。

案例导读

──── **自杀未遂患者 ICU 监护期间的心理干预** ────

患者,男,85岁,大专学历,退休教师,丧偶。因"意识模糊伴呕吐、大小便失禁3小时"入院,患者儿子代诉,6小时前发现患者自服95%无水酒精约500ml后出现意识模糊,呕吐,呕吐物为黄色水样物,未见咖啡渣样物质,伴大小便失禁,无肢体抽搐。家属遂急送至我院急诊就诊,诊断"急性酒精中毒",后转至我院综合ICU。给予护脑、开窍醒脑、阿片类受体拮抗剂、护胃、益气固脱、增强免疫力等对症支持治疗。该患者于入院后20小时经抢救神智转清,之后拒绝探视,不配合治疗护理,并坚决要求立即出院。使用抑郁自评量表(SDS)进行心理评估,分值>72分,为重度抑郁。该患者在ICU监护期间,表情淡漠、情绪消沉、双口紧闭、对护士的关心、询问反应迟钝并伴有失眠,加之该患者在半月前丧偶,丧偶后变得沉默寡言,不爱出门,也不愿意与子女交流,另外生病后住院吃药是一笔不小的开销,给家里增添了沉重的经济负担,从而产生早走不拖累家人的想法。

要点分析:该案例中的患者表现出明显的抑郁状态,护士在监护期间采用心理干预技术:如松弛疗法,每天定点在病房内播放舒缓的轻音乐来平静情绪;认知疗法,使患者主动宣泄情绪,允许并鼓励其哭泣、回忆、诉说,支持疗法,帮助患者正确面对各种困难和心理压力,ICU护理1周后转至普通病房时测得患者由重度抑郁转为中度抑郁。

(一) 主要理论

主要就相关理论的内涵及其指导意义阐述如下。

1. 自杀行为的认知模型　简介其主要内容及指导意义。

(1) 主要内容:温策尔(Wenzel)和阿朗·贝克(Aaron T. Beck)整合大量的认知相关研究成

果,提出其自杀行为的认知模型(cognitive model of suicidal behavior)。该模型包含三部分:①素质易损因子,指长期存在、类似特质、与精神障碍风险及自杀行为有关的因素,如冲动性、问题解决不足、完美主义、不良的态度和过度概括记忆;②精神异常认知过程,指与精神障碍及症状相关的不良认知内容(如人们想什么)和信息加工偏差(如人们如何思考);③自杀行为认知过程,指个体处于自杀危机时的不良认知内容和信息加工。

　　素质易损因子以3种方式影响自杀行为:①引发生活压力,激活精神障碍的症状与自杀危机;②加剧精神障碍的认知过程,触发自杀危机;③削弱个体应对的能力,并破坏自杀危机中适宜的认知过程。素质易损因子还以一种联合的方式激活精神异常与自杀行为的认知过程,不仅指多种易损因子的累积会增加自杀行为的可能性,还表明有多种途径发挥作用。

　　(2) 指导意义:自杀行为的认知模型可指导本研究解释哪些因素如何作用于个体并易致其产生自杀意念或行为,可为有效实施自杀高危患者的认知干预提供依据。如及时甄别住院患者中自杀高危人群有否冲动性、问题解决不足、完美主义、不良的态度和过度概括记忆等现象,并就其制定干预措施。

　　2. 应激 - 易感(素质)模型　简介其主要内容及指导意义。

　　(1) 主要内容:桑迪·曼恩(Sandi Mann)等提出的应激 - 素质综合模式和广义自杀过程的应激 - 易感模型(stress diathesis model),试图探索生物、社会和心理等众多自杀影响因素之间的复杂关系,属于系统论理论模型。该模型认为"自杀意念与行为是应激因素(包括负性生活事件、环境等)、保护性因素(包括家庭、社会、文化等)与素质因素(包括人格、认知等)三者相互影响的结果,尤以素质因素被认为极其重要。当易感性人群处于应激状态时,无论应激的性质如何,其内在的易感性就会显现易激惹、易愤怒、易受伤的倾向,均可导致其自杀行为。诱发应激的生活事件和处境具有扳机的作用,当个体在生活事件中体验到应激时,其易感的素质基础被启动;且反复和持久的创伤可增加其易感性,使之应付能力受损,乃至增加自杀意念"。

　　(2) 指导意义:基于应激 - 易感模型中"自杀行为与生物、心理和社会因素密切相关,是内部因素与外部因素相互作用的结果"等论点,提示本研究须识别患者产生自杀意念的各种因素,以确保其干预策略更具针对性。

　　3. 危机管理三阶段模型(three stages model theory of crisis management)

　　(1) 主要内容:该模型将危机管理分成危机前、危机、危机后三阶段。每个阶段又可包括不同子阶段:①危机前阶段,包括危机征兆、信号侦测、危机预警和应对准备;②危机阶段,主要指采取紧急措施应对突发事件的爆发产生巨大冲击、危害及其一系列影响;③危机后阶段,包括消除危机影响、全面恢复、反省和学习。该模型与斯蒂文·芬克(Steven Fink)的四阶段生命周期模型、米特罗夫(Mitroff,1994)的五阶段模型合称为学术界最认同的危机管理三模型。

　　(2) 指导意义:该模型可为研究者构建患者自杀的危机管理模型提供借鉴,探索住院患者的自杀事件危机管理三阶段的观察要点,以分阶段管理将住院患者自杀风险化解到最小。

(二) 研究思路

　　1. 文献回顾　本研究主要围绕自杀的影响因素、自杀危机管理和自杀的心理护理等主题展开文献回顾。

　　2. 初步构建患者自杀危机管理模型　基于文献回顾,借鉴自杀行为的认知过程、危机管理三阶段模型等理论,初步构建住院患者的自杀危机管理模型。

(三) 研究结果(部分)

　　以下仅简介研究者总结的住院患者自杀的影响因素、初步构建的住院患者自杀危机管理模型及其主要心理干预方法。

　　1. 住院患者自杀的影响因素　大致可分为三类:①生物因素(精神疾患、躯体疾病、遗传学问题等);②心理因素(情感障碍、焦虑、绝望、认知僵化等);③社会因素(负性生活事件、家庭

阅读笔记

功能、社会支持等)。

2. 住院患者自杀危机管理理论模型框架(图3-8),简述如下。

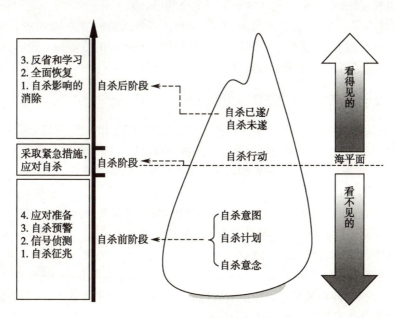

图 3-8 患者自杀危机管理理论模型

住院患者自杀事件的发展如同一座冰山,只能看到浮上水面的很少部分,即自杀行动、自杀已遂及自杀未遂;更大部分的内在世界(自杀意念、自杀意图、自杀计划)则藏在更深层次,恰如水下的冰山,难为他人所见。因此,识别或发现住院患者的自杀意念、自杀意图等是其自杀危机管理的关键。

(1)自杀前阶段:指自杀行动尚未发生,正处在量变的积累过程中,但自杀征兆已逐渐显现,自杀有了些分散、无序的迹象,包括自杀意念、自杀意图、自杀计划。此阶段重点是消除诱发患者自杀意念、自杀意图产生的风险因素,尽早将患者的自杀意念、意图等遏制于萌芽状态,从根上防止住院患者的自杀事件。主要对策是从自杀征兆、信号侦测、自杀预警、应对准备等方面对患者进行自杀危机管理。

(2)自杀阶段:指一系列实际自杀行动正在发生的阶段,也是自杀危机管理中最紧迫、最关键的阶段。管理得当,可缓解、阻止自杀,减少自杀造成的影响和危害;管理不当,自杀事件可能迅速扩散、蔓延,造成严重的不良影响。此时,采取紧急措施,控制自杀发生的速度和空间并隔离危险与被保护人群,加强可能被危险所伤害人群的抵抗能力,是此阶段应对患者自杀的主要任务。具体对策就是快速行动、快速处置。

(3)自杀后阶段:指患者自杀行动发生后的阶段,包括自杀未遂、自杀已遂。此阶段的主要任务,是消除患者自杀事件的影响,全面恢复医院的管理秩序,总结、反省患者发生自杀事件的原因及自杀危机管理过程的漏洞,评估自杀风险管理绩效,提出改进意见。

3. 住院患者自杀的心理干预 仅简要介绍自杀患者的心理危机干预。

(1)建立心理干预联盟:消除内、外部的一切干扰(包括"噪音"),以免影响双方诚恳的沟通和表达。避免双重、矛盾的信息交流,如干预者口头对患者表示关切和理解,但态度、举止却未给予其心的注意和体贴。避免给予过多、夸大及易失去患者信任的保证。不用专业性术语,多用通俗易懂的言语交谈。

(2)评估心理危机:建立良好护患关系、赢得患者信任后,须全面评估其自杀的相关诱因或事件及其寻求心理援助的动机。明确患者的主要现实问题,酌情使用问卷,评价患者再自杀的危险性;协助实施临床相关学科的联络会诊。

(3) 实施支持性干预:给自杀患者以全面的心理支持,必要时给予支持性躯体治疗。运用理解、保证、解释、鼓励等技术,让患者体验到归属感和信心感。

(4) 治疗性心理干预:①互动性交谈、疏泄、释放患者被压抑的情感;②与患者协商助其正确认识危机发展的过程;③帮助患者理解、掌握其解决心理问题的技巧和心理防御策略;④帮助患者建立新的社会交往关系和适应环境。

二、意外创伤者的心理弹性及其发展模型的研究

心理弹性(resilience)是近年国际心理学界研究的全新概念和热点,它结合应激心理学、健康心理学的最新研究成果,以全新视野看待个人的应激反应。以下着重介绍研究者借鉴心理弹性理论(学说),指导其初步构建意外创伤者心理弹性发展模型的研究。

(一) 主要指导理论

研究者广泛查阅国内外相关文献,借鉴心理弹性理论,提出意外创伤者心理弹性发展模型研究框架。以下阐述相关理论的内涵及对本研究的指导意义。

1. 理查森的心理弹性模型(model of resilience)

(1) 主要内容 格伦·E·理查森(Glenn E. Richardson)2002 年提出的心理弹性模型,描述一个人的身体、心理、精神在某个时间点上适应外界环境时的暂时平衡状态,受到个体内外的各种保护性因素和危险因素的共同影响(图 3-9)。

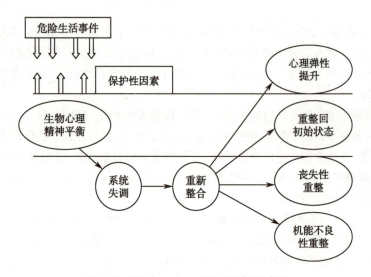

图 3-9 **Richardson** 的心理弹性模型

危险生活事件与保护因素的交互作用决定是否发生系统失调。如果保护因素无力抵抗危险生活事件的冲击,就会系统失调。随着动态平衡被打破,在意识或无意识领域会出现一种功能重组,并导致以下四种情况之一发生:①心理弹性提升,即个体生物心理精神系统不仅恢复到原来状态,还在原基础上有进一步提高;②重整回到初始状态,即个体生物心理精神系统又恢复到原来状态;③丧失性重整,即个体在达到新的平衡态时放弃了自己原有的一些动机,理想或信念;④功能不良性重整,即个体通过药物滥用、危险行为等应对危险生活事件。

(2) 指导意义:个体心理弹性受到危险因素和保护性因素双重作用的影响,增加意外创伤者的保护性因素可提高其应对的效果,积极促其心理弹性的提升和促其恢复到原来的初始状态。

阅读笔记

2. Kumfer 的心理弹性框架（resilience framework）

（1）主要内容：卡罗尔·库菲尔（Karol L.Kumfer）1999 年提出的心理弹性框架是基于社会生态模型和个体 - 过程 - 情境模型建立的综合模型（图 3-10），其内容构成：①已有的环境特征；②个体的心理弹性特征；③个体心理弹性的重组或经历消极生活后产生的积极结果，调适个体、环境及个体和结果之间的动力机制。

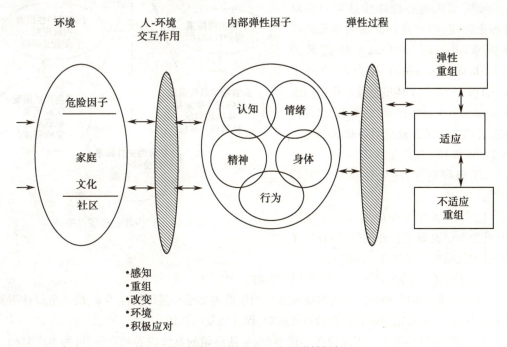

图 3-10　Kumpfer 心理弹性框架

（2）指导意义：该理论"个体对压力事件的适应结果，取决于已有的环境特征（如危险和保护性因素）、个体的心理弹性特征以及个体与环境的交互过程；个体的心理弹性受到个体的生理、心理和环境等多种因素的影响，增加保护性因素，提高个体心理弹性可促其对高危环境的积极改造和主动适应"等学说，提示研究者为伤者提供支持保护性的治疗环境，帮助伤者将不利环境（如创伤后残疾、截肢后生活不便等）改造成具有相对保护性的环境（提供助行器，安放假肢后的功能锻炼等），提高伤者的自我效能和自我照护能力，促其适应创伤后的不利环境，达到创伤后的弹性重组，避免适应不良。该理论所涉心理弹性的特征因素为本研究的关注重点。

3. Moos 和 Schaefer 的应对过程的综合概念框架：压力应对模式（stress-coping model）

（1）主要内容：鲁道夫·穆斯（Rudolf H. Moos）和珍妮·舍费尔（Jeanne A. Schaefer）基于认知应激作用过程理论提出应对过程的综合概念框架，以解释人类适应生活危机（life crisis），此概念框架包括环境系统、个人系统、生活事件和个人变化、个体的认知评价和应对反应、健康和疾病 5 个主要部分。框架中所有通路都是双向的，反映每个部分之间都存在互动作用。

该理论指出 3 个因素影响人们对应激事件的认知评价和应对反应，并最终影响生理和心理的健康。3 个因素包括：①生活危机与个人变化（事件相关因素）；②个人系统（人口学和人格特征）；③环境系统（环境需求和社会支持）。

（2）指导意义：创伤特别是严重意外创伤事件个体的应对过程受其社会支持、个体的应对方式及认知评价的影响。心理弹性水平高有助于个体面对创伤和逆境等生活危机事件的良好适应与应对，但本研究关注的是：社会支持、应对方式是否影响意外创伤者心理弹性的重要变量。

4. 青少年心理弹性模型（adolescent resilience model）

（1）主要内容：约翰·哈泽（Jone E. Haase）2004 年基于青少年癌症患者的实证研究形成的

青少年心理弹性模型(图 3-11)。该理论模型阐释了临床患者心理弹性的影响因素及其对生活质量的影响,可指导临床心理干预,提高癌症患者的心理弹性,最终提高其生活质量。

该模型认为心理弹性是面对逆境的积极适应,心理弹性受疾病相关的危险因素(illness-related risk);家庭保护因素(family protective)、社会保护因素(social protective),个体的危险和保护因素(individual risk protective)的影响,通过提高患者的心理弹性最终可以提高其身心康复的效果和生活质量。

(2) 指导意义:主要体现在以下四方面。

1) 针对青少年癌症患者的干预模型,可为本研究制定意外创伤者(青壮年为主)干预模式提供参考理论框架。

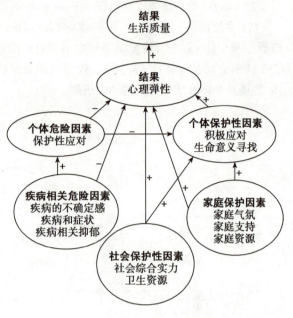

图 3-11　青少年心理弹性模型

2) 抽象度低,操作简便,适合临床护士实施。

3) 提高伤者的心理弹性并促其康复效果的策略主要是加强保护性因素,降低危险性因素对伤者的影响,并指出照护者对伤者有效应对、促进康复的作用。

4) 该模型以心理干预提高患者心理弹性、生活质量的具体内容和步骤,可为本研究构思干预策略提供依据和参考。

(二) 研究思路

1. 文献分析法　总结国内外"心理弹性"的研究热点及进展,归纳影响意外创伤者心理弹性的主要因素。

2. 理论研究　形成意外创伤者心理弹性发展模型的理论框架。

(三) 研究成果(部分)

1. 意外创伤者心理弹性的保护因素包括个体保护性因素和环境保护性因素。个体保护性因素包括:乐观、自信、责任感、幽默的人格特征和控制力。环境保护性因素包括:①社会支持:家庭支持(家庭和谐度、家庭资源)和亲友支持;②医院卫生资源支持;③应对方式:面对,积极转移,回避,情绪宣泄。

2. 意外创伤者心理弹性的危险因素(环境)主要包括:①疾病相关症状,包括疼痛、残疾、丧失感等;②康复效果的不确定;③对未来的担忧。

3. 意外创伤者心理弹性在其创伤康复中的主要促进作用:①伤者功能锻炼的依从性增高;②自护能力增强;③创伤后的获益感知:主要表现在改变了人际关系,改变了生活态度和人生哲学,珍惜生命。

4. 根据文献研究和理论依据,个体的心理弹性受到个体因素(个体的生理心理因素、认知评价)及外界环境因素(保护性因素和危险因素)的影响,可据此建立意外创伤者心理弹性发展的假设模型。

阅读笔记

三、自我表露对意外创伤者创伤后成长的干预研究

以下着重介绍研究者借鉴创伤后成长的认知相关理论,开展以引导意外创伤者自我表露

的方式促其合理认知创伤事件并达成创伤后成长的干预研究部分。

(一)主要理论依据

自我表露(self-disclosure)的概念最初由西德尼·朱拉德(Sidney Jourard)提出,指"通过言语方式告诉他人关于自己的信息,真诚与他人分享自我、秘密的想法及感觉过程"。创伤心理领域的杰米·彭尼贝克(Jamie Pennebaker)与其同事发展了书写表露范式,并将自我表露定义为"将创伤相关的想法和感受通过交流的形式呈现的过程"。本研究综合相关概念、定义,界定自我表露的操作性定义为"个体将创伤性事件及其影响、个体对该事件最深层的想法及情感通过交谈和书写的形式表达的过程。

创伤后成长理论认为,自我表露可促进个体的认知加工和创伤后成长,其既可通过个体的创伤叙事促其积极认知加工以发现创伤事件的意义,也可通过情感的社会分享助其重建积极的社会分享信念、提升其管理情绪困扰的能力和重获自尊。创伤后成长的认知相关理论,是意外创伤者自我表露干预研究的主要理论依据。

1. Janoff-Bulman 的图式模型(schema model) 扬诺夫·布尔曼(Janoff Bulman)认为创伤事件指那些可动摇个体对事件和自身看法的极端生活事件。即创伤事件需满足 3 个特征:非寻常性、个体亲身经历、个体认为该事件会对其生存和自我保护造成威胁。可见伤者的认知评价是其判断创伤事件的关键因素。

图式指一套存在于个体头脑中的关于整个世界和社会的模型及信念。个体面对新的经历时,会将其与已有图式(schema)做比较。若两者一致,信息便被整合到已有的图式系统中。而突发、毫无预警的创伤性事件会与个体既有图式中的三个核心信念相冲突,个体必须重建一个新的图式模型以解释其创伤经历,此即涉及意外创伤者对创伤事件的认知加工。个体反复将不能完全理解的新信息与原有认知模型比较,再有目的地整合思维以试图理解创伤事件的意义,将创伤事件整合到原有信念中,形成新的信念模型。

图式理论进一步指出,创伤亲历者通过参与认知加工,能控制其侵入性反刍性沉思,当个体能以结构化方式组织其思维时,便停止其反刍性沉思而开始认知加工。布尔曼也认为,侵入性反刍性沉思应能促进认知整合,但侵入性沉思究竟是自动转变为结构性思维,还是有目的地干预后才能变成认知加工,尚有待论证。

布尔曼还指出,个体创伤后成长的发生过程存在 3 个认知过程:①从痛苦中获得力量(strength through suffering):包括自我发现、压力应对、自我认知等;②对现有认知模型的再评估(existential reevaluation):包括反思创伤事件,寻找创造新价值的方法等;③心理准备(psychological preparedness):通过重建假想世界,获得抵御冲击的力量,获得良好的心理调适。

2. 成长的机体估值理论 略,该理论详见第八章。

3. Taylor 的认知适应理论(cognitive adaption theory,CAT) 谢利·泰勒(Shelly E.Taylor)认为,研究极端应激事件中个体适应的心理机制对促进个体心理健康更具实际意义,他试图引入认知适应的概念解释个体在极端应激事件中的积极心理过程。他认为个体的认知适应是基于其积极错觉(positive illusion),即个体对极端应激事件的成功调适在很大程度上依赖其积极认知错觉的心理倾向。Taylor 认为个体对极端事件的认知适应包括 3 个心理过程:①寻求事件的意义(search of meaning),指个体通过理清事件发生的原因、理解事件的重要性、分析事件对个人生活的意义以达到认知适应的努力过程。②重获某事件或其生命的掌控感(gaining a sense of mastery),指人们面对重大事件冲突时,可能会对当前处境乃至整个生命失去控制,产生挫败感,甚至身心崩溃。在可能丧失控制感的情境下,个体会唤起试图重新控制事件或情景的心理动机,并采取冥想、自我催眠、积极思考等措施以应对应激性事件。其心理和行为的努力,均为重建个体对事件及其自身生命的掌控感。③通过自我提升以重建自尊(self-enhancement),指个体遭遇高应激性事件时,其内在价值感会受到不同程度的打击,个体会通过寻求积极反馈和评

阅读笔记

价以保护自尊,提升自我价值感。Taylor 指出,寻求认知适应的个体更倾向于采用向下比较以获得自我提升和自尊。

Taylor 的认知适应理论强调"积极错觉"引导的认知建构在心理功能恢复和成长中的特殊心理机制、认知适应在应激性事件与身心健康中的动态调节作用,为解释人们在极端应激性事件下如何推进适应努力、恢复和发展心理功能并获得心理成长提供新的理论视角。

4. 认知相关理论对本研究的启示　上述 3 种模式均强调应激性或创伤事件后认知加工的重要作用,可为本研究分析意外创伤者(下文简称"伤者")的认知加工在其创伤后成长中的作用提供以下启示:①三个理论均强调认知重新评价对减轻创伤性事件消极影响的作用,可为本研究分析重新评价在创伤后成长中的中介作用提供依据;②前二者强调侵入性反刍性沉思与积极认知加工(目的性反刍性沉思)的动态变化在个体将创伤事件整合到自我认知图式过程中的积极作用,可为本研究分析意外创伤者的侵入性、目的性反刍性沉思在其创伤后成长中的预测作用提供理论支持;③认知适应理论强调意义寻求、自我提升等认知策略在个体创伤后成长中的调节作用,可为本研究探索意外创伤者认知加工时所采取的认知情绪调节策略提供理论借鉴。

(二) 研究思路

1. 通过自我表露的方式对伤者实施心理干预,验证促进自我表露对提高伤者 PTG 水平的干预效果。

2. 分析个体自我表露的干预对伤者的认知加工、自我效能、感知社会支持、情绪状态及情绪调节策略的影响。

3. 为减少干预组、等待(对照)组伤者间的相互心理干扰,采用时间段先后分组的类实验研究设计。

(三) 研究结果(部分)

1. 个体自我表露干预可促进伤者的创伤后成长　伤者接受 5 周的个体自我表露的干预后其 PTG 总分显著提高,尤其体现在对人生哲学的理解、与他人关系的改善、自我的积极转变等。表明鼓励伤者以言语方式谈论创伤事件及表露内心的想法和感受可促其创伤后成长,是助其应对创伤的健康且有适应意义的方法。此外,"个体自我表露干预"还可促使伤者采用积极重新评价策略,表明"与他人交谈"可为伤者积极重新评价和整合创伤体验提供平台,促其改变人生观,助其获得生命意义感。本研究还发现,自我表露过程中鼓励伤者表露其与他人的关系,引导其重新审视自己的人际关系及回顾他人所给予帮助,可促进伤者感知到更多的人际获益。

2. 个体自我表露干预可调适伤者的认知加工和情绪调节方式　对比两组伤者前、后时段的侵入性反刍性沉思:干预组伤者呈显著下降,对照组伤者未见显著改变,提示伤者的侵入性反刍性沉思并不随其创伤时间的推移必然减少,说明个体自我表露有助于伤者减少其侵入性反刍性沉思。再比较两组伤者前、后时段采用重新评价策略的多少,干预组伤者经个体自我表露干预后更多采用重新评价策略调节其情绪;对照组伤者却减少采用重新评价的策略。此与自我表露干预过程中鼓励伤者尽可能表露其内心最深层次感受和想法、引导伤者积极寻求创伤的意义和获益有关。证实伤者的自我表露可促其积极重新评价,从被动关注创伤的消极影响,转向主动思考其在创伤事件中的获益,更多理解价值观、优先权等人生哲理,实现其自我成长;表明伤者的重新评价是其自我表露作用于创伤后成长的重要机制。

3. 个体自我表露干预未能较显著增加伤者感知的心理社会资源　本研究所得"个体自我表露干预未明显提升伤者自我效能水平及其感知的社会支持"的结果,或可从另一侧面印证理查德·特塞施(Richard G.Teseschi)和劳伦斯·恰尔霍(Lawrence G.Calhou)所述"个体的创伤后成长只有在充满支持、接受、允许其在文化背景下积极探索存在事物的环境中才能提高"等论点。同时也给予研究者以启示:团体干预或可为相同处境的伤者提供相互启发、充分交流的自

阅读笔记

我表露环境，更有助于伤者在安全、支持和接纳的人际互动氛围中宣泄情绪，得到同伴的理解和认同，获得更多信息资源，增加伤者感知的心理社会资源等，有必要进一步探索团体自我表露干预对伤者创伤后成长的效用。

（胡德英　刘晓虹）

小结

基础心理学的经典实验验证了心理学的主要相关理论。

感觉剥夺实验提示，外界的感觉刺激对维持人的生存十分重要。梦和睡眠是意识研究的重点，梦剥夺实验提示长期的梦剥夺会对个体的身心造成危害。

情绪的三因素理论指出情绪的产生是环境因素、生理状态和认知过程三种因素共同作用的结果。应激理论认为持续的应激会引发心身疾病，布瑞迪的“执行猴”实验验证了情绪应激与胃溃疡之间的关系。习得性无助理论是理解抑郁的一个重要模式，个体将缺乏控制的认知推及所有生活情境所产生的习得性无助是抑郁发生的原因，塞里格曼的习得性无助实验印证了该理论。

沙赫特的恐惧与合群实验发现恐惧会增加个体的亲和动机；勃尔奇的“黑猩猩实验”验证了耶基斯 - 多德森定律，即中等强度的动机水平所产生的工作效率最高。

班杜拉的观察学习理论、皮亚杰的认知发展理论及依恋理论是发展心理学中的几个重要理论，著名的“充气娃娃实验”、“三山实验”和“守恒实验”及“恒河猴实验”分别有效地论证了 3 个认知发展理论。

护理学者应用基础心理学理论指导心理护理研究的体例，或可为深入开展我国的心理护理研究抛砖引玉。

思考与练习

1. 慢性疼痛患者的行为可用依恋理论解释，如患者常有诉苦、要求多、退缩、批评医生、以停止治疗威胁人、不定期预约求诊、频繁更换医生等行为都是其依恋行为的表现。请以依恋理论为指导为慢性疼痛患者开展心理护理。

2. 患者，女，69 岁，高中学历，退休工人，2 月 25 日诊断为胃癌入院。患者于 3 月 5 日行胃癌根治术，术后发生肠瘘并发症，给予对症处理后，患者的病情逐渐好转。3 月 28 日 0:03，两名当班护士发现患者左手腕有一长约 3cm 的刀割伤，腹部有 3 处刀刺伤，刀插在一处伤口上，床上及地上有鲜红色血液约 600ml。2 名当班护士立即通知值班医生，紧急处理后行急诊手术。据了解该患者平时少有人探视，3 月 27 日其亲朋好友来看她时，她认为自己的病好不了，大家都来见她最后一面，使她产生悲观绝望的心理。该患者的老伴去世后她长期独居，发病 3 个月前儿子因肝癌病逝，患者经受老年丧子之痛，又加上所患疾病导致生活质量下降，使患者觉得生活失去了意义，因此患者萌发了自杀的念头。请问：该患者为什么会发生自杀行为？应当如何给予心理护理？

参考文献

1. 方明 . 心理学经典实验[M]. 合肥：安徽人民出版社，2009.
2. 沈晓红 . 健康心理学[M]. 杭州：浙江教育出版社，2009.
3. 边玉芳 . 教育心理学[M]. 杭州：浙江教育出版社，2009.
4. 赵坤，王辉，张林 . 心理学导论[M]. 北京：中国传媒大学出版社，2009.
5. Robert E Franken. 人类动机[M]. 郭本禹，等译 . 西安：陕西师范大学出版社，2005.
6. 边玉芳 . 儿童心理学[M]. 杭州：浙江教育出版社，2009.

阅读笔记

7. 约翰 W. 桑特洛克. 发展心理学桑特洛克带你游历人的一生[M]. 北京：机械工业出版社，2014.

8. 郭秀艳. 实验心理学[M]. 北京：人民教育出版社，2009.

9. 傅安球. 心理咨询师培训教程[M]. 上海：华东师范大学出版社，2006.

10. 曾美英，晏宁，毛荣健. 心理学实验与生活[M]. 北京：教育科学出版社，2011.

11. 张艳琼，杨丽梅. 依恋理论研究进展[J]. 统计与管理，2014(1)：145-146.

12. 杜睿，江光荣. 自杀行为：影响因素、理论模型及研究展望[J]. 心理科学进展，2015，23(8)：1437 - 1452.

13. 高正亮，童辉杰. 自杀的理论和风险评估[J]. 中国心理卫生杂志，2009，23(12)：863-867.

14. 丁小萍，王舒杰，胡德英等. 基于危机管理理论的住院患者自杀风险管理模型构建[J]. 护理学杂志，2016，31(5)：47-50.

15. 张爱华. 意外创伤者的心理弹性及其发展模型的研究[D]. 上海：第二军医大学，2012.

16. 董超群. 自我表露对意外创伤者创伤后成长的干预研究[D]. 上海：第二军医大学，2013.

17. Vogel G W, Vogel F, Mcabee R S, et al. Improvement of depression by REM sleep deprivation. New findings and a theory [J]. Archives of General Psychiatry, 1980, 37(3)：247-253.

18. Weiss J M. Effects of coping behavior in different warning signal conditions on stress pathology in rats [J]. Journal of Comparative & Physiological Psychology, 1971, 77(1)：1-13.

19. Brown G E, Smith P J, Peters R B. Effect of Escapable versus Inescapable Shock on Avoidance Behavior in the Goldfish(CarassiusAuratus)[J]. Psychological Reports, 1987, 57(3f)：1027-1030.

20. Finkelstein N W, Ramey C T. Learning to Control the Environment in Infancy [J]. Child Development, 1977, 48(3). DOI: 10.2307/1128329.

21. Wenzel A, Beck A T. A cognitive model of suicidal behavior：Theory and treatment [J]. Applied & Preventive Psychology, 2008, 12(4)：189-201.

第四章 社会心理学理论与心理护理

社会心理学主要探讨的问题是：他人怎样影响个体的行为，而个体又怎样影响他人的行为。简言之，社会心理学是研究群体中个人认知、思想、情感和行为的一门科学。社会心理学的内容很庞杂，范围涉及广泛，本章主要阐述社会心理学研究的相关理论及实验，以供护士借鉴并应用，在心理护理实践中挖掘患者自身的社会资源，并据其社会、经济、文化等条件和自身需求，与患者及其家属共同制定并实施科学化、个性化的心理干预方案。

第一节 社会心理学概要

本节主要介绍社会心理学概述和社会心理学研究的经典实验。

一、社会心理学概述

社会心理学传承心理学和社会学两类学科的基本研究取向，形成其各有侧重的"心理学的社会心理学"和"社会学的社会心理学"。弄清社会心理学的重要内涵和研究范围，对心理护理借鉴其理论十分有益。

（一）社会心理学的定义

社会心理学（social psychology）与心理学其他分支学科相似，缺乏统一、标准的定义。不同文化背景、不同历史时期、不同研究领域的社会心理学家有不同的思考。纵观国内外社会心理学家的研究，简介其主要观点和研究要素如下：

1. 主要观点 包括以下三方面。

（1）强调研究人的社会行为：心理学基本观点在社会心理学中的体现。

社会心理学最经典的定义源自美国实验社会心理学创始人弗劳德·亨利·奥尔波特（F. H. Allport，1890—1978），他认为："社会心理学是试图理解与解释个体的思想、情感（内隐的）、行为（外显的）如何受到他人实际、想象或隐含的存在所影响的科学。"

美国社会心理学家弗里德曼（J. L. Freedman）从行为主义视角，编写其《社会心理学》，他认为：社会心理学是系统研究社会行为的科学；涉及个体如何认识其他人、对别人做出反应和别人如何对个体做出反应,以及个体怎样受所在社会环境的影响。

我国著名社会心理学家吴江霖教授(1914—1995)认为:"社会心理学是研究个体或若干个体在特定社会生活条件下心理活动发展和变化规律的科学"。个体的心理活动及群体中个体的心理活动都是在特定社会文化背景下受各种社会因素的制约而形成和发展的。

(2) 强调研究人际、社会交互的作用:此观点的理论基础是社会学的基本观点,主要代表人物是美国的社会心理学家。戴维·迈尔斯(D.G. David Myers)从社会认知的角度出发,认为社会心理学是研究人们如何看待、影响他人,又如何相互关联等问题的学科。更确切地说,社会心理学是一门研究人们如何看待他人,如何影响他人,又如何相互联系等问题的学科。S.L. 阿尔布赖齐认为社会心理学是研究社会制度、社会团体与个人行为之间的关系。D.J. 贝姆认为社会心理学是研究社会交互作用的科学。R.E. 西尔弗曼认为社会心理学是研究人际互动的学科,他指出,在现实生活中,作为社会的一员,人的行为受许多人际关系的影响。

(3) 强调研究人际交往(个体、团体或组织)对行为的影响:此观点的主要代表人物为前苏联学者。前苏联社会心理学家安德烈耶娃(Andreeva)认为社会心理学研究人们受所参加社会团体制约的行为活动及其规律,及其团体本身的心理特征。前苏联著名心理学家库兹明(Kuzmin)认为社会心理学研究不同社会层面的交往:个人之间、组织机构与个人之间、正式组织与非正式组织之间的交往。人们通过交往,产生相互的感知、理解、模仿、暗示、信任、团结与冲突、态度与目标。

2. 研究要素   美国社会心理学家罗伯特·巴伦(Robert A. Baron, 1943—)在其影响广泛的《社会心理学》教科书中,定义社会心理学为"探讨个体在社会情境中行为和思想的本质及原因的科学领域",他强调社会心理学研究的以下要素。

(1) 研究过程的科学性:学科的科学性,在于其具有科学的核心价值和方法。科学范畴的学科领域所必须接受的核心价值主要是准确性、客观性、开放性及质疑性。社会心理学坚守其核心价值并应用于研究社会行为和社会思想本质的科学范畴,其科学性充分表现在科学研究过程中。

(2) 研究内容的独特性:社会心理学研究的主要内容是群体中的个体认知、思想、情感和行为,具体包括:

1) 研究人在社会情境中的内隐和外显行为:社会心理学家关注的重点是社会情境中人的行为研究,他们试图理解社会行为和思想的原因,此乃其最关键内涵。不同社会,存在不同的价值观念、风俗习惯和社会制度等文化特征,都会体现于具体个人的行为。人们所处的社会团体、家庭、学校、医院、工作单位等即是其较常见的社会情境。

2) 研究人与人之间的相互影响:人的社会属性决定个体的思想、情感、行为与其所处情境中的他人密切相关;他人的文化特征和行为是引起个体相应社会行为及社会思想的重要因素。社会心理学关注人们面对某一个有或无吸引力的人、或面对领导或朋友时,其行为有否差异?事实表明,每个人都会对不同对象做出不同反应,个体的思想、行为都会受他人行为和特征的影响。

3) 研究认知建构对思想和行为的影响:不同个体对同一件事做出不同行为反应源于其对事情的理解不同。在人们的认知、态度和行为中,"认知过程"起关键作用。要研究人们在社会情景中的行为,必须理解其在社会情境中的思考,即社会学家常说的"认知建构"。

总之,社会心理学关注社会情境中个人的认知、思想、情感和行为,及其认知如何在思想、情感和行为中发挥作用。

（二）社会心理学的研究范围

社会心理学侧重研究群体、社会中个体的社会思想及心理行为等现象,具体研究范围可分为以下 4 个方面:

阅读笔记

1. 个体的社会心理和行为　研究特定情境中个体的心理和行为,主要涉及个体的社会动机、认知、归因、态度形成与发展的特点和过程等;研究内容与心理护理的理论与实践研究存在诸多交叉。

2. 群体的社会心理和行为　主要研究群体对群体成员心理和行为的影响,包括群体的结构和功能、群体内的压力和规范、群体的决策与执行、组织氛围、群体成员之间的合作与竞争、群体凝聚力的形成及其对群体成员或群体效率的作用、群体领袖的地位和作用、群体领袖的领导方式、士气、社会冲突、从众、暗示、感染、流言和舆论等。群体社会心理研究更适合应用于护士群体的素质培养,也适用于同类患者的集体心理干预过程。

3. 个体与群体的社会交互作用　研究人际交往中人们的心理和行为,主要探讨社会情境中个体与周围他人的人际关系、个体受他人影响表现出的社会心理和行为特征,包括人际间如何产生吸引、人际关系的测量和改善、人际沟通、社会情境下的利他行为、社会影响等。社会交互作用与人际交往的研究可引导护患之间建立良好关系。

4. 社会心理学的应用　研究领域广泛,其研究结果可应用于社会生活的各个方面。如研究社会因素与心身疾病的关系,指导心身疾病的防治;应用于团体心理咨询与治疗等。

二、社会心理学研究经典实验及其应用

社会心理学包含诸多里程碑意义的经典实验研究,佐证了许多颇有影响的学说或理论。以下重点推介"从众效应"、"旁观者效应"、诱导服从研究、归因方式与情感反应关系等实验,本章第二节详述其部分相关理论。

(一)从众效应的实验研究

从众,指个体受到群体的影响而怀疑或改变自己的观点、判断和行为等,以与他人保持一致。从众对人们的行为是一种强大的力量,这种力量甚至在某些时候会使人们的行为偏离自身的内驱力,做出一些原本不可能做的事。

1. 研究目的　美国心理学家所罗门·阿希(Solomon Asch)为探索人们会在多大程度上受到他人的影响而违心地做出明显的错误判断,1951年设计实施了"阿希实验"。

2. 研究设计　阿希在校园中招聘志愿者,以大学生为被试,称其是个关于视觉感知的心理实验。实验在一间房间内展开,形式非常简单,只是给被试呈现两张纸,被试先看印着一条线段的一张纸,然后需在另一张印有几条线段的纸上找出与之前看到那条线段长度相同的一条线段。实验需测试多组不同的被试,7人一组,每组要做18个/次测试。

当志愿者进入实验室时会发现,屋里的7个座位已坐了6个人,只有一把椅子空着,即其中6人为事先安排好的实验合作者(即假被试),只有志愿者一人为真被试。实验者每次向大家出示两张卡片,其中一张画有标准线X,另一张画有3条直线A、B、C。X的长度明显地与A、B、C三条直线中的一条等长。实验者要求被试判断X线与A、B、C三条线中哪一条线等长。回答问题的过程中,假被试按座位顺序挨个回答问题,志愿者总是最后一个回答。第一、二次测试大家的回答一致,第3~12次6名假被试按事先的实验要求故意说错。这就形成一种与事实不符的群体压力,借此观察被试的反应有否发生从众行为。

3. 研究结果　约1/4~1/3的被试保持了独立性,未发生从众行为;所有被试平均从众行为约占35%;约15%的被试从众行为的次数占实验判断次数的75%。

4. 研究结论　实验后,阿希访谈了从众的被试,归纳其从众的情况有3种。被试确实把他人的反应作为参考框架,观察错了,发生了知觉歪曲;被试意识到自己看到的与他人不同,但认为多数人总比自己正确,发生了判断歪曲;被试明知其他人都错了,却跟着做出了错误反应,发生了行为歪曲。在阿希的此项研究中,团体压力对个体从众行为的有力影响得到了清晰的体现。

阅读笔记

　　5. 研究的启示　从众效应或有正性或负性影响。护士为患者实施心理护理时,可充分利用从众效应的正性作用。可酌情组合应用致患者从众行为的因素,营造诱发患者从众效应的情境。如护士经全面系统地评估患者的社会人口学特征、价值取向和疾病治疗自信心等,发现患者不自信、应对疾病的准备不足时,可邀其与成功应对疾病的同类患者一起参加活动,运用从众心理引导患者合理认知、恰当应对其疾病;对患者同类心理问题实施干预时,可使用群体规模和地位规则诱导患者的从众心理,包括具有权威说服力的医护人员,接纳并采取相应措施的同病室患者,认同相应观点的陪护等。

　　6. 后续研究　此项经典实验引发了大量后续研究,其作用持续至今。该研究丰富了人们对从众效应的了解,也弄清了从众效应影响人类行为的决定因素。后续研究主要有如下发现:

　　(1) 社会支持:阿希在同样的实验上做了细微变动,他改变几名助手的回答,使其中1名助手在测试条件下给出正确答案后,仅5%的被试同意团体的一致意见,提示人们只有一个同盟者就能坚定其立场并抵抗从众效应的压力。

　　(2) 团体的压力及成员的归属感:后续研究证明,个体越为某团体所吸引,对某团体越有归属感,他就越可能顺应团体的态度与行为。如果一个人喜欢某团体而且觉得自己是其中一员,他顺应某团体的倾向性将非常强烈。

　　(3) 团体的规模:阿希及其他研究都证明,从众的倾向性随着团体规模的增加而提高。进一步研究发现,从众的行为随团体规模的增加而提高仅限于人数6~7人的团体;若团体规模超出这个人数,个体从众效应的水平不再增加,甚至有所降低。阿希认为,可能随着团体成员的增多,有些人会怀疑其他成员是有目的地合伙影响其行为,他们便以抵抗显而易见的压力作为回应。

　　(4) 性别:早期研究曾报告女性似乎比男性更容易从众,但近期研究对其提出质疑。究其原因,或与早期研究(多由男性实施)无意中创造了一些男性更熟悉、更舒适的实验条件有关。关于女性有较强从众倾向的结论,或许只是一种系统误差,由方法的微小(且无意识)偏差所致;在更合理条件下的相关研究并未发现从众行为有性别差异。

(二) 旁观者效应(bystander effect)的实验研究

　　行为科学家称此心理学概念为"亲社会行为",或是产生积极社会后果的行为。该研究内容涉及利他、合作、抵制诱惑及帮助行为。当个体目睹某人需要帮助的紧急情境,能否做出提供帮助的决定会受到很多因素的影响。

　　1. 研究目的　探索是否因观看事件的目击证人太多,降低了任何个体提供帮助的意愿。

　　2. 研究设计　达利(Darley)和拉特内(Latane)告诉纽约大学选修心理学课程的学生,他们想了解大学生如何在激烈竞争中适应大学生活、其城市环境及他们正面临什么个人问题。随后,将参与研究的学生分至3种实验条件组。第一组被试被告知仅能与另一个人交谈;第二组被试被告知可通过内部通讯系统与另两个人交谈;第三组被试被告知可与线上的另5个人交谈。事实上,每位被试从"内部通话系统"中听到的其他声音都是研究者事先准备好的录音。

　　研究者非常逼真地设计出被人们普遍视为"突发事件的癫痫发作场景"。当被试与其他"学生"在内部通信系统开始交谈时,听到的第一个说话者是男生,他提到自己压力特别大时会有癫痫发作。第一组被试,听到另一个人的讲话后就开始交谈。其他两组被试,交谈前会听到一个或多个学生的说话声。被试说完后再次轮到第一位学生时,那位学生即癫痫发作。研究者测量不同实验条件下被试帮助危难学生的百分率(帮助行为指被试离开房间,通知主试"有人癫痫发作"),测量被试对突发事件的反应时间和提供帮助所花的时间。研究者给被试4分钟的时间做反应,之后停止实验。

　　3. 研究结果　随着被试认为共同在场人数的不断增加,迅速向实验者报告癫痫发作的人数百分比则大大减少(其他两组少于第一组)。愿意提供帮助的人中,时间拖延的总时也随着

阅读笔记

旁观者人数增多而增加。

4. 研究结论　该研究不仅可解释使人困惑的人类行为,还有助于改变其行为。当人们更多地认识到旁观者效应时,即使有其他人在场,他们也会做出更多的努力去参与干预危机。

5. 研究的启示　旁观者效应或有个体正性作用和群体负性作用,即旁观者越多,助人效应越小;旁观者越少,个体的助人效应越大。临床心理护理中,需避免群体旁观者的负性效应。即使科室还有其他医护人员、患者家属等,面对患者的困境时护士个体也需尽己之力,千万不要以为已有人或假定有人为患者提供帮助而忽略自身的作用。还要充分利用个体旁观者的正性效应。如个别有偏见的 ICU 患者家属,旁观夜班护士一刻不停地穿梭于满足多位患者的需求中,有求必应、耐心地安慰患者,便会增加其对护士工作性质的理解,不仅可减少其抱怨,还可通过其对其他患者家属起到说服的作用。

6. 后续研究　旁观者若能彼此看见,还可以相互交谈,旁观者效应是否存在? 据此,拉特内和达利(1968)在随后的研究中设计一项实验。研究者告知心理学系的学生将共同讨论“城市大学中的一些生活问题”。安排他们在预先约定的地点等待并填写一份预备问卷。几分钟后烟雾开始从某个通风口进入房间,该烟雾是一种特殊的化学混合物,不会给被试造成任何危险。有的被试被独自安排在单间;有的被试与另外两个人(主试的助手)在一起,当烟雾出现时,这两个人表现若无其事;其余的被试则 3 人一组待在房间里。拉特内和达利的研究再次支持其理论:单独组中 55% 的被试在两分钟内报告了冒烟情况,4 分钟后,75% 的被试开始行动;其余两组仅 12% 的被试报告了情况,没有被试开始行动。

(三) 认知失调理论的实验研究

此为利昂·费斯廷格(Leon Festinger)与美瑞尔·卡尔史密斯(Merrill Carlsmith)1959 年合作的经典实验——诱导服从研究,以佐证认知失调理论(理论详见本章第二节)。

1. 研究假设　被试得到的奖励越多,他的观点就越容易改变。

2. 研究设计　单盲实验,即被试不知道研究的真正目的。

(1) 实验前:被试到实验室后,研究者要求他执行一项极其枯燥的任务,用单手将木头向左转一个面,再向右转一个面,直到被试完全感到厌倦为止。当被试怀疑研究者开玩笑或正要打瞌睡时,研究者让他停止,并给予第二项同样单调乏味的任务。这样做的目的,是要让被试感到这项研究非常枯燥。完成那些任务后,实验才正式开始。

(2) 实验中:被试被随机分为 3 组,每组 20 人。一组被试完成上述任务后直接被带入另一个房间,就刚才完成实验任务的感受接受访谈,该组为对照组;其余两组被试则继续进行下一步实验程序。研究者告知被试:他们正在从事的工作事实上非常有趣,并要求被试告诉下面的被试(实际是实验者的同伙)“这项工作非常有趣,的确令人高兴和愉悦”。然后研究者向其中一组支付 1 美元的报酬,向另一组支付 20 美元的报酬,随后让被试在另一单独的房间内与新来的“假被试”单独待上两分钟,并按要求向该“假被试”说明实验的有趣程度,最后这两组被试也被带入访谈室就实验任务的感受接受访谈。该实验程序为:一组被试因就其实验任务向后来的“被试”撒谎得到 1 美元,另一组被试因撒谎得到 20 美元,对照组没有撒谎。研究结果以每位被试对工作有趣程度的感知及日后愿意参加同样实验的程度作为测量指标。

3. 研究结果　所有实验组被试对工作的喜欢程度都高于对照组,而且相对于未撒谎、得到 20 美元报酬的被试,得到 1 美元的被试更喜欢此类实验任务。

4. 研究结论　该实验的结果与其研究假设相反,费斯廷格对此研究结果做出如下解释:一方面,如果诱导一个人去说与他本意相反的事情,他会倾向于使其本意与自己的言行一致;另一方面,如果对一个人施加的压力越大,其将他人授意转化为自己想法的程度越低。当有充分理由(20 美元报酬)采取不合本意的行为(撒谎)时,个体只感到很少的不协调,因此无需改变本意;而当撒谎无充分理由时(1 美元的奖励),个体的认知即失调,只能通过改变自己的观点

阅读笔记

达到认知协调。

5. 研究的启示   该理论对指导临床护士为患者实施健康教育过程中,帮助其改变不当疾病认知、纠正不健康行为和生活方式具有重要意义。一项旨在改变大学生危险性行为的研究发现,通过鼓励学生讨论是否需要使用避孕套及透露他们自己不使用避孕套的经历,以促使学生发现自己的言行不一,可增加这些学生在今后性生活中坚持使用避孕套的行为。事实上,很多人会有言行不一的现象,并且会对其表现不以为然。如肥胖者一般都知道"久坐不利于健康",但往往习惯了其认知失调而"依然故我"。若护士能帮助他们正视其认知失调,肥胖者就可能因正视认知失调所产生的不舒适感而采取主动锻炼行为。

6. 后续研究   大量研究均印证了认知失调理论及其研究结果,虽有许多研究者修订了该研究,使认知失调理论成为被广泛接受、经得起检验的心理学研究成果,其后续研究主要从其他角度和领域验证该理论,拓宽该理论的应用范围,其中较著名的实验有布雷汉姆(Blenheim)的决策后认知失调实验。

研究者让女性被试看 8 种物品,然后请她们写出对每件物品的喜欢程度,接着从中拿两样物品给被试看,告诉她们可拿走其中的一件作为赠品。然后把被试分为两组,研究组被试可供选择的两件物品极其相近,而对照组被试可供选择的两件物品极不相同。研究假设:被试从极其相近的物品中做选择往往会有难以取舍感,易致认知失调;而从不同物品中做出选择则不容易发生认知失调。研究结果显示,高认知失调组对物品的评价发生了显著变化,倾向于较高评价自己所选物品,而降低对舍弃物品的评价;但对照组对物品的再次评价未发生显著变化。

(四)情绪归因理论的实验研究

情绪归因理论(emotional attribution theory)由最著名、最有影响力的归因理论的集大成者伯纳德·韦纳(Bemard Weiner,1935—)提出。韦纳的情绪和动机理论,一直延伸至解释助人行为、攻击和许多其他重要心理现象。韦纳和同事于 1972 年发展了海德的归因理论,其"归因方式与情感反应关系的实验"见下。

1. 研究目的   探究归因方式与情绪反应的关系。

2. 研究设计   分为实验前、实验中两阶段。

(1)实验前:研究者选取 63 名五、六年级的美国男孩为被试,要求他们首先完成一个自我报告的量表。该量表包括 34 个项目,每个项目描述一个成功或不成功的结果,每个结果有两个选项,即内部归因项和外部归因项。内部或外部归因的选项又可分为归因于能力或努力。因此,一个被试的归因倾向可分为四部分,分别代表把成功归因于努力、把失败归因于努力、把成功归因于能力和把失败归因于能力四种倾向。

(2)实验中:又分为以下两个阶段。

第一阶段:要求被试做一系列与成就相关的迷津测试,笔不能离开纸,也不能重复路线,一笔走完所有迷津。在那些迷津里,有些迷津可解,有些迷津不可解。每个被试会分发到一个由 10 个可解和 10 个不可解迷津组成的册子,通过匹配线条数,可解迷津和不可解迷津表面看似难度相同。实验是计时的,当被试在 30 分钟内做不出一个迷津时将被主试打断。但如果是可解的迷津,可给被试更多的时间。

第二阶段:在被试的桌上放一个容器,里面有 10 张扑克牌,还有两个上面各有 7 个按钮的控制板。一个控制板上写着"赢者所得";另一个控制板上写着"失败放回";控制板上的按钮从 1 排到 7。要求被试每当成功解出一个迷津,就按下他认为他应得纸牌数的相应按钮,并从容器中拿出相同数目的纸牌;.当被试解不出一个迷津时,就按"你应放回的纸牌数"按钮,并放回相应数量的纸牌。主试介绍清楚规则后离开实验室,通过单向玻璃观察并记录被试自我强化的行为。

阅读笔记

3. 研究结果   被试若将成功归因于努力,会进行自我奖励,产生积极的情绪体验;若将失败归因于缺乏努力,会致其自我惩罚,引起消极的情绪体验。

4. 研究结论　被试若把正面积极的行为结果归为内部原因,会增强和提高积极的情绪、情感体验;若归因于外部原因,则不提高甚至降低积极的情绪、情感体验。被试若将负面消极的行为结果归为内部原因,会降低或损害个人的自尊,甚至引起自卑的情绪、情感体验;若归为外部原因则不会。

5. 研究的启示　临床上有些患者因自身病痛而责备他人,这或许恰恰反映其处理情绪紧张的方式及人格特点,即患者的人格特点及对疾病的情绪反应影响或限定其认识所患疾病的原因。引导患者对其疾病恰当归因,或是调适患者的情绪状态助其治疗躯体疾病的有效方法之一。护士可结合"归因理论"和整体护理,根据患者的生理、心理、身体素质,引导其将疾病因素归结于情绪调控,助力患者以良好情绪积极配合其治疗。

6. 后续研究　奥沃瓦里(Overwalle)等为验证归因训练的效用,进行了归因方式的干预实验。他们挑选了入学第一学期未通过经济学考试的130名大学生,将其分为3组,一组为对照组,另两组为实验组。其中一个实验组只看录像,另一实验组除了看录像还要接受学习技能的训练。录像中呈现了对大学第一年学习困难的高年级大学生的采访,受访者谈到其第一年学业失败的事件时,原因分析各不相同。实验结果显示,实验组学生实验后的经济学考试成绩明显较好于对照组,而且在其所有各科考试中均显示出了进步。实验结果还表明,两个实验组的成绩提高程度同等,表明录像提供的归因训练产生了效用。一般认为,归因训练对不清楚自身学习能力的学生、年龄较小的学生更有用,他们比较容易接受他人的建议,相信努力的作用。

第二节　社会认知理论与心理护理

英国作家乔治·吉辛(George Gissing)"我们周围的世界是由心灵创造的;即使我们并肩站在同一块草地上,我看到的绝不会和你看到的相同"之说,即是对社会认知的形象描述。社会认知指个体对各种社会刺激的综合加工过程,是人的社会动机系统和社会情感系统形成变化的基础。多数学者认为社会认知包括社会知觉、社会印象和社会思维,但这仅涉及社会信息加工的有意识成分。荣格、霍妮和弗洛姆等拓展了无意识的概念后,把文化传统、个人经验和社会生活纳入无意识中,为其后的科学研究提供了新的视角。由此推论:每个人(患者/医护人员)的文化背景、生活经验、社会角色等不同,即使处在同一事件(医疗)的情境中,必定会有不同的知觉、印象和思维,最终会有不同的行为表现。

社会认知研究重点关注"人与人之间相互影响、相互作用时,彼此怎样看待他人与事件,怎样看待社会,怎样解释自己和他人的行为"。患者患病期间的心理问题多源于社会普遍存在的对疾病的非理性认知,他们在治疗期间能否接受医护人员对其疾病的专业判断与分析,配合或参与其疾病诊疗?护士能否全面地评估患者?根据患者的思维模式,采取行之有效的心理护理措施?面对这些问题,借鉴社会心理学的社会认知理论及其研究,将有助于指导医护人员在与患者相互影响、相互作用的过程中做出恰当的医护决策。

以下重点推介若干与心理护理密切相关的社会认知理论。

一、勒温的场论及其应用

勒温的场论(field theory)的主要内容如下。

(一) 理论创始人

库尔特·勒温(Kurt·Lewin,1890—1947)德裔美国心理学家,拓扑心理学的创始人,心理学哲学博士、教授。库尔特·勒温以系统地阐述其心理学的场的理论而闻名。勒温的场论主张,一个人的行为是一种场的机能,这种场由行为发生时就存在的各种条件和力量交织而成。

阅读笔记

（二）理论概述

1. "场"的内涵　勒温的场论中,术语"场"的内涵与一般解释略有不同。该"场"不仅指知觉到的环境,还包括认知意义。既包括物质环境中的某些事件(即被知觉到的物质环境),也包括个人的信念、感情和目的等。简言之,勒温探讨的是认知场和知觉场。他借用场论的概念,是因为他认为场论是一种分析关系的起因和建立科学体系的方法(萨哈金,1991)。

2. 场论的基本观点　包括勒温提出的"心理紧张系统"和"生活空间"。

(1) 心理紧张系统:指"一种目的(或一种意向)可形成一种准需求,产生具有动力意义的紧张系统"。紧张的释放为心理活动和行为提供动力及能量,构成决定个体心理活动和行为表现的潜在因素。

(2) 生活空间(life space):指"决定个体在某一时间里的行为的全部事件的总和"(Lewin,1936)。理解生活空间,关键在于理解"心理环境"的概念。勒温的心理环境不是指物质世界,也不是指他人的世界,而是指影响某个个体行为的世界;"心理环境"即指"影响一个人行为的环境"。

勒温的心理学场论体系始于"心理生活空间(psychological life space,LSP)"的概念。勒温认为个人在某一时间某个空间做出的行为,是在一定外部环境下、以人的自我意识为中心而形成的心理生活空间所决定,即个人行为由其心理动力场决定,心理动力场则包括环境和个人。简言之,心理动力场是将整体与个体融合,形成一个场,对人的行为发生实际影响并共同作用于人的行为。一个人的行为取决于个人与他所在环境之间的相互作用,即行为取决于个体的生活空间。其具体表达公式如下:

$B=f(P \cdot E)$,用于解释人的心理与行为。其中 B 指行为(behavior),P 指个人(person),E 指环境(environment),f 指函数(function)。人的一切行为(包括心理活动)是 P 与 E 互动作用的结果,随 P 本身与所处 E 条件的变化而改变。当某部分元素发生变动时,其他部分的元素都会受到影响。

1) P:P(有时指个性)必须存在与周围的生物、心理和社会互动的环境中,P 是个动态系统,由连续变化、相互依存的子系统组成。

生活空间中的个人指由其内部领域和知觉运动区域构成的个人,个人内部领域涉及个人的需求、欲望、动机和意图等,也是产生"心理紧张"的内部因素;知觉运动空间指心理环境和个人内部领域同时作用的区域,该区域能同时感受到内部和心理环境的力,从而产生引拒力以保持空间的平衡。

2) E:生活空间中,对人的行为产生影响的是"心理环境",勒温将心理环境对人的影响分为"知觉式影响"和"躯体式影响"。"知觉式影响"指心理环境依存于人所存在的环境,即环境对人产生什么样的影响部分取决于人如何理解环境,即环境通过个人意识对其产生作用,即意识中的环境。"躯体式影响"指环境未通过意识或知觉过程,但实际上对个体产生了影响。

生活空间中,只要某一环境对人的行为产生了动力(或阻力),不管个体是否意识到,都应纳入生活空间的范围,成为影响个体行为的心理环境。

（三）场论的应用

国内外研究者将勒温的场论应用于护理研究,例如利夫内(H.Livneh)等 2014 年基于勒温的场论比较慢性病和缺陷(chronic illness and disability,CID)人群心理适应的四种现代模式,认为勒温的场论可为慢性病和缺陷人群心理适应的研究提供切实可行的理论依据。

（四）场论对心理护理的启示

场论对心理护理启示的要点如下。

1. 对实践的启示　以下简述其理论中心理紧张系统、生活空间论点的启示。

在心理护理实践中,护士向患者阐述、展现其不适应行为的不良后果及其适应行为的重要

阅读笔记

性与改良结果,让其感知到改变疾病不适应行为的迫切性,并强化其行为改变的意志力,不断增加其对疾病适应行为及其适宜身心状态的需求。当达到一定阈值时,将促使其心理紧张系统的释放,即可不断促进与巩固患者的适应行为。护士引导患者设定合理的目标,即患者本身存在一定需求、经过努力达到的目标。合理的目标可对患者形成有效吸引力。若目标设置过小,患者的需求不足,不会产生心理紧张感;若目标设置过大,患者压力加大,则可能形成使患者有抗拒力的目标。

护士可通过不断改善患者的物理、社会环境,如提供安全舒适的照护场所、保障和谐信任的护患关系、鼓励其获得家庭、病友、工作单位等可靠有效的社会支持,让良好的环境因素对患者"心理紧张系统"的释放效用达到事半功倍,从而对其适应行为及身心健康产生有利影响。

2. 对研究的启示　基于勒温场论的内涵,借助实地研究法,探讨临床心理护理研究中可能涉及的深层次问题,其中涉及"临床医护患纠纷的社会心理学根源";患者及家属在疾病诊治期间面临疾病心理适应性和行为改变等问题。如面对初诊为癌症的患者,基于勒温场论,构建提高护士关爱行为和人文照护模式等。此外,利夫内等认为尽管勒温场论的模式未提及时间,但时间的概念对勒温场论和个体的生活空间仍至关重要。针对个体过去、现在和将来,观点的变化会否影响其行为的变化? 是否需全面考虑问题相关的人(P)、环境(E)、行为(B)及时间(T)等均值得研究者在后续研究中探讨。

二、认知失调理论及其应用

认知失调理论(theory of cognitive dissonance / cognitive dissonance theory)是美国社会心理学家费斯廷格 1957 年提出的阐释人的态度变化过程的社会心理学理论,是认知相符理论中具有代表性的理论。

(一) 理论创始人

利昂·费斯廷格(Leon Festinger, 1919—1989)是美国社会心理学家,主要研究人的期望、抱负和决策,并用实验方法研究偏见、社会影响等社会心理学问题;他 1959 年获美国心理学会颁发的杰出科学贡献奖,1972 年当选为国家科学院院士。他提出的认知失调理论是 20 世纪 50~60 年代在西方社会心理学研究领域中最有影响的理论之一。

(二) 理论概述

认知失调理论是动力心理学的一种新观点,是主体内部认知要素之间的不一致解释行为的动因。其性质是解释个体内在动机的主要理论,被广泛用以解释个体态度改变的重要依据。认知失调指个体认识到自己的态度之间、或者态度与行为之间存在着矛盾,即个体做了一项与态度不一致的行为而引发的不舒服的感觉。如某人有"抽烟能导致肺癌"、"我抽烟"的两种认知,他就会体验到认知失调。

1. 理论的基本要义　当个体面对新情境必须表示自身态度时,在心理上将出现新认知(新的理解)与旧认知(旧的信念)的相互冲突,为消除此类冲突所致紧张不适感,个体倾向于采用两种方式自我调适,①否认新认知;②寻求更多新认知的信息,提升新认知的可信度,借以彻底取代旧认知,以获得心理平衡。

2. 认知失调的要素　①关于自身特点和行为的认识;②关于周围环境的认识。认知要素之间的关系有 3 种:即协调的关系、失调的关系、不相关的关系。当一种非 X 知识是从 Y 得出时,X 与 Y 两种知识则不协调。如某人向别人借钱的同时又买了新车;某人明知有朋友陪伴身边时又感到孤立无援的恐惧;均为认知失调的表现。

3. 认知失调的程度　费斯廷格主张,认知元素之间的不协调强度越大,人们想减轻或消除其不协调关系的动机就越强。认知不协调的强度取决于两方面的因素:一是认知元素对个体的相对重要性;二是不协调的认知元素数量,不协调认知元素数量越多,它与认知元素总量

阅读笔记

的比例就越大,失调程度就越高。如损失 1 元钱所致认知失调就无法与损失 1000 元所致认知失调相比。粗略估计失调的程度通常可用以下公式。

$$失调程度 = \frac{不协调的认知数 \times 重要性}{协调的认知数 \times 重要性}$$

4. 认知失调的原因　①心理逻辑的矛盾,如"主张和平"与"参与战争"即矛盾的认知,易导致个体的认知失调。若参加保卫祖国的正义战争,二者的认知则一致,可减轻认知失调程度,或根本不会产生认知失调;②文化价值冲突,如正式晚宴上,用手抓食的习惯行为与正式晚宴的礼节不协调。③新旧经验相悖,如一个人站在溅雨的窗口说雨水没有进入屋内,这对有防溅雨经验的人即为认知不协调。④观念的矛盾,如酷爱甜食的糖尿病患者与友人聚餐时明知道不宜饱餐后再吃甜点却无法抗拒各种甜点的诱惑。

5. 减弱或消除认知失调的方式　通常采取以下 3 种:①改变自己对与行为的认知;②改变自己的行为;③改变自己对行为结果的认识。如久坐导致某肥胖者的认知失调,他减少失调的方式就是:把活动列入日常作息,经常活动以避免久坐,或改变对久坐不良后果的认识。

(三) 认知失调理论的应用

国内外涉及认知失调理论的研究呈总体上升的趋势,加拿大学者奥米德(Omid)等 2013年据此理论开展一项纵向研究,通过电话调查的方式了解加拿大、美国、英国和澳大利亚吸烟者的态度与行为模式,发现从无戒烟史的新吸烟者对吸烟合理化的认知程度最高。当他们尝试戒烟后,其吸烟合理化的认知程度则降低。但若其戒烟失败再次复吸后,其吸烟合理化认知程度又会升高。相较于"吸烟健康风险低"的合理化认知,吸烟者更善于运用"吸烟具功能性"的"合理化"心理防御策略。吸烟者常通过自我肯定吸烟的积极作用而使其吸烟行为合理化,且此态度会随吸烟状态发生变化。

(四) 认知失调理论对心理护理的启示

认知失调理论对心理护理的主要启示如下:

1. 对实践的启示　护士可深入了解患者在不同情境下可能出现的认知失调及其规律,将解决其认知失调等问题纳入心理护理范畴,针对性干预患者因认知失调所致心理问题及异常行为。如针对患者在其癌症确诊后的中重度抑郁,深陷否认患癌又担心错过最佳治疗时期"趋避式冲突"等困境,护士可参照该理论中改变认知失调的办法,指导患者消除"得了癌症就是判了死刑"的不合理旧认知,让其接受"癌症也是一种慢性病,有些患者通过有效的自我管理可携癌生存或达到临床治愈"的新认知(改变与认知者行为有关的知识);为患者营造安全、信任的照护氛围,讲授情绪调控的方法(改变与认知者的环境有关的知识);帮助患者拓宽获取其疾病信息的各种渠道,尽可能为其提供抗癌治疗与康复的最新资讯,助其学习和掌握放松技术、生物反馈技术等认知行为疗法(增加新知识,全面接触新信息)。

2. 对研究的启示　可借鉴费斯廷格"个体有维持自己观点或信念的一致性,以满足其保持心理平衡的需要,若认知因素出现相互矛盾时,引发认知失调,个体在心理上会出现紧张、紊乱等,然后力求通过重新构建自己的认知结构,以达新的平衡"等认知失调理论,为研究患者或亲属的行为动机、态度和行为模式等提供参考依据。如"减轻亲友对艾滋病患者的恐惧与排斥态度"为题的研究,需较深入了解艾滋病患者亲属是否存在既眷顾亲情又恐惧染病等彼此冲突的认知失调及其主要影响因素,引导亲友合理认知艾滋病的传播途径(客观认知);鼓励亲友亲自参与艾滋病患者的日常护理,促其以自身亲历消除既往的认知偏见(参与活动,改变态度);其研究结果或可为更大范围内展开消除歧视艾滋病患者之偏见的宣传提供有价值依据,引领更多艾滋病患者亲属转变其认知、态度和行为(群体规定,改变态度;说服的作用)。

阅读笔记

典型案例及分析

直肠癌造口术化疗患者的心声

患者,男,44 岁,农民,直肠癌术后一年半,肝脏及右侧腹壁多发转移 6 月余,于肿瘤内科接受化疗治疗。患者内向,情绪低落,表情沉重,很少与医护人员交流,经常低着头坐在病床上。妻子陪伴在患者身边,妻子主诉:患者生病在家期间,患者朋友邀请其一起打牌,患者觉得朋友会嫌弃自己得了直肠癌,屡次拒绝朋友的好意,而且以前喜欢逛超市,自从上次术后出院回家,再也没去过超市,平时都是待在家里面。

要点解析: 案例中的直肠癌患者是众多患者的缩影,其因疾病和治疗而产生的"病耻感"也是很多患者共同的心声。然而,患者的朋友是出于真心想要帮助患者,如果存在嫌弃之心则是对其避而远之,患者以自我意识为中心所形成的心理生活空间决定了自身的行为,即躲避朋友、躲避人群(场论)。对此,医疗工作者和家属可以合理制定阶段目标,采用纠正认知失调的方法,如"参与活动,改变态度"和"说服的作用"等,促使其产生适度的心理紧张感,然后力求通过重建自身的认知结构,以达到利于疾病的新平衡状态(应用场论,纠正认知失调)。

三、归因理论及其应用

归因指个体对自己或他人的行为的原因加以解释和推测的过程,是非常普遍的现象,心理学研究发现,归因不仅影响个体对行为的认识,还会影响个体后续行为的动力。社会心理学提出了各种归因理论,以下推介最具代表性的海德的动机归因理论和韦纳的成败归因理论。

(一) 海德的动机归因理论

1. 理论创始人 弗里茨·海德(Fritz Heider, 1896—1988),美国社会心理学家,社会心理学归因理论的奠基人。他生于奥地利维也纳,逝于美国堪萨斯州劳伦斯(Lawrence)。1944 年,海德在其《社会知觉与现象世界的因果关系》一文中指出,应重视行为因果关系的研究;后在其1958 年出版的《人际关系心理学》中又据此观点提出归因理论;直到 20 世纪 60 年代中期,海德的动机归因理论才引起社会心理学界的重视,引发了许多归因理论的研究。

2. 理论概述 海德的归因理论主要解决日常生活中人们如何找出事件的原因。海德认为人有两种强烈的动机:一是形成对周围环境一贯性理解的需求;二是控制环境的需求。但要满足这两个需求,人们必须有能力预测他人将如何行动。海德就其指出,每个人(不只是心理学家)都试图解释他人行为,都具有针对他人行为的理论。海德动机归因理论的主要内容如下:

(1) 行为产生的两类原因:海德主张从行为结果探索行为的原因,他将个人行为产生的原因(事件的原因)分为两大类:①内部原因,指个人自身所具有、导致其行为表现的品质和特征,包括个体的人格、动机、需求、能力、努力等;②外部原因,指个人自身以外、导致其行为表现的条件和影响,包括环境条件、情境特征、提供的奖励或惩罚、运气、他人影响等。

(2) 归因解释的两种情况:①将行为发生的原因归于外界环境因素的作用,即情景归因;②将行为发生的原因归于个人的性格因素或其他主观条件(兴趣、能力、性格、态度等),即性格归因。一般人们解释别人的行为时,倾向于性格归因;解释自己的行为时,倾向于情景归因。

(3) 归因原则:海德认为人们的归因过程中常使用两个原则:①共变原则(principle of covariation),即人们归因时遵循的主要原则,指某个特定原因在许多不同的情境下与某个特定结果相联系,某原因若不存在,某结果也不出现。如某个体总是身体不适时闹别扭、抱怨世界,

阅读笔记

而其无身体不适时都很愉快,就可将其别扭归于他的身体不适而非人格。②排除原则,指若内、外某一方面的归因足以解释事件(个体行为),即可排除另一方面的归因。如某个体一再重复其低级错误,人们对其行为归因时则会归于他的个人能力或努力等内部原因。

人们通常认为一定的行为可能决定于各种原因,但人们更倾向于寻找一定的结果与一定的原因在不同条件下的联系。对因果关系的认知中,核心问题在于某一特定的行为或事件归因于内在状态还是外在力量。个体对事件的归因倾向与其个体动机和行为倾向往往有着密切的相关性。海德发现,人们常把自己的成功归因为内部因素,把别人的成功归因为外部因素;把自己的失败归因为外部因素,把别人的失败归因为内部因素。

(二)韦纳的归因理论

1. 理论创始人   当代美国著名教育心理学家伯纳德·韦纳(Bernard Weiner, 1935—),其主要研究领域涉及社会心理学和教育心理学,研究兴趣在动机情绪和归因理论。伯纳德·韦纳创造性地将归因理论与动机理论有机结合,他认为归因影响个人期望的改变和情感反应,其归因后果则影响个人后继行为的动机;人们对成功和失败的解释会对其日后的行为产生重大影响。

2. 理论概述   韦纳归因理论的主要论点:①人的个性差异和成败经验等影响其归因;②个体对前次成就的归因将会影响其对下次成就行为的期望、情绪和努力程度等;③个人的期望、情绪和努力程度对其成就行为有很大影响。以下简介韦纳归因理论的主要内容。

(1) 归因类别:韦纳认为个体在完成一项重要工作后,无论成败,都会从其能力、努力、任务难度、运气、身心状况、外部环境等方面归因:①能力,根据自己评估本人是否胜任该项工作;②努力,个人反省在工作过程中是否尽力;③工作难度,凭个人经验判定该项工作的困难程度;④运气,个人自认为此次各种成败是否与运气有关;⑤身心状况,工作过程中个人当时的身体及心情是否影响工作成效;⑥外部环境,个人自觉影响此次成败的因素中,除上述5项,尚有与其他人或事相关的外部环境的影响(如别人帮助或评分不公等)。不同的人在对不同事件归因时,以上几类归因的具体作用不同。

(2) 归因维度:韦纳进一步按照各因素的性质将归因划为3个维度:①稳定性(稳定和不稳定的),指当事人自认影响其成败的因素,其性质是否稳定,类似情境下是否具有一致性;②因素源(内部和外部的):指当事人自认影响成败因素的源于个人条件(内控)或来自外在环境(外控);③可控性(可控和不可控的):指当事人自认影响其成败的因素,其性质能否由个人意愿所决定。

(3) 归因模式:即三维度模式,反映归因类别与归因维度的具体关系,用"√"表示所属特性(表4-1)。一般把行为成败的原因归结为外部、不可控因素的个体,会降低其行为动机;把行为结果归结为内部、可控因素的个体,会增加其行为动机。

表 4-1   归因类别与归因维度的关系

维度	稳定性		因素源		可控性	
因素	稳定	不稳定	内在	外在	可控	不可控
能力	√		√			√
努力		√	√		√	
任务难度	√			√		√
运气		√		√		√
身心状况		√	√			√
外部因素		√		√		√

阅读笔记

(三) 归因理论的应用

归因理论在护理领域较多应用于教学和管理,针对患者心理的归因研究相对较少。曾有人研究大肠癌患者的归因风格,认为他们倾向于内在归因,且受其人格特征的影响,其中对正性事件的归因较负性事件受人格特征的影响更明显。还有人研究抑郁症患者的归因方式,证实归因方式不是患者抑郁的伴随症状而是其相对稳定的个人特质,其归因方式并不随其抑郁症状减轻而改变。另有人认为,归因训练(attribution training)是一种有效改善患者不适当归因方式的方法,通过一定的训练程序,使个体掌握某种归因技能,形成较积极的归因风格(attribution style),即个体在其应对疾病的归因过程中形成较稳定的归因倾向,达到改善和重建适应性归因方式的目的。如有研究发现,接受归因训练的住院抑郁症患者归因的个人控制及稳定性维度的得分,显著高于未接受归因训练的住院抑郁症患者。

(四) 归因理论对心理护理的启示

主要阐述对心理护理实践和研究的启示。

1. 对实践的启示　人们的许多心理反应,主要取决其对事件的认识、解释,而不在事件本身。抑郁是重症慢性病患者的最常见负性情绪之一,重度抑郁甚至可使慢性病患者产生轻生的念头或行为。抑郁的患者倾向于将不良结果归因于持久的内部原因(自我攻击的归因模式)而受到关注,如归因其自身特质缺陷或能力不足;同时将肯定结果归因于临时、外部的原因,如他人帮助或自身运气等。当那些患者感到难以控制发生在自身的事件时,会逐渐变得抑郁并倾向放弃生命。许多患者曾陷入中重度抑郁的困境,尤其是系统性红斑狼疮、肾衰竭、肿瘤等严重疾病的患者。

治疗抑郁的归因训练即基于归因理论的认知行为疗法,无论外归因或内归因,其基本原理是从减少消极归因与增加积极归因的认知层面入手。通过一系列认知行为的方法帮助患者建立积极的归因方式,促其情绪和行为的改变,阻止其可能由抑郁所致自杀等悲剧;引导患者对良性事件的积极归因,引导其走向良性结局。归因训练主要有 3 种形式,分别基于三种理论,即赛利格曼的习得性无助理论,班杜拉的自我效能理论和韦纳的动机情绪归因理论。抑郁的归因训练模式见图 4-1。

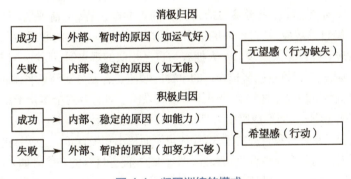

图 4-1　归因训练的模式

治疗抑郁的归因训练主要是帮助者通过正确的认知和归因,消除无望感,点燃其希望,并带动行为的改变,以有效治疗其抑郁。归因改变的途径:首先是让患者认识自己的原有归因方式及其不足;其次是让患者领悟和重建新的归因方式。具体方法包括:认知行为技术;情绪调节技术,如角色扮演、自我指导、应激接种训练、正性事件强化、家庭作业、放松训练、想象、情绪稳定训练、书写和身体练习、音乐治疗等。

2. 对研究的启示　归因理论侧重于研究个人解释行为成败原因的认识过程,并力图通过改变人的自我感觉、自我认识以改变人的行为。研究者可探讨"特定患者群体对特定问题归因

阅读笔记

方式的分类",进而考虑"如何改变其不恰当的归因风格"、"对特定患者群体不良归因的干预研究",即通过制定具体的归因训练方法,定期为患者进行归因培训和指导,促进患者对自己归因方式的认识、重建和领悟。

四、内隐社会认知及其应用

内隐社会认知作为心理学领域的一个新近理论命题,是内隐认知研究和社会心理学成果交叉、演进的必然产物。

(一)理论创始人

1995年,格林沃德(Greenwald)提出"内隐社会认知"的概念,他认为可从社会信息加工的意识性和无意识性出发,将社会认知分为外显、内隐社会认知两方面。

(二)理论概述及应用

内隐社会认知(implicit social cognition),指在社会认知过程中,个体虽不能清晰地回忆过去的某一经验,但某一经验仍潜在地对个体的行为或判断产生影响。内隐社会认知的关注焦点是个体的无意识成分参与其有意识的社会认知加工过程。内隐社会认知的主要研究内容如下。

1. 内隐态度(implicit attitudes)　指个体对事物所持积极或消极的认知、情感或反应,由不自觉的以往经验或不能归因于以往某一确定经验引起。即过去经验和已有态度积淀的无意识痕迹潜在地影响个体内隐社会认知。其主要内容包括:对社会客体的认识、情感倾向和行为反应。内隐态度是无意识的,人们往往不能明确意识到自己的内隐态度是什么及其怎样形成的。但事实上,特定的社会、文化、历史背景和经历会为个人留下深深的烙印,也会或隐或显地表现在个人行为中。临床心理护理中,护士注重了解患者的社会、文化、历史背景和经历或有助于知晓患者对疾病的内隐态度,并可为其必要的心理干预提供依据。

2. 内隐自尊(implicit self-esteem)　指人们在评价与自我相关或无关的客体时的不同自我态度效应,此态度效应无法通过内省的方式被意识,且态度效应的方向通常是个体积极评价与自我建立了联系的那些事物。有研究者将内隐自尊效应的研究分为3类:①实验性内隐自尊效应,指通过实验操控建立起自我与某些事物的联系,并由此产生积极评价那些事物的效应。如对群体内个体的评价高于群体外相应人员的评价的倾向,由角色扮演所致某种偏好倾向。此对心理护理的启示是:可让患者参与情绪自我调控的全过程,包括评估、干预模式的制定。②自然形成的内隐自尊效应,指自然环境中形成的自我与某些事物的联系,并由此产生积极评价那些事物的效应。如当某人发现另一人拥有与自己相似的观点时,那个人对某人产生一种吸引力;个体有积极或较高评价自己曾选择过的事物的倾向。有充分实例表明,临床心理干预中对患者实施群体(自然环境)与个体混合的团体干预效果优于对患者的个体化干预。或因"同病相怜"的观念可促使患者彼此间形成吸引力且有较多共同话题,易增强其认知效应;置身团体干预中的患者一旦选择了某种自我管理的模式,往往也倾向给出积极评价。③次级内隐自尊效应,指个体做出的判断通常与其个体自尊密切相连,都有维护、促进自尊的功能。如人们对不理想的结果多从外部找原因,对理想的结果则更多归因自己。临床心理护理中,对干预效果不明显的患者,护士要注意保护其自尊,分析原因要站在患者的角度,"先外后内,先人后己"。

3. 内隐刻板印象(implicit stereotype)　指个体内省不能确知的过去经历影响其对一定社会范畴成员的特征评价,即不能自知可能已形成、无法改变的社会印象。相关研究涉及内隐种族刻板印象、内隐性别刻板印象、内隐地域刻板印象和内隐攻击性刻板印象等。

第三节　社会心理学的其他理论及研究与心理护理

阅读笔记

本节主要概述社会心理学理论中的自我效能理论、社会支持研究及其对心理护理的启示。

一、自我效能理论及其应用

自我效能指个体认为自己能完成某一任务的信念,即关于自我效能的知觉。当患者面对需要解决的问题或困难时,有的信心满满;有的则毫无信心。此即其自我效能的差别。

(一)理论创始人

美国著名心理学家、社会学习理论的创始人阿尔波特·班杜拉(Albert Bandura,1925—)1982年提出其自我效能理论(self-efficacy theory),用以解释人们在特殊情景下动机产生的原因。自我效能的心理学研究中,更具理论及实践意义的概念表述方式,是自我效能感(perceived self-efficacy)、自我效能信念(self-efficacy belief)或自我效能期待(self-efficacy expectancy)等。

(二)理论概述

1. 概念　班杜拉认为,人们对自身能力的判断在其自我调节系统中起主要作用,并由此提出“自我效能感是个人对自己完成某方面工作能力的主观评估”。评估的结果将直接影响一个人的行为动机。自我效能感即自我效能理论的核心概念。

2. 自我效能感的维度　班杜拉认为自我效能感有3个维度:①自我效能感的量,指个体所拥有自我效能感的多少;②强度,指个体对其行使某一特定行为能力的肯定程度;③预测度,指个体对某一行为的自我效能感与其实施该行为的正性相关程度。通常,个体所拥有自我效能感的量越大、强度越强、预测度越高,对其行为所采取、坚持和努力程度的正性影响作用亦越大。

3. 自我效能感的主要影响因素　①掌控性经验(mastery experiences),指个体过去成败的自身经验。即过去失败的经验会降低自我效能,过去成功的经验能提升自我效能。②替代性经验(vicarious experiences),指他人成败的经验虽不如自身成败经验的影响强烈,但当人们看到他人顺利完成某事时,愿意相信自己也会顺利。③言语劝说(verbal persuasion),指他人的语言可改变个体的期望。当某人听到他人说“你能行”时,易产生高的自我效能感,会认为自己能较大程度地影响事件的发生结果,继而主动采取积极行为。④生理状态(physiological states)指人们把厌恶的生理唤起与差的行为表现、不胜任及失败相联系时,生理状态将影响自我效能感;舒适的生理感觉则可使人们对自己的能力感到自信。⑤情绪状态(emotional states),指情绪唤起能影响人们的自我效能感、愉悦等正性情绪可增强自我效能感;紧张、焦虑等负性情绪则可削弱自我效能感。

4. 自我效能感与心身反应过程　当个体面临可能的危险、不幸、灾难等恶性情境条件时,自我效能感决定其应激状态、焦虑反应和抑郁的程度等心身反应过程;其情绪反应又通过改变思维过程的性质影响个体的活动及其功能发挥。社会学习理论关于自我效能感通过心身反应过程发挥主体作用的研究,为当代心理神经免疫学(psychoneuroimmunology)这个新兴领域做出了杰出贡献。

自我效能感作为一种心理意义的主观感受,通过影响体内生化过程而介入应激源与免疫系统之间。班杜拉在其实验条件所做生化检测表明,自我效能感不仅影响自主神经系统的唤起水平,也影响儿茶酚胺的分泌水平和内源性阿片肽的释放水平。若干生化物质作为神经递质,均参与免疫系统的功能调节过程。当人们面临同样的应激源时,自我效能感强个体的那些物质分泌水平未显现升高,因而保证其免疫系统的正常平衡;自我效能感不足的个体的那些物质分泌水平的则明显升高,打破其免疫系统的正常平衡,且破坏其免疫功能(Bandura,1992)。因此,增强个体的自我效能感,对保证其免疫系统的正常功能,促进其身心健康具有重大实践意义。

(三)自我效能理论的应用

自我效能理论被认为是最有影响力、说服力的研究人类行为动因及绩效的理论之一。近

阅读笔记

年来护理领域涉及患者自我效能感的研究不少,主要集中在各类患者的现况及相关因素的调查分析、特定患者群体自我效能感测评工具的研制、提高患者自我效能感增进其疾病自我管理等应用研究。相关研究侧重以下方面:①自我效能感影响因素及其与其他变量的相关性研究;②自我效能感对个体行为变化及其结果的预测与控制作用;③设计并评价基于自我效能理论的训练效果研究等。如"护士引领的自我效能感加强干预(nurse-led self-efficacy enhancing intervention)"的研究:张美芬等对干预组 76 例结直肠癌患者施以 6 个月的"护士引领的自我效能感加强干预 + 常规护理",聚焦上述班杜拉理论中自我效能感的 5 个影响因素制定干预目标、选择干预内容,并将提升患者的自我效能感贯穿其干预全程。研究表明,其干预措施能有效提高结直肠癌患者的自我效能感和主观幸福感。

(四) 自我效能理论对心理护理的启示

自我效能理论对护理实践和研究的启示如下:

1. 对实践的启示　鉴于自我效能感是影响个体动机和行为的重要因素,心理护理过程中,护士要善于利用患者的既往成功经验激励其与病魔抗争;借助其他患者的成功经验引导自我效能感较低的患者增强自我康复信念;鼓励患者采取积极的配合行为;注意唤起和肯定患者的正性情绪,促其感受提升自我效能感的益处。如对恐惧手术的患者,护士可采用系统脱敏疗法的想象技术,让患者在想到手术时不是害怕而是成功地解除病痛(自己经验);让他看到与其患同样疾病的患者手术成功后的康复情况(替代成功经验);关注患者成功配合围术期各环节的点滴变化,鼓励患者"你能行"(语言说服);激发其正性情绪,鼓励患者以坚强态度、理性认知、主动寻求社会支持等有效方式应对疾病,捕捉患者呈现其积极情绪的信息,及时给予肯定(情绪唤醒)等,助其提高自我效能感。

2. 对研究的启示　鉴于自我效能感的干预可有效改善患者及家属的健康行为、控制其负性情绪、改善其身心状况,最终提高其生活质量,研究者可借鉴国外的相关研究成果,基于我国学者的前期研究结论,积极探索适合我国文化背景的提升各类患者自我效能感的干预方案,加强患者自我效能感干预研究的深度、精度的同时力求惠及更多患者。可通过心理行为干预增强患者的自我效能感,尽力将干预方案扩展至更广泛的患者及其照顾者,如脑卒中患者、骨科患者、癌症患者及其照顾者等。还可较全面深入地探索特定患者群体(不同疾病、不同阶段)在其特定时期内自我效能的特点及其影响因素,为制定切实可行的干预方案提供依据。提高不同情境下患者的一般自我效能感或特定自我效能感水平,强化其疾病的自我管理意识,调动其维护自身健康、提高生活质量的潜能等。总之,提升患者自我效能感的研究对拓展心理护理理论及实践具有非常重要的现实意义。

二、社会支持的研究及其应用

尽管学界尚未就"社会支持"形成系统理论,但数十年来社会学、社会心理学对"社会支持"的关注视野和研究视角日益拓展,社会支持的应用研究遍及预防、康复、保健等医疗卫生领域,也愈加受到护理学界的重视。

(一) 理论概述

社会支持(social support)是心理应激过程中的重要中介因素,对个体的心理健康具有重要影响。深刻理解社会支持的概念、内容及评估,对开展社会支持的干预性研究具有重要指导意义。以下概述社会支持的定义和分类。

1. 定义　以下简介社会学、社会心理学对社会支持的定义。

(1) 社会学的定义:社会支持指一定社会网络运用一定的物质和精神手段无偿帮助社会弱势群体的行为总和。

(2) 心理学的定义:社会支持指人们感受到的来自他人的关心和支持(Raschke,1977)。

阅读笔记

（3）概念内涵：社会支持是一种个体可利用的外部资源，不少学者阐述了各自内涵不同的社会支持概念。韦斯（Weiss）1974年定义社会支持为"通过社会关系提供的亲密感、社会融合、依赖性归属感、指导、照顾行为和恢复信心的机会"。卡普兰（Caplan）1974年界定社会支持为"家人、朋友、邻居或其他人提供多种形式的支持和帮助，包括心理、情感及额外帮助（金钱、物质、技术和指导）。科布（Cobb）1976年提出，社会支持是提供信息，使人们相信自己被他人关爱、尊重及认同，并提出将其分为情感支持、尊重支持和网络支持。豪斯（House）1981年将社会支持定义为"情感、信息、个体反馈及需要的支持"。布卢姆（Bloom）1982年将社会支持归为自身反馈、情感支持、物质支持、信息支持和归属感5部分。瓦尔斯腾（Wallston）等1983年界定"社会支持是个体通过正式或非正式的途径与他人或群体接触，并获得信息、安慰及保证"的定义为人们较普遍接受。戈特利布（Gottlieb）2010年经文献综述提出，社会支持是个体主观感受和（或）客观接收到的源于正式或非正式支持性团体提供的社会资源；是多要素组成、具有整体效应的系统，又称社会支持系统。

综上，研究者的视角、目的等不同，其社会支持的定义不同。但研究者总体上把社会支持分为客观的支持（物质、实物）和主观的支持（精神上的关注、安慰）。从系统组成看，社会支持以个体为中心，由个体及其周围与之有联系的人们、个体与一些人之间的社会互动关系所构成；从功能看，社会支持是个体从其所拥有社会关系网中获得的精神和物质的支持；从操作看，社会支持是个体所拥有社会关系网的量化表征；从目的看，个体通过获得社会关系网获得的社会支持可助其减轻心理应激反应、缓解精神紧张状态、提高社会适应能力。

2. 分类　可从不同角度将社会支持分类。

（1）根据内容分类：科恩（Cohen）和威尔斯（Wills）根据社会支持所提供资源的性质将其分成4类，①工具性支持（instrumental support）指为个体提供物质资源、财力帮助或所需服务等；②情感性支持（emotional support）涉及个体表达的关心、共情和爱爱使人产生温暖与信任；③信息性支持（informational support）指为个体提供相关的信息，一般采用建议或指导的形式，以帮助其应对当前的困难；④同伴性支持（social companionship）指个体能与同伴共度时光、从事消遣或娱乐活动，在满足个体与他人接触的需要的同时，可转移个体对压力的忧虑或通过同伴直接影响的正性情绪降低个体对压力的反应。

（2）根据性质分类：可分为两类。①实际的支持或行动的支持（received support or enacted support）指个体面临压力时，社会支持网络所提供的具体支持行为是独立于个体感受之外的客观现实，包括物质的直接援助和社会网络、团体关系的援助。②知觉的支持（perceived support）主要指支持的可获得性和对支持的总体满意度，其与个体的主观感受密切相关，影响个体对支持性行为的解释和反应。虽然被感知的现实并非真正的现实，却是个体心理的现实。正是心理的现实作为中介变量影响人的行为和发展，知觉的支持比实际的支持更能显现其对个体心理健康的增益性功能。

（3）根据来源分类：在医疗机构，可根据患者所获来源分为专业性社会支持和非专业社会支持。①专业性社会支持，指患者在就医过程中所获医护人员提供的社会支持，包括医疗和护理的专业性社会支持。本教材重点阐述护理的专业性社会支持，护理专业性社会支持指患者及其家属主观感受和（或）客观接收到的源于护士的专业性职业态度、知识和技能支持；患者通过接受护理的技术、知识和情感等支持，可提高应对和适应疾病的能力，促进生理、心理、家庭及社会功能的系统康复。②非专业性社会支持，指患者家属、亲友或其他社会团体提供的社会支持；相对于专业性社会支持，是患者社会支持系统的重要力量。患者获得的情感性、同伴性和实际的社会支持更多源于其非专业性社会支持。

从上述3种分类看，社会支持的本质是各种可利用的社会资源。其社会资源包括有形的（如金钱、物质等）和无形的（如情感、指导、亲密的社会交往、信任、尊重等）。但各类社会支持并非

阅读笔记

孤立的,它们之间存在一定相关,是紧密联系的统一整体。

3. 社会支持对心理健康的作用 大多研究者充分认可社会支持与心理健康的关系。社会支持对心理健康的作用机制,主要存在以下 3 种理论模型。

(1) 主效应模型(main effect model):指社会支持对个体身心健康具有普遍的增益作用。无论个体是否处于压力状态,或个体获得的支持如何,社会支持均有益个体的身心健康。此结论源自相关研究,即统计结果中仅显示社会支持对个体心身反应症状作用的主效应,故称主效应模型。

在主效应模型中,社会支持与身心健康关系的建立可通过两种途径:①社会支持功能的途径,其情感性支持具有调节个体的神经内分泌或免疫系统的功能,可增强个体抵御疾病的能力,有益其身心健康;②社会支持影响个体行为的途径,指社会支持能有效调节个体的行为方式,使其避免不良行为方式,形成较健康行为(主动寻求帮助,努力应对压力等),保持积极的生活态度,从而有益其身心健康。

(2) 缓冲作用模型(buffering effect model):指社会支持对处于压力状态下个体所承受的压力具有缓冲作用。生活事件可给个体造成压力,社会支持则可缓冲压力事件对个体健康的影响,保护机体免遭压力的破坏。社会支持作为压力缓冲器的关键因素,使个体知觉到他人提供的恰当支持,可减轻其压力性情绪和生理反应(图 4-2)。

其作用机制主要体现在两方面:①社会支持影响个体对潜在压力性事件的知觉评价;若个体知觉到他人提供社会支持的内容和程度,潜在压力性事件就不会被个体知觉为压力性事件,个体便有足够的信心应付潜在压力性事件,进而预防压力的产生。②社会支持可致个体压力的再评价,社会支持直接影响人的生理活动过程和压力的再评价,当个体知觉为压力后,足够社

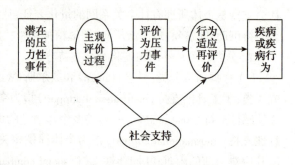

图 4-2   社会支持对压力的缓冲作用模型

会支持的缓冲效果能使个体抑制不良反应或产生有利的调整性反应,降低甚至消除压力反应。

(3) 动态效应模型(dynamic effect model):指社会支持和应激同时作为自变量,通过直接或间接作用影响身心健康水平,社会支持与应激相互影响、作用的关系处于动态变化中。而主效应模型和缓冲效应模型,都是基于"社会支持与应激(或压力)相互独立"的假定。

索茨(Thoits)认为人们的社会支持与其健康、幸福感相互影响,况且丧失社会支持(丧亲、离异、搬迁)本身就是应激事件;社会支持、应激与身心健康的关系并非简单的直线关系,有时是曲线关系、阶段性变化或阈限(threshold)关系。

动态效应模型虽有望揭示社会支持影响个体身心健康的内在作用机制,但尚无实验研究为其提供有力佐证。相关研究仍集中于主效应模型和缓冲作用模型,且未形成一致的研究结论;社会支持对身心健康的作用机制有待进一步探究。

4. 社会支持的评估工具 不同个体所需社会支持不同,同一个体不同境况下所需社会支持也会发生变化,以致社会支持评估工具的侧重点也不同,主要包括以下 3 个方面。

(1) 评估社会支持的类型:主要有两个评估工具:①威尔科克斯(Wilcox)编制的社会支持问卷(social support inventory,SSI),包括情绪支持、归属支持和实质支持 3 个维度,可评定个体的社会支持类型;②弗曼(Furman)等编制的社会关系网络问卷,包括 8 个维度(工具支持、情感支持、亲密感、陪伴娱乐支持、价值增进、对关系的满意度、冲突、惩罚);该问卷已在我国翻译和修订,可评定个体的社会支持类型。

阅读笔记

(2) 评估社会支持的来源:齐梅特(Zimet)等编制的领悟社会支持量表(perceived social

support scale，PSSS)，强调个体的自我理解和自我感受，可测定个体领悟到的源自家庭、朋友和其他人的各种社会支持及程度，其总分可反映个体感受到的社会支持总程度。我国学者自1996年开始使用此量表；目前已广泛应用于临床。

(3) 评估社会支持的数量与利用度：社会支持的数量指个体从他人或群体中获得社会支持的多少，一般可客观评定个体的社会接触水平或社会活动水平，以检测其社会支持状态，有否社会孤独或社会交往过度。社会支持利用度指利用他人支持与帮助、调动社会支持网络的程度。主要包括3个评估工具：①萨拉松(I.G.Sarason)等编制的社会支持问卷(social support questionnaire，SSQ)，分两个维度：社会支持的数量维度，主要涉及客观支持；对所获支持的满意程度维度，主要评定对社会支持的主观体验。②亨德森(Hendeson)等编制的社会交往调查表(interview schedule for social interaction，ISSI)，分两个维度，即社会支持的可利用度和自我感觉到的社会关系适合程度；是目前较具影响力的社会支持评估工具。③我国学者肖水源1987年编制的社会支持评定量表(social support rating scale，SSRS)，包括主观支持、客观支持及个人利用度3个维度，可评定个体的社会支持状况；在我国心身医学领域应用较为广泛。

(二) 社会支持的应用研究

护理领域的社会支持研究日益丰富，以下简介其主要内容。

1. 研究对象　主要涉及慢性阻塞性肺部疾病患者、产褥期妇女、类风湿性关节炎患者、脑卒中患者、消化系统癌症患者、乳腺癌患者与配偶、急危重症患者家属、艾滋病及乙肝患者、糖尿病患者、前列腺患者、冠心病患者等。

2. 研究变量　其范围包括生命质量、情绪状态(抑郁、焦虑)、疾病不确定感、需求、依从性、自我效能、疾病认知、自我管理、家庭功能等。

3. 研究类型　包括现况调查、纵向研究、质性研究、干预性研究等。

4. 社会支持的干预模式　主要包括以下几种。

(1) 患者和家属为中心的模式：如评估患者家属未获得满足的需求，教育并要求医护人员为家属提供支持。目前，发达国家已建立由临床医生、护士、心理医生、社会工作者、音乐治疗师等多学科团队成员为ICU患者及家属提供各种帮助的照顾小组。

(2) 患者和家属参与决策的共享模式：即由患者、家属及多专业人员组成的决策小组定期举行会议，提出当下患者的潜在问题并制订解决方案。

(3) 患者家属医护支持系统模式：即医院内各级医护人员为缓解患者家属压力而为其提供信息资讯、情感人际、参与归属和环境支持等组成的系统。国内研究中，医护小组的成员仅由主诊医生、值班医生、护士长与责任护士组成，与发达国家还存在一定差距。

(4) 专业团队模式：指医科大学教师、医大附属医院的医生、护士、心理咨询师组成的团队干预模式，如国家自然科学基金面上项目《以家庭功能为焦点的乳腺癌患者社会支持干预模式的开发与评价》即为此类人员的组成结构。

5. 社会支持的常用干预形式及措施　主要包括以下几类。

(1) 支持性小组干预(support group intervention)：由小组成员在一起讨论其共同关心的话题，不一定是专业人员主导的讨论会。支持性小组允许相似疾病的患者分享其疾病知识、经验和讨论问题，彼此相互支持。支持性小组帮助个体获得信息、适应新的社会生活和人际互动，并与朋友分享经验。如奥尔金(Yaprak S Ordin)和卡拉尤特(Ö Karayurt)对73例肝移植患者进行类实验研究，干预组实施"支持性小组会议"，对照组则常规随访。"支持性小组会议"在肝移植门诊会议室举行，分3个支持性小组，每组12~14人；每组召开5次会议，每个月开会一次，每次2小时；内容包括疾病相关知识和经验分享。研究表明，支持性小组干预可增加肝移植受者的身体、心理和社会适应。

(2) 医务社会工作小组：医务社会工作由在医疗方面提供的专业社会工作、区别于医护人

阅读笔记

员的人员承担,旨在帮助患者解决其身体、心理、经济、家庭、工作以及遇到的其他社会问题,以助患者达成其身心适宜状态。国外研究表明,医务社会工作小组已是癌症患者的重要治疗模式。

(3) 助她痊愈小组(helping her heal-group,HHH-G):由美国华盛顿大学护理学院刘易斯(Lewis)教授的"家庭功能团队"开发,HHH 项目被应用于 54 例早期乳腺癌患者及其 54 名配偶的研究,旨在帮助配偶学会夫妻间的沟通技巧,采用讲解、角色扮演、完成与妻子沟通的家庭任务的方式。具体措施包括:"为她而坚强"、"倾听而不是解决问题:不做超人"、"深入地理解她"、"与她产生连接:创建和她在一起的快乐时光"、整合技能。结果表明,HHH-G 能显著提高早期乳腺癌患者配偶的自我效能和自评技能,包括妻子支持和自我照护,此外,妻子的情绪得到显著改善。

(三) 社会支持对心理护理的启示

社会支持虽可为促进患者身心康复发挥重要作用,但社会支持过度和匮乏均不利患者的身心。以下简述社会支持对心理护理的启示。

1. 对实践的启示　目前可提供给患者的护理专业性社会支持明显不足,或因护理人力资源有限而着重解决患者的生理问题,患者的心理、社会健康需求均未得到较充分满足;护理专业性社会支持还有赖于护士理念的不断更新与完善。相对于专业性社会支持系统,患者获得的情感性、同伴性和实际的社会支持更多源于其非专业性系统。提示护士实施心理护理过程中,应积极评估和指导患者及时调适其对非专业性社会支持系统的利用。以下重点阐述非专业性社会支持系统的评估和调节。

护士需评估患者的非专业性社会支持的来源、数量、利用度、利用效果(积极或消极)和获取方式(主动或被动);还可从以下方面酌情指导患者调节其所获非专业性社会支持。

(1) 调节非专业性社会支持的来源、数量和利用度:当患者出现非专业性社会支持的资源与利用不一致时,护士需帮助患者建设有效的非专业性社会支持系统。让患者的家人、朋友等参与患者的治疗、护理和康复过程,促进患者的身心康复。若患者出现社会交往或社会支持资源利用过度现象,护士可协调患者亲属适当控制患者的非专业性社会支持的来源、数量和利用度。

(2) 调节非专业性社会支持的利用效果:若患者对其非专业性社会支持的利用效果为正性(如患者亲属的探视带给患者好心情),护士可引导患者强化其利用效果,鼓励其亲属多与患者交流;若患者对非专业性社会支持系统的利用效果为负性,造成患者更多的心理负担(如亲属探视患者时,无法控制其情绪起伏而影响患者),护士则需引导患者亲属改变其做法。总之,使每位患者有效利用其社会支持是心理护理效应的充分体现。

(3) 调节非专业性社会支持的获取方式:一些患者或受其社会文化背景制约,或因缺少人际交往经验,易采取被动接受的方式与人互动;许多患者缺乏主动建立和有效利用其非专业性社会支持资源的意识,以致其面对充足的社会支持资源却未有效利用。对此,护士需让患者认识非专业性社会支持系统对其身心康复进程的重要作用,引导患者主动挖掘、建立和获取其非专业性社会支持。

2. 对研究的启示　鉴于国外学者所涉社会支持的研究成果,可考虑引进国外先进的干预模式,探索适合我国文化背景下的可行性、可推广性干预模式;或借鉴较成熟的干预模式,如形成多学科团队合作的支持体系,研制针对特定人群的干预方案,紧扣时代特点,借助互联网平台,将社会支持模式融入移动医疗,使偏远地区的人群也可享受专业性社会支持的资源;让不同地区、不同文化背景的患者能分享彼此的体会,使同伴支持发挥更大的效果;整合多种干预模式,形成优势互补,完善患者的社会支持干预体系。

(王维利)

小结

社会心理学是研究群体中个人认知、思想、情感和行为的一门科学,已广泛应用于社会生活的各个领域。本章主要介绍社会认知理论(场论、认知失调理论、归因理论等)、自我效能理论、社会支持的研究,初步探索其对心理护理的启示。

勒温的场论中,"场"不仅指知觉到的环境,还包括认知意义。该理论主要包括心理紧张系统和生活空间两个观点。一个人的行为取决于个人和他所在环境之间的相互作用,即行为取决于个体的生活空间。其具体表达公式为:B=f(P,E),用于解释人的心理与行为。

认知失调理论中的认知要素包括自身特点和行为的认识,相关周围环境的认识。减弱或消除认知失调的主要途径:①通过纠正与认知者行为有关的知识,调整自身行为;②通过纠正与认知者环境有关的知识,协调自身与环境的关系;总之,需要通过全面接触新信息、增加新知识、拥有新思想和新行为。

海德的动机归因理论认为行为产生的两类原因是内部原因和外部原因,情景归因和性格归因是归因解释的两种情况;韦纳的成败归因理论将归因分为6个类别(能力、努力、任务难度、运气、身心状况、外部环境)和3个维度,包括稳定性(稳定和不稳定的)、因素源(内部和外部的)、可控性(可控和不可控的)。

自我效能感是个人对自己完成某方面工作能力的主观评估,包括自我效能的量、强度和预测度3个维度,主要影响因素包括掌控性经验、替代性经验、言语劝说、生理状态和情绪状态。自我效能感通过影响体内生化过程而介入应激源与免疫系统之间的关系,间接对健康产生影响。

社会支持有不同的定义、分类、评估工具、机制,患者的社会支持系统包括专业性和非专业性社会支持。护士通过提供护理技术、知识和情感等专业性社会支持,可促进患者生理、心理、家庭及社会功能的康复。同时,护士应积极评估患者非专业性社会支持系统的来源、数量、利用度、利用效果(积极或消极)和获取方式(主动或被动),酌情指导患者调节其所获非专业性社会支持。

思考与练习

【案例分析】

患者,男,46岁,农民,初中文化程度。患者述平日饮食不规律,于2006年9月感觉胃部不适,到当地市医院就医,检查结果示:胃贲门癌。患者于2006年9月7日行贲门癌肿块切除术+食管胃吻合术,术后病理示:胃贲门小弯侧浅表隆起型中分化腺癌,小弯处见淋巴结转移。于2007年1月至10月行紫杉醇+5-氟尿嘧啶+顺铂化疗6个疗程。2008年12月复查B超,显示腹膜后肿块增大,后入某医院行两次化疗,症状缓解不明显。于2009年2月再次入院行顺铂+替吉奥方案化疗4个疗程,之后症状缓解。

护士全面评估了患者的生理、心理、社会等状况,以明确其存在的主要问题。采用汉密尔顿抑郁量表(Hamilton depression scale,HAMD),评估患者为中度抑郁;再采用简明癌症患者心理适应量表(min-mental adjustment to cancer scale,Min-MAC)、特质应对方式问卷(trait coping style questionnaire,TCSQ)评估、分析患者的抑郁与其应对方式、心理适应的关联等。以下是护患沟通情景中的部分片段。

沟通情景一:

护士:您觉得您的病是什么原因引起的呢?

患者:唉……都怪我自己,我以前饮食不规律,而且我还喜欢喝酒,一直都没有注意自己的

阅读笔记

身体。妻子劝我不要喝酒我就是不听,感觉自己真没用。(患者表情忧伤)

护士:您认为在治疗疾病中您可以做哪些?

患者:我什么也做不了,只能等治疗效果,如果这次疗效不好,我也不打算治了。

沟通情景二:

护士:您家里有哪些亲人?平时与哪些亲戚、朋友相处得比较好?

患者:我有两个孩子,在城里打工,还有我的母亲、哥哥和妹妹。我与他们的关系都挺好,其他就没啥朋友了。

护士:家人支持您的治疗吗?

患者:都支持我治疗,哥哥、妹妹还给我经济援助。但我的病已经两年半了,医药费借了好几万,如果这次疗效不好,我就不治了。我的孩子都在外地,我最近住院治疗都没跟孩子说,我不希望因为我的病再影响他们,不想多拖累他们(患者低头,表情哀伤)。

问题:

1. 引起患者抑郁情绪的主要原因可能有哪些?
2. 如何为该患者实施心理护理?

参考文献

1. 刘晓虹. 心理护理理论与实践[M]. 北京:人民卫生出版社,2012.
2. 张薇,刘晓虹. 内隐社会认知的研究及其在健康领域的应用[J]. 护理研究,2013,27(5A):1158-1160.
3. 潘元青. 临终关怀与内隐自尊的修复:现象、机制及意义[J]. 医学与哲学(A),2013,34(7A):31-33.
4. Livneh H, Bishop M, Anctil TM, et al. Models of Psychosocial Adaptation to Chronic Illnessand Disability as Viewed through the Prism of Lewin's Field Theory: A Comparative Review [J]. Rehabilitation Research, Policy and Education, 2014,28(3):126-142.
5. Fotuhi O, Fong GT, Zanna MP, et al. Patterns of cognitive dissonance-reducing beliefs among smokers: a longitudinal analysis from the International Tobacco Control(ITC) Four Country Survey [J]. Tob Control, 2013,22(1):52-58.
6. Pavlickova H, Turnbull OH, Bentall RP. Discrepancies between explicit and implicit self-esteem and their relationship to symptoms of depression and mania [J]. Psychol Psychother, 2014,87(3):311-323.
7. Zhang M, Chan SW, You L, et al. The effectiveness of a self-efficacy-enhancing intervention for Chinese patients with colorectal cancer: A randomized controlled trial with 6-month follow up [J].Int J Nurs Stud, 2014,51(8):1083-1092.
8. Ordin YS, Karayurt Ö. Effects of a Support Group Interventionon Physical, Psychological and Social Adaptation of Liver Transplant Recipients [J]. Exp Clin Transplant, 2016,14(3):329-337.
9. Jones JM, Lewis FM, Griffith K, et al. Helping Her Heal-Group: a pilot study to evaluate a group delivered educational intervention for male spouses of women with breast cancer [J]. Psychooncology. 2013,22(9): 2102-2109.

第五章 心理护理与相关护理理论

心理护理除依据心理学原理和方法,还需以相关护理理论作为指导和依据,从护理专业视角充分了解患者的心理状态、心理问题及心理需要,针对不同患者的心理问题采取科学有效的心理护理措施,促进患者达到身心适宜状态。还需基于护理理论,针对患者心理的一般规律和特殊情况,开展深入的学术研究,既可验证或完善护理理论,又可促进心理护理的系统化、科学化发展。

分析与思辨

一位遭受丧失的患者

案例介绍:患者,男性,33岁,某工厂副总工程师,已婚,育有一子,7岁,夫妻关系融洽。27岁时被诊断为类风湿性关节炎,始终坚持治疗,未出现临床症状,故一直在工厂担任重要的技术职务。近期因病情反复入院,出现疲乏,双腕、肘、膝关节疼痛、僵硬及畸形,日常活动受限,如穿衣、进餐、翻身等也需别人协助。此后患者一反常态,逐渐对自己的家庭、孩子、妻子、工作及周围环境等失去兴趣,并对陪伴身边的妻子恶语相伤。这位原本自信、外向、幽默的男子随之情绪低落,并两次企图自杀。

分析与思辨:当人在生命历程中遇到丧失健康、丧失正常生理功能等不幸时,会产生心理的动荡、失衡和挫折感,经历各种心身压力及不同形式的心理危机,其精神、心理的创伤远超过器官功能损伤。护士应基于护理理论的指导,应用心理学理论和方法,针对患者不同生命阶段的需要,为其实施全面的心理护理,消除疾病及伤残对患者所致负性影响,帮助患者应对伤病所致丧失感,达到身心适宜状态,并能在功能受限的情况下拥有较好的生活质量。

阅读笔记

103

第一节　心理护理的护理理论基础

20 世纪 50 年代起,护理学家对护理现象及本质做了许多有益探讨,提出多个护理理论或概念模式。现代护理理论和模式对建立护理专业的独特知识体系、提高护理实践的科学性发挥了重要作用,也为心理护理提供了从专业角度认识患者心理问题的科学框架,为从护理角度解决患者心理问题提供了依据。

一、护理理论的基本概念

(一) 护理学的核心概念

概念(concept)是人们对客观事物属性及本质的概括性理性认识。一个概念的形成包括 3 个阶段:①对具体事物的经验性认识;②基于经验的观察与反思,形成抽象概念;③新情境中检验形成的概念(图 5-1)。

护理学概念指通过学习或研究而获得对护理现象本质的认识。从学科发展的角度看,明晰护理学的核心概念,才能明确护理学的学科定位。护理学的学科定位涉及其所关注的现象、主要价值观、核心概念、中心问题和学科研究方

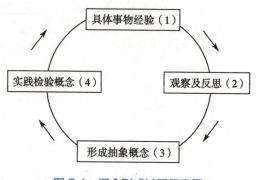

图 5-1　概念形成过程示意图

法等。尤拉(Yura)和妥瑞斯(Torres)认为,人、环境、健康和护理是护理学的基本及核心概念。护理理论家对核心概念内涵及外延的认识不同,即形成其不同的护理理论。

1. 人(person)　在护理概念中泛指护理对象,即护理行为的接受者或潜在接受者。护理理论主张护理的重点是因疾病而无法满足自身需要的人或需要帮助维持或增强健康的人。护理学研究要使护理对象的能力、优势、潜力达到最佳化,使护理对象的健康、功能、舒适和自我实现达到最理想水平。

2. 健康(health)　此概念为许多健康相关专业共同分享的目标,也是护理的核心目标。19 世纪中叶,南丁格尔在其著作中首次把健康作为护理的中心任务;20 世纪 70 年代,健康的概念被公认为不仅是身体没有疾病,还包括精神和社会的安适状态。

3. 环境(environment)　从护理理论的角度看,环境既是影响护理对象健康的因素,也是实施护理的地点。自南丁格尔 1946 年确定护理需为提高治疗质量和达到最佳健康提供最佳环境,环境即成为护理理论范畴的核心概念。护理理论中有不少关于环境的理论,此类理论的发展任务是:①阐释护理环境的本质、组成成分和范围,环境如何有利于健康或有助于维持、改变健康的护理效果;②阐释能提高护理对象自我护理和适应能力的理想环境状态;③指导护理干预,有效提升人们获取健康护理服务的便捷性;④描述和解释卫生保健政策;⑤指导改变环境的护理行为和护理活动。

4. 护理(nursing)　包含护理行为及过程,它既是科学,也是艺术。护理行为是护理的艺术性体现,护理程序则是其科学性呈现。护理学家对护理有各自的认识,如 Orem 认为护理是对人类自理缺陷的预防及治疗;Roy 认为护理是对无效压力反应的预防及治疗。

(二) 护理模式

护理模式以笼统、抽象的方式阐述护理现象的本质及各种现象间的关系,是护理理论的雏形,需用科研及实践不断地检验、总结及明确,以发展为完善的护理理论。护理模式因其笼统、抽象的特点,很难直接指导护理实践。

阅读笔记

（三）护理理论

护理理论（nursing theory）指通过阐述一组核心概念及其逻辑关系，旨在说明护理的现象及本质，阐述其核心价值观。护理理论基于其理念及模式，借鉴其他学科理论的原理及原则，清晰阐明护理现象的本质及其相互间关系，达到解释各种护理现象间的关系、预测护理结果及说明护理行为的目的。其观点及概念比护理理念及模式具体，可用于指导、解决护理实践的问题。

二、护理理论的功能

护理理论描述、解释、说明和预测护理现象，在护理学科发展中的主要功能体现在其与护理实践、科研的互动关系中。

（一）护理理论源于并指导护理实践

护理的理论与其实践之间循环往复，相互作用。纵观现有护理理论，均具备一定的实践背景，涉及临床及非临床护理、医院护理管理及护理教育；再经过实践的检验、验证、修正和获得支持性证据，最终趋于完善，又作为新的指导专业实践的依据。护理理论代表自身学科的知识体系，对增强护理实践的独立性具有促进作用。

对不同类型的专业实践，护理理论的功能不同。在临床及非临床护理实践过程中，护理理论可为护士的护理活动提供科学基础知识，使其能在各种护理情境中采取正确有效的护理措施；还可建立不同领域护理问题的共同对话平台，增进护士与医学界及非医学界其他工作者的交流。护理管理实践中，护理理论可为管理者提供科学有效的模板或蓝图，使其明确工作重点和方向，并为护理工作效果及质量评价提供依据。护理教育实践中，护理理论可为建立护理教育模式及体系提供参考，包括不同护理教育水平的课程设置、护生的理论知识学习和临床实践的衔接方式及不同类型的人才（包括学术型及专业型人才）培养，以满足护理学科发展及社会对专业人才的需求。

（二）护理理论为护理研究提供理论框架，并在其中不断丰富和完善

护理理论与护理研究间的关系本质是循环往复的：护理研究的结果可检验、修正、支持或否定某护理理论的观点；成熟的护理理论又可为护理研究提供理论框架并启示科学方向。这种相互促进和发展的关系可促使护理知识的自我繁殖潜能不断增强，积累护理学的理论及实践，完善护理学的学科知识体系。此外，基于理论的研究对丰富及发展护理知识体系具有重要促进作用。

三、护理理论对心理护理实践的指导

1983年，美国护理协会采用双盲对照，做了一次心理护理效果评价的调查。结果显示，接受心理护理的患者恢复的时间、质量明显优于对照组患者，且接受心理护理的患者因恢复快、住院天数短，医疗费用明显低于对照组；该调查结果证实了心理护理在患者康复过程中的重要作用。调查者建议对临床护士加强护理理论、心理学理论及实践的教育，使其应用相关知识，促进患者康复。护理理论对指导心理护理的具体意义如下：

（一）使心理护理更具科学性

心理护理要求护士应用护理理论及护理心理学知识和技巧对患者实施一系列科学、系统、具体、量化的动态护理。心理护理除要求护士掌握心理学相关知识和操作技能，还需在护理理论指导下，从护理角度采用科学方法为患者实施护理。例如，美国学者以 Gorden 的功能性健康模式为指导，为住院患者设计了一套具体且实用的心理社会评估表，可客观评估患者的心理状况（附表5-1）。

（二）使心理护理更具目标性

护理旨在提高患者的自理能力和生活质量，尽快达到身心适宜状态。心理护理要求护士

阅读笔记

以护理理论为指导,采用护理程序等方法,针对患者治疗性心理需要及护理问题提出具体目标和措施,并以书面计划的方式呈现。

(三) 使心理护理更具个体性

心理护理需以护理理论中"以人的健康为中心的个体化护理原则"为指导,根据患者的年龄、性别、籍贯、民族、生活习惯、社会文化背景、职业及经历、心理状态等,采用个性化心理护理措施,以积极影响患者的心理活动。

(四) 使心理护理更具前瞻性

心理护理要求护士在护理理论指导下认识疾病对患者心理造成的影响,通过预防性评估、收集资料,分析患者潜在的心理问题,及时采取措施满足患者的心理需要,预防或消除疾病对患者心理的影响。越早应用预防性心理护理措施则效果越好,此即心理护理的前瞻性意义。

(五) 使心理护理更具普遍性

心理护理贯穿于护理活动全程,任何护理活动都包含心理护理的原则、内容及方法。心理护理的对象广泛,既包括健康人,也包括患者;心理护理的内容广泛,方法多样,既包括健康人的心理保健,也包括为患者营造良好的身心氛围,解决患者心理问题,消除或减轻其心理压力;心理护理的实施场所广泛,包括家庭、社区、医院、临终护理机构等场所。

(六) 使心理护理更具独特性

心理护理要求护士除掌握护理的基本理论及常用技术操作,还应具备护理理论所涉及的哲学、心理学、人文科学、社会科学、现象学等其他相关知识,能理解他人对生活的认知,帮助他人在困境中发现生活的意义,使心理护理更好地发挥其他护理方式无法替代的独特作用。

(七) 使心理护理更具多维性

心理护理实践中,护士不仅要面对和处理患者的各种心理社会问题及危机,要协调患者与其他人之间的有效沟通,要帮助患者利用及感知其社会支持系统,还要应对自身在心理护理实施中与患者互动产生的一系列压力反应等。若处置不当,易影响护患关系、影响护士对患者心理问题的评估及实施干预的效果。如佩普劳人际关系模式可指导护士应对多维复杂的护理人际关系,实施以患者心理健康为中心的护理。

第二节　互动及需要为中心的理论及其对心理护理的启示

近代护理理论家普遍认为护理的本质是关怀及照顾,即对人的生理、心理、社会文化、精神等的全面整体护理。人患病时,疾病本身造成身体创伤及痛苦,甚至丧失某种功能或器官,影响其自我形象及自我概念,加之生病所致生活、工作、家庭、经济等多重影响,患者易产生焦虑、恐惧、悲伤、无助、生活无意义等负性体验,甚至出现心理危机或自杀倾向。需要护士应用人际关系互动理论、需要理论及技能,帮助患者建立各种信任的人际关系,消除心理压力,更好地配合治疗及护理,在其自身条件下拥有较好的生活质量。

一、佩普劳人际关系模式

(一) 理论背景

希尔德吉德·E·佩普劳(Hildegeard E. Peplau)的教育背景包括人际关系心理学学士学位、精神科护理硕士学位及教育学博士学位。主要工作经历包括精神科临床护理、护理教育及护理研究,并在 WHO、美国国家精神健康研究所、ANA 及 ICN 等组织担任重要职务,为精神专科护理做出巨大贡献。1952 年佩普劳出版其代表作《护理的人际关系》(*International Relations in Nursing*),主要讨论精神动力学护理、护患关系及其各阶段在护理中的作用、护理角色功能及应用人际关系模式开展护理研究的方法等。佩普劳将其理论和方法应用于精神治疗研究,经过

阅读笔记

多年临床实践和研究,编写了实用手册《患者咨询的基本原则》。20世纪70年代,佩普劳的学生菲尔德(William E. Field)整理其精神障碍护理的演讲笔记后出版了《佩普劳的精神疗法》。

佩普劳反思、分析及研究其多年的精神科护理实践,基于心理学家沙利文(Sullivan)的人际关系理论,结合西蒙兹(Symonds)、马斯洛(Maslow)、米特莱曼(Mittleman)及米勒(Miller)的概念和理论,从心理精神护理的角度重新分析当时护理理论中的概念,按照严格的逻辑次序加以组合,形成护理人际关系新理论。

(二) 主要假说及其护理学基本概念诠释

1. 主要假说　①患者接受护理的过程中会感受到自己出现的一些重要变化;②护理和护理教育的功能之一是促进个体向成熟发展,护士可采用各种原理和方法作为指导,解决和处理人际关系的问题;③护理专业对有效采用护理措施及实施后患者出现的护理结果负有法律责任。

2. 护理学基本概念的诠释

(1) 人:指人类的整体属性,即生活在不稳定性平衡中的有机体。

(2) 健康:"指人格和其他趋向具有创造性、建设性、生产性、个性化和一致性方向发展的人类过程的一个词语符号"。患者的健康是人际互动过程的起始因素也是最终目标。

(3) 环境:指存在于有机体之外与文化发展紧密相关的一种力量。在环境中,人们可有一些获得的习惯、信仰、道德观念等。

(4) 护理:为治疗性人际互动过程,是一种"有意义、治疗性和人际关系的过程"。护理的功能是在沟通和交流中,通过与他人的合作过程尽可能使人维持健康"。专业健康服务团队提供服务时,护士参与组织以促进患者机体的本质功能向更有效方向递进。护理还是"一种教育工具、促进成熟的力量,其目的是使个体生活向更具有创造性、建设性、生产性、个性化和一致性的方向发展。"

(三) 理论基本内容

1. 佩普劳人际关系模式　其人际关系模式(interpersonal relationship model)重点描述护患间人际关系的形成和终止过程。佩普劳认为,护士与患者原是彼此陌生的个体,为帮助患者恢复健康,护士与患者相互理解、共同探讨解决健康问题的方法,形成一种特殊的人际关系,即治疗性关系。

佩普劳认为每个人都有其独特的生物 - 心理 - 精神 - 社会结构、不同的社会生活背景、文化习俗、经验和观念,对同一事物或对象可产生不同反应。需要护士在整个护患关系中,运用科学的知识和技术、沟通技巧等使护患关系按照一定的模式和步骤逐渐深入,从双方对目标的各持己见到逐渐彼此认同,最后达成共识,共同实现帮助患者康复的目的。此过程中,护患双方在互动中都得到学习和成长;护患双方的每一次治疗性接触都会对彼此产生积极影响;护士使用的方法和原则可在其指导患者解决护理问题的实践中得到完善和发展。

2. 护患关系分期　佩普劳认为护患关系是护理过程的本质和核心,包括4个相互重叠、联系的阶段(图5-2)。

(1) 认识期(orientation phase):指护士与患者彼此熟悉的阶段,通过护士对患者的健康评估、收集资料促使双方相互认识和了解。此期的重点是护士明确患者的健康问题,使患者"感知到治疗性需求",寻求专业性帮助。此期

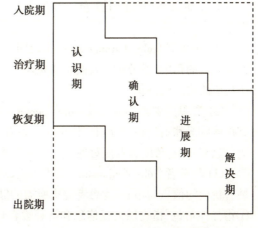

图 5-2　护患关系发展的重叠性阶段

阅读笔记

护患双方对健康问题的共同认识、澄清和明确,能使患者情绪从最初的焦虑、恐惧转到集中精力积极应对存在的健康问题。认识期是护患关系的基础,良好的护患相互作用能使双方建立融洽的专业性帮助关系,并在随后得到巩固和加强。

护士作为护患关系的主体,应注意双方的各种因素对护患关系的影响。护患双方的各种因素都会影响此阶段的护患关系,包括双方的文化、宗教信仰、种族、过去经验、预先形成的观念、期望、对给予或接受帮助的态度等(图5-3)。

(2) 确认期(identification phase):此期的重点是患者选择恰当的专业性帮助,表达对健康问题的认识,将自己与能提供专业帮助的人视为一体;护士则通过收集资料了解患者对护士的

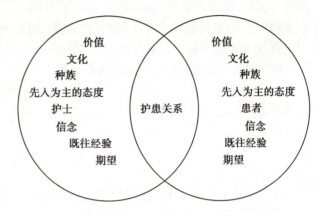

图5-3　护患关系的影响因素

期望,判断患者应对疾病的能力。佩普劳认为此期患者及家属对护士的反应有3类:被动地完全依赖护士;与护士相互依赖及分担;不依赖护士自作主张。护士需根据患者的反应给予恰当、有针对性的帮助。患者对自身健康问题认识不清时,护士应指导其选择合适的帮助者;患者对某问题明确选择了帮助者(如选择护士而不是医生讨论其自我护理方式),护士则应支持和理解患者的决定。经过确认期,患者开始产生一定的归属感,并认为自己有处理和解决问题的能力,无助感和失落感降低,形成具有内在动力的乐观态度。

(3) 进展期(exploitation phase):此期的重点是护士应用专业性帮助解决患者的健康问题。患者通过护士提供的专业性帮助,逐渐脱离专业性护理,获得对疾病的控制感,恢复自理,在达到不同阶段目标的过程中获得满足感。此阶段护士必须充分应用澄清、倾听、接受、理解等各种沟通技巧,为患者实现自我调整、自我决策及自我负责奠定基础,协助患者进入护患关系的解决期。

(4) 解决期(resolution phase):此期的重点是患者的护理需求得到满足,终止护患关系。患者身心恢复,情绪健康、平和,能与护士平静分离;护士也与患者终止专业性帮助关系。若解决期未顺利完成,会增加护患双方的紧张和焦虑。

佩普劳认为,上述4期的发展过程中,患者的个体目标与护士的专业目标呈动态性、连续性变化,最终达到合作解决问题的目的。

3. 护患关系中的护士角色　佩普劳人际关系模式中,护士在其不同时期担任特定或综合性角色。

(1) 陌生者(role of stranger):指认识期护士以陌生者身份出现在患者面前,需给予患者以专业人员的角度,不带有个人偏见或先入为主的判断。处理患者现存护理问题的同时,还应给予相应的情感支持。

(2) 资源提供者(role of resource person):治疗护理过程中,患者常出现各种问题,渴望了解其疾病状况和治疗护理计划。护士应为患者提供资源,恰当地解答问题,及时提供患者所需健康信息和知识,帮助患者面对现实或潜在问题。

(3) 教育者(role of educator):要求护士以患者需要的知识、关心的问题、对患者自理能力发展有价值的信息为中心,为患者提供所需的健康教育。佩普劳将护士的教育者角色再细化为:①指导性角色,指提供大量信息和解释教育计划;②经验性角色,指应用学习者的经验进一步发展学习材料。

阅读笔记

（4）领导者（role of leader）：指护士通过引导及协调护患关系帮助患者达到康复的目标。

（5）代言人（role of surrogate）：指护士需为患者代言，尤其对语言能力受限的患者（如气管切开、喉癌术后的患者）、不能进行完整语言表达的患者（如婴幼儿、听力残疾者），护士应通过评估判断，为患者表达其需要。

（6）顾问者（role of counselor）：指护士应用人际关系技巧，以顾问角色帮助患者明确认识和理解其健康状况及所需帮助。

护患关系发展过程中护士角色的变化如图 5-4。

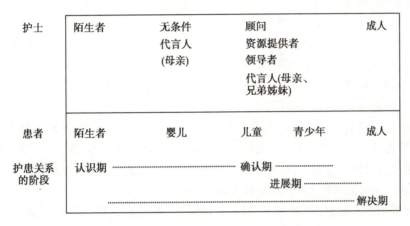

图 5-4　护患关系不同阶段角色的变化

4. 佩普劳人际关系模式的相关心理学概念

（1）移情性联结（empathic linkage）：指个体处在他人位置、考虑他人的心理反应、理解他人态度和情感的能力。人际关系中最常见的移情性联结是焦虑和恐慌、愤怒、厌恶及嫉妒等负性心理反应，常通过非语言形式并通过移情的方式在个体间传播。佩普劳强调移情性联结在人际关系中的重要作用，护士需注意自己在护患关系中的感觉及情绪，勿将自己的负性情绪以移情性联结的方式传给患者；同时以专业的敏感观察患者行为，及时捕捉患者情感或心理状态的细微变化，了解其是否发生移情性联结。

（2）自我系统（self-system）：此为佩普劳模式中另一个重要心理学概念。佩普劳依据沙利文"自我是一个'反焦虑系统'（anti-anxiety system），是个人社会化的结果"等理论，指出每个人在自我成长过程中，不断尝试消除引起焦虑的各种因素，根据外界对自我的评价将其内化，形成自我意识并不断修正，最终达到并保持相对稳定的状态。如儿童在成长及社会化过程中，父母及老师等外界的赞同、反对或无所谓的各种正面或负面态度，都会被孩童用以定位自己；若某种态度被不断强化，儿童则将其态度定位，成为相对稳定的自我认知。长期的负面信息，会使个体产生负性自我认识，形成消极和自我否定的人格特征。

（3）需求（need）：佩普劳认为，需求首先源于生理水平，最后在社会文化环境中得到满足。需求出现时会引起个体紧张，通过一定的行为予以满足可降低紧张感。与患者互动过程中，护士在本质上关注的并非患者需求本身，而是识别患者的需求类型及其满足自身健康需求的方式。护士应明确可利用资源及患者的优势，帮助患者满足需要，降低焦虑感。

（4）焦虑（anxiety）：佩普劳认为焦虑是人际关系模式的关键概念，是一种需要未得到满足所产生的能量，此能量可向建设性或破坏性方向发展。若忽视焦虑，会导致其程度不断累加，直至患者的恐慌状态。护理的任务是认识及处理患者的焦虑，若不能理解及处理其焦虑，就无法保证护理实践的安全性。

（四）佩普劳人际关系模式对心理护理的启示

佩普劳模式的焦点是护患关系，即她认为的治疗性人际关系，也因职业特点形成的"给与取"的关系，具有特殊意义，能充分发挥护理专业的功能。模式的特点较具体、易理解；其理论发展的前提假设清晰、简洁；其护患关系各阶段护士的角色功能较明确。佩普劳发展其理论的过程中，借鉴多个理论家的观点，特别是运用心理治疗的理论及概念描述、解释其模式，特别适用于指导心理护理实践及研究。

1. 对心理护理实践的启示　佩普劳模式主要用于明确护患关系过程各阶段护理的作用，针对个案提供心理护理及解决患者的焦虑。模式中的护患关系发展过程分期及各阶段护士的角色是其应用于心理护理实践的重点。

（1）护患关系发展阶段的应用：可借鉴佩普劳模式，指导护士在护患关系的不同阶段以心理护理视角改善护患关系。认识期，接诊护士初识患者时应面带微笑，热情接待和妥善安排患者，主动为其提供疾病相关知识和心理疏导，给患者留下良好的第一印象，赢得患者信任。确认期，护士可帮助患者表达疾病所致躯体或心理不适及其对专业性护理的期望，与患者共同商定护理方案。进展期，护士应鼓励患者合理使用医院为其提供的医疗设施、健康咨询、健康教育等资源，使患者亲身感受到护士的关爱。解决期，护士可基于患者的康复为其提供健康教育，使其具备维护自身健康的能力；对有心理问题的患者给予心理支持，使患者体会到护士始终如一的关爱，出院后仍愿向护士寻求专业性帮助。

解读佩普劳模式的护患关系发展阶段：认识期是形成良好形象的前提；确认期是解决患者健康问题的基础；进展期是展现护理服务质量的关键；解决期是指导患者及其家属理解疾病康复和保持健康相关知识的保证。

知识拓展

佩普劳护患关系分期理论在艾滋病患者心理护理中的应用

针对艾滋病患者面临的巨大心理压力及其恐惧、悔恨、愤怒、绝望，甚至自杀等表现，护士可应用佩普劳护患关系分期理论，在不同阶段给予其针对性心理支持。认识期，护士需平等地看待艾滋病患者，使其感到被尊重和理解，为建立良好护患关系奠定基础；确认期，护士需帮助患者解决健康问题，并运用恰当的沟通交流技巧改善其情绪；进展期，患者能积极主动地向护士寻求知识和经验，此时护士应注意沟通的各环节，充分利用治疗性人际关系帮助患者重拾生活的信心；解决期，护士应提供健康教育，教会患者自护的方法，为其回归社会做准备。

（2）帮助患者达成良好适应：包括帮助患者适应新角色、新环境以及新的人际关系。患者住院后，由其健康时各种社会角色转为患者角色时可出现一系列角色不适应。特别是 A 型性格等日常处于支配地位者更难适应患病所致角色转变，不愿以患者角色表现自己，易出现心理冲突或危机。此外，患者离开熟悉的工作及生活环境，离开亲友，面对医院陌生的环境、新的人际关系，易产生心理压力。此时，护士应用佩普劳模式可正确地感知患者现存和潜在的心理问题，以积极的意向和态度与患者交流，采用审慎性护理方法为患者实施有效的心理干预，化解患者的心理危机，使其以平和的心态达成良好适应。

（3）帮助患者调控负性情绪：佩普劳认为护理的功能，即在护患沟通过程中维持患者身心健康；有效的沟通和交流本身即调控负性情绪的重要方法。护士通过评估和沟通，明确患者现存和潜在的负性情绪及心理问题；应用语言和非语言沟通交流技巧，及时给予针对性心理支持，有助于解决现存的情绪问题；教会患者正确的自我调节方法，帮助患者在出院后有效预防

阅读笔记

和应对负性情绪。同时,护士所扮演的资源提供者、教育者、代言人、顾问者等角色,通过有效沟通均有助于患者负性情绪的疏导、宣泄和自我调控能力的提升。

(4) 护患关系发展阶段与护士角色的综合:佩普劳护患关系发展阶段及其护士所担当角色,可为建立心理护理的临床路径或临床思维提供理论依据,即认识期,识别危机;确认期,鼓励参与;进展期,扩大支持;解决期,促进独立。

患者在治疗期间角色相对固定,而护士在护患关系各阶段的角色则不同。无论哪种角色,护士都应使患者感到护患间的平等合作;适时明确患者真正关心哪些问题、需要哪些具体的专业性帮助,为患者治疗性心理需求提供心理支持,共同解决患者的健康问题。此外,护士还应注意患者的个体差异,对出现异常心理反应或严重心理问题的患者,应及时给予疏导和干预,分析原因并采取有效解决措施。

2. 对心理护理研究的启示　国外许多护理学者应用佩普劳模式指导其研究。如有研究以佩普劳的焦虑概念为指导,用护患关系中经验性教学方式缓解患者的愤怒感,获得良好的效果;另有研究基于佩普劳的焦虑之说,解释和描述压力的操作性定义以及压力与学习的关系;也有学者据此模式形成人际关系的评估工具和个案管理模型,并在心理护理研究中得到验证。

我国临床护士也将佩普劳模式应用于 ICU 患者的心理护理模式研究,根据护士在护患关系发展各阶段的任务及角色制定相应的心理干预措施,并经实践加以验证。其干预过程如下:①认识期,护士用交谈、沟通等消除护患间的陌生感,建立交流信息的最基本人际关系,收集、评估患者的健康资料,自我介绍及简介病房环境,尝试适合 ICU 的探视陪护规则,帮助患者适应新环境、消除陌生感和紧张感;②确认期,护士与患者较深入交流,耐心讲解疾病有关知识,认真回答患者的提问,介绍治疗新进展,消除患者对治疗的疑惑,澄清其不当认知;与患者共同拟定心理护理方案和计划,制定护理目标及解决问题的措施;③进展期,护士充分利用其确定的各种角色,酌情为患者提供个体化健康教育信息、制定心理护理方案等,鼓励患者积极参与,共同实施干预措施,满足患者的治疗性心理需求;④解决期,随着患者病情稳定或好转、自护能力加强,达到预期目标后终止护患间的治疗性关系。此阶段护士的主要任务是做好患者的转科教育,使其无忧地转出 ICU,为其康复打好基础。此时若未达到预定目标,护患双方则须重新审定、共同拟定新的计划和目标,使患者朝康复的方向发展。通过实践应用和验证,总结有效措施并形成文字推广,作为指导 ICU 患者心理护理的参考依据。

二、金的达标理论

(一) 理论背景

伊莫詹妮·M·金(Imogene M. King)的教育背景包括美国圣·路易斯大学(St. Louis University)护理学学士和硕士学位,美国纽约哥伦比亚大学教育学博士学位。金的达标理论主要借用了系统论、符号互动论及多学科范式理论,系统理论是其理论的哲学基础。金的理论中大量引用系统论的相关内容,如角色的结构 - 功能、开放系统、社会系统及能量等。符号互动论源于美国实用主义哲学,认为人的心灵、自我和社会是人际符号互动的过程,人通过人际互动学到有意义的符号,并用符号发展自我。金采用的范式成分包括生长发展的理论范式、压力适应理论范式及心理分析理论范式等。

(二) 主要假说及护理学基本概念的诠释

1. 主要假说　金于 1981 年、1991 年先后提出理论假说:①护患互动过程中,如果相互感知准确,就会促进交流;②如果存在交流,就能共同制定目标,促进目标实现;③如果目标实现,说明护理措施有效,护患双方会产生满足感,降低护理情境中的压力与焦虑;④如果护患互动中有良好交流,就会促进双方的成长与发展;⑤如果护士与患者的角色期望和角色行为一致,就会增进交流;⑥如果护士与患者有角色冲突,护患互动中就会有压力;⑦如果护士具备专业

阅读笔记

知识和技能，能适当地与患者交流，就会促进共同制定和实现目标；⑧个体对自我的认识有助于建立有效的护患关系；⑨准确感知护患相互作用的空间、时间可促进交流。

2. 护理学基本概念的诠释

（1）人：护理的核心，是与环境相互作用的开放系统，是具有社会性、目的性、方向性和时间性的整体。人具有在各种状态中感知、控制和判断事物的能力，并能通过语言和其他符号记载历史和文化。每个人具有不同的需求和目标，从健康及护理的角度看，人的需求有 3 种：获得保健知识、获得护理知识以预防疾病、患病时得到护理。

（2）健康：一种生命的动态，表示人能持续性应对内外环境中的压力源，有效利用各种资源以获得最大限度的日常生活能力。健康是保健人员、患者及其他相关人员共同努力的结果。疾病是偏离健康状态，如个体身心失衡或社会关系冲突。

（3）环境：不断变化的开放系统，也是个体与其周围相互作用而形成的相互协调、维持健康的场所。个体由内外环境组成，内环境包括个体内的细胞、器官、思维形式等；外环境包括空气、食物、经济状况、职业特点等所有影响个体的外在因素。

（4）护理：是护士与患者共同分享所感知信息，并在此基础上沟通、制定目标和共同行动的互动过程，重点是促进个体与周围环境的良性互动，发挥个体的社会角色功能，获得最大程度的健康。护理的范围包括促进、维持和恢复健康，照顾患者、伤者及濒死者。

（三）理论基本内容

金的达标理论（theory of goal attainment）以人为开放系统为基础，由动态互动系统和人类、健康、环境、社会等抽象概念发展而来，主要阐述发生在人际间，尤其是护患间的互动作用，强调护士与患者在护理活动过程中共同参与、相互作用，确立共同目标，并通过双方的努力达到目标。

1. 金的开放系统框架（King's open systems framework）金基于人与环境等动态相互作用的研究提出的开放系统框架，是由个体系统、人际间系统和社会系统在不同水平上组成的开放性动态互动系统（dynamic interacting system）（图 5-5）。在其动态互动系统中，每个开放系统都由特定概念构建成相应内涵，且每个开放系统都与其他开放系统交换信息。

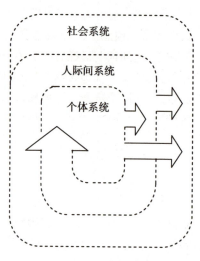

图 5-5　动态互动系统

（1）个体系统（personal system）：每个人都是包括感知、自我、成长与发展、体像、空间与时间等的个体系统。①感知：决定并从根本上影响个体的所有行为，具有普遍性、主观性和选择性等特点。感知具有互动性及程序性，互动性指个体作为活动的参与者，其自身也受到参与行为的影响；程序性指个体通过对感觉和记忆的组织、解释及转换过程获得信息。②自我：是动态性及开放性系统、目标的发源地，由思想和情感组成，是个体对自己认识的总和。③成长与发展：是个体潜能得以发挥并逐渐达到自我实现的过程，该过程具有有序性、预见性、个体差异性。④体像：是个体基于自我形象的感知，综合他人对其外表的反应内化而形成。体像具有主观性及动态性特点，并随着自我概念的改变和个体成长发展的不同阶段而变化。⑤空间：基于个体感知，具有普遍性、主观性和情境性特点。⑥时间：是个体独特经历的某一事件和另一事件之间的持续间隔。时间以个体感知为基础，具有普遍性、可测性、单向性、永恒性、不可逆性和主观性特点。

（2）人际间系统（interpersonal system）：该系统由两个及以上个体在特定情境下互动形成，并随着参与人数增多而增加。人际间系统包括互动、沟通、交流、角色及压力等概念，具有普遍

阅读笔记

性、情境性、动态性及主观性特点,受到个体系统相关概念(如感知、自我、体像、成长与发展、空间和时间)的影响。

1) 互动(interaction):指人与环境、人与人之间为达到目标通过语言、非语言行为方式感知和沟通的过程,能显示某个体对另一个体或事物的感知、思考和行动的反应。护患间互动受双方各自的知识、需求、目标、既往经历和感知的影响。

2) 沟通(communication):指个体将信息直接或间接传递给另一个体的过程,是人类互动中信息作用的结果。沟通具有个体差异性,并随时间发生动态变化,是发展和维持人际关系的媒介。

3) 交流(transaction):指为达到目标而有目的的互动过程,包括观察人与环境相互作用的行为及评价人际间的互动作用。交流基于个体感知,内容针对一定时间内的经历和事件,具有独特性。

4) 角色(role):指处于一定社会地位的个体或群体,在社会系统中被期望的行为和担负的责任,是人们在现实生活中的社会地位及相应的权利、义务和行为规范。若个体行为与期望的角色不一致,就可能出现角色矛盾冲突和混乱。角色可以学习,具有多重性、相互性、社会性、复杂性和情境性。护理角色即护士在个体需要护理的情况下发生的人际间互动,护士根据具备的知识与技能进行专业护理,帮助他人确立和实现护理目标。

5) 压力(stress):指个体与环境的互动以保持成长与发展动态平衡的过程,包括人与环境之间为调节和控制压力源进行的能量与信息的交换。压力具有个体差异性和不同强度,可有益、促进成长,也可有害、破坏健康。

(3) 社会系统(social system):由社会中具有相同利害关系的群体组成,用以维持生命、健康和日常活动,包括家庭、社区、社团、政府部门和工作机构等。社会系统相关概念包括组织、权威、权力、地位和决策。

1) 组织(organization):指根据既定角色和地位,利用所有条件,达到个体或组织的目标而组成的机构。组织应能委派个体一定的职位、安排小组活动;能明确角色、职位及活动的具体功能;明确和达到目标所必需的条件。

2) 权威(authority):指个体用其背景、感知和价值观影响他人,并使他人认识、接受、顺从自己的力量。权威可通过下达命令、指导和对行动负责等行为体现,具有普遍性和合法性。

3) 权力(power):指在组织中为达到目标而利用各种条件的能力,是个体或更多人在一定情境下影响他人的过程,是组织和维护社会秩序的力量。权力具有普遍性、动态性、目标性,可在互动中或决策中体现。

4) 地位(status):指个体在组织中的位置,或一个小组在某组织中的位置及其他小组之间的关系。地位与利益、责任和义务同时存在,与职位有关,具有情境性和可逆性。

5) 决策(decision making):指个体或小组为达到目标而选择各种可能的动态、系统性过程。决策对调整个体的生活和工作都是必需的,具有普遍性、主观性、情境性、目标性和个体差异性。

2. 金的人际互动理论 该理论源于上述三大开放系统框架中的人际间系统,重点阐述人际间的互动,特别是护患间的相互作用。

金认为在人际关系中,不同个体为了共同的目标,首先必须互相认识,再做出判断,决定采取何种行为。护士和患者两个原本陌生的人进入同一保健组织,为维持患者的健康而承担帮助者与被帮助者的角色功能。

护患互动过程中,双方都要经过感知、判断、行动、反应和互动等过程,最终达到交流(图5-6)。护理过程中,护士与患者分别感知、判断和行动,然后相互做出反应,产生互动,若双方能达到感知的统一并消除阻碍因素,就能促进相互交流;如果在交流过程中,出现反复判断和感知,也可增进交流。护士、患者的个体系统在其人际间系统中互动,还受到周围社会系统的影响。

(四) 金的达标理论对心理护理的启示

达标理论被广泛应用于护理各领域,研究证实达标理论能有效促进护患互动和提高护理质量。

1. 对心理护理实践的启示　金的达标理论对心理护理实践的主要引领作用如下。

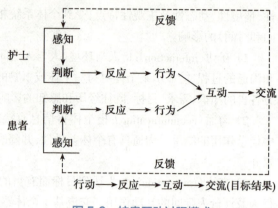

图 5-6　护患互动过程模式

(1) 注重评价患者的三大开放系统状况:心理护理实践中,护士可有机地组合个体、人际间、社会三大开放性系统及其相关性概念,将其作为评价患者心理状况及其影响因素的指标。如护士通过评价患者个体系统中的感知、自我、成长与发展、体像、空间及时间等信息,可了解其患病状态下的心理反应及表现、患者的既往经历及自我概念等对其心理状态的影响。护士通过评价患者人际间系统中各要素,可了解患者的人际互动能力,沟通交流情况,是否适应当下角色及其功能状态,影响其心理状态的相关压力源、压力反应。护士评估患者患病前的社会地位、拥有的权力和权威、在组织中的地位等社会系统中的各要素,有助于了解患者患病后社会系统中外部因素对其心理状态的影响。

(2) 收集的客观资料与达标理论相结合:护士应将收集的患者信息融入达标理论的互动过程,充分调动患者的感知、判断及行动能力;通过护患沟通和交流,评价护士与患者在感知、判断及行动等方面是否一致,根据评价结果对互动的起始阶段进行反馈,经过不断调整,最终达到解决患者健康问题、恢复角色功能及适宜身心状态。

(3) 调动患者参与制定目标和计划:护士整合、归纳所收集的患者信息,即可确定患者现存并需干预的心理问题,据其严重程度和患者的能力,赋以权重和优先排序;心理护理应调动患者积极性,共同参与制定合理的近期、远期目标,配以适当、护患双方力所能及的计划,增强患者的信心,以实现金的达标理论的最终目的——解决问题。

2. 对心理护理研究的启示　金的达标理论已在临床实践和护理研究中得到验证,护士与患者共同制定目标后,通过正确感知、充分沟通,即能促进达标。

研究者可将金的理论作为理论框架,探讨护患互动过程的心理因素及达标后的患者心理。如有研究者基于常规护理对高血压患者实施达标性护理,护士与患者共同制定目标及相应计划,以增加患者的自信心、积极性和主动性。研究结果显示,接受达标性护理干预的患者血压下降及控制效果优于仅接受常规护理的患者;另有研究证实,达标性护理干预能提高有自杀倾向的非精神疾病住院患者的自尊,减少其自杀行为。

金的达标理论对心理护理研究的启示主要体现在其理论概念(感知、判断、行为、反应、互动等过程)对患者心理状态的评估、诊断、计划、执行和评价过程的作用或影响。有研究者以冠心病介入治疗术前患者的心理护理为例做了以下尝试:评估阶段,护士通过互动与感知,较详尽了解患者术前有否精神过度紧张、焦虑、孤独、依赖等心理状态。诊断阶段,护士以尊重、理解的态度给予患者专业、人性化的指导和帮助,尽力满足患者的治疗性心理需求,避免患者角色强化,以更好地达到共同预期的目标。计划阶段,护士采取措施减轻患者术前紧张、无助感,增强其手术成功的信心。执行阶段,护士以言行影响和改变患者的心理状态,使患者在最适宜身心状态下接受治疗。护士与患者交流过程中,利用"精神"、"语言"、"行为"等潜在积极因素,帮助患者消除恐惧和紧张,增加安全感和自信心,以平和的心态接受手术。评价阶段,对照

阅读笔记

之前设定的目标,客观评价各项措施的效果。研究结果表明,达标理论指导的术前心理护理可减轻患者的术前焦虑。护士与冠心病介入手术患者共同制定目标后,通过正确感知,护士能为患者提供专业性帮助,共同应对术前心理问题,使患者在术前和术中处于良好心理状态,积极配合手术,有利于手术顺利实施及术后康复。

第三节 关怀及舒适为中心的理论及其对心理护理的启示

关怀是护理专业的核心概念,它对护理的实践、教育、科研乃至专业本身形成与发展的影响深远。护理关怀是个复杂的多维度概念,包括5方面:①关怀是人性的本质,不同文化背景下,对关怀的理解及表达方式存在差异。②关怀是道德规范,人文关怀的目的是保护、促进及保留人类的尊严。③关怀是情感的自然表达方式。④关怀是人际间的互动,可提供人性化护理并能深化整体护理。⑤关怀是一种治疗行为,应用倾听、触摸、安慰等技巧达到治疗的目的。学习专业关怀的理论及方法,可帮助护士为患者提供关怀为中心的高质量心理护理。

一、华生的人性关怀理论

(一)理论背景

吉恩·华生(Jean Watson)的教育背景包括科罗拉多大学护理学学士、精神卫生护理学硕士、教育心理学和咨询学博士学位。华生认为护理理论应基于护理学及相关学科的研究,其人性关怀理论(theory of human caring)的形成过程中,十分注重人文科学的意义,使其理论具有很强的现象存在主义和精神主义的导向。华生借鉴罗杰斯(Rogers)的人际互动理论,认为具备宽厚的人文艺术知识背景是护士为患者提供整体护理的重要条件。华生的人性关怀理论还据其与同事的护理行为及本质的现象学研究,提出个体在不同情境下具有不同价值观,并认为明确不同角度下行为和价值观的差异最重要。

(二)主要假说及护理学基本概念的诠释

1. 主要假说 华生先后于1979年、1985年提出人性关怀理论的假说。1979年,华生在第一本专著《护理:关怀的哲学和科学》(*Nursing:the Philosophy and Science of Caring*)中首次提出关怀的假说:①关怀只有通过人际间互动才能有效实施;②护理包括可满足个体需求的关怀性要素;③有效的护理关怀可促进健康以及个体或家庭的发展;④护士应以发展的眼光看待护理对象;⑤关怀性环境可为个体的潜在发展提供可能,并允许个体在特定时间内为自己选择最佳行动方案;⑥护理将生物学知识和人类行为知识整合,达到帮助患者促进健康的目的。护理科学(nursing science)是治疗科学(science of curing)的补充;⑦关怀实践是护理的核心。要做好关怀性护理,必须充分意识到个体对关怀的需求。基于现有相关知识确定关怀性护理方式和行为,并评估实施护理后产生的积极性变化。关怀性护理的条件还应包括价值观和道德观对关怀的认同,并具有关怀性护理的意愿。

知识拓展

——— 华生人性护理观的 11 条假说 ———

1985年,华生在第二本著作《护理:人性的科学和人性的关怀》(*Nursing:Human Science and Human Care*)中提出"护理教育和健康护理系统必须以人类的价值观为基础,为他人的利益服务"。为进一步明确护理的社会和伦理职责,清晰阐述护理学科中人性护理的概念,华生提出人性护理观的11条假说:

1. 关怀和关爱组成人类最基本、最普遍的精神能量。

2. 作为人性的基石,关怀和关爱却常被忽视,培养关怀和关爱性需求可促进人性的完善。

3. 实践中认同关怀护理的意识形态可促进文明的发展,并进一步促进护理学科对社会的贡献。

4. 学会关心自己是学会关怀他人的前提。

5. 人类历史上,护士承担着人类健康维护者和疾病护理者的角色。

6. 专业关怀是护理实践的核心。

7. 随着现代技术的发展和机构化改革,护理的关怀基础正在不断地发生变化。

8. 现代护理系统中,科技的发展忽视了人性的关怀。

9. 现在和未来护理的一个重要问题是如何保持和提高对个体的关怀质量。

10. 专业关怀只有通过人际间互动才能有效实现。

11. 护理学对人类社会的贡献是从理论、实践和研究方面认同及强化人性护理观。

2. 护理学基本概念的诠释

(1) 人:护理对象是全人类,是"被护理、被尊重、被培养、被理解和被帮助的有价值个体,是具有完备功能的整体性自我。个体的整体大于并有别于个体的部分之和"。人是生存在环境中的身体、心理和精神合而为一的统一体。

(2) 健康:华生认同 WHO 健康定义的同时,还补充了新的健康要素,即健康是生理、心理和社会功能处于最高层次;健康是日常功能处于适应性 - 维持性层次;健康是没有疾病。健康是身体、心理和精神的统一和协调,力求达到"我知"(self as perceived)和"我行"(self as experienced)的统一。

(3) 环境 / 社会:社会环境是影响护理的重要因素。华生认为关怀存在于每个社会中,每个社会都有为他人提供关怀的人。关怀态度并非通过基因代代相传,只通过专业文化才能传播,并基于此形成独特的应对环境的方式。

(4) 护理:是一种关怀科学。人性关怀是护理的本质,既是责任,也是道德要求,其目标是促进健康,预防疾病,护理患者和保持健康。通过教育减少个体压力和减轻发展冲突,为个体提供整体性护理(holistic health care)是护理实践的核心。护理对人类社会性、道德性和科学性的贡献在于护理学科从理论、实践及研究的角度遵循人性化护理的原则。护士运用护理程序帮助患者达到更高程度的自我和谐、促进自我治愈或洞察生活意义。护士采用科学方法解决问题,并根据资料和基本原则做出护理判断和决策。

(三) 理论基本内容

1. 关怀的概念　华生认为,护理关怀是一种道德法则及义务,以保护和捍卫服务对象的人格及尊严。人际关怀也是在特定的时间、场合与情境中相互间的某种精神体验。这种体验能使关怀者与被关怀者都进入彼此的内心世界,使双方都得到人格的升华,并以其特有方式表达。其理论强调关怀的过程与最终结果,将关怀双方是否达其人格升华作为衡量关怀结果的具体标准。

华生主张经关怀护理过程中整合护理的科学性和人文性,促使个体达到身体、心理及精神的最高和谐境界,实现患者自我学习(self-knowledge)、自我尊重(self-reverence)、自我康复(self-healing)及自我护理(self-care)的目标。

2. 关怀活动　华生将护理关怀分为:表达性活动,指提供一种真诚、信任且具有希望、同情心及使人感到温暖的情绪的支持性活动;操作性活动,指提供实际的服务,满足患者基本需求,减少患者的痛苦。

3. 关怀要素　华生人性关怀理论包括 10 个关怀要素(carative factors),每个要素都具有与互动性护患关系相关的动态现象成分(dynamic phenomenological components),也描述了关怀的过程,即患者如何达到或保持健康及实现平静的死亡。华生认为前 3 个要素是"人性护理学的哲学基础"。

(1) 形成人道利他主义价值体系(formation of a humanistic-altruistic system of values):每个人在其幼年和父母教养下,会形成人道利他主义价值体系的萌芽,随后通过自身的生活经历、知识的积累及人道关怀的实践不断调整与强化,故每个人的人道利他主义价值体系有一定差异。华生认为,基于人道主义价值和利他行为的关怀,能通过对个体自身的观点、信念、与不同文化的交流及生长经历的检验得到完善和发展。护士的专业人道利他价值体系需通过护理教育过程中相关课程的设置、榜样力量及实践体验,不断地培养及完善。

(2) 建立信念与希望(instillation of faith-hope):华生强调精神(spirit)和心灵(soul)在健康与疾病中的作用。华生认为,信念与希望是治疗护理过程中的关键要素,护士应设法建立服务对象康复的信念与希望。当现代医学对患者的治疗无能为力时,护士应超越西医的观念及方法束缚,帮助患者理解其他替代方法如沉思、瑜伽、自我信念及精神信仰等治疗,强化对患者有价值的信念与希望,提高患者的幸福感(a sense of well-being)。

(3) 培养对自我及他人的敏感性(cultivation of sensitivity to one's self and to others):此敏感性有助于护士达到自我接受及自我发展,以更真诚、可靠及敏感的方式对待他人,促进护患双方的自我实现。华生认为在最高层次的护理活动中,护士的人性化反应及互动性护理,可超越物质世界、时间及空间等有形世界的界限,与患者的主观及情感世界接触,触及双方灵魂深处的自我,真正以患者的立场了解其护理需要。护患双方只有基于此形成真诚的人际关系,才能有效促进患者的健康,助其达到最佳功能状态。

(4) 发展帮助与信任关系(development of a helping-trust relationship):信任关系有助于护患双方真实地表达正性或负性感受,是其形成互动性关怀的重要条件。帮助与信任关系包括和谐(congruence),指护患双方在互动过程中保持真实和诚恳;移情(empathy),指护士能体验并理解患者的感受和情感,没有抵触、愤怒或害怕;非占有性热情(nonpossesive warmth),指护士通过放松的外显性语言及非语言方式表达其积极接纳患者;有效沟通(effective communication),指包含认知、情感及行为反应成分的沟通。

(5) 促进并接受正性和负性情感的表达(promotion and acceptance of the expression of positive and negative feelings):华生认为,"情感会影响人的思维和行为,故在护理过程中应予以关注和疏通"。若能清楚地意识一个人的情感,便会理解其因情感改变的思维及行为。应鼓励患者表达其正性或负性情感,以提高患者的自我认知水平。护士可采用语言及非语言沟通、同理性倾听等方式,了解不同情境下每个人对思维和情感的理解有一定差异,事先做好让患者表达情感的准备,帮助患者表达其正性或负性情感,理解其行为。护士还须了解护患间分享情感是一种冒险性经历,因双方都认识了情感中的自己及对方。

(6) 决策中系统应用科学的解决问题方法(systematic use of the scientific problem-solving method for decision making):华生强调科学方法的绝对性,重视护理学本身的特性,通过结合和综合应用两者,检验、发展和完善其他整体性护理措施。护理的科学性因具有更多心理的因素,不完全像科学方法那样中立和客观。提示护士需避免因完成大量工作任务(治疗、书写护理记录等)而疏于用研究性方法解决更深层次的护理问题,包括界定护理学科或发展护理的科学理论基础。

(7) 促进人际间的教与学(promotion of interpersonal teaching-learning):该要素区分护理活动中护理与治疗的界限。护士采用教与学的方法,使患者了解和掌握自己健康状态的相关信息,

阅读笔记

对自己的健康负责,更加了解自我需求,学会自我护理,为后期的康复及身心发展提供机会。

(8) 提供支持性、保护性、矫正性的生理、心理、社会文化和精神环境(provision for supportive, protective, and/or corrective mental, physical, sociocultural and spiritual environment):华生将该功能分为对内外环境的支持,内部环境支持包括支持个体的心理和精神健康及社会文化信念;外部环境支持包括创造舒适、隐私、安全、清洁及优美环境。倡导护士在促进和保持健康、预防疾病中的主要功能是认识内外环境对患者身心状况的影响,创造有助其恢复的身心环境。

(9) 帮助患者满足人性需求(assistance with gratification of human needs):华生基于马斯洛需要层次论,从护理关怀的角度重新界定个体的需求。第一层次为生物 - 生理需求,以满足食物、排泄、通风等生存性需要;第二层次为心理 - 生理需求,以满足活动 - 休息、性需求等功能性需要;第三层次为心理 - 社会需求,以满足成就感和归属感等整体感需要;第四层次为个体内 - 人际间需求,以满足自我实现等成长发展的需要。个体的整体性需求中,每一层次的需求都与其他需求有关。从护理角度讲,护士应全面评估患者的需求及其满足状况,减少生理、心理、社会需求间的负性影响,促进不同层次需求间的良性循环,最终达成提高患者健康水平的目的。

(10) 允许存在主义现象学力量的影响(allowance of existential- phenomenological forces):允许存在主义现象学力量的影响,意味着既从整体角度看待个体,又满足个体的各层次需求,当二者冲突时,则利用存在主义现象学的力量加以调整。建立此护理观,可帮助护士理解个体对生活的认识和(或)帮助个体从艰难生活事件中发现生活的意义。生活、疾病和死亡是非理性存在现象,采用允许存在主义现象学力量的观点可使个体发现其生活的优势,建立面对生活和死亡的勇气。华生建议护士帮助他人应对生活困境前,首先应审视自己的存在主义观念,以助护士激发思维,更好地理解自我和他人。

华生要求护士结合科学与人文知识,在与患者的互动关系中,按照人性护理的 10 个要素完成人性护理关怀。

(四) 华生人性关怀理论对心理护理的启示

华生人性关怀理论强调沟通技巧、人际互动、关注护士和患者等人性化护理过程,以促进健康和康复。华生理论的目的是描述、分析和理解现象,她采用现象学的质性研究方式深入诠释和发展,为护理的质性研究提供了相关的哲学基础。

1. 对心理护理实践的启示　华生认为人际关怀是在特定时间、场合与环境中人与人之间的一种精神体验。该体验使关怀双方都能进入彼此的内心世界,使关怀者与被关怀者都得到人格的升华,并以其特有方式表达。护理关怀保护和捍卫护理对象的人格及尊严,即认可和尊重护理对象的主观世界及人格,使其思想及行为转向积极方向,同时该转变也可从护士思想及人格的升华中体现。

华生将关怀双方是否达到人格的升华作为衡量其关怀结果的具体标准,对心理护理实践的主要作用如下。

(1) 主要从关怀的角度给予患者心理支持和帮助:护士在心理护理过程中,需具备人文关怀和利他的品质,培养护理专业特有的敏感性;给予不同患者信念 - 希望、帮助 - 信任并接受其正性和负性情感表达;采用科学方法解决患者的心理问题;以专业性优势为患者提供心理支持信息和良好的心理社会环境;满足患者不同层次的需求,减少生理、心理和社会因素的负性影响,促进各层次需求间的良性循环。护士关注患者心理问题的同时,也要注重其整体状况的变化,及时调整心理干预措施。

(2) 关怀的素质与信任关系相辅相成:①护士为患者提供心理护理需具备更高的品质和素质,有赖其心理学等理论知识的充实和更新、护理实践的经验积累;②从关怀的角度提供心理护理,需以信任的护患关系为前提,护士可表达专业性护理关怀,患者也可感受到护士的真诚

阅读笔记

关怀,并倾诉其情感和感受。

(3) 关怀性护理与治疗性触摸(therapeutic touch):基于华生将护理分为人性特征的护理、道德必需的护理、情感的护理、人际关系的护理及治疗性干预的护理5种类型,强调关怀性护理是5类护理的核心;患者的丧失和失落表现在身体、心理和精神方面。护士应根据患者的文化准则,适当运用安慰、倾听、自由表达等方式达成互动性护理。

华生认为治疗性触摸是心理护理的常用技巧、护理过程中用手触摸达到护理效果的治疗方法。触觉是维持人的健康及生命必不可少的感觉,人的成长过程中靠不断地触摸了解、感受、探索世界。触摸是人际沟通的最亲密动作,也是不可或缺的护理手段,当人忧伤、生病、害怕、疼痛等特别需要温暖及关爱时,通过他人的触摸可切身地感受外界的温暖及关怀。许多研究证明,触摸可作为辅助治疗手段,促进患者放松,减轻疼痛,改善患者精神心理状况、提高生活质量。

2. 对心理护理研究的启示　华生提倡多元化观念和采用多种方式发展理论,她建议进一步开展护理实质和特征的质性研究,通过研究深入阐述关怀性护理的要素及其作用,用科学的研究事实证明,护理关怀和临床技术同样有效。华生与其团队一直在探索和完善人性关怀理论的框架,成为很多护患关系、多元文化护理质性研究的理论依据。心理护理研究更应注重人性化护理理论的心理干预效应,突出其影响心理状态的特点,为该理论应用于心理护理积累依据。

知识拓展

斯旺森的关怀理论

美国护理学家克里斯汀·斯旺森(Kristen M. Swanson,1953—)于1991年提出了关怀理论(Swanson's Theory of Caring)。认为护理关怀由一系列相互联系的过程组成,包括护士自身的坚定、知识及与患者的相互作用。护理关怀包括五个环节:①知晓(knowing):护士以患者为中心,通过全面评估寻找各种线索,努力了解、明确患者对某事件的经历、感受及其对患者的影响;②共处(being with):和患者一起分享感受,在精神和情感上支持患者,为患者提供可利用资源,减轻其心理及精神负担;③代替做(doing for):从护理专业角度替患者做其想做但无法完成的事。安慰患者的同时,需及时预测及满足其需要,保护其人格尊严;④赋能(enabling):护士帮助患者度过生活转变难关及不熟悉的生活事件。包括向患者告知、解释有关事项,允许并鼓励患者去解决问题,并对结果给予反馈,验证患者的感受,使患者在此过程中学会相关的知识及技能;⑤保持信念(maintaining belief):护士要始终使患者坚信自己有能力度过上述生活事件或生活转变,保持个人的自尊,面对充满希望的未来。护士可帮助患者找到事件的意义,让患者保持乐观、充满希望、永不放弃的态度。

(1) 相关工具的研制:很多学者基于关怀理论,研制了护理关怀的测评工具。如美国学者沃夫(Wolf)研制的关怀行为量表(caring behavior inventory,CBI)已在全球广泛使用,可从护士、医生、患者或家属等各角度测量护士的关怀行为。量表由最初75个条目(CBI-75),修订为24个条目(CBI-24,2011)。另有依据斯旺森的关怀理论研制的照护者关怀评估表(caring assessment of care givers,CACG)、专业关怀量表(Swanson's caring professional scale,CPS)等。

(2) 心理护理措施的研究:有学者将华生人性关怀理论应用于骨折患儿的护理过程,基于常规治疗、护理实施人性化护理。对患儿实施评估后,发现其主要问题是伤口及换药所致疼痛,依据华生护理关怀10要素的措施如下:①鼓励患儿表达疼痛感受,耐心倾听患儿的倾诉,接受患儿因疼痛所致情绪及行为反应;②尝试患儿换药时让其打电子游戏的办法转移其注意力以缓解疼痛;③换药时让患儿家长陪伴,并给予患儿拥抱、抚摸和语言安慰;④将患儿喜欢的电动玩具等摆放其床旁,让患儿犹如置身家中;⑤换药时,适当表扬和鼓励患儿,强化其合作行为;⑥与患儿谈论其喜欢的动画片等话题,增进与患儿的亲密关系等。通过以上措施,患儿换药时的哭闹次数显著减少,不再攻击医护人员。表明运用人性关怀理论指导护理实践,可增进护士与患儿的交流,有助于护士了解病情、更有效实施干预,改善患儿因病痛所致情绪反应。

二、科尔卡巴舒适理论

(一) 理论背景

舒适理论是美国护理学者凯瑟琳·科尔卡巴(Katharine Kolcaba,1944—)提出的中域理论。科尔卡巴在读研究生时即开始护理舒适的研究,随后又以其形成理论为框架,对多个机构及国家的各类患者进行了多年理论验证研究。其代表作:《护理的舒适理论》(*A Theory of Holistic Comfort for Nursing*,1994)、《舒适理论与实践》(*Comfort Theory and Practice:a Vision for Holistic Health Care and Research*,2003)、《舒适照护的艺术》(*The Art of Comfort Care*,2007)等。

(二) 主要假说及护理学基本概念的诠释

1. 主要假说　舒适是人类一个复杂的多维概念,不仅有身体的舒适,还包括心理精神、社会文化和环境的舒适。舒适的系统管理包括系统评估护理对象的舒适,制定并实施针对性舒适护理方案,以提高患者的舒适水平及感受。就此激发患者自觉养成健康行为,促其良好的健康结局和对医疗机构的积极评价。

2. 护理学基本概念的诠释

(1) 人:是专业性照顾的接受者,包括患者、家庭或社区。护士为专业照顾的提供者,需要关注服务对象独特的健康需求,以此为依据,为其提供舒适护理及服务。

(2) 健康:是个体、家庭或社区在舒适需求得到满足的基础上,所表现出的最佳功能状态。

(3) 环境:可被调控以增进服务对象舒适的所有外在因素,包括房间的物理条件、机构的政策等。因为人与环境相互作用,人会利用环境满足自身的需要,环境也能影响人的各个方面的舒适。

(4) 护理:是护士有意识地评估服务对象的舒适需求、制订并实施舒适护理措施、评价护理措施实施前后舒适状况改善情况的一系列动态过程。

(三) 理论基本内容

1. 舒适的概念　舒适(comfort)是护理产生的即刻性期望结果(immediate desirable outcome)。若患者接受了持续的舒适护理,就会从某种程度上提高其舒适水平及健康行为、对医疗机构服务结局的良好评价。

2. 舒适的结构

(1) 舒适的类型:舒适有三种类型:①放松感(relief)指护理对象在某种特定需求满足后产生的如释重负感;②愉悦感(ease)指护理对象的安适恬静与如意满足感;③超然感(transcendence)指护理对象不受病痛折磨、超越困难的超然状态。

(2) 舒适的情境:从整体的角度分析舒适的情境(contexts of comfort),可将其分为四方面。①身体舒适(physical comfort):与机体的感觉和维持机体内环境稳定的机制有关;②精神心理舒适(psychospiritual comfort):指内在的自我意识,包括尊重需要的满足、性需要的满足和对生命意义的理解,如个体感受到他人的关心和尊重而产生的舒适等;③社会文化舒适(socio-cultural comfort):指个体与个体、家庭、社会之间的相互关系以及文化习俗的适应性,如个体的家庭、社会支持或角色适应良好等;④环境舒适(environmental comfort):指人体周围的外界环境因素,如光线、噪音、温度等对人的影响。

阅读笔记

科尔卡巴将舒适的类型与情境相结合,以舒适的 4 种情境为纵轴,以舒适的 3 种类型为横轴,形成舒适的分类结构图,即舒适十二格图(图 5-7)。

3. 舒适的概念　舒适理论的主要概念如下。

(1) 舒适需求(comfort needs):患者和家属所感知的其身体、心理精神、社会文化和环境方面的放松感、愉悦感和超然感的不足或期望。

(2) 舒适干预(comfort interventions):指医务人员有目的地制定的为增进患者或家属舒适的干预性护理方法与措施;同时也指医疗机构为提高护士的工作舒适感而进行的改善工作环境的措施。

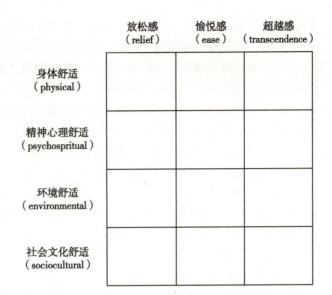

图 5-7　科尔卡巴的舒适分类结构示意图

(3) 干预外变量(intervening variables):指不易被医务人员控制的,但又对舒适干预计划或措施的结果可产生正性或负性影响的因素,如患者的社会支持系统、经济状况、疾病预后、当时的身体心理状况、生活习惯、医疗机构的办院宗旨、条件等。

(4) 寻求健康行为(health seeking behaviors,HSBs):指患者或家属有意识地或潜意识地朝着个体更加健康的方向迈进的行为,包括内在行为,如伤口愈合、免疫功能增强等,外在行为的如饮食控制、运动、心理调适等,或者当死亡难以避免时,其行为是平静安详死亡的活动。

(5) 机构的完整性(institutional integrity,InI):指机构为促进健康、提高民众的健康水平在服务宗旨、服务质量、服务效率等方面的总体运行情况。与机构完整性相关的指标如患者满意度、入院率和再入院率、成本效应指标、健康相关结局指标等。

4. 理论框架　科尔卡巴理论框架的内涵涉及三部分,其简化的理论框架示意图见图 5-8。

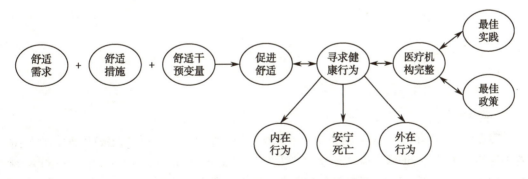

图 5-8　科尔卡巴的舒适理论框架示意图

(1) 有效的舒适护理可提高患者的整体舒适水平:科尔卡巴的具体观点为:①护士和其他医务人员应首先明确患者和家属的舒适需求,尤其是其在现有的支持系统下尚未满足的舒适需求;②舒适护理措施应首先针对患者和家属面临的最主要舒适需求,每条措施应注重协调落实;③制订个体化的舒适干预措施时应充分考虑影响干预效果的外变量因素;④若精心实施的舒适干预措施有效,会提高患者的舒适水平。

(2) 舒适的改善或提高有助患者寻求健康行为:具体观点包括:①舒适的改善或提高有助

于患者、护士和其他医务人员在患者寻求健康行为方面达成一致；②舒适的改善或提高，患者、家属的寻求健康行为易被激发，可进一步提高患者的舒适水平。

（3）患者良好的寻求健康行为可促进医疗机构的完整性：具体观点包括：①若患者和家属因有效舒适干预而激发积极地寻求健康行为，更易出现良好的健康结局，且对医疗机构服务的满意度较高；②若患者及家属满意医疗机构的服务，是大众对医疗机构的正性认可，也可惠及医疗机构。良好的赞誉一方面可激励机构制定更好的方针政策为社会大众提供更好的服务，另一方面也可增强机构活力，使组织保持长盛不衰。

（四）科尔卡巴舒适理论对心理护理的启示

1. 对心理护理实践的启示　科尔卡巴舒适理论的适用对象可以是临床护理中任何有舒适需求的个体、家庭或社区，因为该理论可引导护士系统地评估服务对象的整体性舒适需求，指导护士制定并实施针对性的舒适干预方案，并评价干预措施的有效性。舒适理论已被广泛地用于指导产房护理、儿科护理、心内科的护理、重症监护室护理、放化疗室护理、骨科护理、住院老年患者的心理护理。由于该理论 20 世纪 90 年代后才形成，历程不长，一些理论观点和主张特别是涉及机构完整性的观点尚需在更多研究中检验和证实，还有待进一步探讨、发展和完善。

2. 对心理护理研究的启示

（1）相关工具的研制：在护理研究领域，为准确测量研究对象的舒适，科尔卡巴及其同事先后发展了数个舒适相关量表，包括普通舒适问卷（general comfort questionnaire，GCQ，48 条目）、普通舒适问卷简化版（shortened general comfort questionnaire，28 条目）、乳腺癌放疗患者舒适问卷（radiation therapy comfort questionnaire，RTCQ，26 条目）、尿失禁患者舒适问卷（urinary incontinence and frequency comfort questionnaire，UIFCQ，23 条目）、临终关怀舒适问卷（hospice comfort questionnaire，HCQ，23 条目）、舒适行为查核表（comfort behaviors checklist）等。上述评估工具的开发及应用为深入研究和验证舒适理论提供了良好的研究工具。

（2）心理护理措施的研究：为探究舒适干预的效果，科尔卡巴及其同事还尝试研制了舒适管理/干预工具包，其中常用的干预手段有：意象引导、渐进式肌肉放松术、触摸、倾听、教育、音乐治疗、情感支持、心理辅导、降低环境中的不良刺激等。

第四节　系统为中心的护理理论及其对心理护理的启示

本节简介系统为中心的护理理论，为临床心理护理实践及研究提供借鉴。

一、纽曼系统模式

（一）理论背景

贝蒂·纽曼（Betty Neuman）的教育背景包括加州大学洛杉矶分校（UCLA）护理学学士、精神卫生和公共卫生咨询硕士学位，西太平洋大学（Pacific Western University）临床心理学博士学位。纽曼是美国精神卫生护理领域的先驱者及著名专家，有多年精神卫生教育及心理卫生咨询工作经验。

纽曼认为护理理论的发展应在借鉴其他学科理论的基础上，总结护理实践，创立独特的护理理论。系统模式设计过程中，纽曼借鉴格式塔心理学的完形心理学观点、贝塔朗菲（Bertalanffy）一般系统论、塞里（Selye）压力理论、德夏尔丹和伯纳德整体性哲学观及卡普兰（Caplan）的三级预防层次模式；结合在精神卫生护理领域多年的临床实践经验和理念探索，最后形成独特的护理系统模式。1982 年，纽曼的专著《纽曼的系统模式：在护理教育和护理实践中的应用》（*The Neuman Systems Model：Application to Nursing Education and Practice*）出版，日后

阅读笔记

又不断地修订和完善。

(二) 主要假说及护理学基本概念的诠释

1. 主要假说　纽曼在发展其系统模式过程中提出了以下基本假说：

(1) 个体系统(client system)中的个体及其相关群体是独特的统一体，但每一个体系统都是在基本结构或能量源(energy resource)范围内、并具有不同程度反应特征所组成的复合体。该基本结构或能量源是个体所需的生存因素和与生俱来的内部或外部特征的综合。

(2) 环境中存在着许多已知和未知的应激源，对个体系统状态的稳定水平及正常防御线造成不同的潜在威胁。个体系统包括5种变量(生理、心理、社会文化、成长和精神)，各变量间的相互联系在任何时候都会影响个体系统应对单个或多个应激源集合体的刺激时弹性防御线对个体进行保护的程度。

(3) 个体系统在生长发育及与环境持续互动的过程中，经长期积累和发展，形成正常防御线，建立对内部、外部应激源的正常和稳定的反应范围，以抵抗各种刺激，保持日常稳定的健康状态。

(4) 弹性防御线建立在个体正常防御线之外，对正常防御线起缓冲和保护作用。当弹性防御线不足以抵抗来自环境的应激源以保护个体系统时，应激源就会进入第二道防线，即正常防御线。

(5) 个体系统内部是一系列由内部抵抗因素构成的抵抗线，其功能是维持个体系统的稳定性，或使个体恢复正常健康状态，或通过对环境应激源产生相应反应而达到更高层次的稳定状态。

(6) 个体系统中的5种变量(生理、心理、社会文化、生长和精神)之间的相互关系决定该系统对应激源所产生或可能产生反应的性质和程度。无论处于健康或疾病状态，个体系统都是上述5种变量之间关系的动态集合体。健康状态即持续动用可得到的能量，达到或维持个体系统5种变量之间协调和平衡的理想稳定状态。

(7) 环境是影响个体系统或受个体系统影响的所有因素和力量，个体系统与环境之间存在着持续和动态的能量交换。

2. 护理学基本概念的诠释　将护士描述为护患关系的积极参与者，并关注"所有影响个体对压力源产生反应的因素"。个体与环境间是互动性关系，表现为"调整自我以适应环境"或"调整环境以适应自我"。纽曼将人、健康、环境与护理联系为一体并融入三级预防系统。

(1) 人：纽曼对人的认识主要基于整体论、系统论的观点。"整体性"(wholeness)、"完整性"(totality)、"开放性"(openness)是纽曼关于人的核心概念。人是为寻求平衡及和谐而与环境相互作用的多维、整体开放系统，是生理、心理、社会文化、发育和精神5方面组成的复合体。①生理要素：指躯体结构和功能；②心理要素：指各种心理过程及关系；③社会文化要素：指与社会和文化期望及活动有关的系统功能；④发展要素：指生命过程中各个发展阶段；⑤精神要素：指精神信念的影响。人在环境中面对各种压力源，必须不断地调整自我和环境，以达到相互适应的目的。护理对象可以是患者或健康人，包括个人、家庭、社区及各种社会团体等。

(2) 健康：指任何时间点内个体在身心、社会、文化、精神与发展等方面处于对压力源的正常反应范围，达到的稳定与和谐状态。此状态受基本结构及个体对环境中压力源的调节与适应的影响，人在其整个生命周期可处于不同水平的健康状态，并在疾病到健康连续带上处于不断变化的动态过程中(图5-9)。健康也是"生命能量"(aliving energy)的平衡，当机体产生和储存的能量多于消耗时，个体完整性和稳定性增强，健康水平提高，逐步迈向健康；当能量产生与储存不能满足机体能量消耗与需求时，个体完整性、稳定性减弱，健康水平降低，逐渐发生疾病、趋向死亡。由此纽曼认为，无论向健康或疾病方向发展，保存能量始终是护理的目标和基本工作原则。

(3) 环境／自生环境：纽曼认为所有影响人的内外环境因素均属于环境。人与环境相互影响,环境对人可有积极或消极的影响。环境包括内环境(internal environment),指个体内在的影响因素或压力源;外环境(external environment),指外界环境中能影响个体的因素,包括人际关系及社会因素;自生环境(created environment),指个体在不断适应内外环境的刺激过程中创造的环境。

(4) 护理:一门独特专业,关注人的整体性及影响个体对压力反应的各种要素。护士通过有目的的专业干预,减少和避免各种影响最佳功能状态的压力性因素和不利状况,以帮助个体、

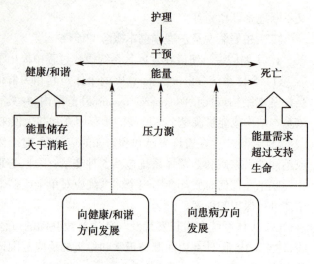

图 5-9　纽曼系统模式中的健康 - 疾病连续模式

家庭和群体获得并保持尽可能高的整体健康水平。护理的主要任务是保存能量,帮助机体重建、恢复、维持和促进个体的稳定、和谐与平衡,促使个体向健康完好的方向发展。

(三) 理论基本内容

纽曼系统模式主要采用整体观、系统观探讨压力对个体的影响,如何帮助个体应对压力源,以促进及维持个体达到最佳健康状态。纽曼系统模式包含压力源、机体防御及预防性护理措施 3 个主要部分(图 5-10)。

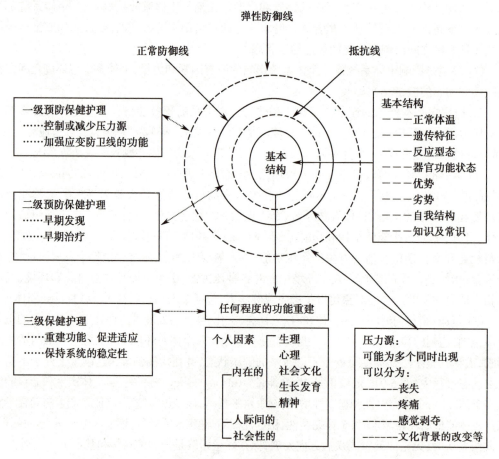

图 5-10　纽曼系统模式示意图

　　1. 压力源(stressor)　指干扰机体正常活动、正常状态和平衡稳定的各种刺激。压力源对个体产生的影响,因人、因时、因质量及数量而异。压力源可分为内在的、人际关系间的及社会性的。

　　(1) 内在的(intrapersonal):指个体内在的各种生理、社会心理、文化、生长发育及精神等因素,如缺氧、疼痛、孤独、自卑等。

　　(2) 人际关系间的(interpersonal):指人际关系及角色期望方面的因素,如人际关系紧张或冲突等。

　　(3) 外在的(extrapersonal):指源于个体系统之外、且作用的距离较人际间更远的压力源。如社会政治变革、体制变革、人事制度变革及社会医疗保障体系变革等社会性因素所产生的压力。

分析与思辨

应用纽曼理论分析患者的压力

　　前述病例续:患者压力源主要是健康状况的改变及残疾,如关节疼痛、僵硬、畸形、活动受限、疲乏等,这些压力源又从不同角度影响患者生活的各个方面,包括:①对事业的影响:由于关节畸形及活动受限,患者不得不放弃在工厂技术工作中的重要职位,而放弃职位本身又是一个新的压力源,使其产生了悲观厌世的心理;②对性功能的影响:患者关节疼痛、僵硬及活动受限会影响其性功能及性生活,加重了其作为男性的挫折感,并将这种感觉外投,对妻子恶语相伤;③对社交关系的影响:由于患者身体功能及结构发生改变,加之活动受限,造成自我形象改变,不愿向别人显露身体的残缺,致其社交孤立;④对日常生活及自尊心的影响:由于患者每天的生活必须由妻子协助完成,对其自尊心产生极大的伤害。为避免自尊心免受伤害,患者以拒绝别人帮助的方式应对。

　　2. 机体的防御机能　指每个人都具有的正常防卫能力及结构,也称个体相关变量(client variables),包含以下部分:

　　(1) 基本结构和能量源(basic structure and energy resources):纽曼将个体系统描绘成一个围绕中心核的系列同心圆状结构,其中内核是人类生存的基本结构及能量源,是所有个体系统共有特征的核心部分,由影响生存的最基本要素组成,包括正常体温、遗传特征及结构、反应型态、器官功能结构、优势及劣势、自我结构、知识常识。基本结构受个体系统的生理、心理、社会文化、发育和精神5个变量的功能状态和相互作用的影响。基本结构如被破坏,会影响个体的生命及生存。

　　(2) 抵抗线(lines of resistance):指紧贴基本结构外围的若干虚线圈,是保护人基本结构稳定、完整及功能正常的防卫屏障,包括免疫功能、应对行为及生理功能等应对。抵抗线在正常防御线受到环境压力源侵犯时被激活,如能有效发挥其功能,可促使个体恢复到正常防御线的水平;若未发挥其正常功能或功能失效,可致个体能量耗竭,甚至死亡。个体抵抗线的强弱程度与其生活方式、生长发育的阶段特征、遗传特征等因素有关。

　　(3) 正常防御线(normal line of defense):指抵抗线外围的一层实线圈。正常防御线是个体在生长发育及与环境的持续互动过程中,对环境中应激源不断调整、应对和适应的结果。正常防御线的强弱与个体健康状态或个体系统的稳定程度有关,是确定个体系统是否偏离健康状态的基线指标。环境中的应激源作用于机体,如弹性防御线不足以抵抗应激源入侵,应激源就会直接干扰正常防御线,机体产生应激反应,表现为系统的稳定性降低,健康状况下降或出现疾病状态。

阅读笔记

(4) 弹性防御线(flexible line of defense):又称应变防御线,指处于正常防御线外的一层虚线圈,是模式最外层的界线。弹性防御线是一种动态、保护性的缓冲力量,对维持机体的正常状态及功能发挥重要缓冲作用。压力源作用于个体时,弹性防御线首先对压力源产生反应,以保护正常防御线,保证系统的稳定性。弹性防御线距离正常防御线越远,其缓冲、保护作用越强。良好的弹性防御线包括健康的生活方式、规律的休息及睡眠、运动锻炼等;如营养不足、生活不规律、压力过大、生活变故等因素都可削弱其防御功能。

3. 预防性的护理活动(preventive nursing action) 护理活动的主要功能是控制压力源或增强个体各种防御系统的功能,以帮助个体保持、维持、恢复系统的平衡与稳定,获得最佳的健康状态。护理活动包括三级预防保健。

(1) 一级预防(primary prevention):指评估个体系统时,识别并消除各种应激源或危险因素,强化个体防御线,避免个体产生应激反应,以预防潜在的不良反应。适用于个体系统对压力源产生反应前,护士主要通过控制或改变压力源实施包括健康促进和维持健康的护理。一级预防的核心是通过预防压力和减少危险因素,强化弹性防御线功能。具体措施包括免疫、健康教育、运动及改变生活方式,减少压力源的侵犯可能性、降低压力源的强度;也可通过加强应变防御线的功能,如对患者施以饮食、睡眠、降低压力等教育来实现。一级预防的目的是保持个体作为一个系统的稳定性,促进及维护个体的健康。

(2) 二级预防(secondary prevention):指针对应激反应而采取的对症处理措施,包括计划和排列干预措施的实施顺序、执行护理干预和治疗措施,旨在强化抵抗线,减轻或消除应激反应,减少不良作用,使个体系统恢复稳定性。适用于压力源已穿过正常防御线,个体动态平衡被破坏、出现症状或体征时。护理重点是帮助个体早期发现、早期治疗。二级预防的核心是通过对症状的适当治疗加强内部抵抗线,保护系统的基本结构,重新恢复系统的平衡稳定状态,保存系统内部的能量。若二级预防未成功,或恢复作用未发生,基本结构或内核就会失去对系统及其干预的支持作用,最终导致死亡。

(3) 三级预防(tertiary prevention):是个体系统发生结构重组时系统的调整过程,以进一步维持和提高个体稳定性。个体动用维护因素(maintenance factors),通过教育和利用个体的内部和外部资源,促进机体康复和重建,使系统以循环方式又返回一级预防,适用于个体基本结构及能量源遭到破坏后。护理的目的在于通过支持现有能力和继续保存能量以维持健康或促使个体系统重新恢复,防止压力源的进一步损害。

(四) 纽曼系统模式对心理护理的启示

纽曼系统模式为广域理论,应用宏观性概念框架分析护理现象,对护理实践具有较广泛的指导意义。

1. 对心理护理实践的启示

(1) 个体系统的构成要素交互作用:依据纽曼的理论,护士在心理护理过程中,除了解患者的具体心理问题,还应将患者看作完整的系统,全面评估个体系统其他构成要素与其当下心理状况的相互作用。①疾病可出现疼痛、恶心、呕吐等躯体症状,除影响生理功能的正常调节,还可引起紧张、焦虑、烦躁不安等继发性心理反应。②患者所患疾病在社会文化中是否被认可也会给其造成心理压力,如艾滋病感染者不仅受疾病本身影响,还面临社会大众的偏见,同时承受疾病和社会的双重心理压力。③患病影响个体的发展,如长期住院的慢性病患者,其自理能力和社会功能发展均受到不同程度的限制;儿童及青少年患病,会对其身心发展产生一定阻碍作用,表现为自理能力退化、学习能力下降、依赖性增强等。④个体的精神健康也受疾病压力源的影响。当疾病对心理的负性影响达到一定程度并得不到及时改善时,就会出现一系列较严重的心理或精神障碍。护士要全面综合评估患者心理问题及其影响因素(或产生心理问题的压力源),借鉴纽曼的理论,制定科学有效的心理护理措施。

阅读笔记

分析与思辨

应用纽曼理论对患者的护理

病例"一位遭受丧失的患者"续：在分析患者压力源的基础上，以纽曼系统模式为指导，采用以下恰当的护理方法：①针对患者由于身体残障引起的工作改变而产生的挫败感与其交谈，使患者有机会将自己的挫败感发泄出来，并了解其工作方面的需要。联系厂方有关人员与患者交谈、协调，为患者更换合适的工作。②与患者妻子交谈，使她能与丈夫在性生活上达成一致，并与医生取得联系，让患者在性生活前服用止疼药物，以减轻疼痛。③患者掩盖病情不是否认疾病，而是拒绝将残疾归于自己自我形象的一部分。采用恰当的护理方式，使患者以积极的态度接受自身身体结构及功能改变。可以鼓励患者讨论有关身体残障后的感受及想法，并向患者提供有关身残志坚人物的传记及资料。基于此，介绍患者与同类病友交谈，使他们有机会能互相交流对疾病的态度、感受及反应。鼓励患者的儿子及其他亲属、朋友、同事探望，帮助患者战胜由于身体残障而造成的社交孤独感。④对于由日常活动受限而引起的自尊心下降，鼓励患者从最简单的日常活动做起，并着力于对患者进行有关的功能锻炼，逐渐使其能够从事大部分日常活动。每天对患者进行1小时左右的功能锻炼指导，使患者掌握各关节功能锻炼的方法。

（2）以三级预防的框架制订心理干预计划：实施心理护理同样可借鉴三级预防从防未病、治已病和促进功能恢复的不同层面保持、获得和维持个体系统完整性的框架，明确患者的共性心理问题，并就其实施防御性措施。如针对新入院患者的焦虑不安，护士做好自我介绍、病区环境及相关注意事项的介绍，可减少其陌生感和焦虑感；针对术前患者的紧张、不确定感，做好术前指导，告知相关事项等，可减少或避免其对治疗及护理措施一无所知的无助感；针对接受特殊治疗的患者期望了解其疾病及治疗情况等，护士用通俗易懂的语言为患者介绍治疗的相关信息，解答患者的疑虑，可减轻患者的"隔离感"。

以三级预防的观点实施心理护理，最重要在于"治未病"，即通过评估患者，预先发现其潜在心理问题，积极采取预防性干预措施，提高患者应对压力源的能力。心理护理实施者应注重培养自己的观察、预见能力，借鉴护理理论，充分利用较丰富护理经验的优势，指导心理护理有步骤、有依据地展开。

分析与思辨

应用纽曼理论对患者护理的效果

"一位遭受丧失的患者"续：经过一段时间全方位的身心护理，患者的病情基本稳定，症状也得到了控制，能按时去工厂做自己喜欢的技术指导及英文资料翻译工作，并获得了一项省级科技成果奖。在家中能帮助妻子从事力所能及的家务，与妻子的性生活也比较和谐。社交活动基本正常，业余时间也安排得井井有条，常与朋友交流有关技术方面的信息及资料，并能与家人一起去拜访朋友及从事一些有益的娱乐活动。

（3）将纽曼的护理程序贯穿于心理护理：纽曼的护理诊断、护理目标和护理结果的三阶段护理程序，可为实施心理护理所借鉴。护理诊断即收集患者资料，全面评估并发现患者现存或潜在的心理问题，将问题按轻重缓急优先排序。美国护理协会以纽曼护理理论为基础，根据会

阅读笔记

谈的三阶段,提出了评估患者心理社会的引导性问题(附表5-2)。护理目标即针对护理诊断确定的问题制定预期达到的目标以及相应的实施计划。护理结果即实施制定的计划,并对干预效果是否达到目标进行评价。以上三阶段为护士实施心理护理提供了科学的工作流程,可助心理护理有效进行。

2. 对心理护理研究的启示　纽曼系统模式作为研究的理论框架及基础,已在心理护理研究中广泛应用。该模式的广域性、综合性及灵活性特点,为发展中域型理论和进一步构建护理活动的理论框架提供了较大空间。

有研究以纽曼系统模式为理论框架,采取护士指导 - 家庭参与的方式对重症患者实施心理护理,证实该模式具有很好的理论指导作用,以护士指导 - 家庭参与的方式能加强患者的防御线及其病重期间抵抗压力源的能力,促其心理康复。

我国有学者以纽曼系统模式为理论框架,采用探索性序贯设计,研究青少年特发性脊柱侧凸患者术前应激源及应对策略。青少年特发性脊柱侧凸(AIS)指 10 岁以上儿童发育成熟前常见的一种非先天性脊柱畸形,国内外报道发病率 0.72%~3.00%,患者总数超过百万,严重影响青少年的身心健康。研究主要回答以下问题:AIS 患者术前应激源、常用应对策略、应激源对健康的影响、常用应对策略减缓术前应激源对健康的影响。研究包括两部分:一部分为质性研究,主要针对 AIS 患者进行术前访谈,提炼出应激源和应对策略;另一部分为量性研究,以结构方程模型,探索并验证纽曼系统模式中应激源、正常防御线与抵抗线之间的关系及相互作用。

经过其质性研究,形成基于纽曼系统模式的明晰的应激源结构,包括个体内、个体外和人际间 3 个类别,并含有类别、主题和副主题 3 个层次;产生应激与个体需要得不到满足有较大相关;应激源之间存在一定的衍生关系;AIS 患者主要应对策略包括认知、信念和行为调整,多数应对策略较积极。其量性研究结果显示,AIS 患者生活质量各维度评分均显著下降,健康状态不佳,正常防御线内收,抵抗线激活。经最大似然法拟合分析,形成"应激源 - 应对策略 - 生活质量"的结构方程,说明应对策略在应激源与正常防御线之间发挥了作用。通过探索 AIS 患者术前应激源、常用应对策略、应激源对健康的影响及其常用应对策略减缓其术前应激源对健康的影响,可为正确理解患者应激过程并实施针对性干预提供依据,可促进患者更好地适应,提高患者及其家属的应对能力和生活质量。

纽曼系统模式应用于心理护理研究的重点在于证实三级预防是心理干预措施的效果。如焦虑是肺癌患者的常见负性心理状态,为减轻患者的焦虑,将模式中二级、三级预防作为心理干预措施,并在研究中验证其加强患者易变防线、保护正常防线和巩固抵抗防线的预期效果。具体干预过程中,及时给予轻度焦虑患者心理疏导,避免其加重焦虑;分析、评估中度焦虑、消极失望患者的个体原因及其压力源和机体所处防御线,据其评估结果实施心理干预,排除其有碍治疗的心理、社会因素;对重度焦虑患者的适度保密其病情,避免其过度紧张和恐惧,助其充分利用、感知社会支持系统,安排其亲友定期探视,使其感受到亲情的关爱,在温馨氛围中较好配合治疗。若肺癌患者个体系统的正常防御线已被破坏,采取二级、三级预防措施可帮助患者重回系统的较佳稳定状态,指导患者选择健康生活方式,鼓励其提高治疗依从性,坚持治疗,巩固疗效,改善生活质量。

二、罗伊适应模式

(一) 理论背景

卡丽斯塔·罗伊(Callista Roy)是位修女,拥有护理学学士学位和硕士学位、社会学硕士学位和博士学位。罗伊认为护理理论及模式应基于护理本身的研究与观察,并结合其他学科的理论或学说。罗伊分析并创造性运用社会学、心理学等学科理论作为适应模式的基础,其适应

阅读笔记

模式雏形于 20 世纪 60 年代形成,1970 年正式发表于《护理瞭望》(*Nursing Outlook*)杂志。其间罗伊不断完善适应模式的研究,1999 年发表研究专著《以罗伊适应模式为基础的研究——对护理科学的 25 年贡献》共涵盖 163 项研究,是罗伊对其既往 25 年适应模式研究成果的总结和评判性分析。

(二) 主要假说及护理学基本概念的诠释

1. 主要假说　该模式的科学假说最初源于贝塔朗菲一般系统论和赫尔森适应水平理论。1997 年,罗伊重新界定适应模式的理论假说:①人是具有生物、心理、社会属性的整体人,具有一定的创造力;②人的行为受思维和感觉的调节,具有较强的目的性;③个体所能承受或应对的刺激源的范围与强度构成个体的适应水平;④人们通过运用先天和后天获得的生物、心理和社会应对机制适应不断变化的世界,适应是人对内外环境变化做出的积极反应,目的是达到生存、成长、繁衍、自主和自我实现;⑤人有 4 种适应方式,即生理 / 物理方式、自我概念 / 群体身份方式、角色功能方式和相互依赖方式;⑥任何生命过程都不是单独刺激引起的特定反应,而是包括一系列复杂的相互作用过程。适应行为是适应水平的功能反应,即主要刺激、相关刺激和剩余刺激的总和效应。

2. 护理学基本概念的诠释

(1) 人:指护理对象,包括个人、家庭、社区、团体及社会人群。人是由刺激、适应水平、适应机制、适应方式、适应反应等要素构成的复杂整体适应系统;人处于与外界环境持续互动和不断进行物质、能量与信息的交换状态;人与环境的互动可引起内在和外部的变化,以适应环境的变化,保持完整性及内环境稳定;人也是生物、社会、文化的综合体。

(2) 健康:指一种持续适应压力的过程及功能状态、处于或正在变成完整状态的过程和结果,即成功的适应。人的健康体现为能达到生存、成长、繁衍、自主及自我实现的目标。若不能适应压力,则会生病。

(3) 环境:人体内、外的刺激构成环境,是围绕并影响个体或群体行为与发展的所有情况、事件和影响。环境是一个适应系统的刺激因素,任何环境因素的变化都需要个体或群体消耗一定的能量去适应。

(4) 护理:指帮助人们控制或适应刺激,以达到良好适应状态的应用性科学,是护士艺术性地应用护理知识满足患者需要,帮助患者适应。护理的功能是帮助人们在患病时维持生理、自我概念、角色概念及人际关系的需要,以最大限度地维护、促进患者的健康,提高生活质量,或帮助患者有尊严地死亡。

(三) 理论基本内容

罗伊适应模式是围绕人的适应行为,即人对周围环境刺激的适应而组织的。该模式由输入、控制、效应器、输出和反馈 5 部分组成。适应系统的内在控制过程即常称的应对机制,包含两个应对机制亚系统——生理和认知调节器。机体在面临刺激时调动两个亚系统进行适应,并通过效应器表现在生理功能方式、自我概念方式、角色功能方式和相互依赖方式 4 个方面的适应性反应和(或)无效反应。模式的基本结构及内容见图 5-11。

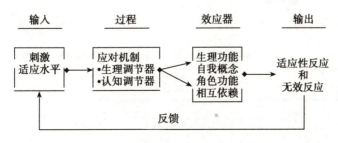

图 5-11　罗伊适应模式的基本结构

1. 输入　包括刺激与适应水平。

(1) 刺激(stimuli)：罗伊认为刺激即环境中能激发个体反应的任何信息、物质和能量单位，是人类系统和环境相互作用的结合点，所有内外环境中的刺激均可影响人的适应。刺激据其作用方式不同可分为 3 种：①主要刺激(focal stimuli)指人类系统当下面临、当时面对、需立即应对的刺激。②相关刺激(contextual stimuli)指所有可对主要刺激所致行为产生正性或负性影响的其他刺激。此类刺激可观察、可测量或由个体直接诉说。相关刺激可影响人类应对主要刺激的方式。③剩余刺激(residual stimuli)也称固有刺激，是可能影响当前行为、但影响作用不确切或未得到证实或观察者无法察觉其作用的刺激。如一位心绞痛患者，他当时面临的主要刺激或是心肌缺血；相关刺激包括气温变化、痛阈、饮酒、情绪变化等；固有刺激或有吸烟史、家族遗传史、本人职业等。主要刺激、相关刺激和剩余刺激在不断变化，人与环境之间的互动方式在不断变化，各种刺激的重要程度也随之发生相应变化。主要刺激在某种情境下可转换为相关刺激，相关刺激也会隐藏到背景中成为剩余刺激。

(2) 适应水平(adaptation level)：描述有机体适应过程状态，通过刺激落在有机体做出适应的区域(adaptation zone)内表达。若刺激在人的适应区内，则可能适应；如刺激在人的适应区外，则不能适应。

适应水平影响人类系统特定情境下的正性反应能力，且处于不断变化中。罗伊认为适应包括 3 个水平：①完整性适应水平，指生命各部分的结构和功能作为一个整体运作，以满足人类需求所达到的适应水平，如完整的皮肤可作为一个非特异性保护屏障预防感染。②补偿性适应水平，指某些影响生命完整性的因素，激活认知者调节机制后达到的适应性水平，如发热可抑制细菌繁殖，加快代谢促进组织修复。③妥协性适应水平，指不充分的完整性适应过程和补偿性适应过程后所致适应问题。

2. 应对机制(coping mechanism)　指有机体作为一个适应系统，面临刺激时的内部控制过程。人对外界或内在环境刺激的内在应对过程包括以下两个亚系统。

(1) 调节者亚系统(regulator subsystem)：又称生理调节器、生理调节亚系统，是个体先天具备的应对机制，通过神经 - 化学 - 内分泌过程调节、控制个体对刺激的自主性反应。外环境刺激经感官作为输入部分作用于神经系统并影响体液、电解质和酸碱平衡及内分泌系统。生理调节亚系统的各部分紧密联系，不能片面认为一个系统是引起某个特定过程的唯一激活因素(图 5-12)。

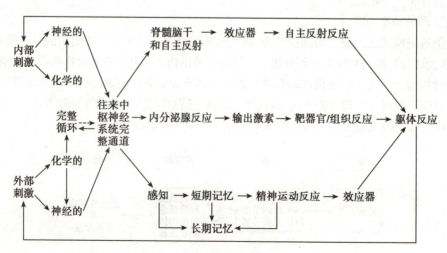

图 5-12　生理调节亚系统作用过程

（2）认知者亚系统（cognator subsystem）：又称认知调节器、认知调节亚系统，是人后天习得的应对机制。通过大脑的高级功能，即认知 - 情感途径（感知和信息处理、学习、判断、情感调控）调节、控制个体对刺激的自主性反应。认知 - 情感途径中，感知和信息处理涉及注意、选择、编码和记忆等相关行为；信息涉及模仿、强化和洞察；判断涉及决策和解决问题等；情感调控涉及情感宣泄、改善负性心理状态、获得有效支持和关怀。内外环境中的各种刺激，包括生理、心理、社会等因素，作为输入部分同时作用于生理、认知调节亚系统，共同产生作用导致行为反应（图5-13）。

3. 适应方式（adaptive modes）或效应器（effector）　指机体应对机制的具体适应活动和表现形式，人的调节结果主要反应在以下 4 个方面（图5-14）。

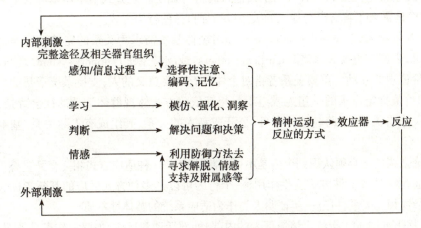

图 5-13　认知调节系统作用过程

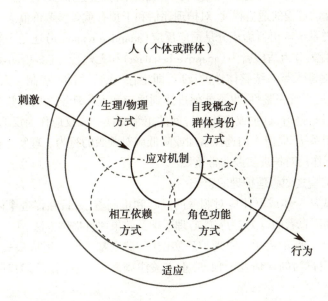

图 5-14　人类适应系统与适应方式作用过程

（1）生理功能方式（physiological mode）：主要指人对环境刺激的生理反应，目的是保持人生理功能的完整。生理功能的需要包括氧气、营养、排泄、活动与休息、保护、水电解质平衡、正常的神经及内分泌功能。

（2）自我概念方式（self-concept mode）：指人在特定时间对自己情绪、思想、优缺点等的全面看法。人必须知道自己是谁，才能有存在的完整性、意义性和目的性。自我概念是个体行为

阅读笔记

的核心,包括任何特定时刻对自己的感觉和信念;个体自我概念方式下的基本需求为其心理和精神的完整状态。自我概念的形成源于对自身的感知和他人对自己的理解,对行为有指导作用。自我概念方式由躯体自我(physical self)和人格自我(personal self)组成,躯体自我包括躯体感觉(body sensation),指人对躯体自我的体验,躯体心像(body image),即体像,指人如何看待躯体自我;人格自我包括自我一致性(self-consistency),指人有能力维护自身组织的条理化,避免发生失衡;自我理想(self-ideal),指人对自己形象、行为的期望;道德-伦理-精神自我(moral-ethical-spiritual self),指人的信仰系统和自我评价过程,是人保持自身行为符合社会规范和道德精神原则。

(3)角色功能方式(role function mode):指与角色相关的适应方式,强调个体在社会中所扮演的角色,处于特定位置的人有区别于其他人的行为期盼。此方式下个体基本需求为社会完整状态,即个体需要了解自己与他人的关系以指导自己的行为方式。

(4)相互依赖方式(interdependence mode):个体基本需求为关系的完整性或养育关系安全感的满足,强调与重要关系者(significant others)或支持系统(support system)之间爱、尊重和尊敬及价值观的互动。重要关系者指对个体具有重要意义的人;支持系统指帮助个体满足爱、尊重和价值肯定需求的一组人或组织。相互依赖方式体现群体活动的社会背景,相互依赖与社会关系有关,包括跨越群体内外、公开或私人的关系,其组成有人际关系、基本设施和资源。

该理论强调护士必须认识到个体是不可分割的整体;4种适应方式相互交叉重叠。一个特定刺激可通过一种或多种方式发生作用,一个行为可以是多种方式适应的判断指标。适应方式间的复杂性相互关系,可进一步证明人类作为适应系统的整体性本质。

4.行为(behavior) 指特定情境下人的内部、外部活动和反应,如躲避伤害是外部反应,心跳加速则是内部反应。行为可观察和测量,护士观察个体适应系统时,其输出部分的行为可显示该系统与环境互动过程的适应程度,对护理评估和干预有重要参考价值。

罗伊根据人类系统输出行为成分是适应反应(adaptive response)还是无效反应(ineffective response),将人的行为分为适应行为(adaptive behavior)和无效行为(ineffective behavior)。前者指以适应为目标促进人类系统整体性的反应,即生存、成长、繁衍、控制及人与环境的成功交换;后者指不能促进系统完整性、也不能促进达到适应和人与环境之间的整合行为,即威胁人类系统的生存、成长、繁衍、自主或人与环境间的正常交换。该反应作为反馈信息或更深一层地输入重新作用于系统,促使人们选择增加或降低应对刺激的行为。理解这种人与环境、人与人之间的持续相互作用对护理实践非常重要。

(四)罗伊适应模式对心理护理的启示

罗伊适应模式从个体或群体应对刺激的过程和机制着手,旨在促进个体或群体的适应。可指导临床护士理解患者的行为,为实施心理干预及效果评价提供方法。

1.对心理护理实践的启示 心理护理实践中,护士基于罗伊适应模式强调对患者面临的刺激和现有适应行为的评估及干预,应重点关注刺激类型及适应行为对患者心理状态的影响。

(1)明确影响患者心理状态的刺激类型:心理护理实践中,护士经收集患者资料,评估对患者产生影响的主要刺激、相关刺激和固有刺激,明确护理目标,采取干预措施使全部刺激均落在患者的适应范围内。如一位将行乳腺癌根治术的患者,主要刺激就是即疾病本身和即将面临的手术,也是其需要立即适应的刺激;相关刺激主要为术前的焦虑恐惧,对术后身体形象改变的担忧等情绪;剩余刺激包括患者缺乏应对此类事件的经验和知识。针对各类刺激,护士需加强疾病和手术相关知识的宣教、心理疏导,减轻患者负性情绪,确保其调至恰当的适应行为和反应。

阅读笔记

（2）了解患者的适应行为状态：同一刺激，可能导致患者的适应结果不同。以焦虑的干预为例，施以干预措施后，部分患者的焦虑明显降低，显现良好的适应行为，护士应鼓励其保持现状，教会其自行判断心理变化，指导其自我调适，主动应对刺激所致的负性影响，保持良好的心理适应状态。部分特质焦虑水平高的患者，其适应行为显现缓慢，甚至仍表现无效行为，护士则需加强关注，尽力改变其无效行为。

2. 对心理护理研究的启示　基于罗伊适应模式的研究不断丰富和完善其模式，也丰富了护理学科的知识。定性、定量研究方法都曾被用于检验罗伊适应模式的概念和关系，涉及新生儿、青少年、老年人群及慢性病、肿瘤等领域。

以验证罗伊适应模式用于耳鸣耳聋患者心理护理的干预效果为例。当一个听力正常的人突然听力失常或暂时丧失，常表现出惊慌失措，难以接受和适应，产生焦虑恐惧、抑郁悲观、孤独无助及自卑感等严重心理反应。针对此类患者的心理干预，需先明确其主要刺激因素；再制定减轻患者心理反应的护理目标；再据其目标制订、应用心理护理措施；最后评价其适应行为状态。经研究证实，罗伊适应模式的优点在于其分别从人的生理、心理和社会角度找出适应性问题，并明确每个问题的主要刺激和相关刺激，通过护理控制各种刺激，帮助患者减少无效反应，促其适应性反应。

有研究者以罗伊适应模式指导 9 例肾移植术后患者心理护理的研究。依据罗伊适应模式，首先明确患者产生负性心理反应的刺激性因素包括手术本身、治疗费用、排斥反应所致躯体不适等；产生特异性自罪感的刺激因素包括移植肾来源、护士或家属指出患者性格改变（患者或认为其性格变化受罪犯影响，或因亲属供肾而自责）、使用抗排异反应药物的不良反应等。随之，护士拟定针对患者心理问题及已明确刺激因素的护理目标、针对性干预措施，如为患者及其家属做好解释，消除患者的自罪感；避免在患者面前谈及肾源，维持其良好的自我角色，预防药物的不良反应等。研究结果显示，部分肾移植术后患者的负性情绪得以控制，内疚感和自罪感减轻，能主动配合治疗。

肾移植术后患者心理护理中应用罗伊适应模式的研究表明，护士可通过控制刺激源促进患者的适应性反应，从患者的生理、心理和社会等方面发现其自我概念适应不良的各种刺激并指导其应对，促进心理康复。

综上，已有许多护理理论应用于心理护理实践，护理理论既可为护士处理患者躯体问题提供参照，也可为护士解决患者心理问题提供科学依据，从而帮助患者有效应对心理问题，达到适宜身心状态。为患者提供心理支持及良好环境，提高心理应对能力和心理健康水平乃现代护理的重要内涵；明确患者的应对方式、增加心理支持力度和保持心理健康完整性等，则有赖于护士了解、掌握和应用护理理论的程度。将护理理论应用于心理护理研究，可为进一步验证和完善相关理论提供支持性论据，提高理论对心理护理措施的指导性、预测性，发挥护理理论对心理护理深入发展的重要支撑作用。

（李小妹）

小结

护理理论描述护理学科现象，解释各种现象之间的关系，预测护理结果及说明护理行为的概念化，促使心理护理更具科学性、目标性、个体性、前瞻性、特殊性和多维性。

佩普劳人际关系模式把护患关系视为治疗性人际关系，根据发展阶段分为认识期、确认期、进展期和解决期，护士在不同时期具有不同角色。心理护理实践中，护患关系发展分期及护士担任的角色是应用重点；模式的相关心理概念可指导护士了解患者的心理状态和情绪反应，实施有针对性的心理护理。

金的达标理论主要阐述人际间、尤其是护患间的互动作用。心理护理实践中，护士应首先

阅读笔记

理解并掌握三大开放系统框架中各自的相关概念;将收集的信息与达标理论相结合,指导心理护理的实施;评价目标是否达到以及达到的程度,判断下一步护理行为。该理论对心理护理研究的启示主要体现在理论概念对患者心理状态的作用或影响,并以科学方法验证其作用或影响的有效性。

华生人性关怀理论认为护理实践的核心和本质是人性关怀,目的是强化护理行为的人文性。心理护理实践中,该理论主要从关怀的角度给予患者心理支持和帮助;其10个关怀要素在心理护理的应用中相互依赖和相互影响。心理护理研究更应注重人性化护理理论在心理层面的干预效果。

科尔卡巴舒适理论认为有效的舒适干预可提高患者的舒适水平;舒适的改善或提高有助于改变寻求健康行为;良好的寻求健康行为可促进医疗机构的完整性。心理护理实践中,舒适理论可引导护士系统地评估服务对象的整体性舒适需求,指导护士制定并实施有针对性的舒适干预方案。该理论对心理护理研究的启示主要体现在其舒适测评工具的研究、舒适管理 / 干预工具包的构建。

纽曼系统模式主要采用整体观、系统观探讨压力对个体的影响,以及个体的调节反应和重建平衡能力的护理模式。该模式注重人作为一个独立系统的整体性、完整性、开放性和动态性,将三级预防模式作为制定护理干预措施的依据。纽曼系统模式在心理护理研究的应用特点在于证实三级预防护理作为心理干预措施的效果。

罗伊适应模式将人视为一个整体适应系统,认为人的生命过程是对内外环境各种刺激的适应过程。心理护理实践中,护士应重点关注刺激类型及现有适应行为对患者心理状态的影响;主要任务是控制影响患者的各种刺激,促进患者的生理功能、自我概念、角色功能及相互依赖方面达到适应。心理护理研究的主要任务为验证模式在帮助患者缓解负性心理状态中的干预效果。

心理护理是护士以护理视角解除患者的心理压力,以心身互动的观点全面、完整地认识和理解患者,恰当应用护理理论和心理护理方法,有助于达成较好的心理护理效果。

思考与练习

1. 从心理护理的角度,如何认识护理理论的指导作用?

2. 查阅相关文献,分析护理需要单一理论还是综合理论,以指导心理护理实践。

3. 请以一个护理理论或模式为框架,做出一个具体的心理护理研究的模式框架图。

4. 张某,男,30岁,未婚,无业。既往有精神分裂症病史10余年,自服氯氮平控制,固定在社区医院某医生处配药,与医生关系较好。与父母同住,尊敬、顺从长辈。母亲为退休教师,承担家中主要照顾责任。父亲患肿瘤数年,体力较差。哥哥工作繁忙不常回家。小张生活部分自理,性格较内向,智商略低,动作灵活性稍差。能完成基本人际交往。日常生活场所仅为家、社区及社区医院。爱好唱歌、看体育节目。卫生习惯良好,睡眠好,无攻击、自杀、幻觉、妄想等行为。家庭经济状况良好,住院费用由政府统筹安排。

小张因公交车失火致全身多处火焰烧伤达总体表面积的90%,烧伤Ⅱ~Ⅲ度,神志清楚,但自入院后22天未开口说一句话,未睁眼,进行有创医疗、护理操作时无痛苦表情或声音讯息。患者身体纹丝不动,卧位持续数小时,无主动变换或更换体位的需求。

(1)试用金的达标理论,分析患者小张的三大开放系统。

(2)以金的达标理论为指导,为患者制定护理方案。

参考文献

1. 姜安丽. 护理理论［M］.北京：人民卫生出版社,2009.

2. 周兰姝. 青少年特发性脊柱侧凸术前应激源及应对策略的研究：基于 Neuman 理论［D］.上海：第二军医大学,2010.

3. 周宁,郑丽维.Peplau 人际间关系模式在护理中的应用现状［J］.护理学报,2011,18(2A):1-4.

4. 于兰,于青,李遵清. 人性护理理论在住院精神分裂症患者康复中的应用［J］.中国实用护理杂志,2007,23(4):42-44.

5. 王庆华,黄爱华,袁文霞,等. 应用华生人性护理理论开展"3H"护理服务的研究［J］.护理研究,2007,21(3):640-642.

6. 周兰姝,叶文琴. 青少年特发性脊柱侧凸患者的个体变量分析及护理对策［J］.解放军护理杂志,2010,27(4B):589-592.

7. 陈晶晶,宋锦平,游桂英.King 达标理论在冠心病介入治疗患者术前心理护理中的应用［J］.护理研究,2012,26(1):129-130.

8. Alligood M R. Nursing theorists and their work. 8th ed［M］. Elsevier Medicine, 2013.

9. Boyd M A. Psychiatric nursing：contemporary practice. 5th ed［M］. New York：Lippincott Williams & Wilkins, 2011.

10. George J B. Nursing theories：the base for professional nursing practice. 6th ed［M］. Upper Saddle River：Prentice-Hall, 2010.

11. Gorman L M, Sultan D F. Psychosocial nursing for general patient care. 3rd ed［M］. Philadelphia：F A Davis Company, 2008.

12. Joel L A.Kelly's dimensions of professional nursing. 10th ed［M］. New York：McGraw-Hill Education/Medical, 2011.

13. Joel L A, Kelly L. The nursing experience：trends, challenges, and transitions.5th ed［M］. New York：McGraw-Hill Medical, 2011.

14. Keltner N L, Bostrom C E, McQuinness T. Psychiatric nursing. 6th ed［M］. Elsevier Medicine, 2010.

15. Morrison-Valfre M. Foundations of mental health care. 5th ed［M］. Mosby, 2013.

16. Apostolo J L, Kolcaba K. The effects of guided imagery on comfort, depression, anxiety and stress of psychiatric inpatients with depressive disorders［J］. Archives Psychiatric Nursing, 2009, 23(6):403-411.

17. August-Brady M. Prevention as intervention［J］. Journal of Advanced Nursing, 2000, 31(6):1304-1308.

18. Black P, Boore J R P, Parahoo K. The effect of nurse-facilitated family participation in the psychological care of the critically ill patient［J］. Journal of Advanced Nursing, 2011,67(5):1091-1101.

19. King I M. King's theory of goal attainment［J］. Nursing Science Quarterly, 1992, 5(1):19-26.

20. Kolcaba K. Evolution of the mid range theory of comfort for outcomes research［J］. Nursing Outlook, 2001, 49(2):86-92.

21. Kolcaba K, Wilson L. Comfort care：A framework for perianesthesia nursing［J］. Journal of PeriAnesthesia Nursing, 2002, 17(2):102-114.

22. Kolcaba K, Schirm V, Steiner R. Effects of hand massage on comfort of nursing home residents［J］. Geriatric Nursing, 2006, 27(2):85-91.

23. Krinsky R, Murillo I, Johnson J. A practical application of Katharine Kolcaba's comfort theory to cardiac patients［J］. Applied Nursing Research, 2014, 27(2):147-150.

24. Patton D. An analysis of Roy's Adaptation Model of Nursing as used within acute psychiatric nursing［J］. Journal of Psychiatric and Mental Health Nursing, 2004, 11(2):221-228.

25. Pines E W, Rauschhuber M L, Norgan G H, et al. Stress resiliency, psychological empowerment and conflict management styles among baccalaureate nursing students［J］. Journal of Advanced Nursing, 2012, 68(7):1482-1493.

阅读笔记

26. Pinto S M O, Berenguer S M A C, Martins J C A, et al. Cultural adaptation and validation of the Portuguese End of Life Spiritual Comfort Questionnaire in palliative care patients [J]. Porto Biomedical Journal, 2016, 1(4):147-152.

27. Skalski C A, Digerolamo L, Gigliotti E. Stressors in five client populations:Neuman systems model-based literature review [J]. Journal of Advanced Nursing, 2006, 56(1):69-78.

28. Villareal E. Using Roy's Adaptation Model when caring for a group of young women contemplating quitting smoking [J]. Public Health Nursing, 2003, 20(5):377-384.

29. Wagner D, Byrne M, Kolcab K. Effects of comfort warming on preoperative patients [J]. AORN Journal, 2006, 84(3):427-448.

30. Wilson L, Kolcaba K. Practical application of comfort theory in the perianesthesia setting [J]. Journal of PeriAnesthesia Nursing, 2004, 19(3):164-173.

阅读笔记

第六章　心理护理研究方法与实践

在心理护理实践中，许多临床问题需要通过科学研究，系统地探索和发现解决问题的新技术、新方法以及新理论。心理护理研究与其他学科研究相比，既有其共性，也有其特性，本章主要阐述心理护理研究的相关理论及具体方法。

第一节　心理护理研究概述

随着现代护理内涵的拓展以及护理心理学的发展，心理护理研究也不断向纵深拓展，心理护理的研究对象逐步扩展，研究范畴日益明确，研究类型与方法渐趋丰富。

一、相关概念

心理护理研究是护理研究的重要组成部分，也是近年来国内外护理研究的热点之一。理解心理护理研究概念，需以科学研究、护理研究等相关概念为基础。

(一) 科学研究的概念

科学研究是发现问题、分析问题和解决问题的过程，即对未知事物的认识过程，也是从感性认识上升到理性认识的思维过程。

(二) 护理研究的概念

护理研究（nursing research）指用科学的方法反复探索、回答和解决护理领域的问题，以描述、解释及预测护理现象，并直接或间接地指导护理实践的过程。

(三) 心理护理研究的概念

心理护理研究主要研究护理对象在特定情境下的心理活动及其与疾病、健康的相互作用、相互影响，以及他人对护理对象心理活动的影响及其特点与规律；是护理心理学研究的重要组成部分。

二、心理护理的研究对象

心理护理研究的主要对象是护理心理学研究中的护理对象系统，随着现代护理内涵的延

阅读笔记

137

伸,护理对象系统也逐步由患者扩展至全人类的健康,心理护理的研究对象主要包括:

(一) 患者

患者始终是各医疗及保健机构中心理护理关注的主要对象,也是心理护理研究的主要对象。相关数据显示,护理学研究论文中涉及心理现象研究的,半数以上的研究对象锁定为患者。虽然患者也包括精神疾病患者,但因精神疾病的治疗、护理均有很强的专业性,需要术有专攻,故区别于精神疾病护理的心理护理将非精神疾病患者作为研究重点,尤其关注慢性病、癌症、老年、孕产妇以及手术、创伤、人际冲突等情境下患者的心理护理研究。患者的心理护理研究包括患者心理状态的个性化特点和共性规律、适用于患者的心理测评工具研制、某类患者的心理干预方案及其效果评价等。如国内研究者经阅读梳理国内外文献获得信息,从国外引进创伤后成长问卷(PTGI)并汉化、修订为简体中文版创伤后成长问卷(C-PTGI);现已将其应用于意外创伤者、癌症患者、脑卒中患者、终末期肾病透析患者等人群的评估;再依据各类患者的创伤后成长水平及其影响因素(评估结果)制订相应的干预方案;实施干预后效果评价并进一步修订和完善具推广价值的可操作性方案。

(二) 患者家属

患者家属的心理护理研究是近年来国内外护理研究的新热点。患者家属(包括精神疾病患者的家属或照顾者,他们属于精神正常人群)在长期承担照护患者的过程中,会面临诸多心理压力与困惑,如颇受关注的"照顾者负担"常使患者家属陷入困境,可能影响其对患者的照护和支持,需要护士或心理工作者为其实施心理护理。尤其是持续照护老年、慢性病、癌症患者等家属更需要心理护理研究成果解决他们的问题,如"中文版照顾者反应评估量表信效度研究","怀旧疗法对社区老年脑卒中患者配偶照顾感受的影响"的研究,"焦点解决短期团体干预对孤独症儿童父母创伤后成长的作用研究"等,都是针对患者家属的心理护理研究。

(三) 社会人群

现代护理研究的视野已扩至全人类的健康,社会公众的心理健康也受到心理护理研究的关注。国外对社区公众心理健康的研究开展较早,国内近年来也开始涉足该领域,尤其是特殊群体的心理健康,如"'失独者'心理健康状况及心理弹性作用机制研究","团队认知行为治疗对戒毒者生命质量及情绪状态的影响",居家高龄老人的心理状况调查,社区认知障碍老年人照顾者的心理健康研究等。

三、心理护理的研究范畴

心理护理研究既属于护理学研究的范畴,也属于心理学研究的范畴。心理护理研究与其他科学研究一样,包括理论研究、基础研究和应用研究,尤需以专业实践的应用研究为重点,同时体现不同研究范畴的相互交叉、彼此融合。如"意外创伤者的心理弹性研究"既包括其相关理论研究,也包括其测评工具研制及应用、临床干预方案的制订和实施等。

(一) 理论研究

指研究者从心理护理实践及研究中概括出护理对象的心理现象及其影响因素和作用机制等较系统的一般规律,侧重从理论层面探讨和分析相关概念,以形成可指导心理护理实践的概念、框架、模式或模型等,对整个心理护理研究具有基础性、方向性的引领作用。如对护理对象的创伤后成长、心理弹性、自我概念、坚强、患者参与等,心理护理的理论研究一般采用质性研究的方法,也采用量性研究构建数理(理论)模型,也可采用质性与量性结合的混合研究方法。如综合量性、质性研究方法构建乳腺癌患者心理调适过程模型,基于扎根理论的互动式患者参与患者安全理论框架构建的研究,运用诠释现象学研究方法构建意外创伤者创伤后成长的干预模式等。

阅读笔记

(二) 基础研究

严格地说,护理学科的基础研究大多是应用基础研究,随着心理护理研究的不断深入,研究者借鉴基础医学、基础心理学、实验心理学等理论与技术,其应用基础研究的视角随之拓展、水平日渐提升。如"医患角色认知偏差的机制及医患角色认知沟通模式的构建""意外创伤者创伤早期认知加工机制及其心理干预模式的实证研究"等,均为心理护理研究立项获批的、重点资助基础研究和应用基础研究的国家自然科学基金面上项目。

(三) 应用研究

应用研究是心理护理研究的重点范畴,是将心理学和护理学研究的理论及工具性成果应用于心理护理实践领域的验证或探索。心理护理的应用研究包括检验、佐证理论研究基础研究的成果,研制、运用和评价适用于护理对象的心理测评工具等。具体从以下几方面分述。

1. 临床心理护理研究　主要聚焦医院等医疗保健机构中接受卫生服务的患者及家属(特指不具备人际沟通能力需他人代言的患者的家属)所开展的心理护理研究,探讨疾病本身及其过程,以及治疗风险等对患者心理活动的影响,掌握器官移植、急危重症、预后较差等患者的心理危机征兆并为其制定干预方案提供依据,研究突发事件或特定情境下患者及其家属的心理状况与特点、影响因素及救助策略,研制或修订适用于评估患者心理状况的测评工具并评价其使用结果等。如"终末期肾病透析患者创伤后成长现状及影响因素的研究""造血干细胞移植患者入住层流室期间心理体验的研究""特大事故重伤者亲属早期照护体验的诠释现象学分析""简体中文版'事件相关反刍性沉思问卷'在意外创伤者中应用的信效度分析""癌症患者恐惧疾病进展简化量表的汉化及信效度分析"等。

2. 社区/家庭心理护理研究　此指以社区人群或居家的慢性病患者及家属为对象的心理护理研究,跟进延续性护理服务,重点关注慢性病、老年、妇女儿童、伤残人士等社区重点人群的心理需求与心理健康促进等。如国家自然科学基金面上项目"以家庭功能为焦点的乳腺癌患者社会支持干预模式的开发与评价",刊发于《中华护理杂志》的学术研究报告"怀旧疗法对社区老年脑卒中患者配偶照顾感受的影响""新生儿父亲产后抑郁发生现状及其影响因素的研究""老年慢性病患者对长期照护志愿者的需求及影响因素分析""养老机构老年人关怀行为评价量表编制及信效度检验""妇科癌症患者配偶心理困扰与自我表露、亲密关系的调查分析""孤独症患儿照顾者家庭功能对积极感受的影响研究"和"以家庭为中心的教育干预对活动性癫痫患儿服药依从性及健康状况的影响"等均为此范畴的心理护理研究。

3. 多元视角下心理护理研究　指基于社会心理学、跨文化、伦理学等相关研究成果(社会认知、社会支持、人际关系、自我效能感、获益感等)并结合护理领域的特定社会情境开展的心理护理研究,既涉及患者及家属,也关注社区居家等重点人群。如《中华护理杂志》刊发的学术研究报告"晚期肿瘤患者尊严感及尊严模型适用性的研究""家庭亲密度和适应性对脑外伤患者韧性的影响""肝移植受者一般自我效能对其治疗依从性的影响""自我效能、社会支持及应对方式对急性心肌梗死患者心理弹性影响的路径分析""ICU记忆评估工具的汉化和ICU记忆量表的信效度检验""癌症患者疾病获益感量表的跨文化调适""中文版艾滋病感知歧视量表的信效度研究"等。

四、心理护理的研究任务

心理护理研究是心理学理论与技术在护理学领域的应用,其主要任务包括:

(一) 描述护理对象的心理现象

从科学心理学的角度描述护理对象的心理状态、涉及护理情境的心理活动规律等,包括患者的心理状态评估、社会群体对护理工作者及护理工作情境的认知等。如心脏瓣膜置换术患者围术期的心理调查分析,乳腺癌患者坚强的概念结构及对护理的意义,卵巢癌患者心理痛苦

阅读笔记

的叙事研究,不同群体对医生、护士、患者角色认知的刻板印象等。常用的研究方法与类型包括心理测评法、调查研究法、访谈法、观察法等。

(二)揭示护理对象的心理规律

通过对护理对象的某个 / 些心理现象的评估及其相关影响因素的分析,研究护理对象各种心理现象的发生、发展及相互联系,以及表现出的特征及其与健康的关系。如"垂体瘤术后患者应对方式、希望水平与生活质量的相关研究""急性白血病患儿父母心理弹性、社会支持与生活质量的相关性研究""高血压患者心理一致感、健康促进行为与服药依从性的关系""慢性病儿童心理弹性保护性因素的探索研究"等。

(三)指导心理护理的实践应用

运用心理学相关研究成果,可预测护理服务对象的心理活动规律,以指导其增加对心理健康的认知、学习有效的心理应对与心理调适方法,在促进其心理健康的基础上,利于疾病康复。同时,还可通过对不同护理对象的性格、气质、态度、应对行为等的评估,制定有针对性的心理护理干预措施,以促进其心理健康。如"综合干预对心脏介入治疗患者负性心理的影响研究""烧伤患者早期心理干预模式的构建与验证的研究""自我效能干预对创伤性骨折患者心理弹性的影响""认知行为干预对乳腺癌化疗患者疾病不确定感、应对方式和情绪的影响"等。

第二节　心理护理研究的类型

不同的心理研究类型,针对不同患者的心理现象。没有绝对好的研究类型,只要是适合研究对象及内容的研究方法即是最好的方法。依据不同的分类标准,可将心理护理研究分为以下各种类型。

一、纵向研究和横向研究

按研究的时间维度 / 时限分类,可将心理护理研究分为纵向研究和横向研究。

(一)纵向研究

纵向研究(longitudinal research),也称纵贯研究或追踪研究,指研究者研究人或事物在一个以上的时点中所展现的特征,以探讨某现象的发展过程及规律。依据因果推断的顺序(研究启动的时间),纵向研究还可分为以下两种:

1. 前瞻性研究(prospective study)　指以当前为起点,综合采用多种研究方法追踪至未来的研究方式,是一类由"因"探"果"的研究,前瞻性队列研究(cohort study)即典型的前瞻性研究。例如,针对当前列入研究对象的一批具有典型 A 型行为特征的个体实施一系列行为矫正指导,并在日后一段时间内追踪接受行为矫正被试的行为特征改变状况、冠心病的发生情况等,以求证行为矫正对典型 A 型行为特征个体的实际效果。前瞻性研究虽具有很高的科学价值,但研究难度较大,对研究者的知识结构、学术水平的要求较高,且费时费力,时效性差,可能出现被试流失、练习效应或疲劳效应等。

2. 回顾性研究(retrospective study)　指以当前为结果,综合采用多种研究方法追溯既往(寻因)的研究方式,最常见的是病例对照研究(case-control study)。回顾性研究一般根据研究对象在过去某时点的特征或暴露情况进行分组,运用调查、访谈、查阅记录等方法,回溯性收集从"A"时开始到其后某时点或直到研究截止期间内的相关数据,以此分析和评价既往诸多因素对当前事件结果的影响,是一类由"果"推"因"的研究方法。例如,研究原发性高血压与社会生活事件的相关性,即可通过调查原发性高血压患者所经历各种生活事件获得相关研究结论。回顾性研究在临床实践研究中应用较普遍,但也存在所得研究结果易受被试所报告资料的真实性、准确性等制约。如一位原发性高血压患者,自认当前病况与既往经历有关而夸大生活事

阅读笔记

件及其影响程度,可能误导研究者报告"该患者的疾病状况与其所经历生活事件密切相关"的不可靠结果。

(二) 横向研究

横向研究(cross-sectional research),也称横断面研究,指在特定时间(时点)研究某范围内(总体或样本)观察对象的某现象或特征(如心理状态、疾病等),用所收集相关信息反映或描述观察对象某现象的当下状况,通常又称现况调查。此类研究常采用普查或抽样调查的方法获取资料。例如,为了解新确诊癌症患者的抑郁程度,可调查其所有或抽取其中一定样本量癌症患者的现况,运用汉密尔顿抑郁量表评估其抑郁强度,同时收集其一般人口学资料,由此分析新确诊癌症患者的抑郁程度及分布,再进一步分析不同人口特征的新确诊癌症患者的抑郁程度及其特征。横向研究具有省时、被试的代表性较好等被广泛使用,但其无法捕捉事物的发生、发展过程,且可能存在被试的组群效应。

二、量性研究、质性研究和混合研究

按研究的性质可分为量性研究、质性研究和混合研究。

(一) 量性研究

量性研究(quantitative research)也称定量研究,指确定事物某方面量的规定性的科学研究,即用数量表示问题与现象,进而加以分析、考察、解释,最终获得意义的研究方法和过程。量性研究按某种标准量化比较研究对象的特征,或测定某类对象的特征数值,或求出某些因素间的量及变化规律。量性研究基于实证主义范式(positivism paradigm),通常采用演绎思维(deductive thinking),用数据验证假设,故实验研究、调查研究和相关研究等均涉及量性研究。如 D 型人格对冠心病冠脉支架置入术的患者生命质量影响的研究、HIV 感染者应对方式与生存质量的相关研究等。

(二) 质性研究

质性研究(qualitative research)又称质的研究,或称定性研究,指对某种现象在特定情形下的特征、方式、内涵予以观察、记录、分析、解释的过程。质性研究通常以研究者本人作为研究工具,在自然情境下采用多种资料收集方法对社会现象进行整体性探究,使用归纳思维(inductive thinking)分析资料,通过与研究对象互动,对其行为和意义建构获得解释性理解。质性研究通常基于后实证主义(post positivism)、诠释主义(interpretivism)、批判理论(critical theory)等专业范式,属于探索性和描述性研究,资料数据通常为文字、声音、图像等。其结果可较充分呈现研究对象的生活经历、价值观、情境体验和感受等。因此,质性研究在心理护理领域的运用日渐增多,如亲属活体肾移植供者心理体验的质性研究、白血病患者心理历程的质性研究、癌症化疗患者自我感受负担体验的质性研究、达芬奇机器人手术患者围术期心理体验的质性研究等。

(三) 混合研究

混合研究(mixed methods approaches)以实用主义(pragmatism)哲学观为指导,以最能理解所研究问题为目标,综合运用质性、量性研究方法收集和分析研究资料。1959 年,美国心理学家唐纳德·托马斯·坎贝尔(Donald Thomas Campbell,1916—1996)和唐纳德·费克斯(Donald W Fiske,1916—2003)运用多种方法研究心理特质的效度,认识到任何研究类型和方法均有其局限性,并鼓励使用"多方法矩阵(multi-method matrix)"检验研究中使用的多种资料收集方法,促进了多种研究方法的混合使用。1979 年,托德·吉克(Todd D Jick)提出资料来源三角法(triangulating data sources),即综合运用质性和量性研究方法寻求资料的综合。混合研究常运用顺序法(sequential)、并行法(concurrent)或转换法(transformative)综合收集研究资料,既包括数据信息等量性研究资料,也包括文本信息等质性研究资料。例如,研究艾滋病患者的自尊,可

阅读笔记

采用混合研究收集资料,一方面运用某种测评工具(如自尊态度问卷)收集量性数据;另一方面以参与性或非参与性观察、访谈等方法收集质性研究资料,综合分析质性和量性的研究资料并回答所研究问题。

三、探索性研究、描述性研究和解释性研究

科学研究的基本目的为探索、描述和解释,因此,根据研究目的的不同,可分为探索性研究、描述性研究和解释性研究。

(一) 探索性研究

探索性研究(exploratory research)通常指某研究的初始阶段,通过初步了解所研究现象或问题,获得初步印象和感性认识,为日后的深入研究提供基础和方向。探索性研究通常回答"是什么"的问题,旨在提供一些资料以帮助研究者认识和理解其所面对的问题。探索性研究的过程比较灵活,样本量一般较小,通常可采用质性研究方法。如伴侣双方对流产体验的探索性研究,乳腺癌患者术后化疗期创伤后成长的质性研究,吸毒人员子女心理弹性的质性研究等。

(二) 描述性研究

描述性研究(descriptive research)指运用质性或量性研究的方法,描述事物现象的特点和规律。描述性研究通常回答"是什么"、"怎么样"的问题。描述性研究的结果可用语言文字等质性数据表达,也可用量性数据呈现。调查性研究、相关性研究、现象学研究、人种学研究、历史研究、行为隐蔽测量等都常采用描述性研究。如初次卒中患者抑郁症状发生情况与相关因素的研究,白血病患儿父母心路历程的现象学研究,肝硬化患者睡眠质量的调查及其与心理状态和生活质量的相关性分析等。

(三) 解释性研究

解释性研究(explanatory research)又称分析性研究、说明性研究或阐释性研究,通常以探索性研究与描述性研究为基础,回答"为什么"的问题。解释性研究通常运用数据资料说明某些现象发生的原因、预测事物的发展后果以及探讨某些现象之间的因果联系,主要包括实验性研究、类实验研究等。如自我控制感对压力和心理健康关系的调节作用,应激中介变量与急性白血病化疗患者负性情绪的关系,心理弹性在抑郁症缓解期患者社会支持与心理困扰间的中介作用等。

四、非实验研究、类实验研究和实验性研究

根据是否对研究对象施加干预可分为非实验性研究、类实验研究和实验性研究。

(一) 非实验研究

非实验研究(non-experimental study)指对研究对象不施加任何干预和处理的一类研究,一般又称观察性研究(observational study)。非实验性研究适用于对所研究问题了解不多或问题较复杂时,其研究结果用于描述和比较各观察指标的状况及其是否存在相关,虽不能解释因果关系,却是实验性研究的重要基础。非实验性研究主要包括:①描述性研究(descriptive study),包括横断面调查研究(cross-sectional study)、随访观察研究(follow-up study)等;②相关性研究(correlational study),也称流行病学生态学研究(ecological study);③比较性研究(comparative study),即分析性研究,包括队列研究和病例对照研究等。如意外创伤者创伤后成长的系列研究,即可包括意外创伤者创伤后成长水平的横断面调查研究,创伤后不同阶段伤者创伤后成长水平的纵向观察研究,伤者的创伤后成长与其心理弹性、反刍性沉思的相关性研究,伤者的社会支持对其创伤后成长影响的对照研究等。

(二) 类实验研究

阅读笔记

类实验研究(quasi-experimental study),亦称准实验研究,指对研究对象施以某种干预或处

理(即操纵,manipulation),但其研究设计缺少按随机原则分组或/和无对照组的一类研究。尽管类实验研究结果对因果关系的解释较弱,但因针对人的临床医学研究中不宜将被试随机分配到不同的控制条件组,很难实施完全的实验性研究,故选择类实验研究更可行。类实验性研究的实用性很好,广泛应用于医学和护理学领域。常用的包括非等控组设计、自身前后对照设计、间断时间系列设计等。如正念减压疗法对乳腺癌患者知觉压力及焦虑抑郁水平的影响,新生儿重症监护病房实施家庭参与式综合管理对住院早产儿母亲紧张焦虑情绪影响的自身前后对照研究,出院后继续动机性访谈对抑郁症患者远期服药依从性的效果评价等。

(三) 实验性研究

实验性研究(experimental study)指研究者根据研究目的人为地给研究对象设置干预(处理)措施,按照对照、重复、随机化的基本原则控制非干预措施的影响,通过分析实验结果,评价干预措施的效果。实验性研究的目的在于验证假设,研究者在一定实验情境中,有系统地操纵自变量,使之系统地改变,观察或测量因变量随自变量改变所受的影响,以探究自变量和因变量的因果关系,掌握因果溯因、知因推果的科学规律。按实验对象可分为以动物为研究对象的动物实验研究(animal experiment)和以人为研究对象的试验性研究,如临床试验研究(clinical trial);按实验场地可分为实验室条件下的实验室研究(laboratory experiment)和实地实验(field experiment)等,后者在心理护理领域的应用更广泛。

第三节 心理护理的量性研究及设计

量性研究是当前心理护理研究的常用类型,本节主要阐述心理护理量性研究的常见类型:心理测评工具的研制、调查性研究、病例对照研究、实验性研究和类实验性研究等。

一、心理测评工具的研制

研制心理测评工具是心理护理研究的重要组成,其研究成果既需满足临床心理护理过程中评估患者心理状态的各种需要,还可供研究者开展各类人群的大样本心理调查等。以下基于心理测评工具的研制方法与步骤,重点介绍自行研制量表和汉化修订量表。

(一) 自行研制心理量表的过程与方法

1. 明确量表编制的目的与对象 此为量表编制的首要环节,主要涉及3个问题:为什么测量? 测量什么? 测量谁? 即明确量表研制的用途、目标和对象。

(1) 明确量表研制的用途:即回答为什么测量。要确定该测评工具用于诊断、选拔、预测还是测量某个具体的心理特质。测量的用途不同,所编制测评工具的内容和难度也不同。

(2) 明确量表测量的具体目标:即回答测量什么。要确定该工具测量何种心理过程或特质,如测情绪、认知、人格还是状态等。同时,还需将测量目标具体化,即将其转化成可操作性术语,对需测量的心理概念给予明确的操作性定义或界定其成分,再据此编制测验题目。

(3) 明确量表的测量对象:即回答测量谁。即要明确测评工具编成后适用于哪些人群(个体或团体),测量受测者哪些特征,是否受制于受测者的年龄、性别、民族、职业、受教育程度、文化背景和经济水平等。

2. 拟定量表编制的计划 旨在总体构思测评量表的编制。通常需根据测量的具体目标,拟定测验的项目及内容点,根据不同内容点的相对重要程度,拟定量表编制的具体计划。通常可采用双向细目表呈现需测评的具体项目、题目种类、各类题目的数量及权重等。需注意的是,拟定测验项目及内容点是研制测评工具的总体框架构思,通常需基于广泛阅读相关理论、分析相关文献或质性访谈、观察分析等,运用理论研究或质性研究等方法,就所测内容赋以操作性定义与说明,科学、合理地确定测验项目及内容点,切忌仅凭主观臆想或随意确定测验的项目及内容点。

3. 编制测题　此为测评工具编制过程的核心环节,测试题目的质量和范围决定其测评工具的功能和价值。编制测试题目的主要步骤如下:

(1) 收集相关资料:编制题目前检索文献工作非常重要,资料收集越齐全,测试内容越能涵盖所需测量的指标,越能增强行为样本的代表性。此外,所收集资料应有普遍性,要涉及多数受测对象能理解和可接受的范围。收集资料可采用文献法、访谈法、观察法等多种形式,当资料收集达到饱和时,即可着手选择项目形式和编写项目。

(2) 选择测题 / 条目形式:即确定测题 / 条目以何种形式呈现给受测者,采用文字、图像还是物化的形式,通常取决于受测者的年龄、人数及测验目的等因素。如成人的测题项目的文字形式即无法直接用于儿童,儿童的测题项目较多采用图像或物化的形式。此外,用于心理护理的量表研制常采用李克特计分方式(Likert rating scale)为其条目赋值,且根据专家建议以其 5 级评分居多。

(3) 编写、修订测题 / 测试条目:根据测量目标,参照所收集资料编写测题 / 测验条目,包括测题题干、题目说明、备选答题项等,同时需说明各条目拟测量的心理指标。初拟测题后,需反复修订测题,主要采用专家咨询法、专家小组会议法反复审查修订,或采用专家逻辑分析法评判测题能否达成测量目的等。测题编制与修订是保障测量可信、有效的根本环节,必须把握以下方面:①测题的内容能反映测量目标;②测题的取材范围、条目的难度需与测验编制计划的项目范围一致;③测题 / 条目数量需多于最后所需数量,以备筛选或编制副本,初始量表的条目数一般为最终量表的 1.5~2 倍;④条目的呈现需简明清晰、科学易懂,适合于所测对象;⑤测题内容彼此独立,避免交叉。

4. 项目试测与项目分析　初步编制测题的内容和形式即使基本符合要求,也无法判定其有否适当的代表性、难度和区分度,还需通过预测试对测题进行项目分析,以便进一步修改。

(1) 项目试测:目的在于获得受测者对测试项目如何反应的资料,以便筛选和修改项目。试测时应注意:①试测对象的特征与正式施测的群体特征一致;②试测的情境也应力求与正式测试的情境一致;③试测的时限可较为宽松,尽量让每个被试都完成答题,且作为制定正式施测时限的参考;④记录受测者答题时的反应和疑问,以便修改项目时参考。可根据需要,试测两次或多次。

(2) 项目分析:主要为确定测题的代表性、难度、区分度、备选答案的合适度等数量指标。经过项目分析,可选出代表性较好的测验项目。由于试测样本的数量和特点可能影响项目分析的结果,有时需分别施测源自同一总体的两份(组)样本,然后分别做项目分析,比较两个结果的一致性,以判断项目分析结果的可靠性。

自行设计测评工具,一般需基于理论研究或质性研究的结果初步构建要测量的主要项目,并据此编制测题,预测后可采用探索性因子分析的方法分析测题的相关维度。如系修订测验,则可基于原有维度,根据预测结果采用验证性因子分析的方法确定其修订测题的最终维度。

5. 合成测验　指将经试测和项目分析后适当编排所选代表性好的项目,然后组合成完整的测验工具。合成测验一般需经过两个步骤,即项目选择和项目编排。

(1) 项目选择:其原则是选择代表性好的项目,同时要求项目的区分度较高、难度适当。

(2) 项目编排:一般有两种方式:①并列直进式,即将整个测验按项目内容或项目形式分成多个分测验,每个分测验按难度依次排列;②混合螺旋式,即将各类型测题依难度分成多个不同的层次,再将同等难度水平中不同性质和类型的题目组合在一起,作交叉式排列,难度渐次上升。此形式的优点是可使受测者因相邻的题目之间差异较大而维持答题兴趣。若测验还需要编制复本,也可按照以上原则编制复本。

阅读笔记

6. 测验的标准化　指控制无关因素对测验的影响,以减少误差。测验的标准化,不仅可控制无关因素影响测验结果,保证测验数据的准确性,还可比较不同个体的测验分数。测验标准化包括:

(1) 测验内容标准化:即对所有受测者实施相同或等值的测题,此为标准化的首要条件。

(2) 实施过程标准化:指测验情境、指导语及测验时限的标准化。

(3) 评分计分标准化:指维持计分的客观性,即有标准化的评分策略及评分标准,只有客观的评分才能把分数的差异完全归于受试者的差异。

(4) 解释分数标准化:指对测验分数的解释有统一的标准,一般多用常模(norm)作为解释分数的依据。测验常模简称常模,即指一定人群在所测特性上的普遍水平或水平分布状况。常模的3个构成要素主要是原始分数、导出分数和对常模团体的有关具体描述。常模可因标准化时选取样本的不同而类别不同,常见的有年龄常模、性别常模、地域常模、职业常模、民族常模等。

(5) 建立常模的基本方法:选择未来需使用该测验的总体中有代表性的标准化样本施测,统计施测所得分数的分布(即标准化样本分数分布),即为该测验的常模。以后用该测验所得施测结果,均可与此标准化分数即常模比较,以判别施测结果的意义。

7. 测验量表的鉴定　指鉴定已编制完成测验的可靠性和有效性,即分析测验的信度、效度。

(1) 信度的检验:信度(reliability)指测量结果的稳定性与一致性程度,是直接反映测评结果真实程度的指标。一个好的测评工具应有较高的信度,即只要按照标准化要求施测,所测量结果不会因测量工具的使用者不同或使用时间等变化而发生较大改变。评定信度包括重测信度、复本信度、同质性信度和评分者信度等多种方法,前二者主要考量外在信度,即不同情境下相同被调查者的测量结果的一致性;同质性信度主要考量内在信度,即题目的内在一致性程度;评分者信度考量不同评定者间评分结果的一致性。

1) 重测信度(test-retest reliability):指对相同的被试采用同一个测验,在不同时间测量两次所得结果间的相关系数。重测信度是反映测验稳定性的最基本信度指标,适宜于测评被试的个性、价值观、心理成长等相对稳定的特质。重测信度易受被试记忆或练习效果的影响,故重测应有一定的间隔,以消除前一次测验对后一次的影响;但也不宜太长,以致测验的基本情况发生改变。

2) 复本信度(alternate-form reliability):又称等值性系数,是用两个等值但题目内容不同的测验(复本)测量同一组被试,然后考察两个测验得分的相关系数。通常用于检验两份等值测量工具的等同性。

3) 同质性信度(homogeneity reliability):用于评定测验工具的内部一致性(internal consistency),如折半信度、Cronbach's α 系数、KR-20 值等。内部一致性越大表明测验的同质性越好,即表明测验工具中各项目都一致地测量同一问题或指标。折半信度(split-half reliability)指测验后将测验题目分成数量相等的两半,通常将测验题目按照序号的奇数和偶数分成两半,然后计算两组得分间的相关系数,相关越高表示内部一致性程度越高,即信度较高。Cronbach's α 系数与 KR-20 值所计算的是测验中所有项目间的平均相关程度,KR-20 值是 Cronbach's α 系数的一种特殊形式,适用于二分制测验工具的检验。内部一致性信度通常高于 0.70 时,其信度才可被接受;能力测验的信度要求更高,Cronbach's α 系数一般应≥0.80。

4) 评分者信度(interrater reliability):用于评价不同评分者之间所产生的评分误差,通常用评定者间评分结果的一致性表示,一般要求在 0.90 以上。

影响信度的因素一般有样本容量、测验条目设计、随机事件的影响。样本容量越大,所得

阅读笔记

信度评价越准确。测验条目设计过程中的应答条目分级、条目的数量、内容的代表性均可影响信度。一般认为应答条目的 5 级式分级较适于健康测量;条目的数量适当增多,可增加信度;条目内容的代表性好,也可提高测验的信度。此外,随机事件也可影响信度,如随机事件导致有些被试不能参加重测、或被试恰逢其他重要事件致其情绪状态发生变化等。

(2) 效度(validity):指测量工具能测出其所需测量特质的有效性和正确性,即反映受测者真实情况的程度。心理测验的效度指一个测验有效地测量出需测量心理品质的真实程度。效度的评估方法主要有表面效度、内容效度、结构效度和效标效度。

1) 表面效度(face validity):是一种直觉判断,是评估人根据自己对所需测量概念的理解,判断工具能否有效测量所需测量的内容。

2) 内容效度(content validity):指测验题目对有关内容或行为取样的适用性,从而确定测验内容是否欲测量行为领域的代表性取样。内容效度的评估方法主要有逻辑推断法(如专家头脑风暴法、小组访谈法、德尔菲法等)、统计分析法(评分者信度/复本信度/再测法)和经验推测法(实验检验)。

3) 结构效度(construct validity):指测验能测到理论的结构或特质的程度,即测验结果能否证实或解释某理论的假设、术语或构想,解释的程度如何。结构效度的评估方法有:分析测评工具本身(用内容效度验证结构效度)、测评工具间的相互比较:相容效度(与成熟的相同测评工具的比较)、区分效度(与近似或欲区分测验间的比较)、探索性因子分析和验证性因子分析法等。

4) 效标效度(criterion-related validity):又称实证效度,效标通常指一个选定的“金标准”,反映测验预测个体在某种情境下行为表现的有效性程度。根据效标资料是否与测验分数同时获得,又可分为同时效度和预测效度。可做效标的测验工具必须具备以下条件:测量工具本身必须有效;效标必须具有较高的可靠性,不随时间等因素变化;效标可用数据或等级客观地测量;效标测量的方法应简便、经济实用。

效标效度的评估方法主要有相关法、区分法和命中率法等。相关法是通过相关系数反映测验分数与效标测量的相关性,是最常用的效标效度评估法;区分法是通过比较测验分数与效标团体的是否存在差异、检验测验分数能否有效区分出效标所定义团体的一种方法。若差异显著,说明该测验能有效区分由效标定义的团体;命中率法,指测验被用做取舍的依据时,用其正确决定的比例作为效度指标的方法。

影响效度的因素包括测验本身的因素、测验实施过程中的干扰因素、样本团体的性质。测验本身的因素,通常指测验取材的代表性、测验的长度、试题类型、难度、区分度及编排方式等都会影响效度。测验实施过程中的干扰因素,主要包括主试和被试的影响因素,如主试的准备程度、是否提供暗示性的信息;被试的个性特点、施测过程中受到干扰的情况等。样本团体的性质,主要指团体的一致性状况,包括受试者的年龄、性别、教育背景、智力水平、职业、态度、和兴趣等任何相关特征,其性质可使测验对不同样本团体的测验能力存在差异。

8. 编写测验手册　测验手册是向测验使用者说明如何正确使用该测验,应包括测验的目的和功能、编制本测验的理论依据和题目选择依据、测验内容和结构、施测方法、时限、评分标准与计分方法、信度和效度资料、常模表及结果解释等内容。

(二) 汉化修订量表的过程与方法

汉化修订量表指将国外研究者研制的量表译成中文(大陆地区汉化为简体中文版,港澳台地区多为繁体中文版)并加以修订、运用的过程。心理护理研究中,引用国外量表开展我国本土人群的相关研究很常见。汉化量表既要适合我国乃至地区的文化特点,又要确保不偏离量表的原意,还要保证汉化的量表有较好的信度和效度。汉化量表的方法与自行研制量表有共性原则,也有其特殊之处,具体过程如下(图6-1):

阅读笔记

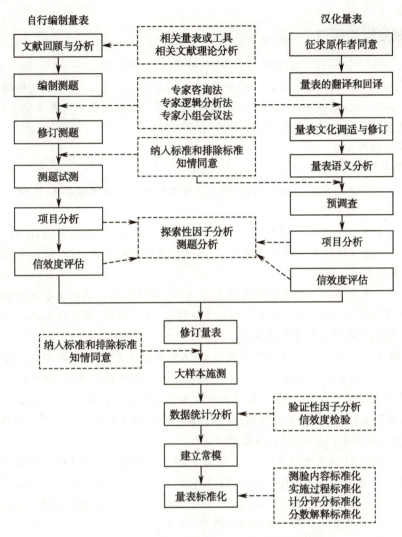

图 6-1　心理测评工具研制的设计及实施示意图

1. 量表的翻译和回译　①译出中文初稿:首先需获得量表原作者的授权凭证,再选择两名或多名熟悉原版量表的语言及其文化背景、有一定经验的译者,将量表原文译成(translation)中文;之后交由 1 名本领域的双语专家比较并最终确定翻译初稿。②回译:邀请一名或多名双语能力强、对原量表不知情的译者将译成中文初稿的量表再译回其原文后,请双语专家细致地比较、分析原量表和回译后量表,就二者的不同之处再修改中文版对应的条目表述。反复使用回译技术,直至两种语言量表的内容、语义、格式及应用均相符;再邀请相关专家评价中文量表的表面效度。

2. 量表的文化调适与修订　邀请该研究领域的若干专家组成专家组,据其专业理论知识、实践经验等评价汉化量表的文化适应性。

3. 量表的语义分析　将专家调适后的初始量表发给少量(如 20 名)符合纳入标准的研究对象,采用 Likert5 级计分,检测初始量表各条目语言表达的清晰度及可理解性,修改其中语义表达不清的条目。

4. 预测验　旨在发现测验过程中可能出现的问题及相应解决办法,并根据预测结果行项目分析和信效度检验。

5. 测验的实施、标准化、与检验　同自行研制量表法。

阅读笔记

研究案例分析与探讨

"简体中文版创伤后成长问卷"的研制

研究目的:引入泰德斯(Tedeschi)和卡尔霍恩(Calhoun)于1996年编制的创伤后成长问卷(posttraumatic growth inventory,PTGI),结合我国文化背景进行本土化修订,形成适用于我国的简体中文版创伤后成长问卷(C-PTGI)。

研究过程与方法:

1. 问卷的翻译、回译、文化调适及语义分析

(1) 翻译:征求 Tedeschi 教授同意,由3名专业领域的双语研究者A、B和C将原英文问卷各自翻译成中文。

(2) 回译:将3份中文翻译稿交由2名华裔英籍护理专家回译为英文,比较、校对回译稿与原稿;将回译稿发回原作者审校,回答原作者提出的相关问题,修订不确切的译文,形成中文版初始问卷。

(3) 文化调适:邀请1名护理教育专家、2名心理学专家和2名临床护理专家组成文化调适的专家小组,由专家根据其个人的实践经验、理论知识、国内外文献和主观感觉等评价中文版问卷的文化适应性并修订问卷。

(4) 语义分析:选取上海市某三甲医院10名意外创伤者,使用专家调适后的初始问卷行预调查,并记录被试答题中的反应,调查结束后询问被试意见,检测初始问卷各条目语言表达的清晰度及可理解性,修改其中语义表达不清的条目,并请香港繁体版的研究者 Samuel M.Y. Ho 教授参与修改,最终形成中文暂行版创伤后成长评定问卷,共20个条目,评分采用原问卷的 Likert 6 级评分法。

2. 预调查　①问卷发放及回收:采用方便抽样法,抽取上海市4所医院的骨科或创伤科共215名意外创伤者并发放问卷,回收有效问卷200份,有效回收率93%。②项目分析:采用题目总分相关法(Pearson 相关分析)进行条目的项目分析。③信度检验:计算 Cronbach's α 系数评价问卷的内部一致性(总问卷0.874,各维度0.611~0.796)。④效度检验:由负责文化调适的专家评定问卷条目的内容效度;采用探索性因子分析结构效度,共提取5个公因子(累计方差贡献率56.396%)。据此,形成简体中文版创伤后成长问卷。

3. 正式测量/调查　①问卷发放及回收:采用方便抽样法,采用简体中文版创伤后成长评定问卷,调查上海市10所医院650名意外创伤者,有效回收628份(有效回收率96.6%)。②信度检验:计算 Cronbach's α 系数评价问卷的内部一致性(总问卷0.835,各维度0.514~0.709)。③效度检验:采用验证性因素分析法检验结构效度,5个因子解释的总方差为50.218%。

二、调查性研究及设计

调查性研究(survey)指运用一定的调查工具,采取一定抽样策略抽取调查样本,以验证相关变量之间的关系。调查研究的设计策略可有横断面设计、连续独立样本设计和纵向设计。调查研究的形式包括问卷调查(questionnaire)、现场调查(field survey)、人口调查(census)等,尤以问卷调查在心理护理研究的应用最多,需重点关注以下步骤(图6-2)。

(一) 调查工具

阅读笔记

心理护理研究常采用常模量表、自行研制或汉化修订的心理量表、问卷等调查工具,调查

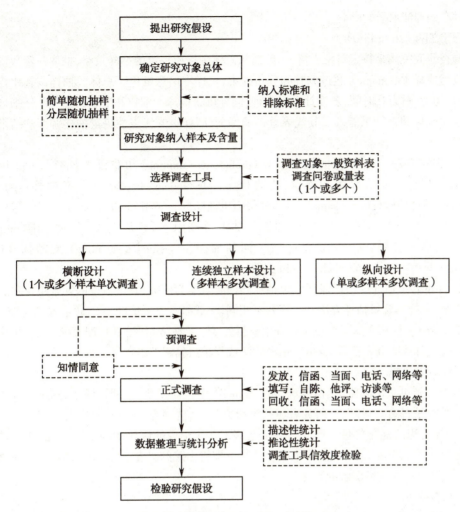

图 6-2 心理护理调查研究的设计与实施示意图

护理对象的心理状态。选用调查工具应根据研究目的,选择通用、适用、应用范围广、信度和效度较好的量表。可根据研究目的和设计策略的不同,采用一种或多种心理量表或问卷进行一次或多次调查。

(二) 调查研究设计

研究者需根据调查研究的目标确定其相应的研究设计类型,其常见研究设计如下。

1. 横断面设计(cross-sectional design) 指同时从总体中抽取一个或多个样本进行调查的研究设计。其重点是描述总体的特征,或描述两个或多个总体或变量之间的差异或相关。例如,孤独症儿童父母创伤后成长状况及其影响因素分析,慢性阻塞性肺疾病患者的抑郁焦虑情绪分析,意外创伤者社会支持与创伤后成长关系的研究等。

2. 连续独立样本设计(successive independent samples design) 指在连续一段时间内运用同一套调查工具,对彼此独立的样本开展一系列的横断面调查。例如,不同时段出院的患者对护理工作满意度的调查,以此结果比较某院某时段住院患者对护理工作满意度的变化。该研究设计最适宜于考察某总体的态度或行为随时间变化的情况。

3. 纵向设计(longitudinal design) 指一段时间内多次调查相同的对象,以研究被调查个体随时间的变化情况。例如,调查产妇产后抑郁的变化趋势,可分别在其产后初期、产后 3 个月、产后 1 年等时间段实施同样的调查。此类研究设计可确定被调查个体某变化的方向与程度,也可用于评估某种自然情境造成的影响,如调查产妇分娩前、后的抑郁水平,可描述分娩这个事件对产妇抑郁水平的影响。

(三) 抽样(sampling)

调查研究关注某特定对象人群,一般需从总体中按照一定的抽样策略,抽取一定数量的观察单位组成样本(sample),通过调查和分析样本,将样本信息推论至总体。抽样调查比普查节省人力、物力、财力和时间,若设计严密合理,同样可获得深入细致和准确的信息。仔细选择调查样本是确保调查结果能推及其代表总体的保证,即样本的代表性决定抽样调查的结果能否推论至总体。

1. 抽样方法 主要包括概率抽样(probability sampling)和非概率抽样(nonprobability sampling)。概率抽样常用单纯随机抽样(simple random sampling)、系统抽样(systematic sampling)、整群抽样(cluster sampling)和分层随机抽样(stratified random sampling)等,常用方法为随机数(字/表)法。非概率抽样也称非随机抽样,主要用于质性研究,如目的性抽样(purposive sampling)、理论抽样(theoretical sampling)、便利抽样(convenience sampling)、配额抽样(quota sampling)、滚雪球抽样(snowball sampling)等。

2. 样本含量估计 指以保证一定精度和检验效能为前提,确定最少的观察单位数。不同的抽样策略,样本含量估计方法和计算各不相同,一般需考虑可信度 1-α(通常 α 取 0.05)、总体的标准差 σ(一般从文献资料或预调查中获得)、容许误差 δ(研究者根据实际确定),可用不同的统计公式计算或查表获得,也可采用经验法或累积法确定样本含量。

(四) 调查实施

调查实施可采用邮寄法(信函法,包括 Email)、个人面谈法、电话访谈法、网络调查法等形式。各种方法都有其优缺点,研究者应根据研究目的、被调查者的可及性、调查实施可行性等因素,选择恰当的调查类型。例如,需调查患者对护士形象的认知,可采用邮寄法、电话访谈法调查近期出院的患者,也可通过个人面谈法调查即将出院的患者,或运用网络调查法调查近期(如一个月内)有住院经历者的看法。

(五) 问卷评价

1. 应答率和有效率 应答率指收回问卷数量占发出问卷数量的比例,反映被调查者参与调查的积极性;有效率指有效问卷数量占收回问卷数量的比例,反映被调查者填写问卷的完成情况及质量,若问卷中出现大量问题未回答或不正确作答、多人回答雷同等情况,应视为废卷。

2. 信度和效度 研究者可在调查后统计和分析调查资料的信度、效度,方法见"心理测评工具的研制"。

三、病例对照研究及设计

病例对照研究(case-control study)是通过选择患某病(或异常心理状态)和未患该病(无异常心理状态)的人群,分别调查其既往暴露于某种(或某些)危险因素的情况及程度,以判断暴露危险因素与某病(异常心理状态)有无关联及其关联程度的观察性研究方法。是一种"由果到因"的回顾性调查研究,研究者不能主动控制病例组和对照组接触(暴露于)危险因素,因暴露与否在调查时已成事实。

设立对照需注意代表性和可比性,代表性指选择的对照组或病例组能代表研究对象的总体,即选择的对照人群在其主要的暴露因素、社会人口学变量和可能的混杂因素的分布等应与目标人群一致;可比性指除研究因素(暴露因素),病例组和对照组的其他因素分布应一致,即两组的基线资料无统计学差异。

根据研究设计的策略不同,病例对照研究主要有两类:

(一) 非匹配(成组)设计

指把患某种疾病(或异常心理状态)的对象列为病例组,未患该种疾病(无异常心理状态)

阅读笔记

的对象列为对照组,比较两组研究对象的暴露史。

(二) 匹配设计

指为消除重要的已知混杂因素对研究结果的影响,按混杂因素水平选择一到数例匹配的对照,共同组成一个匹配组,这种用配比(matching)选择对照的方法称为配比病例对照。

研究案例分析与探讨

产后抑郁的研究设计

研究目的:探究产后抑郁的原因

设计1:非匹配设计

运用心理测量及临床诊断指标,鉴别出产后抑郁的产妇(病例组总体)和无产后抑郁的产妇(对照组总体),从两个总体中随机抽样分别进入病例组和对照组,回顾性调查某种或某些暴露因素(如高龄、胎产次、是否顺产、个性等)的可能影响,比较两组的暴露因素是否存在差异,以判断某暴露因素是否其产后抑郁的原因。需注意,两组样本除暴露因素外应具有可比性(即其他因素无统计学差异)。

设计2:匹配设计

运用心理测量及临床诊断指标,鉴别出产后抑郁的产妇(病例组总体)和无产后抑郁的产妇(对照组总体),如考虑是否顺产为其中的混杂因素,则从两个总体中随机抽样时,要同时抽取顺产病例组和顺产对照组的产妇各一,即从其有否抑郁、是否顺产两个维度配比抽样。之后比较分析其回顾性调查和资料。此外,两组样本在除暴露因素或可疑暴露因素外应具有可比性(即其他因素无统计学差异)。

四、实验性研究及设计

实验性研究(experimental study)指研究者根据研究目的人为地给研究对象设置干预(处理)措施,按照对照、重复、随机化的基本原则控制非干预措施的影响,通过分析实验结果评价其干预措施的效果。实验性研究的目的在于验证假设,研究者在一定实验情境中,有系统地操纵自变量,使之系统地改变,观察或测量因变量随自变量改变所受的影响,以探究自变量和因变量的因果关系,掌握因果溯因、知因推果的科学规律。实验性研究的常见类型包括实验室实验(laboratory experiment)、实地实验(field experiment)和以人为研究对象的试验性研究,后两者在心理护理研究中应用更多。

(一) 实验研究涉及的基本概念

1. 假设(hypothesis)　实验研究首先需提出一个或几个有待检验的假设,假设指用以说明某种现象的未经证实的论题,如"呼吸放松法可减轻产后抑郁"即一个假设。但仅有假设本身还不能直接进入实验操作,研究者必须基于其假设给出某些适合实验检验的推论。实验研究其实是通过检验基于假设的推论,判断最初的假设是否成立。为适于实验检验,推论必须是客观、可具体测量的,因其直接影响实验变量的选择。

2. 变量(variable)　实验研究主要涉及自变量、因变量和控制变量。自变量(independent variable)即实验中实验者所操纵、对被试的反应产生影响的变量;因变量(dependent variable)即由操纵自变量所致被试的某种特定反应,因变量则是因自变量变化而产生的现象变化或结果。如为验证上述假设"呼吸放松法可减轻产后抑郁"采用实验研究法,自变量即呼吸放松法,因变量为抑郁检出率。实验中并非仅有自变量才与因变量有关,自变量之外往往存在额外相关变量(extraneous variable),也称控制变量(controlled variable)或干扰变量,实验者必须设法控

阅读笔记

制额外变量对因变量的影响。

3. 控制（control）　此泛指保障实验精度的一切措施，以确保因变量的变化由自变量的变化所致。实验控制的主要任务：①尽量消除干扰变量，②难以消除干扰变量时尽可能地加以平衡。

4. 干预／处理（intervention）　指对研究对象实施的控制，即干预或处理措施（自变量），以此观察或测量因变量的改变。

实验法离不开操纵自变量和观察因变量，一般研究者所做实验推论可预测"因变量的变化随自变量的变化而发生"。但作为检验性质的研究方法，实验研究的结果最终会赞成或否定此前的假设和推论。实验法作为最高级和功能最强大的科学研究方法，也最精致和最复杂。因此，解释实验法的研究结果时，必须考虑各种可能影响结论可靠性的因素，以真正体现实验性研究高于描述性研究的因果解释能力。

（二）实验研究设计的基本原则

1. 对照（control）原则　指为避免非处理因素影响实验结果，设实验组的同时应设对照组。对照的主要种类：①空白对照（blank control）：即实验组施加处理因素，对照组不加任何处理因素，比较两组结果。如"音乐疗法减轻小儿注射疼痛的观察"，实验组注射时播放音乐（有处理因素），对照组行常规注射（无处理因素），然后观察两组小儿对注射疼痛的反应，对照比较。空白对照的优点是不施加任何措施，简单易行，缺点是易引起实验组和对照组的心理差异。②实验对照（experimental control）：即对照组不施加处理因素，仅施加某种与处理因素相关的实验因素，该因素虽施于受试对象，但不是实验所研究的因素。如研究中草药烟熏对缓解压力的效果，除设立中草药烟熏组（实验组），为排除烟熏的干扰作用，还需设立无中草药的单纯烟熏作对照。临床常用的安慰剂治疗实验即属此类研究。③相互对照（mutual control）：不设对照组，只是几个实验组互相对照。例如用 3 种方法干预产后抑郁，3 种方法即可互为对照，比较其干预效果。④标准对照（standard control）：不设对照组，用已有标准或常规方法作对照；或用标准值或正常值做对照，如常模对照等。⑤历史对照（historical control）：也称文献对照，不专设对照组，以本次研究结果对照过去研究结果。历史对照需注意：不同历史时期的实验条件、医学进步等可使实验结果不具可比性，应慎用。

各种对照设计各有优缺点，应根据实验目的合理选用。

2. 随机化（random assignment）　指为均衡实验条件及样本的个体差异，实验性研究设计须随机化，即随机抽样和随机分组。其目的是使每个受试对象都有同等机会进入试验组或对照组，以使所有干扰因素均衡地分到两个组，以避免各种主客观因素造成研究结果的偏倚，减少系统误差。随机化主要通过随机数（random number）实现，获得随机数常用随机数字表（table of random number）和计算机随机数发生器等。常用的随机化设计包括：①完全随机设计（complete randomization）：直接对实验对象行随机化分组，以使样本间变异在各处理水平上随机分布，分组后各组的实验对象人数可相同或不同。②分层随机设计（stratified randomization）：先按照可能影响结果的混杂因素（如患者的年龄、性别、血压、体重等非实验因素）分层，然后在每一层次内完全随机化，最终使实验对象分别随机分配到不同的处理组。配对随机化（paired randomization）和区组随机设计（block randomization）即分层随机设计的两种实际应用。

3. 重复（replication）　指实验组和对照组需有一定数量的重复观测，即实验对象需达到一定数量。重复的意义在于控制和估计随机误差，主要体现在：①避免把个别结果误认为普遍情况，排除偶然性和巧合的影响；②同等实验条件下多次重测同一观测指标，才能估计实验对象的变异情况，发现结果的分布规律。重复原则的应用即样本含量（sample size）的估计，其常用方法有查表法和计算法，根据研究设计类型，用统计学的不同方法计算样本含量的大小。

阅读笔记

(三) 实验研究设计及实施

实验研究设计总体可按以下步骤实施(图 6-3):

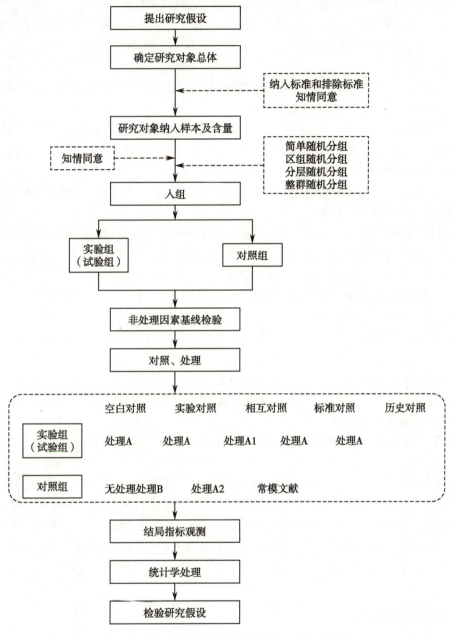

图 6-3 心理护理实验研究法设计及实施示意图

1. 明确研究的目的与假设 基于充分阅读和分析文献,结合临床心理护理实践的需要,明确研究问题,提出研究假设。

2. 确定研究对象 临床试验的研究对象又称受试对象,首先需明确研究对象的总体,再据其清晰、明确、可行的纳入和排除标准确定可进入实验研究的对象,一般排除老年人、儿童、孕妇、精神障碍患者等弱势人群(除外研究特殊需要)。

3. 确定处理因素 指施加给研究对象并可能使研究结局效应(因变量)发生改变的因素(自变量),如各种心理干预措施、药物、治疗方法、护理措施等。也包括对照组的处理因素,根据对照原则,采用适当的对照方法,施加适当的对照处理措施。临床心理护理的处理因素应对受试对象无害,既指一般对受试对象有正性效应(至少无害)的处理因素;也指不采取对患者无不利

阅读笔记

影响的某些处理因素(措施)。例如,有的研究者给实验组(试验组)患者采取心理干预措施,却给对照组患者采取空白对照,即未给予心理干预措施,此即"不采取对患者有正性效应的处理因素",除不符合研究设计的要求,也有悖临床心理护理的基本伦理要求。

实验(试验)研究中除确定处理因素,还要控制非处理因素对实验(试验)的混杂影响。一般需对两组对象进行非处理因素差异的显著性检验,即其基线资料无统计学差异,表明两组的非处理因素控制较均衡。

4. 确定样本含量根据统计学重复设计的原理,采用适当计算方法确定实验组(试验组)和对照组的样本含量,一般两组样本量应均衡。

5. 随机化分组(random allocation)　包括随机抽样和随机分组,随机分组指其随机抽样所获代表性样本中的每个对象都有同等机会进入实验组(试验组)和对照组,随机分组包括:简单随机分组、区组随机分组、分层随机分组和整群随机分组等。

(1) 简单随机分组:又称完全随机分组,指用抽签、随机数字表等方法将研究对象均衡地分配到实验组(试验组)和对照组。

(2) 区组随机分组:根据可能产生混杂因素影响相同或相近的原则,或根据不同处理措施,将研究对象分成若干区组,每个区组内的对象数和组数相等或是组数的倍数,再用简单随机抽样的方法将对象分入实验组(试验组)和对照组。

(3) 分层随机分组:某些非处理因素如患者年龄、性别、文化背景等,可能成为混杂因素而影响实验研究的结果,分组时先按照研究对象变异的最大因素分层(如按性别分为男性、女性两层),在每层内再用简单随机分组将研究对象随机分配到不同组间,以增加各组间的均衡性,提高检验效率。

(4) 整群随机分组:以医院、病区、就诊时间段等为随机分组的单位。整群随机分组方便易行,易于接受,节省人力物力,适用于大规模实验(试验)研究,但需比较混杂因素的基线,以免结果造成较大的误差或偏倚。

6. 设立对照的方式　根据研究目的,考虑混杂因素等均衡性,采取适当的对照设立方式(参对照的种类)。

7. 确定实验(试验)观察的结局指标及观察期限　研究结局是处理因素对研究对象的影响,一般需选择合适、可测、直接的结局指标进行一定时间段的观察,观察指标及观察期限需综合考虑研究目的、研究类型、可能的结局等因素加以权衡,既往文献可作为重要参考依据。如文献中发现意外创伤者创伤后 6 个月的创伤后成长显著变化,即可选择其伤后 6 个月的时间节点,采用创伤后成长问卷测量伤者的成长变化。

研究设计实例与解析

—— **烧伤患者早期心理干预的实验研究** ——

研究目的:探索早期心理干预对烧伤患者早期心理状态的作用。

研究假设:早期心理干预对促进烧伤患者早期焦虑、抑郁水平有积极作用。

实验分组:按照患者入院的先后顺序(或采用随机数字表法等随机化方法),将符合纳入标准的烧伤早期患者随机分为试验组和对照组,两组患者的年龄、性别、疾病程度、原有心理状态等无显著差异。

实验组(试验组)处理:研究者前期研究构建的烧伤患者早期心理干预模式中的心理干预策略。

对照组处理:常规临床治疗、护理措施(包括一般常规性的心理护理措施)。

实验观察指标:两组患者在不同时间段的焦虑、抑郁水平。

阅读笔记

五、类实验研究及设计

类实验研究（quasi-experimental study）通常采用非等控组设计、自身前后对照设计、间断时间系列设计等研究设计。

(一) 非等控组设计

非等控组设计（non-equivalent control group design）指根据样本纳入标准选择合格的研究对象，按照随机或非随机方法将其分入实验组或对照组，分别施与不同的处理（干预）措施，分别前测、后测两组的观测变量，比较分析不同干预的处理效果。非等控组设计通常用于自然情境下，其前提是两组对象除处理措施外应具有可比性。

(二) 自身前后对照设计

自身前后对照设计（one group pretest-posttest design）指同一研究对象接受前、后两个阶段、两种不同的处理措施后比较其干预效果。该设计可排除被试的个体差异，所需样本量小，统计效率高，结果可信；且每一被试均有机会接受新方法，符合伦理原则。需注意的是：两个处理阶段之间应有"洗脱期"，以避免前一阶段措施对后一阶段的影响。需正确估计"洗脱期"的长短，避免两阶段的间隔时间过长致期间被试的基本情况（如病情、心态等）发生改变，影响其可比性。

(三) 间断时间系列设计

间断时间系列设计（interrupted time series design）指研究者在实施处理前后的一段时间内对因变量进行一系列间歇性观测，比较处理前后因变量的改变，通常可在时间系列数据图中出现突然改变（不连续），即说明处理已产生效果。按照被试是同一（组）对象或非等控组对象，又可分为简单间断时间系列设计（simple interrupted time series design）和非等控组时间系列设计（time series with nonequivalent control group design）。

研究经典回顾

—— 兰格和罗丁的研究（1976）——

这是美国心理学家埃伦·兰格（Ellen J.Langer）和朱迪思·罗丁（Judith Rodin）进行的一项选择权与快乐感的相关研究。

研究假设：缺少个人决策导致老年人心理、甚至生理的衰弱。

研究场所：某老年疗养院。

分组：因有些老人不宜搬动，故不能进行随机分组，选择两个楼层的居住者分别设为实验组和对照组，两组居住者的生理、心理健康状态及先前的社会经济地位基本相似，具有可比性（由楼层工作人员评定被试的机敏性、社交性和活跃性）。

控制（自变量）：分别向两组被试告知不同的信息，实验组被告知允许被试自己做出很多决策，如房间布置、探视安排、植物摆放、看电影选择，同时送一株小植物作为礼物，告知被试如果愿意可以自己照料这株小植物（责任引发条件）；对照组被告知医务人员对于他们的职责，也送一株小植物作为礼物，且护士会帮他们给植物浇水。

前测和后测（因变量）：在告知信息前1周和告知后3周给被试发放问卷，测试被试对生活中的事件在总体上觉得有多少控制感，感觉有多幸福和多主动；同时举办一个猜软糖数量的竞赛，统计两组参与竞赛的人数以了解两组被试的社交兴趣。

结果：实验组在处理后比对照组更幸福、更积极和更机敏。

第四节　心理护理的质性研究及设计

质性研究(qualitative research)是以研究者本人为研究工具,在自然情境下采用多种资料收集方法,以文字叙述为主要材料,以归纳法为基本论证方法,以后实证主义、建构主义、批评主义等为理论取向,探究研究对象的个人生活世界以及社会现象,以描述研究对象的生活体验并对其行为和意义建构进行解释性理解。质性研究在社会科学和行为科学中被普遍应用,近年来在国内外护理研究领域的应用也日渐增多,因其注重探索研究对象的内心真实情感、体验等,较适用于心理护理研究。本节主要阐述心理护理质性研究的常见类型及研究设计和基本步骤。

一、心理护理质性研究的常见类型及设计

常用的心理护理质性研究类型包括现象学研究、扎根理论研究、民族志研究和个案研究等。

(一)现象学研究

现象学由德国哲学家埃德蒙德·胡塞尔(Edmund H. Husserl,1859—1938)创立于20世纪初,现象学研究(phenomenology,phenomenological approach)基于现象学的哲学思维和研究方法,运用归纳及描述,在没有预设及期望下,观察某特定的现象,分析、提炼该现象的核心要素,并探讨各要素之间、要素与周围情境之间的关系,探究现象在日常生活经历中的本质、基本结构及主观意义。现象学研究采取开放和"回到事物本身"的态度,不断地质疑、反思、洞察,让经验尽可能地呈现其整体性,以寻求所研究现象的本质。例如,血透患者真实体验的质性研究,即需以现象学研究方法对血透患者进行半结构式深度访谈,以探究血透患者经历血透治疗的内心体验。

现象学研究有多个学派,其中以描述性现象学和解释性现象学较常见。描述性现象学(descriptive phenomenology)由胡塞尔创立,试图通过直接探索、分析及描述特定现象,最大限度地直觉呈现即描绘研究对象的现实世界。解释性现象学(hermeneutic phenomenology)由胡塞尔的学生德国哲学家马丁·海德格尔(Martin Heidegger,1889—1976)发展而来,强调通过解释去理解现象,可对人类存在的关系和依存意义达到更深刻的理解。此外,诠释现象学(interpretive phenomenological analysis)也成为近些年较多应用于健康心理学及心理护理研究的方法,其以现象学、诠释学、个案研究为基本准则,强调人存在的本质现象是寓居于世,人首先活在其周围世界中,人与周围世界中的他人和物有着种种联系,会影响人在具体生活场景中的思考、体验、欲求、行动及反应等过程。诠释现象学要求研究者描述研究对象所叙述的个人世界时,要站在研究对象立场,通过一系列的解释、意义构建与综合,自然地呈现个体的生活经验及意义解释。诠释现象学强调考察个体在特定情境下的独特体验,通常可选择同质性小样本甚至个案开展深入研究。例如,采用诠释现象学方法深入研究5例昆山"8.2"特大爆炸事故重伤者的生存体验,即纵向呈现了特大事故背景下5名重伤者在院期间生存体验的变化历程,揭示出特重度烧伤患者创伤后生存体验的本质特征,其研究成果或可为开展特大事故伤者早期的专业化心理救援及持续促进其身心康复提供有价值依据。

现象学研究最常采用访谈法收集资料,也采用观察法、档案资料查询等方法收集资料。现象学研究有多种数据资料分析方法,包括科拉伊奇(Colaizzi P,1978)、乔治(Giorgi A,1985)、马克斯·范梅南(Max Van Manen,1990)等提出的分析步骤,一般通过编码、归类、解释现象的实质和意义、提炼主题和要素得以完成。常用科拉伊奇1978年提出的现象学研究7个分析步骤:仔细阅读原始资料;提取与研究现象相关的词组或语句;为提取的重要陈述赋予意义(编码,coding);重复上述步骤,并将码号归类;整合所得结果,详细描述研究现象;缩减详细的描述形成结构框架;返回研究对象求证。

阅读笔记

研究实例

意外创伤者生存体验之诠释现象学研究 — 以昆山"8.2"特大爆炸事故重伤者为例

　　研究对象：5 例昆山"8·2"特大爆炸事故重伤者，符合同质性小样本的要求。

　　研究场所及研究对象的接近：XX 医院烧伤科，研究者所在团队第一时间加入此批重伤者的心理救援，研究者作为团队成员之一加入伤者的心理援助，并在其后的一年半时间一直陪伴伤者康复，与伤者及其亲属照顾者、医疗团队成员等有深入的接触与互动，是深入获取研究资料的重要保障。

　　资料收集方法：半结构式访谈、随访观察、反思日记等。

　　资料分析：借鉴我国台湾学者李维伦教授提出的诠释现象学资料分析策略，包括整理资料、沉浸阅读、拆解与改写意义单元、整合主题、置身结构、普遍结构。

　　主要研究结果：归纳出 4 个主题、18 个亚主题，即人生剧变是本组重伤者生存体验的重要组成，心理应激主要体现在重伤者经此重创后情绪、情感、认知方面的变化，重伤者基于此启动多重应对系统，但受到诸多因素的影响。

（二）扎根理论研究

　　扎根理论（grounded theory）由美国社会学家巴尼·格拉泽（Barney G. Glaser）和安塞尔姆·斯特劳斯（Anselm L. Strauss）于 1967 年始创，之后陆续得到发展、运用和深化，被广泛地运用于社会学、心理学、教育学、管理学、护理学等科学研究领域，其在质性研究中具有奠基的作用，被誉为是"定性革命"的先声。扎根理论的哲学基础主要包括符号互动论和实用主义等。扎根理论研究通常从研究者感兴趣的领域出发，以研究对象的主要关注点为核心，通过访谈、观察、文献资料查询等方法收集资料，并进行归纳性分析，呈现反映社会现象的核心概念，并通过核心概念之间的联系建构相关的社会理论，以理解社会互动、社会过程和社会变化。扎根理论研究与现象学研究的着眼点不同，其重点不在其经验性，而是强调基于资料的理论抽象。如运用扎根理论研究，归纳性分析"具有'坚强'特质的乳腺癌患者的抗癌体验"，形成乳腺癌患者坚强特质的理论模型；又如运用扎根理论研究，开展"患者参与患者安全的感知及理论框架的扎根理论研究"，构建患者参与患者安全的理论框架。

　　扎根理论主要有 3 个流派：格拉泽和施特劳斯的传统扎根理论、施特劳斯和朱丽叶·科宾（考宾）（Juliet M.Corbin）的扎根理论、凯西·查美斯（卡麦兹）（Kathy Charmaz）的构建型扎根理论。格拉泽的传统扎根理论强调可采用多种方法收集数据，包括现场观察、访谈、媒体报道、档案资料等，即"一切皆为数据"，强调数据来源可以是定量的，也可以是定性的；可以是一手数据，也可以是二手数据。数据编码主要有实质性编码和理论性编码。斯特劳斯和科宾更注重资料分析的程序化，采用开放式登录、轴心式登录和选择式登录进行数据编码。但二者都强调不断比较的方法以及理论敏感性。

研究实例

患者参与患者安全的理论框架的扎根理论研究

　　研究方法：格拉泽的传统扎根理论。

　　研究对象及抽样方法：三级、二级、一级医院各 2 所，内科、外科、骨科即将出院或出院后 1 个月内的患者 34 名。采用目的抽样、理论抽样、滚雪球抽样对初筛对象进行选择。

　　资料收集方法：现场观察、半结构式访谈、媒体文献资料等。

阅读笔记

资料分析方法:格拉泽的传统扎根理论资料分析策略,采用实质性编码(包括开放性编码和选择性编码)、理论性编码归纳主题。

主要研究结果:构建了"互动式参与患者安全"理论框架,主要包括4个原因要素:"信任、信息、沟通、支持";3个参与策略:"决策性参与、照护性参与、诉求性参与";1个参与结果:"有利";并提出相关的理论假设。

(三) 民族志研究

民族志研究(ethnography study)也称人种学研究,目前学术期刊多以"民族志研究"表述;即针对共享文化模式的某人群的研究,旨在描述或解释某个文化或社会群体。民族志研究聚焦于诠释文化视角和呈现研究的发现,其研究目标,是尝试从寻找意义及情感模式发现文化框架,分析其结构和内容,并以此解释社会现象。跨文化护理理论创始人玛德琳·莱林格(Madeleine M. Leiniger)自20世纪70~80年代就一直致力于人种学研究。此类研究的核心,是完好或深度的描述,要求研究者必须沉浸到一个团体或一种社会环境中去观察、获取信息(田野作业)。民族志研究的资料搜集途径相当丰富,常用方法有参与观察、非结构式深入访谈和文件分析等,适合于探讨不同文化环境中人们的健康信念或特定人群的生活方式及其健康行为等。如我国台湾学者 Yeh 等为探索产妇的传统居家"坐月子"向产后护理之家"坐月子"的变革现象,对一所大型产后护理之家以及其中的 27 名产妇所做民族志研究发现,产后护理之家的助产士取代了产后家庭成员的角色,很多照护措施也基于其对现代医学知识的理解而改变。该研究提出了"产后护理之家应结合产妇的文化差异提供相应的产后照护措施""助产士可对其进行循证护理实践,探索更优质的产后照护服务"等论点。

(四) 个案研究

个案研究(case study)指在一个完整的自然情境脉络下对某一特定个案的发展历程、生活模式进行长时间的检视,多方位、多维度、多层面地研究个案,通过对个案做全貌式详尽描述与分析,以期探讨现象的过程,并诠释和理解其意义。个案可以是一个人或一个群体,或是一个事件、行为或过程,也可以是一个机构、社区、国家、社会或社会生活的某个单位。个案研究常使用定性数据,如自然观察、访谈、档案记录(也称档案研究,archive study)等,有时也可采用心理测验等方法收集量性数据。个案研究很少系统地控制实验变量,相反,不同的实验处理常被同时用于一个被试,故个案研究的基本特征是缺乏严格控制。但个案研究却可为理解个体和洞察人们行为的原因提供丰富信息,有利于研究者提出新的观念和假设。心理护理研究常需采用个案研究,通过对多个患者的典型个案研究和积累,可归纳出举一反三解决问题的规则。如护士通过观察记录多个急性心肌梗死患者病情危急时的心理反应,研究分析其累积的资料,便可掌握此类患者心理反应的共性规律,针对其提出对大多急性心肌梗死患者均具有实用价值的干预对策。个案研究具有应用目的和理论目的,经多次同类性质的个案研究所获典型"案例",既可供研究者日后形成研究假设作参考,又可为预测同类事物未来变化提供依据。

个案研究的资料分析要体现其描述、主题分析和结论,主题分析的技术可有模式匹配、建构性解释、时间序列分析、使用逻辑模型、跨个案分析等。

(五) 叙事研究

叙事(narrative)是人类基本的生存方式和表达方式,早期的叙事可追溯至民间故事和神话,但叙事研究作为一种质性研究方法,则始于 20 世纪 70~80 年代的教育学等社会科学领域;90年代进入护理学,并逐步推广应用于社会学、心理学、人类学、语言学、法律、历史学、精神疗法等理论与实践研究领域。

阅读笔记

叙事研究(narrative inquiry),又称故事研究(life story and biographical research),是一种运用

及分析叙事材料、探究人类经验世界的质性研究方法。它从叙事者的故事开始，以诠释故事为其主要任务，重在理解叙事材料及意义。叙事研究强调在叙事过程中，人们赋予事件涵义，并诠释故事中的环境、人与人之间的关系，行为序列及情感因素。

叙事研究的基本步骤包括：确定研究问题；选择研究对象；进入研究现场（置身现场）；观察访谈；整理分析资料和撰写研究报告。叙事研究创始人之一的加拿大著名学者简·克兰迪宁（D Jean Clandinin）和迈克尔·康纳利（F. Michael Connelly）基于实用主义哲学家、教育家约翰·杜威（John Dewey，1859—1952）的经验概念具有连续性（continuity）和互动性（interaction）的特征等相关理论，对实施叙事研究提出了自己的模式，被学界广为推介。他们强调叙事研究的要点如下：①注重研究者与被研究者（叙事者）的互动与合作，是研究者与参与者在一定时间内、在一个或一系列的地点、以及在与周围环境的社会互动中的合作。②研究对象可以是自身或其他叙事者。③资料收集方法及叙事资料形式多样，可包括访谈记录、口述生活故事、田野观察笔记、反思日记、信件、自传等形式。④叙事资料可采用"三维叙事探究空间（three-demensional narrative inquiry）"框架进行分析，即从"时间（temporal）"、"互动（interaction）"和"地点（place）"三个维度分析故事。"时间"维度，指观察事件在"过去""现在""将来"的时间方向上的延续性；"互动"维度，指人与社会的互动，包含个体内在的感受、希望、审美反应、道德倾向等对个体的影响，外在社会情境与个体的交互影响；"地点"维度，指故事发生在一个特别的或一系列的地点。"三维度叙事探究空间"将个体与社会互动的经验以"时间"维度呈现，并将其互动过程置于具体场景，体现发展的观点、社会的观点和具体问题具体分析的观点。⑤兼具描述和诠释的双重目的。描述指尽可能客观地再现故事经历的真实；诠释是分析和判断故事的价值观、情感等因素，并进一步建构理论的过程。因此，撰写叙事研究报告既包含研究者对所观察到的"事"的故事性描述，也包含研究者对"事"的论述性分析。

护理学者应用叙事研究也已日渐增多，其既可用于理解叙述者的生活经验、自我认同、生活方式、个性特征等的研究，如"卵巢癌患者心理痛苦的叙事研究"；还可让叙事者在叙事过程中增强对自身经历和生活体验的控制感，促进自我意识的建构，患者讲述故事的同时也能重新认识病中的自我，建构其精神世界，有助其康复。叙事研究还可丰富心理护理的干预措施、健康教育的形式等。如"叙事疗法在前置胎盘孕妇期待治疗期的应用"的研究，提示"叙事疗法有助于改善其消极情感状况，并可降低产后抑郁状态发生"；"叙事疗法对躯体形式障碍患者生活质量的影响"的研究，提示"叙事疗法合并药物治疗躯体形式障碍较单纯用药效果更好。"

二、心理护理质性研究的基本步骤

质性研究步骤与定量研究类似，同样可分成若干步骤（图6-4），但不及定量研究那样界限分明，有时甚至存在交叉重叠。

（一）提出研究问题

与量性研究不同，质性研究问题的提出不是基于文献回顾和分析，而是以研究对象的主要关注点为核心，强调来自研究对象的真实生活世界，关注研究对象的生活意义、体验、经验等，通过呈现研究对象的真实生活世界的经验及其过程，分析和把握其本质与结构，目的是形成对其本质与结构的清晰、准确和系统的描绘。例如，当研究者对"患者参与患者安全"的研究感兴趣时，即提出"患者对参与患者安全管理的经验是什么？患者是如何参与患者安全管理的？"等研究问题，其目的是要回答患者对参与患者安全管理的体验和过程。

（二）确定研究对象和场所

质性研究的研究对象不强调代表性，但需注意其典型性，即能从研究对象处获得丰富的资料信息，研究者需考虑从哪些场所可获得其研究对象。

阅读笔记

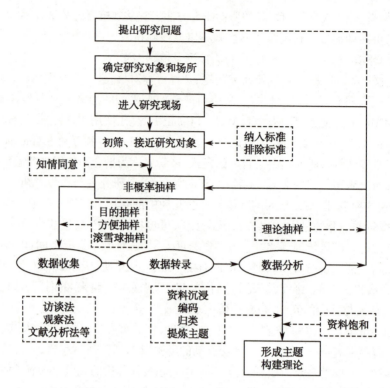

图 6-4　心理护理质性研究设计及实施示意图

（三）进入研究场所

　　质性研究要求研究者与研究对象之间有更深入接触，一旦确定场所，研究者即应进入研究场所（entry to field）并接近研究对象，民族志研究尤其强调研究者进入研究对象的文化世界进行田野调查。接近医疗机构内（如医院）的研究对象，一般需获得机构相关负责人的批准，且研究者需承诺为研究对象的参与保密。

研究实例解析

接近和确定研究对象的实例

　　本研究采用 3 种方式接近和确定研究对象：

　　1. 研究者以临床带教护士的身份参与临床护理工作，在带教护生的过程中通过与患者的接触熟悉患者，按照目的抽样和理论抽样的需要选择拟访谈的患者，向患者解释研究的目的和拟访谈的话题，给患者发放"招募访谈对象说明信"，询问患者是否愿意在出院后接受访谈，如患者同意接受访谈，与患者互留联系方式，之后与患者电话联系商量约定访谈的时间和场所。

　　2. 研究者与拟访谈的医院科室取得联系，说明大致的研究目的，征求院方科室同意，通过与临床护理骨干的交谈了解患者，按照目的抽样和理论抽样的需要选择拟访谈的患者，向患者解释研究的目的和拟访谈的话题，给患者发放"招募访谈对象说明信"，询问患者是否愿意在出院后接受访谈，如患者同意接受访谈，与患者互留联系方式，之后与患者电话联系商量约定访谈的时间和场所。

　　3. 采用滚雪球抽样的方法，根据与患者访谈的信息以及研究团队成员熟悉的患者，直接与出院后的患者取得联系，向其解释研究的目的和拟访谈的话题，询问他／她是否

阅读笔记

愿意接受访谈,如同意接受访谈,则可电话联系商定访谈的时间和场所。

以上3种方式访谈时,科室工作人员均不在场,访谈内容均不与患者住院所在科室交换沟通。

(四) 抽样

质性研究的抽样不要求随机化,一般采用非概率抽样法(nonprobability sampling),常用目的抽样、理论抽样、方便(便利)抽样和滚雪球抽样等。

1. 目的抽样(purposive sampling) 研究者基于自身的专业知识和经验,根据研究目的选择具有典型特征、信息量丰富的研究对象。目的抽样可采取最大差异抽样或典型个案抽样的策略,例如:为研究烧伤患者创伤后成长的经历和体验,既需选择创伤后成长水平高者为研究对象,也需选择创伤后成长水平低者为研究对象;还可选择创伤后成长过程特别典型的个案为研究对象。

2. 理论抽样(theoretical sampling) 指在某种理论指导框架下,有意识地选择符合理论框架特征的研究对象。例如:为了解人们对甲型流感的认识和预防策略,研究者可根据既往文献或专业经验知其存在白领与蓝领阶层、年轻人与老年人的差异,研究抽样时,有意选择不同年龄、阶层的代表。

3. 方便抽样(convenience sampling) 以研究者方便获得样本的方法获取研究对象。例如,住院脑卒中患者的研究,研究者可就近选择一家医院的住院脑卒中患者为研究对象。便利抽样简便易行,但从研究对象处所获信息可能不完全、不典型,可能导致研究结果的偏倚。

4. 滚雪球抽样(snowball sampling) 此法主要用于寻找较隐蔽的研究对象,可在找到一个研究对象后,请其推荐介绍更多的研究对象,像滚雪球一样,逐渐扩大样本量。例如,艾滋病患者心理体验的研究,可在先获得一个个案的基础上,请其介绍其他艾滋病患者为研究对象。

质性研究的样本量大小取决于信息的饱和程度,当新的研究对象不再能给研究注入更多新信息时,即达到资料饱和,表明样本量足够。

研究实例解析

研究对象的抽样

本研究采用以下策略抽取样本:

1. 目的抽样 研究早期主要采用目的抽样的方法选择访谈对象,选择样本时据其研究目的考虑访谈对象的年龄、性别、疾病诊断、手术与否、不良事件经历等因素进行目的抽样。

2. 理论抽样 扎根理论强调边收集资料边对资料进行编码和分析,在逐步形成概念化的过程中,根据概念化的程度调整抽样的重点,用理论抽样决定下一步抽哪些对象,从哪儿可获得抽样。本研究在其资料收集、编码和分析的过程中,根据逐步形成的概念类属,运用理论抽样的方法选择下一访谈对象,直至资料饱和。

3. 滚雪球抽样 访谈过程中,请受访者提供一些他们熟识的符合研究目的的访谈对象,如介绍病友。

(五) 数据采集

质性研究数据采集(data collection)的方法包括访谈法、观察法、文献资料分析法、经验总结法等。以下重点介绍访谈法和观察法。

阅读笔记

1. 访谈法（interview）　质性研究常用的收集资料的基本方法。

访谈法按形式可分为：①个人深度访谈（intensive interview）：指一种无结构、直接、个人的访问，访问过程中，一名经验丰富、掌握高级技巧的采访员深入地访谈一名被访者，以揭示其对某一问题的潜在动机、信念、态度和感情；②小组焦点访谈（focus group interview）：由一名经培训的主持人以一种无结构的自然形式与一个小组的被访者交谈，主持人负责组织讨论，从中深入了解相关问题。

按访谈内容可分为：①定式或结构性访谈（structured interview），即研究者事先准备好访谈提纲或问卷，逐项按顺序向被访者提问所要了解的问题；②半定式（半结构式）或无定式（无结构式）访谈（semi-structured or no structured interview），即研究者仅就与研究目的相关的关键性要点形成问题，即时询问被访者，而不采用调查问卷方式，此类访谈要求研究者具有一定的水平和访谈经验。

背景资料

动机性访谈

动机性访谈（motivational interviewing）由美国学者威廉·米勒（William R. Miller）1983 年提出。米勒认为，动机性访谈是一种协作的、目标导向风格的沟通方式，是为了强化一个人对一个具体目标的动机和承诺，通过在一种接纳和至诚为人的氛围下引出和探索这个人自己关于改变的原因。动机性访谈强调引导而非指示，包括4个关键要素：合作、接纳（包括绝对价值、准确同感、支持自主性、肯定）、至诚为人及唤出。动机性访谈的基本步骤包括：导进过程、聚焦过程、唤出过程和计划过程。贯穿使用于动机性访谈的 5 种关键沟通技术包括：询问开放式问题、肯定、反映、摘要 / 总结及在许可情况下提供建议。

2. 观察法（observation）　是质性研究常用的资料收集方法。

按研究者是否参与可分为：①参与性观察（participant observation）：指研究者有观察和参与双重角色，直接参与到所观察对象的群体中，是典型的人种学研究方法；②非参与性观察（non-participant observation）：指研究者不直接参与被观察对象的任何活动，在其未注意的情况下，完全从旁观者角度观察被研究者的方法，双方无任何互动。

按有否观察工具可分为：①结构式观察（structured observation）：研究者事先确定观察样本和项目，并采用一定的观察工具收集观察数据资料；②非结构式观察（non-structured observation）：研究者事先无详细的观察内容、样本、项目、工具等计划。

（六）数据转录（transcription of data）

访谈法或观察法获取资料时均应记录，常用的记录方式包括文字、录音、图像、视频等，研究者需在收集资料后尽快整理转录。通常，将录音转录为 word 文字稿需在收集资料的 24h 内，转录时需逐字逐句，对受访者谈话中出现的停顿、声音及音调、特殊的情绪表现或肢体语言等需一并记录并撰写备忘录，之后由两位参与访谈者再次听录音予以核对。为提高访谈资料的可信度，可将其文字资料反馈交受访者核查。还需录入和整理受访者的一般资料信息，所涉患者信息的全部资料由研究者交专人加密保管。

（七）数据分析（data analysis）

不同的研究类型或取向的数据分析的具体策略可有不同，大都包括以下环节：

1. 数据沉浸（data immersion）　即研究者反复、深入地阅读所收集数据，尽可能多地发现数据包含的信息。

阅读笔记

2. 编码(coding) 一般先将访谈资料分割成片段,进行开放式编码,编码的码号可源自受访者的原词句,也可是研究者根据受访者的陈述或观察受访者后提炼的词句。

3. 归类(creating categories) 将编码之间的关系按照一定的策略逐步归纳,总结成一定的逻辑结构。

4. 提炼主题(identifying themes) 研究者最终运用一定的哲学观为指导,分析编码之间的逻辑结构与关系,归纳提炼出若干主题,并用文字、图表、研究假设等形式解释和阐释主题。

质性研究数据可采用计算机辅助数据分析(computer aided data analysis)软件做定性或定量分析,常用 NVivo、ATLAS.ti、AQUAD 等质性研究分析软件。分析软件可帮助研究者整理、分析资料,但不能代替研究者的分析和归纳。

(八) 质性研究结果的写作

质性研究的最终步骤与量性研究一样,即撰写研究论文,即总结、归纳研究发现。质性研究论文一般包括研究的背景(background)、目的与问题(objectives/goals and questions)、方法(methods)、发现(findings)和结论(conclusions)5 部分。质性研究的样本量虽小,但要求深度描述(thick description),质性研究论文需深入、细致地描述其提炼出的主题。尤其是人种学研究,要求用分析性或理论性描述深度阐述某文化人群在其特定细节和背景信息条件下行为的意义,以此解释其生活模式。

(九) 质性研究的其他相关问题

鉴于质性研究与量性研究的设计理念的本质差异,其实施和论文撰写等亦有诸多差异,除上述基本研究过程和步骤的差异,质性研究还需注意以下环节。

1. 文献阅读 由于质性研究关注研究对象的真实世界,为避免已有文献对研究的影响,质性研究一般不主张在其研究早期即系统、深入地研读相关研究的文献。质性研究文献阅读需注意以下方面。

(1) 方法论相关文献:研究早期需大量阅读方法论的相关文献,以便在后续研究中熟练运用其相应方法论。

(2) "无关文献":指研究的早期及进程中,研究者需阅读一些研究的外围文献,如不是直接针对研究问题的其他学科相关文献(被称为"无关文献"),但有助于研究者保持开放的思维和开阔的视野,尤其是扎根理论研究,阅读一些社会学、心理学文献,有助于研究者提高对数据的概念化能力及理论性编码的敏感性。

(3) 相关文献:包括传记、日记、媒体报道和评论等相关的描述性文献,也包括相关论文、综述等研究文献。一般主张在研究的进程中阅读相关文献,研究者基于其收集、分析资料并初步形成理论范畴及特征,即可回顾其实质研究的相关文献,并将自己的研究与其联系、比较。

2. 伦理考虑 质性研究关注研究对象的真实生活和内心世界,有较严格的研究伦理要求,一般需经过相关机构的伦理审查,注意落实具体的人权保护措施(参见第一章)。

研究实例解析

质性研究的伦理考虑及人权保护措施

1. 访谈前,访谈者向受访者说明研究目的、拟访谈的主要话题,再次征询其是否愿意接受访谈,告知其可自愿选择接受或不接受访谈;也可据其喜好确定访谈的时间和地点。

2. 访谈中,如遇受访者不愿或不便回答的问题,允许其不回答或退出访谈,且其不会因此受到不公平对待。

阅读笔记

　　3. 告知受访者：录入和分析资料时，谈话内容和信息交由专人编号和分析，不涉及受访者的姓名、所住医院名称、相关医务人员姓名，资料录入分析完毕1月后交专人封存，谈话内容仅用于研究分析，不会以个别信息反馈至相关医院或医务人员。

　　4. 访谈过程中，研究者以护士或聆听者的身份进入，不对受访者的陈述作任何评判、施加任何压力或干预。

　　5. 如受访者因访谈内容致情绪波动，出现哭泣、焦虑等不良情绪状态，访谈者需暂停访谈并适当给予安抚。

　　6. 为占用受访者时间及其提供信息致谢，赠送其一份小礼物，并据其需要提供相关信息。

　　3. 质性研究的可信度　质性研究成果的主要表达形式是文字，且因不同的研究策略、哲学基础指导、研究者与研究对象的互动等均可使研究结果的表达不同，此即质性研究的多样性体现，但也易让质性研究的可信度受到质疑。为提高其可信度，可采取以下合众法（triangulation）：

　　（1）资料合众法：即在不同的时间、场所多次收集同一研究对象的资料，例如，为了解患者对化疗的经历和感受，可在患者每次化疗后进行多次访谈或观察，访谈场所可选择病房、患者家里或患者自选的其他场所。

　　（2）收集资料方法的合众法：即采用多种方法收集研究资料，如半结构式深入访谈与参与式观察法相结合等。

　　（3）研究人员合众法：转录和分析资料等过程中，由第二人核对转录的资料，或二人同时分析同一份资料再行比对等。

　　（4）分析资料的合众法：研究者连续、反复地分析资料，通过证实和证伪的方法，反复比较、对照研究形成的理论与原资料；在研究团队内反复讨论并不断修改初步形成的研究结果。

　　此外，质性研究还可通过以下方法提高研究的可信度：①注意样本的典型性和信息的多样性；②研究者始终避免个人主观性对研究的影响；③资料可反馈给研究对象核对其真实性；④分析反面案例等。

第五节　心理护理的研究过程

　　心理护理的研究过程与其他学科领域一样，以下简述其确定研究课题、制订研究计划、实施研究步骤和撰写研究报告等主要部分。

一、确定研究课题

　　确定研究课题即选题，研究者应遵循科学性、创新性、可行性和实用性等原则选题。具体步骤包括：

　　1. 提出问题　是科研选题的始动环节，是实施科学研究的基础，大多基于研究者的不断学习、实践和思考所形成。心理护理研究选题主要源自研究者在临床实践中发现的有待探索的现象或问题、有待验证的心理护理的理论或推论、心理护理方法与技术的创新及应用等。心理护理选题应体现相关学科理论知识进展对其实践领域的积极指导作用。如"意外创伤者生存体验之诠释现象学研究——以昆山'8·2'特大爆炸事故重伤者为例"之选题即为研究者参与伤者心理救援过程中的学术思考，不仅为其顺利完成研究工作指引了方向，其整个研究过程对经历此次重大创伤事件的伤者及亲属达成其身心适宜状态具有重要的指导和支持作用。

阅读笔记

2. 查阅文献与调研　确定研究课题前的查阅文献不同于研究设计前的文献研读,无论量性研究、混合型研究或质性研究,均需通过查新、阅读及分析相关文献或初步调研,充分了解相关研究的进展、思路、方向,以确定研究的切入点或大致方向,还可为量性研究、混合型研究等确立其研究假设提供有价值依据。通俗地说,就是通过此环节把握选题的创新性、可行性等,包括选择本领域亟需解决但尚未见其学术成果的研究问题,或跟进某国际学术研究热点率先开展其本土化研究等。例如,近年来心理护理研究紧随积极心理学进展并将其拓展至护理对象心理康复的探索,其选题不再是既往重点关注患者负性情绪的评估及干预,而呈现更多的聚焦患者应对病痛过程中内在潜质、积极体验等研究,如各类伤病人群及其亲属的创伤后成长研究、益处发现研究等。

3. 建立假说　查阅和分析文献为基础,针对自己提出的问题,综合运用比较分类法、分析综合法、归纳演绎法等,建立假说,即就某问题提出初步、推测性、具有较大意义的理论解释。如研究者就其“自我表露对意外创伤者创伤后成长的干预效果及作用机制研究”提出的假说即包括“自我表露可预测意外创伤者创伤后成长水平;自我效能和社会支持两个心理社会资源变量可预测意外创伤者的创伤后成长水平;伤者的自我表露、社会心理资源、认知情绪加工之间存在显著相关;社会心理资源在伤者的自我表露与创伤后成长间发挥中介效应;认知情绪加工也可在伤者的自我表露与创伤后成长间发挥中介效应”等。需强调的是,质性研究只需明确研究的主要领域及目的,无需建立研究假说。

4. 确立选题　围绕假说科学构思,确立研究题目,研究者应力争申请、获取相关科研项目的资助;还需申请相关机构的伦理审查。如近年来多位心理护理研究者成功获批国家自然科学基金面上项目,无疑其选题很关键。

二、制订研究计划

制订研究计划即研究方案设计,对科学研究具体内容和方法的设想及计划安排,是整个科研过程的纲领。无论质性或量性研究,都有必要制订科学、详细、可行的研究计划。制订研究计划包括专业设计和统计学设计,前者指运用专业理论和知识技术指导研究设计,后者指运用数理统计学理论和方法设计研究方案。以下结合研究体例,简述制订研究计划的主要内容。

1. 研究目的　即为什么要选这个课题,重点要描述该研究的意义与重要性。如“意外创伤者生存体验之诠释现象学研究……”的研究目的:“探究昆山‘8·2’特大爆炸事故中重伤幸存住院期间的生存体验,为印证意外创伤者心理干预的长期效用提供参考证据,引导伤者向研究者描述其心路历程的同时能躬身自省,逐步接受并适应其创伤后各种变化,实现身心康复。”

2. 研究内容　即主要研究哪些内容,可分几部分开展研究,必要时可分出子课题。如“自我表露对意外创伤者创伤后成长的干预效果及作用机制研究”中有包括3部分研究内容:①自我表露、应对资源、认知情绪加工与创伤后成长的关系研究;②意外创伤者认知加工特点的研究;③自我表露对意外创伤者创伤后成长的干预效果研究。

3. 研究方法　根据研究目的确定合适的研究方法,并结合研究内容设定明晰、可行的技术路线,方法的设计应具体、细致,从拟采用方法、研究对象的纳入和排除标准、如何及从哪里获取样本、样本分组、样本量估计、干预或处理的措施、需观测的指标等均需详尽设计,以确保课题的顺利实施。如“意外创伤者生存体验之诠释现象学研究……”选择诠释现象学作为其研究方法的依据是:“研究所涉昆山‘8·2’特大爆炸事故的重伤者样本量少但同质性极高,且其生活发生巨大改变,形成了独特的生存体验,符合诠释现象学所关注的人类生活经验,宜采用此方法指导本研究及其全程”。其研究设计包括:“采用深度访谈、随访观察、反思日记、量表评估等手段收集其住院期间对自身所有状态的察觉、表达、反省等资料,对其长期照护亲属展开同步研究,以补充相关信息。"

4. 研究进度和经费预算　根据研究工作量大小及研究流程的需要,安排时间进度既要紧凑,又要留有机动的余地;经费预算应科学合理、符合规范。如"意外创伤者生存体验之诠释现象学研究……"从 2014.08.03~2016.04.29 期间一直跟踪随访 5 名昆山"8·2"特大爆炸事故重伤幸存者(主要研究对象)20 个月余,录音访谈共计 42 次,约 1300 分钟,录音文本转录共计 18.5 万多字,随访观察共计 203×5 人次,观察反思日记共计 168 945 字。其时间跨度之长,工作量之大,均因其研究的需要。

三、实施研究步骤

按照科研设计有计划地开展课题研究的具体实施过程,包括样本的选择、预实验、研究资料的收集与处理、研究资料的统计与分析等环节。

(一) 样本选择

确定样本纳入和排除标准后,应根据研究目的、研究设计的类型确定样本选择的方法与样本量。

(二) 预实验

预实验(pilot study)也称可行性研究或试验研究。即在正式研究开始前,先行一个小规模、小样本量的预实验,以熟悉和摸清研究条件。若是调查性研究,则称"预调查"。检验课题设计是否可行,如样本选择是否合适、评估工具是否适用、处理干预是否得当、研究方法是否可行、研究设计是否需要调整等。预实验(调查)还可培训参加研究的工作人员,以统一方法,减少误差。一般预实验(调查)的样本量为研究设计总样本量的 10%~20%;预实验(调查)还可对自行编制的测评工具行信度、效度的检验。

(三) 研究资料的收集与处理

根据研究的目的和类型,采用不同方法收集科研资料,如测量、调查、观察、实验等方法从研究对象处直接搜集的质性或量性资料,称为原始资料(或第一手资料)。原始资料必须科学、可靠地记录,并予以完整保存。对原始资料应先行初步处理,如质性研究中为便于后续分析,需将访谈录音转录为文字资料。

(四) 研究资料的统计与分析

研究所获取资料一般分为计量资料、计数资料和等级资料,应根据资料类型,选用不同的统计处理方法,包括描述性统计和推论性统计,据其统计结果归纳研究结论。

四、撰写研究报告

撰写研究报告或论文是科学研究的最后步骤,是研究工作的书面总结,也是公布研究结果的主要形式。根据各类研究的具体要求,研究报告的书写范式(发表于学术期刊的论著、研究生学位论文、基金项目总结报告等)不尽相同,但通常包括以下几方面。

(一) 研究报告正文

1. 研究报告主体　是研究报告的最主要部分,有的报告要求以大摘要形式呈现,需以简明扼要的语言、丰富详实的数据资料概括其研究项目的精华。一般包括摘要、关键词(一般不超过 5 个)、研究背景、研究目的与研究问题、主要研究内容与方法、研究结果、研究结论等。撰写风格需注意重点突出、语言精练、结构合理、层次分明,必要时可用图、表、统计数据等表示。

2. 研究项目执行情况　如系立项课题,需陈述是否按计划进行,哪些内容作了必要的调整和变动,原因何在。研究各方对经费、人员、设备、技术等的投入情况;组织国内外学术活动

阅读笔记

的情况,参加国际学术会议作大会交流等情况。

3. 实际解决的问题或成果　本着实事求是的原则,阐述研究项目所解决的实际问题,取得的成果,促进研究成果的传播、应用情况等。

4. 存在问题与建议　包括研究项目执行中的难点和经验,项目结题时有否达到预期目标,如未达到,需分析原因和可能的解决途径。针对其后续研究提出思考或建议。

(二) 成果数据统计及附件材料

如实统计、上报研究项目形成的各项成果,主要包括科学论文、学术专著、原理性模型、发明专利、成果奖励,新技术、新方法和新产品等。科研成果的统计必须如实、准确,并提供相应的成果证明材料附件。

小结

心理护理研究是护理心理学研究的重要组成部分,主要研究护理对象在特定情境下心理活动与其疾病、健康如何相互作用、相互影响,研究他人对护理对象心理活动的影响及其特点与规律。

心理护理的研究对象已由患者扩展至患者、家属及社会人群。心理护理的研究范畴包括基础研究和理论研究,但主要为应用研究。不同研究范畴彼此相互交叉、相互融合。

可根据不同标准分类心理护理研究:①按研究的时间维度/时限分类,可分为纵向研究和横向研究;②按研究的性质分类可分为量性研究、质性研究和混合研究;③按照研究目的的不同,可分为探索性研究、描述性研究和解释性研究;④按照是否实施干预/处理,可分为非实验研究、类实验研究和实验性研究。

心理护理的量性研究主要包括测评工具的研制、调查性研究、病例对照研究、实验性研究和类实验研究。

自行研制心理量表的主要步骤:明确量表编制的目的、用途与对象,拟定量表编制的计划,编制测试题,项目试测与项目分析,合成测验,测验的标准化(测验内容标准化、实施过程标准化、评分计分标准化和分数解释标准化),测评量表的鉴定以及编写测验手册。量表的标准化常用常模表示。测评量表的鉴定是指对量表的信度、效度进行鉴定。信度检验包括重测信度、复本信度、同质性信度和评分者信度等。效度检验包括表面效度、内容效度、结构效度和效标效度等。

汉化修订量表指将国外研究者研制的量表译成中文并加以修订、运用的过程,其步骤包括:量表的翻译和回译,量表的文化调适与修订,量表的语义分析,预测验,量表测评的实施、标准化与信效度检验等。

调查性研究指运用一定的调查工具,采取一定抽样策略抽取调查样本,以验证有关变量之间的关系。调查研究设计策略可有横断面设计、连续独立样本设计和纵向设计。

实验性研究指研究者根据研究目的人为地给研究对象设置干预(处理)措施,按照对照、重复、随机化的基本原则控制非干预措施的影响,通过分析实验结果,评价干预措施的效果。类实验研究亦称准实验研究,指对研究对象进行某种干预或处理,但其研究设计缺少按随机原则分组或/和无对照组的一类研究,包括非等控组设计、自身前后对照设计和间断时间系列设计等。

心理护理质性研究的主要类型包括:现象学研究、扎根理论研究、民族志研究和个案研究等。心理护理质性研究的步骤包括:提出研究问题,确定研究对象和场所,进入研究场所,非概率抽样,数据采集(观察和访谈等)、数据转录和数据分析,以及研究结果写作。质性研究还需注意进行一定的文献阅读、伦理考虑,并需采用合众法以提高质性研究的可信度。

心理护理的研究过程和其他研究过程基本相似,主要包括确定研究课题、制订研究计划、实施研究步骤和撰写研究报告等部分。

(叶旭春)

思考与练习

1. 举例说明心理护理研究的对象与范畴。

2. 如何研制心理测评工具? 如何提高心理测评工具的信度和效度?

3. 说明下列研究类型的各自特点:前瞻性研究与回顾性研究、实验性研究与类实验性研究、描述性研究与解释性研究、量性研究与质性研究。

4. 若要研究患者术前焦虑的现状与影响因素,请至少应用3种研究类型或方法设计该研究。

5. 达芬奇外科手术是一项近些年开展的复杂外科手术,它是一种高级机器人平台,由外科医生控制台、床旁机械臂系统、成像系统三部分组成。该手术系统已在成人和儿童的普通外科、胸外科、泌尿外科、妇产科、头颈外科及心脏手术等领域应用。请采用质性研究设计,对接受达芬奇手术的患者开展相关研究,请陈述研究目的、研究问题、研究内容、研究方法、数据采集方法与策略、数据分析方法等主要研究环节的设计。

参考文献

1. 刘晓虹. 护理心理学[M]. 上海:上海科学技术出版社,2015:1-10.

2. 李铮,刘宇. 护理学研究方法[M]. 北京:人民卫生出版社,2012.

3. 陈坤,陈忠. 医学科研方法.[M]北京:科学出版社,2011:14-59,164-249.

4. 劳伦斯·纽曼. 社会研究方法:定性和定量的取向[M]. 郝大海,译. 北京:中国人民大学出版社,2009:179-387.

5. 约翰·肖内西. 心理学研究方法[M]. 张明,译. 北京:人民邮电出版社,2010:77-248.

6. 戴维·G·埃尔姆斯. 心理学研究方法. 第8版[M]. 马剑虹,译. 北京:中国人民大学出版社,2011:65-132.

7. 肯尼斯·S·博登斯,布鲁斯·B·阿博特. 研究设计与方法[M]. 袁军,译. 上海:上海人民出版社,2008:1-450.

8. 郑全全,赵立,谢天. 社会心理学研究方法[M]. 北京:北京师范大学出版社,2010:50-73,180-278.

9. 李功迎. 心理科学研究方法. 第2版[M]. 北京:人民卫生出版社,2013.

10. 凯西·卡麦兹. 建构扎根理论:质性研究实践指南[M]. 边国英,译. 重庆:重庆大学出版社,2009:1-188.

11. 诺曼·邓津,伊冯娜·林肯. 定性研究:策略与艺术. 风笑天,译. 重庆:重庆大学出版社,2007:544-574.

12. 简·克兰迪宁. 进行叙事探究[M]. 徐泉,李易,译. 重庆:重庆大学出版社,2015.

13. 简·克兰迪宁,迈克尔·康纳利. 叙事探究:质的研究中的经验和故事[M]. 张园,译. 北京:北京大学出版社,2008.

14. Pranee Liamputtong. Qualitative research methods[M]. Melbourne:Oxford University Press,2009:41-206.

15. William R. Miller, Stephen Rollnick. 动机式访谈法:帮助人们改变[M]. 郭道寰,王韶宇,江嘉伟,译. 上海:华东理工大学出版社,2013:1-30.

16. 林岑. 具有"坚强"特质的乳腺癌患者的抗癌体验:一项扎根理论研究[D]. 上海:复旦大学,2007.

17. 吴菁. 烧伤患者早期心理干预模式的构建与验证的研究[D]. 上海:第二军医大学,2009.

18. 叶旭春. 患者参与患者安全的感知及理论框架的扎根理论研究[D]. 上海:第二军医大学,2011.

19. 汪际. 创伤后成长评定量表及其意外创伤者常模的研制[D]. 上海:第二军医大学,2011.

20. 董超群. 自我表露对意外创伤者创伤后成长的干预效果及作用机制研究[D]. 上海:第二军医大学,2013.

阅读笔记

21. 尹秋馨. 意外创伤者生存体验之诠释现象学研究——以昆山"8·2"特大爆炸事故重伤者为例［D］.上海：第二军医大学，2016.

22. Yeh Y C, St John W, Venturato L.Doing the month in a Taiwanese postpartum nursing center：an ethnographic study［J］.Nurs Health Sci，2014，16（3）：343~351.

第七章　心理护理的国内外研究进展

本章结合相关专著及文献的研读,聚焦并归纳整理心理护理的国内外研究进展,概述其理论研究、工具研究和干预研究的重要概念、特点、模式、作用等,并结合国内外相关研究分析实例。

第一节　心理护理的理论研究及进展

心理护理的理论研究必须掌握理论模型的构建及理论验证等相关知识要点,以下主要介绍理论模型的主要内涵、构建方法及理论验证,以助力研究生学习并在其研究中构建理论模型,为其研究提供指导。

一、理论模型及其构建

理论指人类抽象、概括地反映客观世界内在机制的系统知识;理论的形成则需通过构建理论模型得以实现。

理论模型在科学认识中扮演着双重角色:①理论模型需基于相关经验事实构建,成功的理论模型又可充当相关经验事实的"辩护者"。经验事实本身并不等于客观事实,只是人们从观察、实验所提供感性材料中概括出对事物表观特征及其规律性联系的认识。由于观察过程所涉观察对象、观察手段和观察者的任何差错都可导致观察结果失真;应用不完全归纳法从观察事实中所得经验定律的可靠性也总是受到质疑。只有当它被纳入某个理论模型的解释范围,并被作为某种深层机制的必然结果而从模型中推导出来,其正确性才能有所保证。②理论模型是发现新事实的重要工具。当一个理论模型被提出,人们总要想方设法去检验它。在为它寻找肯定或否定的证据的过程中,人们的经验知识不断得以丰富。通常人们为解释某些已知事实构建一个理论模型,构建理论模型又可使人们发现更多待解释的事实,继而又需要构建新的理论模型。科学认识正是在这种无限"循环"的过程中不断地进步、不断地趋近客观真理。

阅读笔记

(一)理论模型的基本特征

理论模型是一个具有层次结构的演绎系统,它解释事实的方式是通过引入某种关于事物深层结构的假设,将那些事实作为其必然的逻辑结论从中推导出来。

1. 理论模型的结构形式　包括以下三个组成部分。

(1) 核心假设:即一组描述事物内部某种假想的构成要素、要素之间的排列方式(结构)和运作制约关系(运行机理)的陈述。

(2) "桥梁"假设:又称关联假设,即一组描述某种假想的要素、结构同事物表层的可观察属性之间的对应关系的陈述。

(3) 逻辑结论:即描述事物在某种假想的隐秘机制作用下必然遵循的运行规律。有些结论可能是人们在先前的科学实践中已总结出,有些结论可能从未被完全认识。通常人们把前一类逻辑结论称为"解释",把后一类结论称为"预测",以示区别。

2. 理论模型的可检验性　构建理论模型,不仅是为给某些已知事实找到一种解释,其根本目的是通过假设趋近客观事实的真正面貌,这就要求理论模型至少在逻辑上可检验。模型的可检验性程度,可由其解释力和预测力度量。解释力体现为理论模型对已知事实的解释所能达到的精度和难度;预测力则体现为理论模型对未知事物或过程的预见能力,即预测事实的多少,预测的精确度,特别是预测的新颖性程度。

3. 理论模型的表述形式　理论模型作为科学认识的成果,须以特定的形式呈现,以便接受逻辑的审查和事实的验证。虽然每个具体理论模型的思想内容千差万别、表述形式也各不相同,但理论模型的呈现方式总体上不外乎两类:①借助于语言、图像、符号等工具的定性表述,称为某理论的物理模型;②借助于公式、图表等工具的定量表述,称为某理论的数学模型。通常理论模型都有相应的物理模型,有些能在较高精确度水平上反映事物内部运行机制的理论模型,往往还有一个甚至几个数学模型。

(二) 理论模型的构建方法

1. 理论模型构建的一般过程　构建理论模型虽是为给某些已知事实做出合理解释,但其解释过程是个演绎过程,是把待解释事实设为某种假想机制作用的必然结果。理论模型的构思过程是个逆绎、溯因的过程,可视作为某个已知结论寻找其适当逻辑的前提。它要求研究者能深刻地领悟和洞察相关经验事实的真正意义,并通过创造性的想象和联想将各类背景知识融会贯通,凝聚成新的概念和原理。

构建理论模型是个典型的解题过程。从问题的提出到最终解决(即确立模型),通常需经历如下三个阶段。

(1) 构建模型的准备:指研究者有条理地分析和思考所面临问题的过程。开始一项研究时,研究者首先必须对其研究课题做全面分析,以便把握课题的类型、实质,了解其所包含的各个侧面和各个环节,然后根据问题的需要搜索经验材料后思考相关背景理论,为解题做好必要的知识准备。基于此,研究者可借鉴以往解决类似问题的成功经验,尝试用各种逻辑方法探索问题的正确解答。

(2) 模型的酝酿与"种子"的产生:主要指研究者经过一定的思考而下意识完成模型构思的直觉创造过程。由于直觉的想象和联想并不遵从确定的推理模式,其诱发因素也纯属偶然,此思维过程不可避免地带有一定的跳跃性和随机性。但另一方面,模型的酝酿过程又离不开自觉逻辑思维的合作,即直觉的想象与联想向自觉思维推出一系列新奇的观念,自觉思维则根据解题需要,从审美和逻辑的角度甄别、筛选直觉的想象与联想。只有通过理性审察的直觉成果才得以涌现,称为理论模型的雏形,或更形象地称为模型的"种子观念"。

(3) 模型的扩充、定形和检验:指研究者初步形成一个完整的理论模型,并进一步检验的过程。此阶段包括三个方面:①从已有背景理论看该模型的基本假设是否成立?②该模型的基本假设之间有无潜在的逻辑矛盾?③该模型的具体结论与经验事实是否一致?一个理论模型只有顺利通过了上述检验,才能最终确立其的科学地位。

阅读笔记

2. 理论模型构建的良性循环及其两种策略 理论模型从酝酿到最终确立的整个过程中,始终存在着三个因素的相互作用:①目标的因素,指研究者希望通过构造模型解决的某一特定的理论问题;②猜测的因素,指研究者为达到构模目标提出的尝试性方案;③检验的因素,即研究者根据相关的背景理论和观察事实对某种猜测的合理性所作评估。任何理论问题,都不可能仅通过一次构建就获得圆满解决。因此,检验的结果往往是否定或部分否定的,可促使研究者重新调整目标,提出新的猜测,此即理论模型构建的循环(图7-1)。

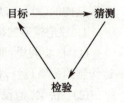

图 7-1 理论模型构建的循环

理论模型构建的循环若是良性的,就能引导研究者逐渐地趋近并达到最终的目标;反之,它若是个恶性循环,研究者则会离其目标越来越远。保证理论模型构建的良性循环主要有以下两种策略。

(1) 多向选择的试错法:此指一种"普遍撒网"、重点搜索的思维策略,即首先从相关的背景知识出发,通过分析、想象、类比等方式,设想出各种逻辑上可能的解题方案,然后从中选择成功概率最大者加以检验。检验结果若是否定的,就从其余方案中再选出最可能的一种。就此按概率大小依次检验,排除其中错误或不甚合理的设想,最终找到问题的正确解答。

(2) 单向逼近的减错法:当人们的猜测遭到观察事实的"反驳"时,一种对策是彻底放弃原有猜测,另辟一条新的途径;另一种对策则是通过局部的修补或调整原有的设想,引进新的辅助假定方式减小其与观察事实之间的误差。后者便是"单向逼近的减错法"。从现代控制论、信息论和系统论的观点看,单向逼近的减错过程是一个典型的负反馈控制系统。

综上,构建理论模型是一项复杂的创造性活动。由于研究者的背景理论不同,所掌握的事实材料不同,专业研究经验不同,他们构建理论模型的方式也千差万别。构建理论模型虽无通用的操作程序,但人们可从方法论的角度以类比、抽象、演绎、归纳等基本思维技巧及其模型构建的应用方式勾画出一个大致轮廓。

(三) 构建理论模型的研究体例

以"冠脉支架植入患者健康促进的感恩模型研究"为例,介绍其理论模型构建的研究目的、研究内容和部分研究结果。

1. 研究目的 以冠脉支架植入患者为研究对象,深入了解我国文化背景下感恩的概念、内涵及此类人群感恩理念、现状对其术后心理体验、生命感知和术后生活的影响;探讨患者如何运用感恩应对其支架植入的创伤应激事件、减轻术后负性情绪反应、提升幸福感水平和健康行为能力;明晰感恩对其健康相关变量的作用机制并构建患者术后健康促进的感恩模型,以期为临床和社区护士了解感恩对冠脉支架植入患者术后健康促进的保护机制、应用可操作性感恩心理干预方案提供依据。

2. 研究内容(节选)

(1) 冠脉支架植入患者感恩及其相关变量的横断面研究:应用本研究修订的简体中文版感恩问卷、心理韧性量表、综合性医院焦虑抑郁量表、纽芬兰幸福感量表、特质应对方式问卷、领悟社会支持量表、健康行为能力自评量表和大五人格问卷,调查冠脉支架植入后3个月的出院患者,了解其感恩水平和人口学特征,分析患者的感恩与其人口学特征、人格、韧性、抑郁、幸福感等变量的关系,验证患者的感恩对其相关变量的独立预测作用。

(2) 冠脉支架植入患者健康促进感恩模型的纵向研究:以纵向研究设计进一步探讨冠脉支架植入患者术后3天、出院后3个月的感恩及其相关变量的时间轨迹和变化趋势;明晰患者的感恩对其术后健康的影响和作用效应,由此构建患者术后健康促进的感恩模型。

(3) 冠脉支架植入术后患者感恩的质性研究:深入访谈植入冠脉支架超过2枚的患者,了解其术后感恩经历和回归社区、家庭后的心路历程,了解患者对感恩内涵的理解及感恩心理体验对其术后生活的影响。

(4) 冠脉支架植入患者术后感恩干预效果的质性评价：结合感恩理论和文献研究、专家小组访谈、本研究的质性访谈结果，初步构建并试运行我国冠脉支架植入患者的本土化感恩干预方案，以质性评价验证感恩干预促进冠脉支架植入患者生活态度、认知信念、人际关系和生活方式转变的效果。

(5) 基于文献研读、质性及量性研究，初步形成、诠释冠脉支架植入患者健康促进的感恩模型，初步构建我国冠脉支架植入患者感恩的本土化干预方案。

3. 研究成果（部分）

(1) 形成指导研究的理论框架：见图7-2。

假定患者历经冠脉支架植入的创伤应激，能通过感恩建构其正面心理资本（韧性）、丰富其社会资源（社会支持），有助其积极应对，减轻其焦虑和／或抑郁情绪，提升主观幸福感水平和健康行为能力，实现健康促进。

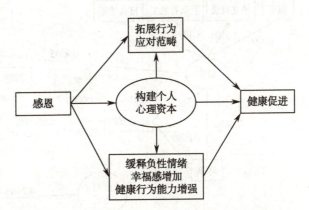

图7-2　冠脉支架植入患者健康促进的感恩模型研究的理论框架

患者的感恩对其实现健康促进，包括减轻焦虑和（或）抑郁，提升主观幸福感和健康行为能力，既有直接、单向且互为因果的作用，也可通过建构心理资本、丰富社会资源和促进积极应对，发挥其间接、单向且互为因果的作用。

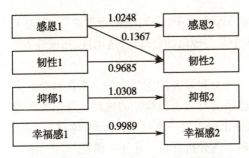

图7-3　感恩对韧性、抑郁和幸福感的作用路径模型

(2) 患者的感恩对其术后健康具有影响和作用效应：冠脉支架植入患者的感恩可独立预测其韧性、术后抑郁、主观幸福感、社会支持和健康行为能力，尤以对其抑郁、韧性和主观幸福感的预测力最强。

(3) 形成三个作用路径模型：模型1（图7-3）显示患者的感恩对其韧性的直接、单向因果作用关系，感恩是韧性的强烈前测因子；模型2（图7-4）、模型3（图7-5）初步揭示患者的感恩对其术后健康的促进机制和作用效应。

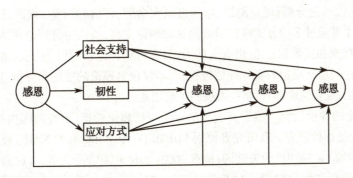

图7-4　冠脉支架植入患者术后健康促进的感恩假设模型图

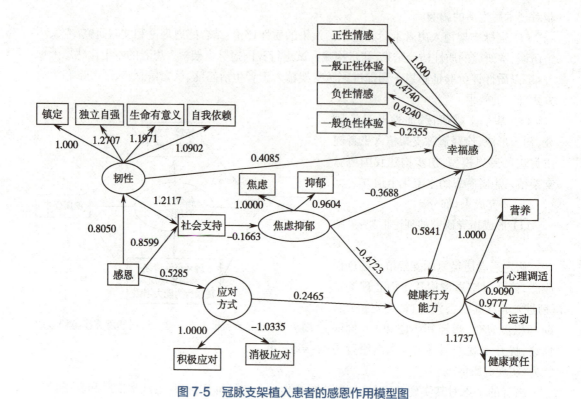

图 7-5　冠脉支架植入患者的感恩作用模型图

二、理论验证及其研究

心理护理的理论验证及其研究,主要指将已有相关理论(心理学理论、护理理论等)应用于心理护理领域的研究,验证某理论解释心理护理过程中某些现象的合理性、适用性、拓展性等。

(一)理论验证及其相关概念

1. 理论验证　也称理论检验或理论评价,是社会学经验研究的主要类型。指在社会研究中将已有的理论解释应用于特定社会现象,并以经验事实对其进行验证的过程。理论验证的过程可分为 6 个步骤。①明确待验证的理论。②从理论中导出一组概念化命题(陈述)。③用可验证的命题形式重述概念化命题。④搜集有关资料。⑤分析资料。⑥评价理论。

2. 理论评价　梅莱斯(Meleis,1997)将理论评价定义为包容性的理论描述、理论分析、理论评论(评判)、理论测试和理论支持。理论描述,指确定结构组件、功能组件理论的整个过程;理论分析,包括概念分析和理论分析,包括识别和检查部分的一套标准;理论评论(评判),指对选择标准的评论性理论分析;理论测试,指通过研究命题,评价和调整 / 修改理论的系统化过程;理论支持意味着通过多种方式理论验证测试和理论支持,被认为是理论评估(如哲学分析、概念分析、生存数据和新数据)。但也有人认为,只有理论评论(评判)、理论测试和理论支持是理论评价,因为它们包括理论的实际评估过程,而不仅仅是理论的描述和分析过程。理论评价被视为知识发展的重要组成部分、学科发展的关键因素。

3. 护理理论的评价研究　鉴于有些理论评价专指理论验证、可查阅国内外文献有限,此处简介护理理论的评价研究。有研究者使用 PUBMED、PsycInfo 和 CINAHL 数据库,以"理论评价"或"理论检验"+"护理"为关键词,检索 2003~2014 年发表的文献。以"理论评价"+"护理"的关键词检索到文章 1187 篇;以"理论检验"+"护理"的关键词检索到文章 270 篇。当搜索缩小为刊于护理杂志的英文文章时,以"理论评价"+"护理"的关键词检索到文章 874 篇;以"理论检验"+"护理"的关键词检索到文章 200 篇。再排除文学评论和社论、仅介绍某理论如何用于教育计划或实践的文章、未真正评价理论仅用理论指导研究或实践的文章、简单地提出理论评价标准的文章等,最终被确定为评价护理理论的文章58篇。再分析58篇文章的理论评价过程,先按照评价领域(研究、实践和教育)将文章分类,再审查每个类别的文章,以确定其理论评价过程(如使用具体的评价标准、可操作的测量工具、提取和测试命题等);再编码和分类各评价过程,提取出6个反映护理理论评价现状的主题:①很少使用现有的理论评价标准;②专注于细节;③采用各种统计分析方法;④制定文书;⑤在实践和教育中采用;⑥主要评价中域性理论和特定情境的理论。

4. 华生理论的评价示例　华生的人性照护理论已引起世界范围内护理学者的高度关注和兴趣,在临床护理、护理教育、护理研究等领域应用广泛。研究者在学习、研究与应用该理论过程中也评价了该理论,总结了华生的人性照护理论的优点和难点,简介如下。

(1) 华生理论的优点:主要体现为以下几点。

1) 理论富哲理性:华生对其理论的哲学本质做了较详细论述,读者因理解哲学而增强对其理论的理解。其理论描述的语言技术性强,非常清晰,易读懂。

2) 理论的普遍性强:该理论试图为护理提供一个道德和哲学基础,框架范畴包括健康、疾病连续性的全部内容,还提及疾病预防和实现平静的死亡等内容,使其颇具普遍性。

3) 理论要点的关联性:如其10个关怀要素都具有与互动性护患关系相关的动态现象成分,可指导护士尤其是高学历或资深护士较全面具备为患者提供人文关怀的知识及能力。

4) 理论突出人文性:华生关于"具备宽厚的人文艺术知识背景是护士为患者提供整体护理的重要条件"、"护理对人类社会性、道德性和科学性的贡献在于护理学科从理论、实践及研究的角度遵循人性化护理的原则"等论述,可指导护士运用护理程序帮助患者达到更高程度的自我和谐、促进自我治愈或洞察生活意义。

(2) 华生理论的难点:指相对于华生理论的上述优点的问题。

1) 有学者认为该理论因吸取多个理论的精华或内容而成,要求学生具备较广博的知识以更好地理解该理论。若学生的知识面不宽或人文知识较浅显,则较难掌握、应用其理论。

2) 有学者认为华生的10个关怀要素,并未清晰解释护士或患者各自有哪些责任,对新入职或低年资护士与患者建立良好的互动关系或是不小的挑战。

(二) 理论验证的相关研究

理论验证既然是一种演绎推理,其主要作用有3个:①检验假设和理论,推论出假说,同时利用观察和实验检验假设;②逻辑论证的工具,为科学知识的合理性提供逻辑证明;③做出科学预见的手段,把某原理运用到具体场合,做出正确的推理。纵观国内外理论验证的护理研究,或多或少都围绕上述3个主要作用展开,以下概要推介几则国内外学者所做理论验证的探索性研究。

1. 前列腺癌患者确诊及3个月治疗后其配偶的适应性研究　这是一项关于家庭适应理论的试验,国外学者埃泽尔(Ezer)等关注到未见可预测前列腺癌患者配偶家庭适应性、具有理论框架支撑的相关研究报道,尝试通过其研究为将家庭压力和适应理论应用于其他人群的后期研究提供数据基础。以下简介研究的理论依据及其部分研究内容。

(1) 理论简介:奥尔森(Olson)等提出的环状理论模式认为,婚姻、家庭动力特征的数十个变量可归纳为家庭凝聚性、家庭适应性和家庭沟通3个维度。家庭实现基本功能的效果与其凝聚性和适应性之间呈一种曲线关系,凝聚性和适应性过高或过低均不利于发挥婚姻、家庭的功能。家庭实现其基本功能、完成其基本任务的能力主要体现在6方面:问题解决能力、沟通、家庭角色分工、情感反应能力、情感介入程度和行为控制。

(2) 研究目的:基于家庭压力和适应理论的模型,探讨①前列腺癌患者的泌尿与性功能症状、患者夫妻的心理一致感、婚姻资源、情景评估对其配偶的整体适应性(PAIS)和情绪适应性

(POMS)的影响;②情景评估在自变量集(患者及配偶)和其 PAIS 及 POMS 之间的中介作用。

(3) 研究设计:采用前瞻性、相关性研究设计,以 70 名确诊为前列腺癌患者的配偶为研究对象,在患者确诊时(时间点 1,T1)及治疗后 3 个月(时间点 2,T2)收集其数据。

(4) 研究工具:疾病心理适应量表(psychological adjustment to illness scale,PAIS)——配偶版本、简式心境状态(profile of mood states,POMS)剖面图、前列腺特异性症状、心理一致感(sense of coherence,SOC)评估、家庭适应性和凝聚力(亲密度)评价(FACESII)、主观评价量表(subjective assessment scale,SAS)等。

(5) 方法和结果:采用路径分析的方法,结果显示患者配偶整体适应性(PAIS)和情绪适应性(POMS)可解释模型中 30%~62.7% 的变异;心理一致感是其一致性的预测指标。仅在 T2 评估时显示症状困扰对整体适应性起中介作用,即通过调节症状压力改变其整体适应性。在 T2,改变心理一致感和家庭资源可预测其整体适应性及情绪适应性,预测相关变量在 T1 和 T2 之间的变化。

(6) 研究结论:实施干预可提高前列腺癌患者配偶对管理意义的认知,增强其管理能力,促其理解生活事件,并促进了夫妻关系的凝聚力和灵活性。干预还减轻了患者泌尿系统症状的困扰,降低了患者对疾病事件威胁程度的评估。基于家庭适应理论的模型试验可用于其他类型的癌症患者和家庭成员,有助其建立癌症干预的护理知识。

Ezer 等所做的理论验证研究,将家庭适应理论运用于前列腺癌患者配偶的相关预测性研究,获得"家庭适应理论的模型试验可惠及其他类型的癌症患者和家庭成员"等结论,颇具学术价值。

2. 社会渗透理论(social penetration theory)与意外创伤者的自我表露干预研究 以下简介国内学者借鉴理论并将其应用于意外创伤者的干预研究中加以验证的部分内容。

(1) 理论简介:社会渗透理论指个体之间从表面化的沟通到亲密的沟通而经历的关系发展过程。1973 年欧文·阿特曼(Irvin Altman)和达尔马斯·泰勒(Dalmas Taylor)提出该理论,认为人际间的亲密性不仅表现在身体上,还包括智力上、感情上以及共同参加活动等方面。因此,社会渗透过程必然包括语言行为、非语言行为(身体姿势、表情等)和环境导向行为(传播者与受众的距离等)。该理论认为人际交往主要有两个维度:①交往的广度,即交往或交换的范围;②交往的深度,即亲密水平。亨德里克(Hendrick,1981)认为社会渗透理论为探索人与人关系中的自我表露模式提供了最重要的理论框架。

(2) 研究目的:①验证伤者自我表露(个体、团体)对其创伤后成长(PTG)的干预效果;②分析伤者自我表露(个体、团体)对其认知加工、自我效能、感知社会支持、积极消极情绪及情绪调节策略的影响。

(3) 研究设计:采用类实验设计。为避免干预、对照两组间的相互影响,将某康复医院收治的伤者按时间段先后纳入干预组(9 月入住)和对照组(11 月入住),亦可减少因康复治疗、心理护理技术的变化和进展等干扰研究结果。

(4) 研究假设:伤的个体或团体自我表露均可提高其的 PTG 水平;均可促进伤者的积极重新评价;均可增加伤者的积极情感;均可提高伤者的自我效能和社会支持。

(5) 研究结果:伤者两种形式(个体、团体)的自我表露对其干预效用不同,主要差异如下:①GPT 水平,个体自我表露可提升伤者的人生哲学、自我改变及与他人关系 3 个维度,团体自我表露则可显著提升其所有维度;②心理社会资源,团体自我表露可显著提高伤者自我效能及感知的社会支持,个体自我表露则未见其有统计学意义的效用;③人际获益与积极改变,伤者的团体自我表露干预可使其感知更多,并实现其真正的创伤后成长。

(6) 研究结论:意外创伤者的自我表露干预研究可佐证社会渗透理论关于"自我表露是促进亲密关系形成、维持和发展的重要条件"等论述,亦可促使社会渗透理论为开展其他人群的团体自我表露的干预研究提供理论支撑。

我国心理护理的理论验证研究尚处在探索的初级阶段,相信随着此类研究的不断深入和拓展,未来将收获更多有价值的学术成果。

(陈 勤)

第二节 心理护理的工具研究及进展

本节主要阐述近年来国内外学者聚焦伤病人群心理评估开展的工具研制、应用及其相关研究进展,为区别于本教材第六章、第九章的相关内容,以下重点论及三方面的研究进展。

一、心理测评工具的研究进展概述

此处的"心理测评工具",特指应用于护理对象的心理测评工具,有别于其他领域(精神疾病诊断、智力测验、职业心理选拔等)的心理测评工具;除若干测评护理对象的心理特质工具,大多测评工具以评估护理对象的心理状态及其影响因素为主。测评工具多以"量表"或"问卷"表述,本教材根据测评工具的原版规范表述其译名,统一称"…scale、…measure"为"量表",称"…inventory""…questionnaire"为"问卷"。

在恰当的时机,使用适宜、高质量的心理测评工具评估患者的心理状态,可筛查、区分患者心理问题的性质、强度等,可辅佐医护人员根据患者心理偏差的轻重缓急采取支持性干预措施,并在实施干预后评价其效用,有助于患者获得其自身条件下与病痛抗争的最适宜身心状态。

将心理测评工具运用于护理领域,结合临床观察、访谈,较客观评估患者的心理状态,是临床心理护理深入发展的需要。

(一)从国际护理研究热点看心理评估进展

我国学者李峥等 2016 年在《中华护理杂志》发表的"近 5 年护理研究热点的共词聚类分析"一文,报告其"根据美国科学情报研究所发布的 2014 版《期刊引用报告》,共检索到影响因子前 12 位综合性护理期刊的 8049 篇文献,共词聚类分析 45 个高频主题词,有助于从某个角度了解近 5 年国际护理研究热点。"此文指出"患者及其照顾者心理的研究"是热点之一,以下仅简述其文中提及的与心理评估研究的相关内容及结论。

1. 患者的心理变量研究始终是热点 雅切斯基(Yarcheski)等分析 1990~2010 年护理核心期刊发表的量性研究表明,其中涉及心理变量的研究所占比例始终维持在 25% 以上。文中主要提及两方面:①患者常合并焦虑、抑郁等各种心理问题,且有研究显示患者的心理问题与其生活质量及预后存在联系,故日益受重视;②照顾者在照护患者过程中,常伴有生理或心理的压力,其越来越多地被纳入医疗服务评价体系。

2. 患者自我效能的研究 我国台湾学者研究 150 例接受肾移植患者的自我效能、自我护理行为对其生活质量的影响,结果显示,患者的自我效能与其自我护理行为呈正相关。患者的自我效能直接对其自我护理行为产生影响,对其生活质量心理健康部分则间接产生作用;患者的自我效能和自我护理行为对其生活质量躯体健康部分均无影响。

3. 患者等待手术的体验 研究乳腺癌患者等待手术期间的体验,所提炼主题包括感觉健康、必须适应疾病、等待、不确定感、必须告知他人和生存意识;其等待的体验被形容是可怕、痛苦、漫长和艰难的,告知他人对大多数患者则是沉重的负担。此类患者的体验等质性研究结果,通常是研制评估工具时建立条目池的依据。

(二)从文献计量学等刊文看心理测评研究

从我国护理学术期刊发文中作者采用文献计量学或其他方法、不同角度分析心理测评工具应用于护理领域的相关报告,即可知20多年来,我国护理领域用于患者的心理测评工具研制大体经历了以下变化。

1. 从借用精神疾病诊断工具到研发、使用非精神科患者的心理评估工具

(1) 普遍选用精神疾病诊断工具:自20世纪90年代起,为增加患者心理评估的相对客观性,源自精神疾病诊断性量表手册的SCL-90、焦虑自评量表(SAS)、抑郁自评量表(SDS)等曾被普遍用于非精神疾病患者的心理评估。或在患者心理状态评估工具匮乏的时期,精神疾病诊断工具因有其临界值、较好的信效度或健康人群常模而特别受到医护人员的青睐。但医护人员也清楚地了解:精神疾病患者的感知、情绪、行为等反应根本无法与非精神疾病人群的相提并论,精神疾病诊断工具并不适用于非精神疾病人群的心理评估。且此类量表中有些用于甄别精神病症的条目如"我与异性密切接触时和以往一样感到愉快"等表述,常令非精神疾病患者作答时感到涉及个人隐私而羞于启齿或含混其词,或致诸多患者的此类量表评估结果并不能反映他们正面临的心理压力或问题。

(2) 研发非精神科患者的心理评估工具:21世纪初,我国学者开始尝试改变非精神科医疗机构普遍使用精神疾病诊断工具评估住院患者心理状态的局面,提出研制非精神科患者(综合性医疗机构、排除精神专科的其他专科性医疗机构)系列心理评估工具的设想。2003年,齐艳等率先研制出非精神科住院患者心理状态评定量表;2004年,邵阿末等又接着研制了非精神科住院患者常见负性情绪的原因问卷;翟建霞等基于意外创伤者创伤早期的心理反应特点,于2008年特别研制出意外创伤者早期心理反应他评量表。值得一提的是,此量表当年即用于汶川大地震成批伤者的心理评估,其便捷性、可操作性显著地优于SCL-90等测评工具。在使用SCL-90等评估工具者举步维艰的情况下,使用伤者早期心理反应他评量表者就其评估结果形成的研究论著很快便发表于学术期刊。此外,王若维等2011年研制的妇科恶性肿瘤患者心理问题评估量表,也属于非精神科患者的心理评估工具。

2. 从高频次使用负性情绪自评工具到引进、汉化积极心理学的测评工具

(1) 高频次使用负性情绪的自评工具:吴菁等2009年的《中华护理杂志》发文"2005~2007年我国核心期刊上发表的心理护理相关文献分析"指出,使用频率较高的均为负性情绪的自评工具,包括SCL-90、SAS、SDS、HAMA。董超群等2012年发文《护士进修杂志》分析我国2000~2009年间护理学研究生论文使用心理测评工具的频次发现:排在前4位的3个是负性情绪的自评工具(SCL-90、SDS、SAS)。游雪梅等2016年在《护理研究》的发文报告:2001~2014年我国护理学者的660篇相关文献中应用于肿瘤患者的心理测评工具69个共943次;此文列举使用频率前10位的测评工具(累计频次734)中负性情绪的自评工具占据7席(累计频次508),且其使用在前10位测评工具中的累计百分比高达69.21%,即使在69个测评工具使用943次中的累计百分比也占据53.87%。

(2) 引进积极心理学的测评工具:创伤后成长问卷(PTGI)、获益感量表(BFS)、照顾者积极感受量表(PACS)、心理弹性量表(CD-RISC)、纽芬兰纪念大学幸福度量表(MUNSH)等。如以创伤后成长问卷为例,赵月元等以文献计量学分析我国创伤后成长研究的百余篇发文结果显示,自2009年起发文量呈逐年增长趋势,刊发创伤后成长研究文献的前5位期刊中护理学期刊占据3席,分别是《护理研究》《中华护理杂志》《护理学杂志》,其中量性研究(即使用PTGI)的发文在科研型文献中占比85%。董丽华等对我国创伤后成长的文献计量学分析报告:2008~2014年间发表于我国38种核心期刊的109篇文献中,护理学期刊占14种、发文52篇,占比47.71%排在首席,甚至超过排名二、三的医学类期刊(12种、23篇、占比21.10%)和心理学期刊(7种、28篇、占比25.69%)的叠加。护理领域的创伤后成长研究,或可从一个侧面折射近几年我国使用积极心理学测评工具的心理护理研究进展。

阅读笔记

3. 从参照某测评工具的健康人群常模到建立某个疾病人群的区域性常模

(1) 参照测评工具的健康人群常模：既往护理学期刊中呈现最多的是研究者将患者的SCL-90评分与其健康人群常模比较，而且常常是将几十例或百余例患者的 $\overline{X}\pm S$ 与千余名健康人群的 $\overline{X}\pm S$ 相比，再根据二者有无统计学差异报告患者是否存在心理问题。往往忽略了患者因伤病所致常态化反应(即略高于健康人群、在许可范围的适度反应)，大多难以真正获得有临床价值的评估结果。

(2) 建立某疾病人群的区域性常模：当研究者认识到只有建立测评工具的某类患者人群的常模(区域性)，再将某个患者的测评结果与之比较，才能判断某患者心理状态究竟是常态化反应还是异常反应。自21世纪初，我国学者开始尝试就某个心理评估根据建立相应患者的区域性常模。如2003年齐艳等方便抽样1000多，建立了非精神科住院患者心理评定量表的常模；邵阿末等2004年研制了非精神科住院患者常见负性情绪原因问卷的常模；2011年，汪际等建立了简体中文版创伤后成长问卷的上海地区意外创伤者常模，唐红英等建立了高血压治疗依从性量表、态度与信念量表的重庆市常模；2015年赵秋利等建立了脑卒中高危者及其家属院前延迟行为意向测评量表的黑龙江省常模等。

4. 从凭借见闻及经验自编调查问卷到遵循相应流程规范化研制评估工具

(1) 凭借见闻及经验自编调查问卷：10多年前，我国患者的心理评估除了主要采用精神疾病诊断工具，大多是研究者基于其在某个特定人群的临床实践中观察及倾听等途径所收集信息编制患者的需求、满意度、疾病态度等调查问卷，如急症患者的心理需求调查、门诊或住院患者满意度调查等。但此类自编评估工具通常受制于研究者的临床经验、见闻视野、对特定人群的熟悉程度等，如杨辉等曾撰文指出"患者满意度的测量和工具使用中仍存在诸多问题：缺乏科学工具的选择和开发策略、缺乏标准化和分析基准、缺乏心理测量学及适用性和实用性研究、信息利用存在局限性等"。其他自编评估工具也较普遍存在研究者自编自用的一次性现象，耗时费力的自编问卷鲜有普适性或推广价值。

(2) 按照流程规范化研制评估工具：近年来无论是新编或汉化国外引进的测评工具，其数量和质量均有显著进展，其中相当一部分源自我国护理学研究生的学位论文研究(遵循较规范流程形成的工具性成果)。此从周寒寒等定量分析2001~2011年我国护理学领域新编制或引入量表文献的撰文中前后两个5年的数据便可见一斑：即前5年间新编制(79个)或引入(110个)量表占10年总数的16.93%；后5年的相应数据则占10年总数的83.07%。周寒寒等分析评估工具主题结果显示，排在前5位的主题中至少有3个主题与患者心理评估密切关联；分析189个评估工具的信效度检验数据表明，报告其Cronbach's α系数的占96.30%，报告其结构效度占85.19%(161个量表研制中使用探索性因子分析的119个，占其73.91%)，报告其内容效度占64.55%等。研究者普遍注重评价其所研制量表的信效度，明显提升了评估工具的科学性和应用价值。

5. 从使用一般人群的普适性评估工具到开发某类患者的特异性评估工具

(1) 使用一般人群的普适性评估工具：鉴于自我效能感指人们对自己行动的控制或主导，往往与抑郁、焦虑及无助相关联，已成为临床心理学、人格心理学、教育心理学、社会心理学和健康心理学的主要变量。如1981年德国临床及健康心理学家拉夫·施瓦泽(Ralf Schearzer)编制的一般自我效能感量表(general self-efficacy scale，GSES)，可用于学生、患者、官兵、教师等各种人群，虽被较多应用于护理领域，但其针对性不强。美国斯坦福大学慢性病疾病教育研究中心洛里希(Lorig)等2001年研制的慢性病自我效能量表，以视觉模拟法测评慢性病(糖尿病、高血压、如帕金森病、关节炎等)患者的自我效能，是慢性病普适性量表，也缺乏特异性，只能反映慢性疾病患者自我效能方面存在的一些共性问题。

(2) 开发某类患者的特异性评估工具：研究者基于上述问题，便着手开发某类疾病患者的特异性量表，如糖尿病患者自我效能量表、脑卒中患者康复自我效能量表、癌症患者恐惧疾病

阅读笔记

进展简化量表、乳腺癌幸存者自我效能感量表、功能性消化不良患者健康行为自我效能问卷、胆管疾病患者自我效能感量表等特异性工具,其评估结果或对提升某类患者的自我效能水平更具参考价值。此外,还有研究者基于一般自我效能,针对患者长期、影响较大的疾病症状或健康行为开发其应对及坚持的测评工具,如服药自我效能量表、运动自我效能感量表、疼痛自我效能问卷等。

心理评估工具及常模研制的示例

国内心理测量工具的常模制定研究(部分)

1. 刘素贞. 心理健康量表的信效度检验和区域性常模的建立[D]. 新乡医学院,2006.

2. 章婕,吴振云,方格,等. 流调中心抑郁量表全国城市常模的建立[J]. 中国心理卫生杂志,2010,24(2):139-143.

3. 方必基,龚茜,刘彩霞,等. 近10年老年人心理健康SCL-90调查结果的元分析及常模确定[J]. 中国老年学,2016,36(12):3038-3040.

4. 唐红英. 高血压治疗依从性量表和态度与信念量表的编制及重庆市常模的建立[D]. 第三军医大学,2011.

5. 王若维. 妇科恶性肿瘤患者心理问题评估量表及其常模的研制[D]. 山东中医药大学,2011.

6. 中国心血管病人生活质量评定问卷常模测定协作组. "中国心血管病人生活质量评定问卷"及其常模的测定[J]. 心血管康复医学杂志,2012,21(2):105-112.

二、积极心理学测评工具的研究成果

以下简介国内外学者研发或修订的基于积极心理学理念的测评工具,各种测评工具的被引频次源自《科学引文索引》(*Science Citation Index*,SCI)和《中国知识资源总库》,下同。

(一)创伤后成长问卷及其中文版

1. 创伤后成长问卷(posttraumatic growth inventory,PTGI)　该问卷由美国北卡罗来纳大学夏洛特分校的心理系创伤后成长研究团队于1996年研制,包括21个条目,分成5个维度:人际关系(7个条目)、新可能性(5个条目)、个人力量(4个条目)、感恩生活(3个条目)及精神转变(2个条目)。PTGI采用Likert6级评分法,其中"完全没有体验到这种转变"计0分,"这种转变非常多"计5分,量表总分0~105分,分值越高提示PTG越高。该量表被引频次达1492次,已被译为法语、韩语等多个版本,应用于乳腺癌患者、骨髓移植患者、患儿及其父母等人群。2011年北卡罗来纳大学夏洛特分校的卡恩(Cann)博士等基于PTGI,从每个维度的条目中抽选2个条目研制了创伤后成长问卷简版(a short form of the posttraumatic growth inventory,PTGI-SF),应用于失去孩子的父母、伴侣暴力的人、癌症患者和大学生中的Cronbach's α系数分别为0.84、0.90、0.93和0.90,与PTGI的相关性分别为0.88、0.92、0.94和0.92。目前该问卷已被翻译为葡萄牙语、意大利语等多个版本,应用于癌症患者、艾滋病患者等。

2. 繁体中文版创伤后成长问卷　香港学者塞缪尔(Samuel M.Y. Ho)等2004年以香港地区癌症患者为研究样本,基于21个条目的PTGI汉化修订为繁体中文版。研制者认为"原始量表的样本人群为经历过创伤事件的大学生,中英文语言表达的差异及社会文化因素影响等",其繁体中文版PTGI将原问卷21个条目减至15个条目;由五个维度改为两个分问卷:人际关系及个人内心。问卷的总Cronbach's α为0.825,分问卷的Cronbach's α分别为0.70和0.80。

阅读笔记

个人内心分问卷又可分为 3 个维度：自我、精神层次、生活路向，Cronbach's α 分别为 0.856、0.619、0.428。

3. 简体中文版创伤后成长问卷（Chinese posttraumatic growth inventory，C-PTGI）　由汪际等 2011 年获得原版问卷作者授权后，经翻译、测试、修改和回译后，形成新的适合我国大陆地区 10 多亿人口阅读习惯的简体中文版创伤后成长问卷。C-PTGI 仍为 5 个维度，包含 20 个条目，结合文化调适删除了原问卷中与我国大陆地区样本 PTGI 总分相关过低的条目"我更坚定了我的信仰"。C-PTGI 的 5 维度表述及其所包括条目如下：与他人关系（3 个条目）、新的可能性（4 个条目）、个人力量（3 个条目）、自我转变（4 个条目）及人生哲学（6 个条目）。计分方法同 PTGI，总分 0~100 分。个体得分越高，预示其 PTG 水平越高，≥66 分为高成长水平，<66 分而 ≥60 分为中等成长水平，<60 分为低成长水平，问卷总的 Cronbach's α 系数为 0.874，各维度的 Cronbach's α 系数在 0.611~0.796 之间，信效度良好。C-PTGI 的被引频次已达 100 余次，在重症患者、手术患者、癌症患者、患儿家长等人群中均有使用。

（二）获益感量表及其中文版

获益感量表（benefit finding scale，BFS）有 3 个不同的原始版本，其中已有两个版本被汉化、修订。

1. Antoni 的原始版本　由美国迈阿密大学的安东尼（Antoni）等研制的单维度疾病获益感量表，包含 17 个条目。该量表最初用于乳腺癌患者，从接受生活的不完美、改善人际关系和增强生活目的感三方面评估患者从乳腺癌诊断、治疗的经历中感知到的益处。采用 Likert5 级评分法，得分越高表明患者在相应条目上感知到的益处越多。2013 年王瑜萍等将此量表引入国内，其探索性因素分析的结果表明，该量表包括 5 个因子：个人成长、世界观、家庭关系、社会关系和接受。总量表的 Cronbach's α 系数为 0.96，5 个因子的 Cronbach's α 系数在 0.77~0.90 之间；总量表及 5 个因子的重测信度均 >0.7；验证性因素分析表明该量表 5 因子结构的拟合良好；与抑郁和焦虑显著负相关；中文版被引频数为 8。

2. Tomich 的原始版本　2004 年美国卡耐基梅隆大学托米赫（Tomich）编制的 20 个条目、单维度获益感量表，测量乳腺癌患者的积极心理体验，4 分评分法，从"完全没有"到"非常多"，依次计 1~4 分，得分越高，表明患者在相应条目上感知到的益处越多。该量表 Cronbach's α 系数为 0.95。2004 年，美国迈阿密大学的卡弗（Carver）又基于 Tomich 的版本发展了 17 个条目的量表。后续研究虽表明无论哪个版本的获益感量表均能有效测量乳腺癌患者的益处发现状况，但其结构的研究结果不尽相同。吉姆（Kim）经探索性因素分析得到 6 因子结构的拟合结果优于单一因子结构。2008 年维克森林医学院的韦弗（Weaver）等基于 Antoni 和 Tomich 的量表，依据认知适应等理论修订了获益感量表，由原来的单维度变为多因素模型，包含接受、家庭关系、个人成长、世界观、社会关系和健康行为 6 个维度，22 个条目，每一条目均以"患癌症（从诊断至今这段经历）……"设问，采用 Likert5 级评分，1 表示完全没有，5 表示非常多，Cronbach's α 系数在 0.91~0.96 之间。2014 年胡晔等汉化和修订 Tomich 的原始版本，删除"让我的家庭有一种维持完整性的感觉"的条目，最终中文版包含 19 个条目，Cronbach's α 系数为 0.911，重测信度为 0.812，各条目内容效度 I-CVI 为 0.833~1.000，整个量表平均内容效度 S-CVI 为 0.95，与 PTGI 的相关系数为 r=0.745，被引频数为 2。刘谆谆等 2015 年引入美国迈阿密大学卡弗的 17 个条目量表，并在癌症患者中做了疾病获益感量表的跨文化调适，其汉化、修订后中文版量表的 Cronbach's α 系数为 0.95（各维度为 0.79~0.96），平均内容效度指数为 0.97，被引频数为 4。获益感系列量表已被广泛应用于患者，也用于癌症患儿父母等各类患者的照顾者。

3. 儿童获益感量表（benefit finding scale for children，BFSC）　2007 年由菲普斯（Phipps）等基于 Antoni 和 Helgeson 的量表研制而成。Phipps 邀请一组儿童临床心理学家等评价两个量表的条目在儿童中使用的相关性和适用性，最终形成 10 个条目、单维度的儿童获益感量表。每个条目均以"自从我患癌症后……"设问,采用 Likert5 级评分,1 表示完全没有,5 表示非常多。得分越高,表明患儿在相应条目上感知到的益处越多。单维度的 BFSC 在 7~18 岁癌症患儿中的 Cronbach's α 系数为 0.834,通过因子分析提取的公因子解释了 41% 的变异量。

(三) 照顾者积极感受量表及其中文版

照顾者积极感受量表(positive aspects of caregiver scale,PAC/PACS)及其中文版分述如下。

1. PACS　此量表最初起源于照顾者满意度量表(caregiver satisfaction scale,CSS),CSS 是劳顿(Lawton)1989 年研制、测量照顾者照顾经历中积极方面的量表。1997 年和 2000 年舒尔茨(Schulz)和比奇(Beach)为使其适用于运动功能或认知功能障碍患者照顾者群体,分别修订了 CSS。2004 年美国学者塔罗(Tarlow)等基于上述研究编制了 PACS,测评了 1229 名老年痴呆照顾者,评价该量表的测量学特性,结果显示 73% 照顾者报告有不同程度的积极感受,证明该量表是个简易有效的测量照顾者积极感受的工具。该量表已被译成不同语言版本,在北美、欧洲等地的许多国家广泛应用。该量表由自我肯定和生活展望 2 个维度组成,共 9 个条目。采用 Likert5 级评分,从非常不同意(1 分)到非常同意(5 分)。得分越高,表示照顾者体验到的积极感受越多。量表总的 Cronbach'α 系数为 0.89,自我肯定和生活展望维度的 Cronbach'α 系数分别为 0.86 和 0.80。

2. PACS 中文版　我国张睿等 2007 年将其汉化,条目、维度与原版量表一致,在我国 108 名老年痴呆患者的照顾者中使用以研究中文版 PAC 的信效度,量表总 Cronbach's α 系数为 0.90,自我肯定和生活展望维度的 Cronbach'α 系数分别为 0.89 和 0.83。中文版 PAC 被引频次为 53 次,用于脑卒中患者、脑瘫患儿、阿尔茨海默症患者、孤独症患儿、肝移植患者、癌症患者等的照顾者。

(四) Herth 希望指数及其中文版

Herth 希望指数(Herth hope index,HHI)及其中文版分述如下。

1. HHI　该工具是 1992 年赫塔(Herth)基于 Herth 希望量表(Herth hope scale,HHS)修改的 HHS 简版。包括 3 个维度:对现实和未来的积极态度,采取积极的行动,与他人保持亲密的关系;12 个条目,每个条目按 4 级评分,总分 12~48 分;分数越高,表示研究对象的希望水平越高。12~23 分为低希望水平;24~35 分为中等希望水平,36~48 分为高希望水平。HHI 的 Cronbach's α 系数为 0.97,重测信度为 0.91,与 HHS 的相关性分别为 0.92,被引频数为 259 次,应用于患者和照顾者人群,尤以癌症患者的应用研究为多。

2. HHI 中文版　2000 年中国医科大学赵海平将其引入、汉化,形成中文版 HHI,Cronbach's α 系数为 0.85;被引频数高达 275 次,已较广泛应用于癌症、维持性血液透析、脑卒中等患者人群。

三、其他心理测评工具的研究成果

以下简介近年来我国学者研发、较适用于心理护理的评估工具。

(一) 认知情绪调节问卷及其中文版

认知情绪调节问卷(cognitive emotion regulation questionnaire,CERQ)及其中文版分述如下。

1. CERQ　该问卷(荷兰语)由荷兰莱顿大学纳迪娅·加内夫斯基(Nadia Garnefski)等基于从纯认知角度考察认知情绪调节策略(方式)的个体差异的理论构想,于 2001 年编制而成,用于评估个体在遭遇负性生活事件后使用的认知类情绪调节策略。CERQ 的突出特点是其独立于行为应对,聚焦个体认知应对的多维度自评问卷。包括自责、责备他人、接纳、计划思维、积极重新关注、沉思、积极重新评价、转化视角、灾难化 9 个维度,每个维度 4 个条目,共 36 个条目。评分采用 Likert5 级评分,从"从不""几乎不""有时""几乎""总是"赋值 1~5 分。被试的某维度得分越高,其面临负性事件时使用该特定的认知策略的可能性越大。总 Cronbach's α

阅读笔记

系数为 0.93，各维度的 Cronbach's α 系数为 0.68~0.83。系列研究表明，CERQ 是个测量认知情绪调节的可靠、有效的问卷，且能很好评估 12 岁以上个体在遭遇负性生活事件后使用的情绪调节认知策略。2006 年该问卷每个维度 4 个条目被删减为 2 个条目，发展了 19 个条目、9 维度的简版；CERQ 还分青少年、成年版本。该问卷已被翻译为英语、意大利语、西班牙语、德语等，应用于多个国家的青少年慢性病患者、外周动脉疾病患者、冠心病患者及艾滋病患者等人群。

2. CERQ-C　此为朱熊兆等 2007 年引进国内后汉化、修订的中文版认知情绪调节问卷，该问卷的英文版由加拿大麦吉尔（McGill）大学阿尔布利亚（Alblea）教授提供。此前国内研究者使用的情绪调节策的测评工具多为应对方式问卷，未见专门测量情绪调节认知策略的工具；CERQ-C 研制者发现原版问卷的应用研究只有一个以美国大学生为样本的报告，其中文版问卷也抽样我国大学生 791 名，亦为 36 个条目、9 个维度，但各维度的表述与原问卷不尽相同。9 个维度表述为：责难自己、接受、沉思、积极重新关注、重新关注计划、积极重新评价、理性分析、灾难化、责难他人。CERQ-C 的总 Cronbach's α 系数为 0.79，各维度 Cronbach's α 系数为 0.76~0.90。朱熊兆等在其问卷研制中报告：积极重新关注和积极重新评价具有较高的相关性，都强调个体在应对负性事件时从事件的积极面去改变认知；个体报告使用积极性认知策略（如"积极重新评价"）的频率越少，报告的抑郁水平也越高；个体在应对负性生活事件时使用"接受"认知策略的频率越高，其抑郁水平也愈高。CERQ-C 被引频数为 120 次，用于乳腺癌患者、高血压患者、糖尿病患者、抑郁性障碍患者、述情障碍者、医学生、小学生等人群。

（二）事件相关反刍性沉思问卷及其中文版

事件相关反刍性沉思问卷（event related rumination inventory，ERRI）及其中文版分述如下。

1. ERRI　该问卷由美国学者卡恩（Cann）和卡尔霍恩（Calhoun）等基于其反刍性沉思量表（rumination scale，RS）的修订形成了两维度的 ERRI，共 20 个条目，侵入性和目的性反刍性沉思各 10 条目。采用 Likert4 级评分，从"0"代表"根本没有这种想法"到"3"分"经常出现这种想法"，总分 0~60 分，得分越高，提示受测者越倾向于某类沉思。研究者已在大学生群体验证了其信效度，侵入性反刍性沉思、目的性反刍性沉思维度的 Cronbach's α 系数分别为 0.94 和 0.88，提示该问卷的心理测量学特征较好。该问卷已应用于经历高应激生活事件的学生、卡特里娜飓风幸存者、HIV 感染者等经历高强度应激或创伤性事件人群的创伤后认知评估，被证明信效度良好；既可评估两种反刍性沉思的状态水平，也可测量二者随时间的变化情况。原问卷被翻译成西班牙语、土耳其语等版本，被引频次为 65 次。ERRI 以其简易性、信效度良好等特点被较广泛应用于经历创伤事件者创伤后的认知加工测评，如经历高应激生活事件的大学生、创伤后人群、癌症患者、社区居民、孤独症儿童母亲、现役士兵等，均被证实具有较好的信效度。

2. C-ERRI　即简体中文版事件相关反刍性沉思问卷（Chinese event related rumination inventory，C-ERRI），由海军军医大学（原第二军医大学）护理心理学研究团队师生获得授权后将其汉化、修订、文化调适后，命名简体中文版事件相关反刍性沉思问卷并应用于我国大陆地区的意外创伤者。C-ERRI 同样包括侵入性反刍性沉思、目的性反刍性沉思两个维度，各 10 个条目，共 20 条目。C-ERRI 用于 130 例意外创伤者的总 Cronbach's α 系数为 0.93，侵入性、目的性反刍性沉思两维度的 Cronbach's α 系数分别为 0.93 和 0.87，接近原问卷（两维度 Cronbach's α 系数分别为 0.94 和 0.88）；累计方差贡献率为 55.19%。C-ERRI 是自评工具，要求被试者自行填写时必须仔细阅读和领会指导语，逐一过目。该问卷采用 Likert 4 级评分法，按"根本没有这种想法"、"偶尔有这种想法"、"有时有这种想法"、"经常有这种想法"依次计 0~3 分，总分 0~60 分。分值越高，提示受测者越倾向于某类沉思。中文版被引频数为 17 次，用于意外创伤者及其亲属、哮喘患儿、患儿父母、冠心病患者、癌症患者和终末期肾病血液透析患者等人群。

（三）照顾者负担问卷及其中文版

照顾者负担问卷（caregiver burden inventory，CBI）及其中文版分述如下。

1. CBI   1989 年诺瓦克（Novak）和盖斯特（Guest）基于文献回顾和（患者）照顾者的访谈研制了该问卷，用于评估老年痴呆患者照顾者的照顾负担。CBI 共 24 条目，包含 5 个维度，分别为时间依赖型负担（1~5 条目）、发展受限性负担（6~10 条目），身体性负担（11~14 条目），社交性负担（15~18 条目）和情感性负担（19~24 条目）。每项条目按照负担的轻重 0~4 分 5 级评分，量表的总分为 0~96，得分越高，说明照顾者负担越重。问卷为自评问卷，完成整个问卷大约需要10~15 分钟。5 级评分，从非常同意（4 分）到非常不同意（0 分），得分范围 0~96 分。各维度的Cronbach's α 系数均在 0.73~0.86，5 个维度可解释总变异的 66%，信效度良好。该问卷的被引频次为 318 次，已被广泛应用于阿尔茨海默症、帕金森、脑卒中等患者的照顾者中。

2. 中文版 CBI   先后有我国台湾学者周桂如（2002）的版本，北大护理学院岳鹏等（2006）和协和护理学院张慧芝等（2008）修订的适合我国大陆文化背景的中文版本。除少数条目所对应维度与原版问卷不同，仍保持 24 条目、5 维度的结构。岳鹏等报告其基于 59 位居家痴呆患者照顾者修订的中文版 CBI 的 Cronbach's α 系数 0.92，5 个维度可解释总变异的 69.55%，被引频次为 81 次。张慧芝等报告，基于 108 位老年痴呆患者照顾者资料修订的问卷内容效度各条目的 CVI 值为 0.8~1.0，量表内容效度比 CVI 为 0.95；探索性因子分析得到 5 个公因子可解释总变异的 67.69%。问卷的总 Cronbach's α 系数为 0.85，生理性、情感性、社交性、时间依赖、发展受限负担各维度的 Cronbach's α 系数分别为 0.83、0.88、0.82、0.90 和 0.87。简体中文版 CBI已用于癌症、孤独症儿童、颅脑损伤、维持性血液透析、手术、阿尔兹海默症等患者照顾者。

（四）简明癌症患者心理适应量表及其中文版

简明癌症患者心理适应量表（min-mental adjustment to cancer scale，Min-MAC）及其中文版分述如下。

1. Min-MAC   沃森（Watson）1994 年基于其 1988 年最初编制的 40 个条目的癌症患者心理适应量表（MAC），修订形成的简明癌症患者心理适应量表，用以评估癌症患者的心理健康和应对状况。Min-MAC 共 29 个条目，5 个因子，分别为斗争精神、无助 / 无望、焦虑、宿命和回避。该量表已在瑞典、美国、意大利、希腊、中国香港等地较广泛应用于各类癌症患者，被引频数为162 次。2003 年我国香港学者何敏贤将其翻译为繁体中文版，仍为 29 个条目，但仅提取 3 个因子，分别为消极态度、积极情绪和认知回避，Cronbach's α 系数为 0.65~0.91。

2. Min-MAC 简体中文版   我国学者官锐园等 2008 年又将 Min-MAC 繁体中文版修订形成了该量表的简体中文版，删除项目分析中相关系数 <0.3 的 8 个条目、探索性因子分析中因子载荷值 <0.2 的两个条目，最终保留 19 个条目，仍为 3 个因子，但其命名不同于繁体中文版，分别为无助 / 无望、焦虑和积极态度。该量表采用 4 级计分法：0= 绝对不是我的情况，1= 不是我的情况，2= 是我的情况，3= 绝对是我的情况，要求被试从中选择一个最适合形容自己现时情况的表述；积极态度的条目采用反向计分。所有条目的得分相加为总得分，得分越高说明患者的心理适应水平越低。Min-MAC 简体中文版 Cronbach's α 系数为 0.86，3 个因子的 Cronbach's α为 0.70~0.80，被引频数为 6，初步应用于食管癌、鼻咽癌等患者人群。

（五）疾病进展恐惧问卷及其中文版

疾病进展恐惧问卷（fear of progression questionnaire，FoP-Q）及其中文版分述如下。

1. FoP-Q   此问卷由赫施巴赫（Herschbach）2005 年基于丹科特（Dankert，2003）提出的疾病进展恐惧（fear of progression，FoP）概念，在癌症、糖尿病、风湿性疾病患者中研制而成，用于测量慢性病患者对疾病进展恐惧程度。该问卷包括情感反应（13 个条目）、自主感丧失（7 个条目）、家庭关系（7 个条目）、职业（7 个条目）、焦虑（9 个条目）5 个维度、43 个条目，采用 Likert5 级评分，1 分表示"不存在"，5 分表示"总是存在"，得分越高，表明患者对其疾病进展的恐惧程度越高。该问卷 Cronbach's α 系数 >0.70，重测信度为 0.77~0.94，信效度较好。

2. FoP-Q-SF   即疾病进展恐惧简化问卷（fear of progression questionnaire-short form，FoP-Q-

SF),由2006年梅纳特(Mehnert)等基于FoP-Q发展而成的单维度问卷,共12个条目。此问卷信效度较好,操作方便,实用性较强,已应用于系统性硬化病、癌症、风湿性疾病、糖尿病等患者人群。2011年塔尼娅(Tanja)等基于FoP-Q-SF用于227例癌症等慢性病患者配偶,形成FoP-Q-SF配偶版并进行了信效度检验,Cronbach's α系数为0.88,与焦虑、抑郁的相关性为0.66和0.51,进一步表明疾病进展恐惧与焦虑、抑郁心理互相关联,又有别其概念,测评患者对疾病进展恐惧程度的独立性较好。

3. FoP-Q中文版 2015年吴奇云等将FoP-Q-SF引入我国大陆地区,汉化、修订成简体中文版疾病进展恐惧简化问卷,应用于678例原发性肝癌患者中进行信效度检验,以探索性因子分析提取出两个因子,可解释总变异的53.8%。再经验证性因子分析,两维度问卷的拟合度优于单维度问卷,两维度分别命名为生理健康和社会家庭,各包含6个条目。FoP-Q中文版问卷总的Cronbach's α系数为0.883,生理健康维度的Cronbach's α系数为0.829,社会家庭维度的Cronbach's α系数0.812,目前国内仅FoP-Q-SF应用于原发性肝癌患者中,未见其他版本疾病进展恐惧问卷的应用报道。

(六)癌症患者护理专业性社会支持需求量表

癌症患者护理专业性社会支持需求量表(nursing professional social support needs scale, NPSSNS)由我国学者洪静芳等基于医务人员访谈和患者访谈、结合国际肿瘤护士核心能力要求和文献分析,经Delphi专家咨询、应用于319例乳腺癌等患者经信效度检验等研制而成。NPSSNS包含58个条目的共性模块、25个条目的乳腺癌特异性模块和10个条目的肺癌模块。共性模块部分包含信息需求、技术需求、情感/心理需求、照护协调与沟通需求4个维度。量表每个条目均对应两个评价内容(实际需要程度和目前获得程度),采用两种计分方法,均为5级、正向计分。实际需要程度的计分:从"不需要"到"总是需要"计1~5分;目前获得程度的计分:从"从未获得"到"总是获得"计1~5分。分数越高,表示癌症患者实际需要和目前获得的护理专业性社会支持程度越高。共性模块的总Cronbach's α系数为0.962,各维度Cronbach's α系数为0.851~0.946;肺癌特异性需求模块Cronbach's α系数为0.852,乳腺癌特异性需求模块Cronbach's α系数为0.855。该量表的专家内容效度和结构效度分析结果均达到筛选要求:信息需求维度各条目在相应因子的载荷量均>0.4。

(刘晓虹　陈　勤)

第三节　心理护理的干预研究及进展

心理干预(psychological intervention)始于20世纪后半叶,主要为改变受助者的行为,降低或消除其不良行为,塑造或提高受助者的良好行为,促进其心理健康。对有心理问题的求助者,有效的心理干预能帮助其提高心理弹性,可减少其负性心理反应的影响。对临床的患者,有效心理干预不仅可提高患者的潜能,还可促进其康复过程,乃至达成节约医疗资源、降低患者的医疗费用。

一、心理干预的研究进展

此处的"心理干预研究"主要指"心理护理的干预研究",或者说是护理学者开展的心理干预研究,有别于其他领域的相关研究。心理干预的概念、分类、方法等内容详见第十章,以下着重阐述相关研究进展。

(一)概述

心理护理的干预研究与护理领域的其他干预研究一样,基于各类护理对象的问题现状及其影响因素、着眼于解决问题而展开。但干预研究也一直是护理研究的难点,尤其是较理想的

阅读笔记

干预效果评价所涉远期效果观察要求的时间跨度较长,要求研究者尽可能采用纵向研究方式等;还涉及干预对象的长期配合以及研究过程中的病例丢失等诸多问题。此前所报道的干预研究效果评价大多在干预后 3~6 个月内进行效果评价;目前,国外护理学研究者试图改变此局面,并进行了一定的探索性研究。

此外,由于国内外护理学者对心理护理的解读不尽相同,心理干预研究的切入点不同,我国护理学者开展心理干预研究时常常苦于本领域可借鉴的国内外研究报告太少。主要参照其他学科领域(积极心理学、心理治疗、心理咨询等)的理念、理论、工具、方法等进行护理领域的心理干预研究,也在其干预研究的学术领域从护理的角度进行了一定的探索。

我国学者所做心理护理的干预研究已取得一定的成果。多项涉及护理对象(癌症患者、意外创伤者等)心理干预的研究近年来连续获得了国家自然科学基金项目资助,这是对我国护理学者进行心理干预研究的最大认可和强有力支持,更是赋予护理学者的期待和责任。可以预见,未来我国心理护理的干预研究将更深入、更实用、更多惠及患者的身心康复需求。

(二) 从相关文献看国外心理护理的干预研究进展

首先,相关文献显示国外心理护理的干预研究受到众多学者关注。赵娇(2016)以 Pubmed 数据库作为检索源发表的文献计量学研究报告显示,国际临床心理护理研究文献有以下特点:①纳入检索时段 2007~2015 年、不限文献类型和语言、针对非精神疾病患者及其照顾者等人群的"心理护理"研究文献 9909 篇;②临床心理护理文献在所有临床护理文献中所占比例始终保持在 35% 左右,显示心理护理在临床护理实践及研究中的重要程度保持相对稳定的状态;③临床心理护理文献的高频词(重点内容)涉及痴呆患者心理护理、肿瘤患者心理护理、照顾者的心理、社会支持等。

其次,相关综述文章表明国外心理护理研究热点相对集中。依据李峥等"近 5 年护理研究热点的共词聚类分析"发文,概述其报告的国际护理研究热点包括"患者的心理状态及其应对和干预策略的研究、患者疾病体验及其应对策略的研究、照顾者心理状态及其干预的研究"等心理干预研究进展;另从赵娇等"基于词频分析和共词聚类的近 5 年临床心理护理研究热点分析"一文中提取其所论及 2011~2015 年国外的相关研究进展,可归纳出国际心理护理以下三方面的研究热点。

1. 强调护士在心理干预中的主导作用　如美国学者 Chien 等对 180 例患有轻度或中度精神或情绪障碍的患者,实施以护士为主导的心理干预的随机对照试验,主要采用心理护理的方式进行干预。其结论是:以护士为主导的心理干预小组改善患者的情绪优于对照组。又如美国学者 Rodin D,Balboni M,Mitchell C 等 2008 年 10 月 ~2009 年 1 月对波士顿 4 家医院所有照顾晚期肿瘤患者的医生和护士的 1 项调查显示,护士比医生和社会志愿者能更好地提供精神支持。再如法国的一项有关预防自杀的程序是以护士为主导,护士以其专业知识评估和预防患者的自杀。美国学者沃勒(Waller)等调查 60 例非裔美国 2 型糖尿病患者接受血糖指数教育现状及其掌握和应用情况,研究结果显示,参加过疾病知识教育课堂的患者,对其血糖指数掌握和应用优于未参加疾病知识教育课堂的患者,二者差异有显著的统计学意义($P<0.05$)。该研究提示,护士以患者的知、信、行作为基础及目标,对其实施与疾病相关的认知行为干预具有良好的效果。

2. 基于特定患者群体的心理干预研究　目前肿瘤患者是临床心理护理重点关注的群体,因为相较于其他疾病患者,肿瘤患者具有治疗反应重、病情反复、预后较差等特征,以致其承受的心理负担更重。如有研究聚焦乳腺癌患者,认为乳腺癌有可能使患者失去女性身体的性感特征,改变自我形象的危险。加上女性患者的情绪更易波动、心理冲突更加复杂等。研究指出乳腺癌患者最易出现抑郁、焦虑等负性情绪,常伴随体重减轻、疲劳等身体症状,极易产生心理危机,是肿瘤患者中心理干预的重点人群。护士可通过观察乳腺癌患者的身心反应,甄别出其

阅读笔记

心理危机端倪,并为其预防心理危机及实施危机干预。

3. 针对特殊患者家庭成员或照顾者的干预 赵娇等基于高频主题词的聚类分析总结的近5年国外临床心理护理的3个主要研究热点,居首位的即把患者的家庭作为心理干预的重要资源,或因痴呆、慢性病重症等患者的亲属及其照顾者的身心状况与患者的生活质量密切关联。如美国一项研究,由学者高格勒(Gaugler JE)、里斯(Reese M)、索尔(Sauld J)等基于居家护理转换模型,通过6个阶段历时4个月的心理干预,帮助痴呆患者家庭成员管理自己的情绪以及心理调节,使家庭成员更好地照顾痴呆患者。另有文献显示,国外研究者关注相同境遇中非同质性个体的干预,西班牙一项探讨痴呆患者不同照顾者(配偶或子女)的照顾负担研究,邀请患者251名、患者配偶112名、患者子女139名参与其研究的结果显示,患者子女担当照顾者的照顾负担更严重($P<0.05$),该结果可为实施患者照顾者的心理干预提供依据。

(三) 从中文数据库看我国的心理干预研究进展

赵娇等所做文献计量学研究还以万方数据库作为检索源,报告我国临床心理护理研究文献的相关数据如下:①纳入检索时段2007~2015年、针对非精神疾病患者及其照顾者等人群的"心理护理研究文献"共27 890篇;②纳入文献的高频关键词涉及老年患者、癌症患者、产妇、其他慢性病患者等。

董超群等定量分析万方学位论文数据库、中国知网硕博士论文数据库收录的2000~2009年相关学位论文结果包含以下信息:①我国护理学学位论文中涉及心理现象研究的学位论文(474篇)占总数(1245篇)的38.07%;②学位论文所涉研究对象中患者的比例占55.1%,且连年持续≥50%,涉及心理干预的研究占比24.7%。

综上,或可从我国的心理护理研究文献,大体了解20多年来我国心理干预研究经历了从单纯描述到心理干预研究;从借鉴其他学科的方法,到独创具有护理特征的干预方法研究;从单一研究到系列研究;从关注患者的负性情绪到引导其积极心理的发展历程。主要进展可归纳为以下几方面(举例特别隐去涉及作者的信息)。

1. 从增强干预意识到探索干预研究 自20世纪80年代以来,整体护理的理念深入人心,我国临床护士为患者实施心理干预的意识亦日益增强,他们一直在做着出于人文关怀、凭借个人经验的心理干预,把一些成功个案或小范围的粗浅心得写成文章与同行分享,但从严格意义上说,此类文章大多并非真正意义的学术研究。如10多年前发表于学术期刊的"心理干预对……患者的效果观察",其措施包括"讲解手术的目的、意义、操作程序、术中可能出现的不适、注意事项及如何配合医生;简介手术医生,使患者了解手术的安全性"等对照组患者应有的权益,其研究结果给予他人的借鉴价值有限。近年来,随着我国护理学科总体水平的不断发展及提升,护理学者和资深临床护士更多关注、探索各种切合患者需求的干预研究。他们共同认识到,护理对象心理的现状研究、影响因素及其相关研究,都只是为其干预研究提供依据而远不能解决问题,若能针对各类护理对象较深入开展其干预研究,将更有助于解决患者的实际问题,使之更多受益。随之,结合专业实践的患者心理干预研究被推动且涉及各类护理对象。

2. 从套用他域疗法到自创特色模式 "他域疗法"主要指心理治疗、心理咨询的常用方法和技术,其使用者需要具备相关资质并且术有专攻,熟练掌握才能达成较好疗效。曾经一度,护理领域的患者心理干预研究较多套用心理疗法,其研究结果并不适合在众多不具有专门资质的护士中推广。即使是兼具心理咨询师资质的护士,大多也很难达到专职心理咨询师的专业素养、娴熟技术和干预水平。如刊发于某护理学术期刊的"合理情绪疗法结合系统脱敏疗法对……癌症患者心理及应对方式的影响"一文所用两种心理疗法,均属于具备心理咨询师资质者方可操作的专门技术,故其研究结果在护理领域的价值不大。鉴于此,伴随我国护理学研究生培养规模的不断扩大,有些师生研究团队提出"创建具有自身专业特色、操作性较强、符合国

阅读笔记

情、可供广大临床护士掌握使用的心理干预模式”等设想,并积极致力其干预研究的实践。如"烧伤患者早期心理干预模式的构建与验证的研究"、"老年冠心病住院失眠患者睡眠心理行为干预模式的构建与验证研究"、"慢性阻塞性肺疾病住院患者心理干预模式的构建与应用研究"等来自不同院校博士、硕士研究生学位论文的选题,足以体现我国学者"自创特色模式"的共识及探索。

3. 从单一研究选题到系列研究设计　单一研究选题,或许与以往有些选题的视角局限或追逐某些热点的研究构思有关。如仅以《北美护理诊断手册》中表述患者心理评估指标的"疾病不确定感"为主体词,在《中国知网》数据库即检索到文献 1000 余篇,再以发文最多(158 篇)的 2016 年数据分析,护理学科的文献 141 篇,占比 89.24%,其研究对象即涉及类别约 100 种,还有多篇文献涉及各类患者的家属。正如赵娇等的文献计量学分析报告显示:国际心理护理研究文献(Pubmed 数据库)的高频词可凸显其研究的重点内容;而我国心理护理研究文献与之相比,则呈现"热点研究比较分散,没有明显的聚类效果,表明我国临床心理护理研究泛而不专"等状况。心理干预的系列研究,同样是得益于我国护理学研究生教育的发展,使得导师领衔的师生研究团队有可能聚焦某个特定护理对象或群体的心理干预需求展开逐步深入、拓展、系统的研究,可以取得一些实用性或普适性较强、学术影响力较大、跻身国际学术交流的系列研究成果。如海军军医大学(原第二军医大学)护理心理学研究团队聚焦意外创伤者开展的心理干预系列研究(相互关联的 10 个选题)及其获批国家自然科学基金项目;首都医科大学心理护理研究团队针对乳腺癌患者及其配偶心理的系列研究(不同角度 10 多个选题)并先后获批两项国家自然科学基金项目,恰是我国心理干预研究取得长足进步的缩影。

4. 从关注负性情绪到引导积极适应　心理干预研究一向重点关注护理对象的焦虑抑郁等负性情绪的现象,如以"焦虑抑郁"作为主题词检索《中国知网》的文献数据库,竟有 51 000 多条结果,点击学科分类中"临床医学"(护理学科仍含包含在内)的结果近 20 000 条,其中大半是护理领域的研究。赵娇等以万方数据库作为检索源的文献计量学研究也指出,"焦虑抑郁"作为主题词,"始终位于我国心理护理研究高频词的前列"。研究者发现,可给患者心理干预提供依据的评估工具大多是负性情绪的自评量表,如焦虑自评量表、抑郁自评量表等。若负性情绪的自评量表使用不当,很容易给已遭遇身心困境的患者造成二次心理创伤。但上述状况在近 10 年发生了明显的改观,积极心理学的理念、方法、工具的推出,既引领了当今及未来心理干预研究的方向,也激励饱受伤病困扰、身心失衡的患者及其家属在逆境中获得成长。"创伤后成长、心理弹性、主观幸福感、疾病获益、希望水平"等一系列主题词相继出现在护理领域的心理干预研究中,如以"创伤后成长"作为主题词检索《中国知网》的文献数据库,所得 600 条结果中,临床医学(含护理学)文献量 170 多篇,位居榜首,尤以护理领域的相关研究居多。董丽华等对中国期刊全文数据库(CNKI)、万方学术论文数据库和维普中文科技期刊数据库(VIP)的创伤后成长文献的计量学分析显示,符合其检索条件的全部 109 篇文献发表于国内 38 种核心期刊,其中护理类期刊 14 种,共发文 52 篇,占相关发文的 47.71%。创伤后成长的理论、工具更多用于癌症患者、意外创伤者、心脏移植术后患者、脑卒中等慢性重症疾病患者以及孤独症儿童家长和患者照顾者等护理对象的心理干预研究,获得了干预对象的较强共鸣和积极回应;形成多篇博士、硕士研究生学位论文,学生在促进患者等适应、成长的同时,自身也收获颇丰。此外,护理对象创伤后成长干预研究的相关选题也立项国家自然科学基金。

5. 从囿于各类患者到其亲属和照顾者　患者亲属指患者的配偶或子女、患儿家长等;患者的照顾者除其亲属,还包括与患者无亲属关系的聘用照顾者,如老年失智症(阿尔茨海默症)患者的聘用照顾者等。

阅读笔记

虽然患者的心理干预始终是研究的重点,但既往仅仅局限于患者的干预研究,也给研究者造成不少困惑。特别是遇到有人际沟通障碍或交流不顺畅的患者,其亲属和照顾者的心理干预就不可或缺。尤其是对各类患儿不良情绪、行为的心理干预,常常需要其家长的较好配合;重症患者的心理干预,同样需要借助其亲属的支持,有时双管齐下的干预效果更好。如台湾一家医院历时 12 个月对 276 例接受家庭护理的老年髋部骨折患者的对照试验显示,此批患者的家庭照顾者的心理状态可分为差、良、优 3 个等级,具有良好心态的照顾者所照护患者的身体功能恢复良好、住院时间减少、并且精神状态良好,说明家庭照顾者对患者的疾病结局有重要影响。又如某研究团队在其为乳腺癌患者实施干预研究的同时,所做乳腺癌患者配偶夫妻沟通的干预方案研究,就是患者心理的直接、间接干预并举,帮助患者回归其经调适后恢复和谐、温馨的家庭氛围,以利其后期的治疗、康复和提升生活质量。再如某研究团队师生应邀参与一批特别重大事故伤者心理救援的过程中,发现此类伤者最初对亲属陪伴照护的需求显著强于一般事件的意外创伤者,意识到借力伤者亲属间接为伤者提供心理援助或是较明智选择。当即以半结构访谈提取"特别重大事故伤者亲属的照护体验"及其主题,形成为伤者亲属实施心理干预的 3 个重点环节(避免亲属负性情绪对伤者身心的不利影响、引领亲属主动思考其人生变故的应对策略、鼓励亲属明智选择其有益伤者的适宜方案)。该研究论著发表于中华护理杂志,或可为日后同样遭遇特别重大事故的伤者及亲属的心理干预提供参照。

　　此外,我国护理领域的心理干预研究进展,还体现在普遍注重干预效用的评估,将其评估结果作为完善干预研究模式或方案的依据等。

知识拓展

构建心理干预方案的基本步骤

　　1. 寻找依据阶段　即全面和深入了解需要解决的问题,包括干预对象需解决问题的真实性、特异性指标及问题的严重程度等。此为尝试改变所干预对象的关键步骤,为寻找合适的干预方案奠定基础。如美国华盛顿大学护理学院弗朗西斯·马库斯(Frances Marcus)教授率领的"家庭功能团队"实施干预前发现乳腺癌患者使用医学术语向其孩子表述患病事实、不能表述自己患癌后的感受,经半结构访谈明确癌症对患癌父母及孩子均造成影响而致其关系改变等问题,便据此设计"增强联结项目"干预模型,有效增加了患者与孩子之间的联结。

　　2. 设计方案阶段　需清晰阐述干预方案中必要、特异性及非特异性成分,详细说明干预方案的特异性成分、实施形式、干预的剂量、预期效果等信息,以便更好地设计、构建详尽的干预方案。如我国海军军医大学(原第二军医大学)护理学科临床护理学的某师生团队先以文献回顾分析国内外生命意义的干预方案及其适用人群,结合干预对象的实际情况,初步构建晚期癌症患者生命意义的干预方案;再据其质性研究结果进一步修订方案,通过专家认证法等最终形成晚期癌症患者生命意义本的土化干预方案(包括干预的方式、步骤、注意事项、分组方法、干预者、评价量表、评价时间等较详尽设计)。

　　3. 形成方案阶段:提出干预实施的影响因素(接受干预者的个体特征,干预的实施方式、环境等)、干预效果的发生机制(实现预期效果发生的改变等)等干预方案的主题或理论,以指导干预效果的评价。如美国华盛顿大学护理学院 Frances Marcus 教授及其团队针对乳腺癌患者配偶心理健康设计的"助她痊愈"干预方案,共 5 个单元,但每个单元都有其相应的主题依据,更能显现干预效果的发生机制。

他山之石

"欧洲心理健康之路"计划简介

　　欧洲公共卫生委员会召集 42 所顶级大学的相关专家,对未来十年存在的公共心理问题进行了重要性区分,称为"欧洲心理健康之路"计划(2011 年~2014 年),共列出 20 项未来 10 年心理护理需要侧重研究的方向。该计划指出未来心理护理的研究行动应更加侧重于积极理念的心理护理及相关的保护因素探索,此项被列为第一等级。此外,从多学科视角更好地理解和诠释心理健康,以及深入探索心理护理的相关理论,包括相关概念及理论框架,以更好地发展公共心理健康。这 20 项研究重点方向主要有三个目的:识别生命周期心理健康的影响因素、高危因素、保护因素及弹性因素;通过稳定且合适的研究方法发展操作性强的以循证为基础的心理护理干预方案,强调心理健康预防和促进方案的实施和转化,并且要创新实施方法,包括整体取向、基于赋能的策略、电子化干预方法等;提升心理护理的公平性减少差异性,这是心理健康研究的基石,在干预对象的选择中,拒绝参加干预实施的患者可能是心理健康水平较低或心理问题较突出的患者,如何提升这类人群的心理健康需要研究者重点关注。

二、心理干预研究的体例

　　以下介绍几则心理干预研究,据其各自的研究风格,呈现其干预的目的、方案构建、实施及部分成果等。

(一)"助她痊愈"项目

　　1. 项目简介　"助她痊愈:乳腺癌患者配偶心理教育项目"(Helping Her Heal:A Psychoeducational Program for Spouses of Women with Breast Cancer),简称"助她痊愈"项目(help her heal,HHH Program):该项目由美国华盛顿大学护理学院 Frances Marcus Lewis 教授带领的"家庭功能研究团队"开发,是针对乳腺癌患者配偶进行的心理健康教育干预项目,旨在提高乳腺癌患者配偶的沟通、支持及自我照护能力,以增强其帮助妻子痊愈的自信心。

　　该干预项目共分为五个单元,每个单元各有一个主题,具体内容如下:

　　(1) 锚定自己,为她而坚强(anchoring yourself to be strong for her):该单元的核心技能是"抽出时间放松自己"。培训目标是让配偶学会自我放松技巧,并抽出时间付诸实施;通过自我减压策略,管理好自己的情绪,增强自身的定力,从而帮助妻子增强抗病的能力。培训内容是邀请患者配偶描述其与患病妻子相处的体验,自己采取了哪些处理措施,包括配偶认为有用的和没用的方法。帮助患者配偶认识到自身面对妻子患病所实际承受着的心理压力,以及可能存在的应对无力的困境,从而激发配偶愿意学习夫妻沟通技巧的动力。通过反思自己的夫妻沟通现状,学习和练习减压策略,教会配偶减压策略,提高自身的减压能力,以更好地支持患者。

　　主题依据:如果患者配偶能在情感上管理自己的焦虑,他们便可成为主动和细心的倾听者。应对乳腺癌相关的压力会增加患者配偶的紧张和焦虑,导致其面对患病妻子的诉说时其内心被自己的紧张和焦虑所占据,无法站在患者的角度耐心地倾听和关心妻子,而倾向于采取回避或阻断妻子倾诉的沟通方式。所以,只有配偶能够管理好自己的情绪,才能够在妻子面前展现出一种相对放松的身体姿态和心理状态,给妻子一种"天塌了不要紧,有我替你支撑着"的抗病信心、力量和希望。这个单元的目的是:希望能够通过配偶的"锚定自己",先增强自身的

阅读笔记

定力,表现出一个"举重若轻"的丈夫形象,能够正视和面对当前妻子患病的家庭危机事件,不恐惧、不紧张、不逃避,能够有条不紊地处理家庭事务,从而无形中影响和增强妻子战胜疾病的信心。

(2) 倾听而不是解决:不做超人(listening and not fixing:letting go of superman):该单元的核心技能是"倾听和理解她的感受"。倾听技能包括3个要素:关注而安静地倾听,接受她的感受,命名并回应她的感受。培训内容是帮助患者配偶增强其主动和细心倾听的技能,倾听患病妻子的诉说及其对乳腺癌疾病相关的担心、顾虑、恐惧和焦虑等一切想法。患者配偶的倾听技能与其妻子感知到的配偶支持密切有关。由心理健康教育者(研究干预者)教给患者配偶并练习。

主题依据:此次培训帮助患者配偶学会深入、安静地倾听妻子关于乳腺癌的想法和感受的技能,具体包括:阻止其出现过早安抚妻子的倾向,避免当妻子想让自己成为听众并非解决者时,自己还尝试解决问题。因为妻子面对意料之外的重病打击,她内心的真正需求是需要丈夫耐心倾听自己的诉说,而不是需要丈夫采取行动来帮自己解决问题。但是,传统的丈夫的形象是家里的顶梁柱,是帮助家庭解决问题和困难的,一旦丈夫认为自己也无能为力,不能为妻子解决目前的困难,就会感觉到无助、无奈和备受挫折。所以,这个单元的目的是让配偶学会安静而耐心地倾听,而不是替妻子解决问题。解决问题不一定容易,但只是倾听和回应就变得容易多了。如果配偶真正理解了妻子倾诉的需求,则很容易做到这一点。

(3) 更深入地理解她(gaining a deeper understanding of her):该单元的核心技能是"夫妻之间的对话技能:开放性提问和陈述"。该单元的培训是在第2单元倾听技能的基础上进一步学习更高水平的开放式提问和陈述技能,引导妻子表达对乳腺癌的感受和顾虑,满足妻子的心理支持需求。患者配偶需启发和帮助妻子表达她对乳腺癌的担忧或感受,尤其是当她沉默寡言或感到孤独时。这些技能可帮助患者配偶更深入地探寻妻子对疾病的反应以及他能给予支持的方式,从而能够给予妻子有针对性的满意的心理支持。

主题依据:健谈和不主动交流的妻子对其配偶的需求可能具有不同的特点。缺乏技能训练时,患者配偶会尝试基于自己的判断而猜测妻子的想法或感受,但猜测可能会使其曲解妻子的行为以及想从配偶处得到的支持。这种曲解或误会容易导致妻子的真正需求得不到满足而引发妻子的不良情绪,甚至是夫妻关系的紧张,所以,夫妻之间"无话不谈"的开放式沟通和对话技能是解决这一问题和困难的有效方法。

(4) 与她连接:创建与她在一起的美好时光(connecting with her:creating special times):该单元的核心技能是3个新的非语言策略,包括:"感激她,使用触摸,带她去度假忘却疾病的烦恼。"尽管妻子患有乳腺癌,配偶也可运用新的沟通策略以提升夫妻关系的质量,改善夫妻关系的亲密度。与前几单元的沟通策略不同,新的沟通策略不依赖于谈话,而是创建一系列专属于夫妻之间"二人世界"的美好时光,以建立和增强夫妻之间的亲密连接。

主题依据:前几单元的培训是花费大量的时间教会配偶与妻子进行人际互动的语言沟通策略,以提高有效的夫妻沟通和满足妻子的心理支持需求。但非语言的、身体的和其他方式的有效沟通也是保持夫妻亲密关系所必需的。可以采用以下非言语的沟通策略增强夫妻的亲密关系,如拥抱、触摸、牵手、关怀、照顾等。

(5) 整合技能(putting the pieces together):将上述夫妻沟通技能和策略整合在一起,反复练习和使用,并让患者配偶反思和总结他所做出的努力及其收获,以增强配偶管理和应对未来各种情境或处境的自信心。该培训内容是增加患者配偶灵活运用有效的夫妻沟通技能,能够举一反三,并确定他在今后的日常生活中能够继续使用从本项目中获得的沟通策略的方法。

主题依据:提高夫妻沟通的自我效能需要更多技能训练的机会,通过一系列的实践使患者

阅读笔记

配偶获得完整的自我价值观,有信心并能有效管理癌症对夫妻及家庭的影响。此单元的自我反思是为了增加患者配偶的自我效能,而不仅仅是增强其照护技能。

该项目的干预频率为每2周一次,每单元1小时,共5个单元,总计10周。每个单元的培训内容分为案例分析、技能训练与角色扮演、家庭作业3个环节。①案例分析:通过具体的沟通案例,详细生动地展现沟通技能的内容,便于患者配偶掌握其中的方法,并且做到知其然、知其所以然。②技能训练与角色扮演:案例分析后,请患者配偶针对另一个案例分别写下其作为问题"解决者"的应答、运用所学技能后作为"倾听者"的应答。角色扮演主要运用于开放式提问技能。③家庭作业:每个单元均会布置相应的家庭作业,作业的内容根据本单元所学技能而设置,以促使患者配偶学以致用,实际运用所学技能与妻子互动,真正掌握每项技能。

2. "助她痊愈"团体干预项目(help her heal-group,HHH-G)　Jennifer M. Jones1 在 Frances Marcus Lewis 的 HHH 项目基础上,修订并发展出了团体干预形式的 HHH-G 项目。相较于个体干预,团体干预可惠及更多的人群,更具成本效益。此外,团体干预可提供一个支持性的环境,减少癌症患者的孤立感。研究者为确保忠于原干预方案,在整合团体干预技能时基于原 HHH 方案修订了三遍。HHH-G 由两名受过培训的教育咨询师(护理学博士/心理学博士/社会工作硕士)实施以允许干预中开展一些活动以形成特定的行为和技能。干预频率为每周1次,每次1.5小时。每组包含5~9个男性配偶,咨询师根据操作手册实施标准化干预。每次训练课包括:简短的咨询师陈述、旨在建立技能及提高效能的小组练习、单元相关主题活动、家庭作业。HHH-G 保留了原 HHH 的5个主题单元,并对每个单元的特定目标进行了具体说明:

(1) 锚定自己,为她而坚强:确定妻子乳腺癌对她生活的影响;确定他们自己的压力如何改变了与妻子的互动;确定放松的方法;制订计划每天使用一种策略放松10~15分钟。

(2) 倾听而不是解决:不做超人:确定有人倾听时自己的感受;确定他们在向妻子表示正在倾听时的行为和语言;确定他们作为倾听者时所扮演的不同于问题解决者、安慰者的角色;学习倾听的3要素。

(3) 更深入地理解她:确定开放式提问和封闭式提问;分析使用开放式提问的益处;构建开放式提问;创造一些针对她们乳腺癌妻子的提问。

(4) 与她连接:创建与她在一起的美好时光:通过模范作用及操作规范获得开放性提问的技能;在使用倾听策略时获得技能;意识到询问妻子所需支持的价值。

(5) 整合技能:获得与妻子情感连接的其他策略(珍视她,使用触摸,带妻子去度假);分析参与本项目的个人收获。

修订后的 HHH-G 的可行性和接受度较高,样本流失率低,且可显著提高乳腺癌妻子的情绪水平,配偶的自我效能、自我护理能力、提供妻子支持的能力。

3. "助她痊愈"心理教育干预方案中文版　由首都医科大学护理学院的某研究团队获得原开发团队的授权和培训后,结合我国实际情况和人文特色对 HHH 项目进行了本土化修订,探讨了中文版"助她痊愈"心理健康教育干预方案的可行性及其对乳腺癌患者及配偶的心理和夫妻关系调适的影响。该团队在获得"HHH"原版方案授权后,经过培训、翻译、初步的修订(文化调适、逻辑调整、内容的重新编排)、预施测、专家评审的修订(在癌症心理康复研究领域具备丰富临床及实践经验的专家)等汉化过程,形成了中文版本的"助她痊愈"心理教育干预方案。修订后的干预方案为4个单元,将原方案中的第5个单元整合到了第4个单元;减少了一次干预机会,但增加了每次的干预时长,调整了干预频率为每周1次,每次1.5小时。干预方案保留了原方案中的6个核心技能,分别是:自我放松、倾听、开放式提问、感激妻子、肢体微语言、带她去度假,但对其中的一些沟通案例进行了本土化修订。

阅读笔记

　　该研究团队采用自身前后对照研究设计,通过方便抽样的方法纳入4家三甲医院的乳腺癌夫妻42对。配偶在接受常规护理指导的基础上,接受"助她痊愈"心理干预。采用配偶癌症自我效能感问卷、状态焦虑问卷、流调用抑郁自评量表、婚姻调适问卷,分别在干预前(T0)、干预结束时(T1)、干预后1个月(T2)、干预后3个月(T3)对配偶进行4次测量;患者只接受常规护理指导,采用状态焦虑问卷、流调用抑郁自评量表、婚姻调适问卷,与配偶在同期接受4次测量。最终完成干预及随访的乳腺癌夫妻共37对。研究结果从研究对象的招募、留存率、干预负担、依从性、夫妻对干预内容的反馈信息等方面评价了中文版"助她痊愈"心理干预方案的可行性,结果显示该干预方案提高了乳腺癌配偶的癌症自我效能感水平,能够缓解患者和配偶的焦虑、抑郁情绪,为后续进行临床随机对照干预试验奠定了基础。

他山之石

实施 HHH 的文化调适

　　HHH 第二单元的主题"倾听,而不是解决:不做超人"的主要内容是通过案例分析,使患者配偶学会倾听技能。原版本方案中所用案例是1位化疗期间仍忙碌工作并需照顾3个未成年孩子的母亲,诉说自己艰难的一天。我国研究者团队制定干预方案时即指出:我国大部分乳腺癌患者的实际情况与案例中患者不符,她们一旦确诊后接受治疗的过程中,可得到工作单位的体谅和支持,选择病休甚至提前退休;部分完成治疗的患者返回岗位后,也可不再从事繁重的工作。加之我国数十年的控制人口政策,城市及多数农村有3个未成年孩子的家庭较少;再有我国注重家庭氛围的维系,患者治疗期间大多可获得整个家庭的诸多支持等,故参与预研究的患者配偶反馈所用原案例无法产生共鸣。基于文化调适,研究者重新选择了1例开始化疗、担心脱发的乳腺癌患者的诉说为案例,替换了不宜直接用于我国患者的原版案例。

(二) 音乐疗法对乳腺癌根治术后患者疼痛焦虑及抑郁的影响

以下简介西安交通大学医学部护理学系某研究团队的"音乐疗法对乳腺癌根治术后患者疼痛焦虑及抑郁干预效果的研究"。

1. **研究概述**　本研究针对乳腺癌根治术后患者的疼痛、焦虑及抑郁问题,将音乐疗法作为护理干预措施,以住院拟行乳腺癌根治术的患者为研究对象,采用临床随机对照试验(clinical randomized controlled trial,CRCT)设计方法,探讨音乐疗法对乳腺癌根治术后患者疼痛、焦虑及抑郁的干预效果。

2. **理论框架**　本研究以美国护理理论学家莉迪亚·霍尔(Lydia E.Hall)的核心-护理-治疗模式(core,care and cure model)为理论框架。在此模式中,核心、护理和治疗分别代表了人(the person)、躯体(the body)和疾病(the disease),它们共同构成 Hall 的理论核心。其中,核心(人)包括护士在与患者的交流中治疗性地使用自我(self),并能够正确反映患者的护理问题,帮助患者明确动机与目标,提高其自我意识。护理(躯体)是指实际的护理操作,对患者精心的照顾,以及建立一个安慰性和照顾性的关系。治疗(疾病)是护理活动的一部分,包括给药和一些具体的疗法及处理方式。这三方面相互联系,并且相互影响。

Hall 认为,患病是一种行为。Hall 将行为描述为感觉,包括有意识的和无意识的(conscious and unconscious or known feelings and feelings-out-of-awareness)。当人们在有意识的基础上活动时,他们能够控制自身行为;而在无意识基础上活动时,他们对自身行为没有选择,是这些无意识的感觉控制了他们的活动。

阅读笔记

在患者接受治疗护理的整个过程中,Hall 将其分为两个阶段。第一阶段,患者接受医生的治疗计划,如各种诊断性检查,手术等;第二阶段,患者主要接受专业性护理并逐渐康复。在这个阶段,护士通过各种措施帮助患者向建立自我意识的方向发展。一旦患者控制了其真实的自身感受和动机时,他们就可以自由释放自身的潜能来达到康复。

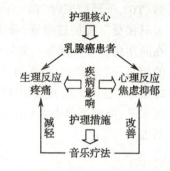

在核心(人)、护理(躯体)和治疗(疾病)之间,不同疾病可引起患者不同感受(行为),依据不同感受(行为),护士又会采取针对性干预措施和护理方法。本研究中乳腺癌根治术后患者即处于临床治疗护理的第二阶段。疾病和手术引起患者躯体疼痛及焦虑抑郁心理反应,不仅影响手术治疗效果,而且延缓患者康复。通过在术后实施音乐疗法,减轻患者疼痛,改善其焦虑抑郁心理状态,使她们能够真实地控制自身感受、动机和目标,最大程度发挥自身潜能,达到顺利康复的目的(图 7-6)。

图 7-6　音乐疗法施于乳腺癌根治术后患者的理论框架图

3. 研究方案

(1) 研究设计:本研究采用临床随机对照试验(clinical randomized controlled trial)设计方法。因干预的特殊性,未使用盲法。

(2) 研究目的:探讨音乐疗法对乳腺癌根治术后患者疼痛焦虑及抑郁的干预效果。

(3) 研究对象:120 例乳腺癌患者,随机分为干预组和对照组,各 60 例。

(4) 研究工具:包括以下 4 个。

1) 一般情况调查表,状态-特质焦虑问卷(STAI)和抑郁自评量表(SDS),详见第九章或附录。

2) 简式麦氏疼痛问卷(short-form of mcgill pain questionnaire,SF-MPQ):该问卷包括 3 个项目:①PRI 评定,包括感觉项(11 个条目)和情感项(4 个条目)。评定时由检查者逐项提问,并根据患者回答的疼痛程度,在相应的级别做记号,如无该类疼痛,均记为 0。将感觉项的所有评分相加得出感觉项总分;将情感项的所有评分相加,得出情感项总分,两项总和为 PRI 总分,范围为 0~42 分,其中 0 分为无痛,1~14 分为轻度疼痛,15~28 分为中度疼痛,29~42 分为重度疼痛。总评时,PRI 总分越高,表示疼痛越严重。②VAS 评定法,图中的线段为 10cm,患者根据自己的疼痛程度在线段上划上相应的点,以能反映患者自觉的疼痛程度为准。VAS 的点越靠近 10,表示疼痛越严重。VAS 分级标准:0-2 分为轻度疼痛,3~5 分为中度疼痛,6~8 分为重度疼痛,9~10 分为剧痛。③PPI 评定,共分为 6 个等级,从 0~5 分别为无痛、轻度不适、不适、难受、可怕的痛和极为痛苦。评定时根据患者主观感受,在相应分值上做记号。PPI 评分越高,表示疼痛越严重。SF-MPQ 效度系数为 0.77,再测试信度系数为 0.75 以及 0.85~0.95。本研究预调查测得 Cronbach's α 信度系数为 0.80。

(5) 音乐媒体库的建立:根据不同调式及类型的音乐在治疗中的作用以及我国音乐文化背景并参考相关文献,依据五音疗法原理及不同调性特点与音乐专家一起制定音乐欣赏类型,包括中国经典民乐、世界名曲、美国音乐治疗协会(American Association of Music Therapy,AAMT)推荐的大自然音乐系列 CD 以及放松音乐。以轻音乐为主,针对乳腺癌患者的焦虑、抑郁状态将上述乐曲综合并建立音乐库,共 202 首乐曲,均为器乐曲。因需排除歌词的干扰作用,故未包括歌曲和戏曲。具体曲目如:《瑶族舞曲》《二泉映月》《蓝色多瑙河》《春》《彩云追月》《命运交响曲》等。音乐库建立后,将其拷贝至 MP3 中,供干预组患者使用。

(6) 干预方法

1) 干预组:该组患者基于常规护理接受音乐疗法(采用聆听法)。干预者为患者发放 MP3,介绍音乐库的乐曲类型,指导患者在术后第一天起每日晨起(6a.m.~8a.m.)和晚睡前(9p.m.~11p.m.)

听音乐各 30 分钟,一直持续至第三次住院化疗。患者术后住院期间干预者定期巡视,帮助患者坚持每天接受音乐干预;患者出院期间,通过定期电话回访,鼓励患者在家中继续实施自我音乐干预,以保证达到预定的干预时间。聆听音乐时,以患者选择自己喜欢的乐曲为主,可以反复聆听,以达到较好的干预效果。

2)对照组:该组患者仅接受常规护理,包括入院和术前指导、围术期健康教育、术后病情和并发症的观察、饮食与功能锻炼指导、出院指导等。

4. 研究结果

(1)经过住院期间的音乐干预,干预组患者的 PRI 总分、选词阳性项目数、VAS 及 PPI 评分在出院前一天均低于对照组患者,差异有显著性($P<0.01$);两个化疗周期后,干预组患者的 PRI 总分、选词阳性项目数、VAS 及 PPI 评分在第二次和第三次住院化疗时均低于对照组患者,差异有显著性($P<0.01$)。

(2)干预组患者的状态 - 特质焦虑评分及焦虑程度在出院前一天、第二次和第三次住院化疗时均低于对照组患者,差异有显著性($P<0.05$)。

(3)干预组患者的抑郁评分在出院前一天、第二次和第三次住院化疗时均低于对照组患者,差异有显著性($P<0.01$);抑郁程度除第三次住院化疗时两组间差异无显著性($\chi^2=1.07$,$P=0.3>0.05$),干预组患者的抑郁程度在出院前一天和第二次住院化疗时低于对照组患者,差异有显著性($P<0.01$,$P<0.05$)。

5. 研究结论　干预前后的评估可证实音乐疗法的效用。

(1)乳腺癌患者术前存在不同程度的焦虑抑郁情绪反应;术后第一天存在轻到中度疼痛感及对疼痛不同级别的敏感性。

(2)乳腺癌患者一般状况、疾病相关资料及音乐背景相关资料各项目在实施音乐干预前对其疼痛、焦虑及抑郁均有一定影响。

(3)干预组的患者经音乐疗法干预和 3 个化疗周期的随访,其疼痛、焦虑及抑郁的改善显著优于对照组患者,说明音乐疗法可改善乳腺癌根治术后患者状态焦虑和特质焦虑,音乐疗法也可缓解乳腺癌根治术后患者的疼痛,并具有较好的短期和长期疗效。

(4)佛教音乐、放松音乐等能显著降低患者的焦虑及抑郁症状。

6. 建议　以下建议源自本研究的粗浅思考。

(1)应有专人负责建立并管理音乐库,及时更新音乐库曲目,以保证满足不同年龄段及不同类型患者的欣赏需求。

(2)实施者应具备音乐疗法相关知识,以便根据患者的具体情况有针对性地选择乐曲并进行干预,做到对症择乐,对症施乐。

(3)为临床护士开设音乐疗法的相关课程或培训班,使其了解一些基本的音乐知识及常用音乐处方,为护理实践中灵活运用音乐疗法打下基础。

(4)进一步研究不同音乐类型对患者疼痛、焦虑及抑郁的影响;不同音乐干预时间及方法对干预效果的影响;针对不同年龄群体对象制定相应的音乐库,并探讨其干预效果。

(三)团体自我表露对意外创伤者创伤后成长的干预研究

以下主要简介海军军医大学(原第二军医大学)护理心理学方向博士研究生所做学位课题研究中"意外创伤者创伤后成长的团体自我表露干预方案"形成、修订的部分内容。

1. 研究概述　有研究认为,适当的自我表露是心理健康的表现。书写情绪表露是创伤表露的经典研究范式,要求被试在实验室根据规定的指导语连续 3 天书写其创伤 / 应激性经历 20 分钟,并要求被试将特定的描述性信息和情感信息整合至创伤经历当中。而在临床实践中,言语自我表露逐渐发展成创伤表露的另一常见形式,包括独自对着录音机表露、向被动倾听者表露。本研究以团体干预为切入点,以言语自我表露为干预方式,充分发挥团体的社

阅读笔记

会支持作用,使意外创伤患者通过对创伤的叙事促使个体进行积极认知加工以发现创伤事件的意义,并通过情感的社会分享以助其重建积极的社会分享信念,提升管理情绪困扰的能力和重获自尊。

2. 研究目的　验证团体自我表露对伤者创伤后成长的干预效果;分析团体自我表露对伤者认知加工、自我效能、感知社会支持、积极消极情绪及情绪调节策略的影响。

3. 干预方案的发展和修正　本研究的干预方案构建主要经历了以下步骤:

(1) 文献回顾及理论研究确定干预的形式:①基于创伤后成长理论指出"具有相似创伤经历的群体间更可能产生创伤后成长",该研究确定团体自我表露的干预形式;②基于文献指出"预先设计一些活动可激发个体认知和情感,有助于促进个体自我表露",该研究将每个干预单元设计为 4 个阶段:心灵沉静→活动→自我表露→总结反馈。初始的"心灵沉静"主要是让伤者转换和沉静心情,作为开始进入团体活动的准备。根据每次活动内容调整心灵沉静在活动中出现的顺序。"活动"部分主要是引入某个主题以激发伤者表露的意愿。"自我表露"为干预的主体部分,即邀请伤者说出自己的故事、分享自己的情绪体验。"总结反馈"主要包括团体成员对故事或心情分享者的反馈,以及成员对活动中所产生的特殊感受和要求向干预实施者进行表露的过程。③基于团体干预的理论及体例,确定团体的规模为 8~10 人,确定第一次团体干预的主题为"你我相识"并明确团体成员的目标,及最后一次团体干预的主题为"我们的收获与成长"以总结项目并提出对今后的期待。④根据积极心理学中的"感恩理论",确定"感谢有你"的干预主题,通过感恩引导伤者以正向观点看待其人际关系,从而使创伤事件给伤者带来新的体验。

(2) 质性访谈确定意外创伤者的干预需求:前期对意外创伤者进行半结构式访谈,了解其对心理干预的需求,根据需求确定团体干预的主题及内容。例如,访谈中有伤者提出"需要了解其他人是怎么应对创伤后的生活",确定"你我相识"主题中,引入聆听"生活强者"故事的模块以及确定"分享你我康复历程和经验"的干预主题。

(3) 专家咨询调整干预方案:就初拟的团体自我表露干预方案进行两轮专家咨询:邀请 5 名专家(高级职称、15 年及以上创伤救治或与创伤者接触的经验;专业涉及临床医学、护理学、心理学),根据专家意见调整和修改干预方案。专家咨询筛选了两个"生活强者"的案例,确定了 1 周一次的干预频率以及每次 60~80 分钟的干预时间。根据专家"将 4 次干预增加至 5 次"的提议,增加"情绪宣泄"的干预主题。

(4) 行动研究修订干预方案:每次干预结束后,对团体成员进行访谈,了解其对本次干预活动的建议以及对今后干预活动的期待,干预实施者与督导者进行讨论,根据团体成员的需求和建议,调整活动形式和方案以尽可能增加成员的参与度、提高其在团体中的表露意愿。如根据第一次干预后伤者指出"谈论创伤事件太过痛苦,我们需要快乐康复",在第二个干预主题中将分享康复经历的活动形式由原先的"通过'积极伤者的现身说法'引出伤者对'自我康复历程'的表露";改为"通过'身心康复知识竞赛'激发伤者的表露意愿以'分享彼此的康复历程'";基于伤者提出希望丰富活动形式,在第四次干预中引入"歌唱比赛"以宣泄情绪,并引出伤者对其心情及内心感受的表露。

根据上述四个步骤,研究小组发展并不断调整干预方案,最终确定了团体自我表露干预的 5 个主题:①你我相识、经历分享;②拥有身心康复知识;③生命之旅,感谢有你;④想唱就唱,唱出快乐人生;⑤我们的收获和成长。该干预方案的研究结果初步证实了团体自我表露可有效增加伤者感知的心理社会资源,促其成长;亦有助于伤者采取积极的情绪认知加工方式,改善其情绪状态。本干预最终方案的发展过程见图 7-7,干预方案的具体内容可查阅相关学位论文。

阅读笔记

4. 研究结论　团体自我表露干预可有效增加伤者感知的心理社会资源,促其成长;亦有

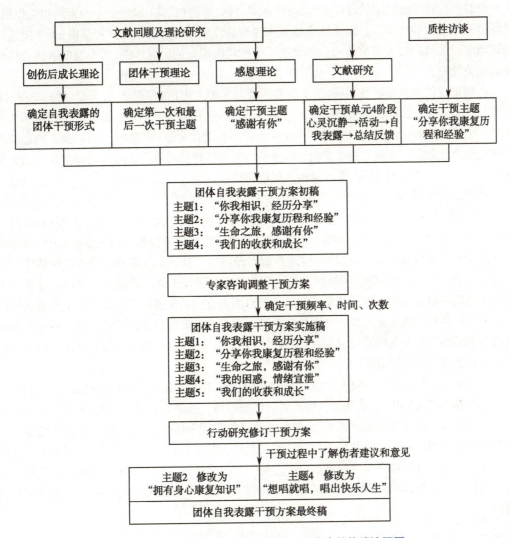

图 7-7 意外创伤者团体自我表露干预方案的构建流程图

助于伤者采取积极的情绪认知加工方式,改善其情绪状态。

5. 自我表露干预研究的启示 目前自我表露的概念较多地应用于心理学研究领域,护理领域的研究较少。上述研究中,研究者组织意外创伤者在其伤者团体内开展正向的自我表露,既可促其自身的心理健康,也向其他伤者及其亲属、照顾者传播了积极情绪,基本达成了干预研究的目标。但自我表露的干预研究不多,较少应用于护理领域,其适用人群、简捷干预方案等均有待后续研究中的不断扩展和探究。

(刘晓虹 陈 勤)

小结

从理论研究、工具研究和干预研究三方面了解国内外心理护理的研究进展,是深入开展相关研究的前提。

心理护理的理论研究,涉及理论模型及其构建、验证等。构建理论模型,需了解理论模型的结构形式(包括)、可检验性和表述形式,如理论模型的结构形式又包括核心假设,"桥梁"假设和"桥梁"假设和逻辑结论三部分。构建理论模型是个典型的解题过程,从问题的提出到确立模型,通常需经历三个阶段:构建模型的准备,模型的酝酿与"种子"的产生,模型的扩充、定

阅读笔记

形和检验。构建理论模型的过程中,始终存在着目标、猜测(假设)、检验三个因素的相互作用,此即理论模型构建的循环。保证理论模型构建的良性循环主要有以下两种策略:①多向选择的试错法。②单向逼近的减错法。本章选用构建理论模型的研究体例,则为辅助解读其较抽象的相关理论。

心理护理的理论验证及其研究,主要指验证某个相关理论(心理学、社会学、护理学等)应用于心理护理研究以解释其某些现象的合理性、适用性、拓展性等。理论验证的过程包括 6 个步骤。①明确待验证的理论。②从理论中导出一组概念化命题(陈述)。③用可验证的命题形式重述概念化命题。④搜集有关资料。⑤分析资料。⑥评价理论。本章所列理论评价的文献和体例、理论验证的相关研究,意在与相关理论相呼应。

心理护理的测评工具研究一节,首先特别提出"根据测评工具的原版规范表述其译名"统一中文术语。从有限资料中通过国际护理研究热点了解其中的心理评估研究进展;从文献计量学等刊文梳理了我国的相关研究。我国的心理测评研究主要经历了以下变化:①从借用精神疾病诊断工具到研发、使用非精神科患者的心理评估工具。②从高频次使用负性情绪自评工具到引进、汉化积极心理学的测评工具。③从参照某测评工具的健康人群常模到建立某个疾病人群的区域性常模。④从凭借见闻及经验自编调查问卷到遵循相应流程规范化研制评估工具。⑤从使用一般人群的普适性评估工具到开发某类患者的特异性评估工具。所论及积极心理学和其他测评工具的研究成果,均以评估工具原版及中文版的形式呈现,也体现国内外研究者对此类研究的共同贡献。

心理干预的研究进展,从相关文献可归纳出国外心理护理的三方面研究热点:①强调护士在心理干预中的主导作用;②基于特定患者群体的心理干预研究;③针对特殊患者家庭成员或照顾者的干预。从中文数据库可知 20 多年来我国的心理干预研究进展体现在:①从增强干预意识到探索干预研究。②从套用他域疗法到自创特色模式。③从单一研究选题到系列研究设计。④从关注负性情绪到引导积极适应。⑤从囿于各类患者到其亲属和照顾者。本节所选心理干预研究的体例,均源自我国心理护理研究团队的课题研究,旨在为更多研究者提供有价值借鉴。

思考与练习

1. 心理护理的理论研究、工具研究、干预研究三者之间的关系是什么？请简要举例说明！

2. 请尝试从上述三类研究进展中查找并聚焦你的研究关注点,写出对你欲开展研究的启示。

参考文献

1. 张琼.科学理论模型的构建[M].杭州:浙江科学技术出版社,1990:10.

2. 杨芳.冠脉支架植入患者健康促进的感恩模型研究[D].第二军医大学,2013.

3. 张方圆,李峥.近 5 年护理研究热点的共词聚类分析[J].中华护理杂志,2016,51(2):248-252.

4. 吴菁,刘晓虹.2005—2007 年我国心理护理研究的变化与分析[J].中华护理杂志,2009,44(3):273-275.

5. 游雪梅,莫新少,庞永慧,等.2001 年—2014 年我国应用量表进行肿瘤病人心理评估干预的文献计量学分析[J].护理研究,2016(7):830-833.

6. 赵月元,张爱华.我国创伤后成长研究的文献计量分析[J].护理学杂志,2015,30(16):107-109.

7. 董丽华,陶莹,沈麒云,等.我国创伤后成长相关研究趋势的文献计量学分析[J].护理研究,2016(1):76-78.

阅读笔记

8. 周寒寒,陈丽云,洪震,等.近10年国内护理学领域新编制或引入量表的文献定量分析[J].护理研究,2013,27(25):2803-2805.

9. 周凯娜,李小妹.音乐疗法对乳腺癌根治术后患者疼痛的影响[J].中华护理杂志,2010,45(12):1086-1088.

10. 吴菁,翟建霞,刘晓虹.意外创伤者早期心理反应他评量表在地震伤员的作用[J],上海交通大学学报(医学版),2008,28(11):1383-1385.

11. 李智,刘均娥,陈双琴,等.乳腺癌患者配偶夫妻沟通干预方案的修订与实施[J].中国护理管理,2016,16(2):202-206.

12. 李智.助她痊愈——乳腺癌患者配偶心理健康干预方案的修订与实施效果的初步评价[D].首都医科大学,2016.

13. 董超群.自我表露对意外创伤者创伤后成长的干预效果及作用机制研究[D].第二军医大学,2013.

14. 董超群,巩树梅,刘晓虹.简体中文版事件相关反刍性沉思问卷在意外创伤者中应用的信效度分析[J].中华护理杂志,2013,48(9):831-834.

15. 宋永霞.癌症患者护理专业性社会支持需求量表的编制及应用[D].安徽医科大学,2015.

16. 刘谆谆,张兰凤,Lisa G.癌症患者疾病获益感量表的跨文化调适[J].中华护理杂志,2015,50(5):561-566.

17. Abramowitz JS, Mahaffey B. The Oxford Handbook of Clinical Psychology [M]. Oxford:Oxford University Press, 2012.

18. Sidani S, Braden CJ. Design, evaluation and translation of nursing interventions [M]. Hoboken:John Wiley & Sons, 2011.

19. Yarcheski A, Mahon NE. Characteristics of quantitative nursing research from 1990 to 2010 [J]. Journal of Nursing Scholarship, 2013, 45(4):405-411.

20. Dingman SK, Williams M, Fosbinder D, et al. Implementing a caring model to improve patient satisfaction[J]. Journal of Nursing Administration, 1999, 29(12):30-7.

21. Ezer H, Ricard N, Bouchard L, et al. Adaptation of wives to prostate cancer following diagnosis and 3 months after treatment:a test of family adaptation theory [J]. International Journal of Nursing Studies, 2006, 43(7):827-838.

22. Im EO. The current status of theory evaluation in nursing [J]. Journal of advanced nursing, 2015, 71(10):2268-2278.

23. Wampold BE, Flückiger C, Del Re AC, et al. In pursuit of truth:A critical examination of meta-analyses of cognitive behavior therapy [J]. Psychotherapy Research, 2017, 27(1):14-32.

24. Hodges LJ, Walker J, Kleiboer AM, et al. What is a psychological intervention? A meta review and practical proposal [J]. Psycho-Oncology, 2011, 20(5):470-478.

25. King A. The next challenge for psycho-oncology in the UK:targeting service quality and outcomes [J]. Future Oncology, 2016, 12(24):2811-2816.

26. Lewis FM, Cochrane BB, Fletcher KA, et al. Helping Her Heal:a pilot study of an educational counseling intervention for spouses of women with breast cancer [J]. Psycho-Oncology, 2008,17(2):131-137.

27. Forsman A K, Wahlbeck K, Aaro L E, et al. Research priorities for public mental health in Europe:recommendations of the ROAMER project [J]. The European Journal of Public Health, 2015, 25(2):249-254.

28. Dong C, Gong S, Jiang L, et al. Posttraumatic growth within the first three months after accidental injury in China:the role of self-disclosure, cognitive processing and psychosocial resources [J]. Psychology, health & medicine, 2015, 20(2):154-64.

29. Jones JM, Lewis FM, Griffith K, et al. Helping Her Heal-Group:a pilot study to evaluate a group delivered educational intervention for male spouses of women with breast cancer [J]. Psycho-Oncology, 2013, 22(9):2102-2109.

30. Li XM, Zhou KN, Yan H, et al. Effects of music therapy on anxiety of patients with breast cancer after

阅读笔记

radical mastectomy：a randomized clinical trial［J］. Journal of Advanced Nursing，2012，68（5）：1145-1155.

31. Arroll B，Allen EC. To self-disclose or not self-disclose? A systematic review of clinical self-disclosure in primary care［J］. The British journal of general practice，2015，65（638）：609-616.

阅读笔记

第八章　临床心理护理的理论要点及其模式

心理护理的理论要点是实施临床心理护理的基本导向,长期以来,为解释患者的心理与行为问题及本质,众多学者积极、广泛地探索心理护理的理论和实践,有力地推动了心理护理的发展。本章概要介绍临床心理护理理论要点及其由来、助推心理护理研究的心理学新学说、心理护理的模式研究及其体例。

第一节　临床心理护理的理论要点及其学术背景

有效实施心理护理并开展相关研究,必须弄清、掌握心理护理的基本要素及其作用等理论要点,以指导临床心理护理的科学、规范、全面实施。

一、临床心理护理的理论要点概述

临床心理护理的理论要点,主要包括其概念界定、所遵循原理、具体形式、实施对象、既定目标、应用程序等。

(一) 理论要点的缘起

20世纪80年代我国恢复高等护理教育之初,心理护理的相关专业知识即被纳入高等护理教育的课程体系。但那时的教学内容主要侧重于强调心理护理的实践意义,并未就其概念及内涵等理论要点形成其独特的学术思考,亦无法为其实践提供科学引领和正确导向。

上述状况一直持续到20世纪90年代中期,那10多年内我国广大临床护士开展心理护理的积极性很高,却不见明显成效。许多临床护士存在心理护理的认知误区,如将心理护理的最终目标定位于"促进患者康复";把心理护理的主要实施途径限定于"与患者的长时间交谈";把心理护理的概念混同于"心理治疗""做思想工作"等。理论导向有失偏颇,必然导致实践的茫然。若把"促进患者康复"作为心理护理的最终目标,岂不忽略了那些预后不良却最需要人文关怀的临终患者? 若不弄清定位方向的理论,又何谈实践的纵深发展? 我国一位德高望重的护理前辈,在她罹患肿瘤至生命的最后阶段,曾感慨地以自己的切身体验对我国的心理护理寄予厚望,让晚辈从其感慨的"潜台词"读到了心理护理在我国发展的不尽如人意之处。

阅读笔记

基于以上困惑，我国学者开始尝试着眼于临床实践的思考，随之提出紧系专业特色，涵盖心理护理概念界定及其基本要素、实施程序、应用模式的粗略理论框架。

(二) 理论要点及其框架

任何理论框架的搭建，都需经历一个从粗略到精细、从浅显到深入的过程，直至通过实践的反复检验，逐步趋向成熟。我国的心理护理理论框架也不例外，其形成同样经历了10多年中去粗取精、逐步完善的过程。

1. 心理护理的理论框架雏形   该框架雏形需界定心理护理的概念及其内涵、所遵循原理、实施形式、实施对象、既定目标、应用程序等，理清各术语或环节之间的内在联系(图8-1)。

2. 界定概念   旨在明确心理护理的内涵，赋予其操作性定义，清晰表述其狭义、广义概念。

解读如下心理护理的定义："护理全过程中，护士通过各种方式和途径(包括主动运用心理学的理论和技能)，积极地影响患者的心理活动，帮助患者在自身条件下，获得最适宜身心状态。"便可知定义的内涵包

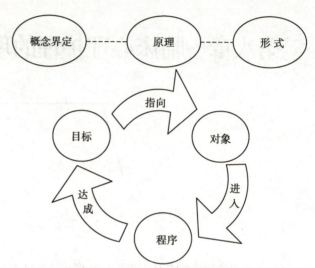

图 8-1   心理护理的理论框架雏形

括：①心理护理可由护士实施；②贯穿于护理全过程；③积极地影响患者的心理活动；④帮助患者在其自身条件下获得最适宜身心状态等。定义的操作性则体现为：①通过各种方式和途径；②主动运用心理学的理论和技能。其狭义概念特指"护士主动运用心理学的理论和技能……"；其广义概念则指"护士通过各种方式和途径……"。

3. 解析内涵   鉴于我国临床护士较普遍存在对心理护理的片面理解(有人将其等同于心理治疗，认为所有护士均需接受心理治疗与咨询等系统培训；有人将其混同于思想工作，引导癌症患者"树立共产主义人生观"；有人强调工作忙、时间紧，无暇顾及心理护理)，其认知误区已突出地成为阻碍我国临床心理护理深入发展的重要症结，解析心理护理的特定内涵即有重要的理论意义。

简言之，需要明确指出心理护理与心理治疗、咨询同属心理援助范畴，可借鉴其他领域心理援助的理论和技术，却是应用于护理领域的独特概念。心理护理：①不同于心理治疗；②不同于思想工作；③不限于护患交谈。

4. 明晰原理   旨在弄清狭义概念的心理护理(下称心理护理)作为一种特别方法，与其他护理方法之间的联系与区别。

毋庸置疑，心理护理首先是"护理"大概念的子概念，与其他护理方式相辅相成，共同服务于护理对象。但显而易见，心理护理远不及其他护理(如口腔护理、皮肤护理、高热降温等)有那么明确的操作原理、规范的工作流程。若不能明晰狭义心理护理的原理并将其与其他护理加以区别，心理护理有益患者身心的独特作用便难以充分展现。换言之，区别心理护理与其他护理的方法学，方可确保心理护理的实施有原理可依据、有规律可遵循。

心理护理与其他护理的主要区别在于：依据的原理不同、使用的工具不同、行使的职能不同。以"腹壁造口肠癌患者的整理护理"为例，"教会患者熟练掌握自行处置其腹壁造口的操作技巧"属于专科护理范畴；"强调护士经常主动接近患者，尽可能保持较近距离等"，则属于心

理护理举措,可减轻患者"担心造口有气味而遭人嫌弃"的唯恐失去以往曾拥有的自尊、友谊、亲情等恐慌,避免患者陷入对孤独的恐惧或悲哀等心理困境,其作用绝非其他护理可替代。

心理护理与其他护理的工作目标、侧重点、运作方式、实施对策及实施者的知识结构的相应要求有所不同,见第一章表1-1。

5. 赋予形式　心理护理的具体目标与可操作性需通过其实施形式得以体现,将心理护理的丰富内容赋予其实施形式又可为其临床实践提供有益指导。心理护理要求护士随时为患者提供直接的及时帮助和持续支持,故依据患者心理反应的普遍现象与典型个案、护士的心理护理意识水平等,可从不同视角分类心理护理的实施形式。

具体的实施形式及分类已在本科教材的相应章节较详尽阐述,以下仅阐述其构成的思路。

(1) 基于患者心理反应特点的分类:可将实施形式分为个性化心理护理与共性化心理护理。①个性化心理护理,侧重于被护士觉察已发生较严重心理危机患者的心理干预。如极度恐惧,对心肌梗死患者可能意味着致命性威胁,一旦护士察觉,必须予以及时、有效的干预,与其他护理相辅相成,帮助患者转危为安;又如针对创伤截肢的年轻患者绝望、轻生实施的心理护理。②共性化心理护理,则较适用于尚未被护士觉察、潜在的、具有同类性质或一般规律心理反应的患者。如"手术患者的心理护理",即针对此类患者可能发生的潜在心理问题给予其相应的术前指导,以防其发生严重的心理失衡不利术后康复。

但个性化心理护理与共性化心理护理的分类又是相对的,因为患者的个性化心理问题亦可有其共性化规律;患者的共性化心理问题又含有其个性化特征。

(2) 基于护士心理护理意识的分类:可将实施形式分为有意识心理护理与无意识心理护理。①有意识心理护理,即狭义概念的心理护理,要求护士主动地运用心理护理的理论和技术,有依据、有设计地满足患者的个性化需求或帮助患者调控不利其达成身心适宜状态的负性情绪反应等。②无意识心理护理,即广义概念的心理护理,要求护士了解其与患者互动过程中的一切自身言谈举止,都应以积极影响患者的心理活动为准则,避免其无意识间不当言行可能给患者身心造成的不利影响。

近10多年来我国针对广大护士所开展的专业化培训表明,赋予心理护理相应的实施形式,也可在一定程度上纠正部分护士以其主观意志为转移所做"有心理护理"或"无心理护理"区分的概念偏差。

二、临床心理护理的要素、程序与步骤

鉴于狭义概念的心理护理(下称心理护理)是一种特别方法之属性,便需进一步明确与其理论框架密切相关的运行元素、关键环节、具体步骤等。而其中的核心内容,都是基于为临床常见问题寻找解决答案,以心理护理的内涵为主线,上下结构浑然一体,前后呼应,基于雏形的心理护理理论框架(图8-2)中的"程序"也更加明晰、具体。

我国学者1997年即针对当时我国诸多临床一线护士对心理护理概念存在的误区,结合其10多年护理心理学专业教学实践和理论探索,提出临床心理护理的概念及基本要素等理论要点,于1998年编入正式出版、与国家一类继续教育培训项目配套的《护理心理学》教材,进一步确认了构成心理护理运行环的四要素。再经过10多年以临床心理护理为主题的多层次、普及性继续教育项目及讲座,接受培训的广大临床护士经其专业实践,相关概念及理论要点已得到诸多护理同仁的普遍认可,对其顺利实施临床心理护理发挥了积极引导作用。现就析取心理护理基本要素、解读其作用的视角阐述如下。

(一) 析取心理护理的基本要素

心理护理其实是个相对于具体患者心理问题解决的动态化运行过程,一旦某患者的心理危机得以化解,针对其所运行的心理护理便可随之减缓、终止。如同随着危重患者的转危为安、

阅读笔记

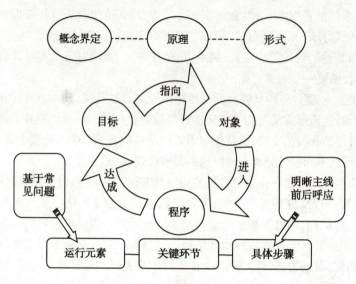

图 8-2   心理护理的理论框架

日渐康复,针对其制定的"一级护理"计划亦可终止,改为"二级护理""三级护理"。

尽管影响心理护理效应的因素很多,涉及护士之外的其他医务工作者、患者亲属、其他患者、环境等,但具体运行一次心理护理的决定性因素只有护士(实施者)、患者(接受者)、护士掌握的心理护理知识和技能、患者已显现的心理危机4个,可将其界定为"心理护理的基本要素"(图 8-3),以区别于其他影响心理护理但不决定其运行的一些因素。

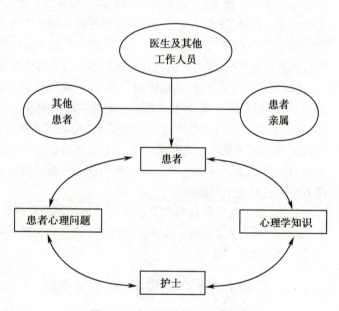

图 8-3   心理护理基本要素简图

析取其基本要素的意义在于,可帮助护士增强其实施心理护理的可操作性,减少其盲目性,从根本上改变既往很多护士实施心理护理时的"蜻蜓点水",难以真正解决重点患者心理危机的窘境。再以分级的基础护理为例,针对危重患者因不能自行翻身存在压疮隐患等护理问题,需通过为其实施压疮预防等措施加以防范;而针对有自主活动能力的一般患者,则无需像对危重患者那样预防压疮。显而易见,针对以上两类患者易受压部位的皮肤护理,前者需要护士投入更多的时间和精力,二者的差异恰恰是护士把有限的精力集中于重点患者的重要保证。同理,心理护理也有其重点对象,也需要护士聚焦于有明显或潜在心理危机患者的心理干预。关于心理护理的层级水平,详见本教材第一章。

(二) 解读心理护理基本要素的作用

确定心理护理的运行受制其基本要素后,还有必要逐一解读每个要素如何在心理护理运行中"各司其职"且相辅相成,以帮助护士在心理护理实践中熟练掌握、灵活运用。

1. 掌握专业化理论和技术是科学实施心理护理的指南   基于"心理护理是依据心理学原理在护理领域发挥独特作用的一种方法",必须以心理护理的专业化理论和技能为其临床实践

阅读笔记

的指南,以体现方法的科学性和实效性。长期以来,我国的心临床理护理持续于低水平徘徊,与广大护士未系统掌握专业化理论和技术有很大关联。

实践表明,仅凭护士的满腔热情而缺乏令人信服的专业化指南,心理护理很容易陷入泛泛的经验之谈,其实施效果大多不尽如人意,甚至还可能无意中给患者身心造成负性影响,以致心理护理的科学性、效用性被质疑。

2. 准确评估患者心理状况是选择恰当干预对策的前提　紧扣前述心理护理的水平分层和分类,即需根据患者各自的实际心理状况,为其选择恰当的心理护理对策。患者的实际心理状态,可能是适宜或常态化的,可能是轻中度偏差,也可能是严重失衡或危机。通常需要为其选择并实施干预对策的,应该是经评估显示严重心理失衡或危机的患者。

不少临床护士曾因未弄清心理护理的内涵,而致其评估患者的心理状态存在盲点,甚至不了解什么性质、强度的负性情绪反应对哪一类患者具有特别的威胁。患者心理评估的泛化结论,并不能给护士为患者实施心理干预提供有价值依据。如某校曾组织本科护生查阅、分析我国20世纪90年代5年间业界公开发行的5种护理学杂志刊发的300余篇心理护理论文。发现文中报告患有"急性心肌梗死""药物过敏""男性不育"等不同病症、情绪反应显著的患者,其"心理问题"却同样被冠以"恐惧"等词汇。很显然,恐惧对几类患者的影响根本无法相提并论。极度恐惧对心肌梗死患者或是致命性威胁,一旦被护士觉察,需及时予以干预;但恐惧几乎不会对男性不育者构成危险,且男性不育者心理反应的典型特征或许是因受困于"不孝有三,无后为大"等传统概念的压力而深陷忧虑,并非恐惧。由此可推断,能否准确评估患者心理反应的性质、强度,直接影响其干预的策略和效果。

既往评估患者心理反应普遍存在的另一种偏差则是:只关注其表面现象,未深究其主导因素。即只了解患者存在某种负性情绪反应,却不问导致患者负性情绪反应的主要原因,且据其评估拟定"对症不对因"的心理护理对策,其干预效用通常难以达成预期目标。对此,我国学者提出:"患者心理问题的准确评估,如同临床疾病的正确诊治,不仅要弄清患者存在什么临床病症,更需弄清引起其病症的主要病因。"我国学者为帮助临床护士更深入理解并掌握"准确评估患者心理问题"的重要环节,列举护士最熟悉的临床常见病症"发热"的判断、处置:"为一位高热的患者实施医护处置,除据其热型、程度,还需知其病因,才可能为其恰当选用'方到病除'的降温措施。如局部深度脓肿所致感染性发热,采用切开排脓的措施或许比药物、冷敷等降温的疗效更好。"同理,为重度抑郁的癌症患者实施心理干预,除防范患者一时冲动的极端表现,还需要较深入了解其抑郁的主要原因,才能拟定"对症且对因"的心理干预对策,化解患者的心理危机。

简言之,患者心理状况的准确评估,可类比临床疾病的正确诊治,必须综合判断三个评估环节的结果(患者主要心理反应的性质、强度、个体原因),才可能为患者选择既对症又对因的干预策略,达成良好的预期目标。

需要指出的是,既往评估患者的心理状态,大多关注其负性情绪反应等问题,却忽略患者自身兼具的积极心理特征、正性情感体验(如患者因成功应对伤病的"益处发现"),更未能据其采用积极心理学策略为患者提供更有益其身心的干预对策。近年来,"创伤后成长"等反映患者积极心理特征的评估工具已被引入心理护理领域,将有助于临床护士更全面、更准确地评估患者的心理状况,选择更恰当、更有效的心理干预对策。

3. 赢得患者的密切合作是有效实施心理护理的基础　针对此命题假设,我国学者曾设计"开展心理护理最大的困难是什么? 心理护理的效果取决于哪个因素?"的单选题先后交由上万护士作答,不少护士首选"患者的合作"作答,即认为开展心理护理及其效果在相当程度上与患者的合作有关。的确,患者主动参与其心理干预方案,有解决自身问题的意愿,是护士有效实施心理护理的重要基础。但一些护士却不甚了解:赢得患者密切合作、调动患者主动配合的积极性之主动权在自己一方。

还有些护士以为,只要掌握了心理护理的专业知识和技能,能准确评估患者的心理状况、及时甄别重点患者的心理危机,即可以其心理护理实施者的专业化角色为患者提供有效干预。一些护士对心理护理的理解并未随其深入发展而不断更新,尤其对狭义概念的心理护理的了解不到位,如一味把患者作为其实施心理护理的被动接受者,并不真正了解患者的主观能动性是最终解决问题的关键所在。未将"维护患者的尊严及隐私权、尊重患者的主观意愿和个人习惯、与患者互动需以'共同参与模式'为主体形式"等要点纳入其赢得患者信任及合作的基本守则,若遇患者的合作欠当也很少反思其自身有否较大改进空间。

需要指出的是,心理护理与心理咨询等心理援助的共同之处在于,其发挥效应的前提是患者(来访者)有解决自身问题的较迫切需求。否则仅凭专业人员的一腔热情而患者缺乏解决自身问题的内驱力,常常事倍功半,难以达成心理护理的良效。而且,患者即使有急需解决问题的意愿,也并非随意将其内心情感暴露于他人,他们通常更愿意向与其建立信任关系、给予其安全感的专业人士求助。

因此,护士在与患者的互动过程中,需以其职业化角色行为获取患者的信任、建立护患间稳定发展的信任关系,为其实施心理护理时赢得患者的密切合作、达成心理护理的良好预期做好铺垫。

4. 护士的积极职业心态是确保心理护理良性运转的关键   此指为患者提供心理护理的护士自身必须保持其良好职业心态,能注重凡事设身处地多替患者着想,能经常自省其举手投足是否体现对患者身心状态的积极影响等。而时常处于紧张工作状态、每天面对患者负性情绪反应的护士,其保持身心平衡的要诀便是恰当的职业认知评价。但护士毕竟与天底下所有普通个体一样,均是具有"七情六欲"的血肉之躯,有展现其喜怒哀乐的需要,护士欲在其特定职业环境中持续地保持平和心态,则需其良好的职业心理素质作为支撑。

护士的积极职业心态,是一种以职业为背景的特定情感,不应是一种直觉的情绪反应,不应是个人的某种狭隘情感,而应是一种合乎理智、具有深刻社会意义的情感活动。正如美国医学家刘易斯·托马斯博士(Lewis Thomas,1913—1993)谈及医务工作者职业情感时所指:"习惯死亡是可怕的!倘若连一颗心脏的骤停——这样巨大的事实都唤不起情感的颤动,这说明什么呢?麻木与迟钝岂不是比昏迷更可怕的植物心态?在所有医疗事故中,同情心的死亡乃最恐怖的一种。"

俗话"面由心生",指一个人内心长期形成的一些东西会影响其神态表情,亦如法国浪漫主义作家雨果所说:"人的面孔常常反映其内心世界"。因此,护士的积极职业心态可具体地体现为:职业微笑,真诚关切患者的病痛,甚至能为患者忍辱负重等。设想一个不认同护士职业的个体,动辄因工作压力而身心失衡导致职业情感倦怠,或许很难做到与患者互动时绽放其职业微笑,更难以发自内心地给予患者真诚的关爱。

我国学者提出"护士的积极职业心态,是最本质、最基础的心理护理"之观点,正是反思我国心理护理现状所获结论。心理护理与其他护理方式相比,尚未建立相应的客观评价标准。具备积极职业心态的护士,才会努力学习掌握心理护理的职业知识和技能,深入研究患者的心理评估和干预对策,以真诚关切赢得患者的尊重和信赖,自觉地要求自身的言谈举止有益于患者身心,持之以恒地为患者提供心理支持。

总之,心理护理的运行需以护士的积极职业心态作为其要素之本、要素之源。为患者实施心理护理的过程中,护士的职业心态越积极,其主动性和创造力等内在潜力就越能得以充分调动,其给予患者心理健康促进的效用就越高。

(三)初拟临床心理护理的程序与步骤

鉴于心理护理给人的感觉有些抽象,与注射、翻身等护理操作的具体呈现形式相比,似乎难以物化,有些看不见,摸不着,以至于许多临床护士对心理护理的具体实施觉得无所适从。因此,加强心理护理的可操作性,是促其向纵深发展并凸显其效用的必要条件。

　　心理护理的理论框架(图8-2)和基本要素(图8-3),最终都要经其实践验证和拓展。据此开展非精神科(非精神疾病)患者心理评估及干预的系列研究,经相关研究获得的"评估工具及常模"、"甄别性与效用性评估"概念、"患者负性情绪的主要影响因素"、"对症、对因干预"原则等,为最终明晰心理护理的实施步骤提供了依据,恰是实践与拓展心理护理理论框架的成果(图8-4)。

　　"针对有需求的患者,运行心理护理的程序,以达成心理护理的目标"之若干环节的关联,其中的"程序"即应是心理护理可操作性的集中体现。本着为广大护士开展心理护理"抛砖引玉"的初衷,我国学者借鉴"护理程序"的学说,结合心理护理的特点,探索性地初拟"心理护理的基本程序",后经应用、更新(图8-5)。

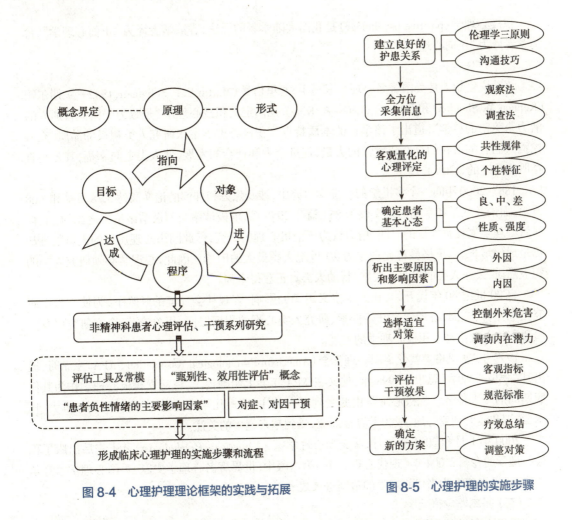

图 8-4　心理护理理论框架的实践与拓展　　　　**图 8-5　心理护理的实施步骤**

　　心理护理的实施步骤,也可称心理护理的基本程序,是个连续、动态的过程,需因人而异,灵活运用,主要包括以下8个环节。

　　诚然,初拟的"心理护理的程序或步骤",需要接受实践的检验,并通过广大护士的临床应用使之得以发展和完善。故临床心理护理的程序与步骤的初拟者曾强调:"心理护理的程序是相对的,心理护理步骤是灵活的,心理护理过程是循环往复的,心理护理的临床实践需不断发展和完善。"

　　实践表明,我国学者初拟的"临床心理护理的程序与步骤",的确对广大护士开展心理护理

阅读笔记

起到了"抛砖引玉"的启示作用,参照其"程序与步骤",护士实施心理护理时更易形成较清晰思路,有益其循序渐进地逐步深入,其心理护理的可操作性也可得以增强。

（刘晓虹）

第二节　助推心理护理发展的心理学新学说

随着心理护理的理论探索及其临床应用的研究视角不断拓展,我国的护理学研究生教育规模日渐扩大,越来越多的心理学理念或学说被引入临床心理护理的研究与实践,引领心理护理的发展,增进心理护理的效用。本节主要就积极心理学、创伤后成长等心理学的新学说及其对心理护理理论研究的启示阐述如下。

一、积极心理学

积极心理学(positive psychology)是我国大陆学者的译法,香港学者译为"正面心理学",台湾学者译为"正向心理学"。

（一）产生与兴起

该学说创始人是美国著名心理学家马丁·塞里格曼(Martin E. P. Seligman,1942—)、谢尔顿(Kennon M. Sheldon)和劳拉·金(Laura A. King),他们定义积极心理学"是致力于研究普通人的活力与美德的科学",道出了该学说的本质特点。积极心理学主张研究人类积极的品质,充分挖掘人固有的潜在的具有建设性的力量,促进个人和社会的发展,使人类走向幸福,其矛头直指既往传统的"消极心理学"。

1887~2000年间一个多世纪的心理学研究中,涉及焦虑和抑郁的论文高达5.78万篇和7.08万篇,而论及欢乐和幸福的论文仅为851篇和2958篇,消极情绪与积极情绪论文之比约14:1。尽管心理学家耗费大量的时间、精力致力于消极心理的研究,但此间患心理疾病的人口数量却仍呈成倍增长,塞里格曼称此现象为20世纪人类最大的困惑。因此,心理学必须研究人类的积极品质,关注人类的生存与发展,帮助人类真正获得幸福。

自20世纪60年代开始,在人本主义思潮的影响、客观社会环境的呼唤下,为使心理学研究更加完善、全面,心理学家开始探索、研究人类心理的积极层面,相关论著、个案研究以及实验研究均大大推动了积极心理学的发展。

1997年,塞里格曼就任美国心理学会(American Psychological Association, APA)主席时,提出其"积极心理学"思想。1998年,他又在APA年会上明确提出,将建立积极心理学作为其任职期间的一大任务。积极心理学由此受到世人关注,短短几年内,便从美国扩展到加拿大、日本、欧洲和澳大利亚等地,成为世界性潮流,受到越来越多的关注。

2000年1月和2001年3月,《美国心理学家》(*American Psychologist*)杂志先后出版了积极心理学的专辑;2004年《现代心理学史》第八版中,世界著名心理学史家、美国心理学家舒尔兹称:积极心理学为当代心理学的最新进展之一。

（二）基本概念框架

积极心理学是利用心理学领域已较完善、有效的实验方法与测量手段,研究人类的力量等积极方面的一种心理学思潮。该理论认为心理学应关注普通人如何在良好的条件下更好地发展、生活,具有天赋的人如何使潜能得到充分发挥。它认为心理学有3项使命:治疗精神疾病、使人们的生活更加丰富充实、发现并培养有天赋的人。即心理学不仅仅要研究损伤、缺陷和伤害,也要研究力量和优秀品质;治疗不仅是修复和弥补损伤、缺陷,也是发掘人类自身所拥有的潜能、力量;心理学不仅是关于疾病或健康的科学,也是关于工作、教育、爱、成长和娱乐的科学。

阅读笔记

1. 积极心理学研究的分层　具体分为以下三个层面。

(1) 主观层面：研究积极的主观体验、幸福感和满足(对过去)、希望和乐观主义(对未来)、快乐和幸福(对现在)，包括其生理机制及获得途径。如患者的主观幸福感及其影响因素；患者的满足感及乐观主义对其疾病转归的影响机制；患者及其家属的期望值对其疾病预后的影响等。

(2) 个人层面：研究积极的个人特质：爱的能力、工作的能力、勇气、人际交往技巧、对美的感受力、毅力、宽容、创造性、关注未来、灵性、天赋和智慧，且研究聚焦于积极品质的根源和效果。

(3) 群体层面：研究公民美德，研究使个体成为具有责任感、利他主义、有礼貌、宽容、有职业道德的公民的社会组织，包括健康的家庭、关系良好的社区、有效能的学校、有社会责任感的媒体等。

2. 积极预防　积极心理学认为人类自身存在可抵御精神疾病的力量，即勇气、乐观主义、人际技巧、信仰、职业道德、希望、诚实、毅力和洞察力等，通过发掘处于困境中的个体自身的力量，系统塑造自身内部的各项能力，即可做到有效预防；而单纯地关注个体身上的弱点和缺陷，则不能产生满意的预防效果。

3. 心理治疗的深度策略　主要有3种：灌注希望、塑造力量和叙述。其内涵均是增强被治疗者的力量，而不仅仅是修复其缺陷。具体观点包括：①心理治疗不是修复受损部分，而是培育人类最好的正向力量；②培育、强化积极的力量取代个案的缺陷修补；③发挥人类正向或积极的潜能，如幸福感、自主、乐观、智慧、创造力、快乐、生命的意义等。深度策略的独特之处在于治疗过程中运用直觉与想象、运用故事作为治疗者与患者之间的媒介，强调激发患者的主观能动性等。

总之，积极心理学的核心是：研究人类的积极品质，挖掘潜在、具有建设性的力量，促进个人和社会发展，使人类走向幸福。该学说主张用更加开放、欣赏性的眼光看待人的潜能、动机和能力，以激发个体自身的积极力量、情感和品质，并利用其积极力量和优秀品质帮助个体最大限度地挖掘内在潜能并获得幸福生活。

(三) 相关学说及其要点

积极心理学的研究主要集中在积极的情绪和体验，少数研究涉及积极的个性特征、积极社会环境、积极情绪对生理健康影响。其中积极的情绪和体验是积极心理学研究的中心内容，热点聚焦在主观幸福感(subjective well-being, SWB)、怀旧(nostalgia)、感恩(gratitude)和希望(hope)等，以下概述相关学说。

1. 主观幸福感　主要指人们对其生活质量所做的情感性和认知性的整体评价。决定人们幸福感的并不是实际发生了什么，关键是人们对所发生的事情在情绪上做何解释，怎样做认知加工。

(1) 主观幸福感的基本特点：①主观性，以评价者内定的标准而非他人标准评估；②稳定性，主要测量长期而非短期情感反应和生活满意度，是一个相对稳定的值；③整体性，是综合性评价，包括对情感反应的评估和认知判断。

(2) 主观幸福感的主要影响因素：①环境因素，包括社会环境、工作学习、家庭环境、社会关系和社会支持等因素；②遗传因素，明尼苏达大学著名的双生子研究发现，不同家庭环境中抚养长大的同卵双生子，其主观幸福感水平的接近程度，比同一家庭中抚养长大的异卵双生子高得多；③遗传-环境因素交互作用，包括人格、年龄、性别等因素。

2. 怀旧　是一种思念过去时复杂的情绪状态，人类普遍存在的一种体验。它既可是正面的(如快乐、温暖)，也可是负面的(如悲伤、失落)，也可是苦乐参半的。怀旧曾一度被认为是一种心理疾病，现在更多被看作是情绪体验，但这种情绪倾向究竟是积极、消极或是喜忧参半，学界尚未达到一致观点。有学者认为怀旧是一种去除痛苦后的记忆，是一种唤醒过去的正面体

阅读笔记

验;是对过去温暖的感觉,是充满快乐的回忆。也有学者强调怀旧情绪的消极面,认为怀旧涉及健康情绪中的负面部分,是一种失望、压抑且悲伤的情绪。

(1) 怀旧的分类:因其内容和对象的丰富,并且涉及自我不同的角色,不同学者对怀旧的研究内容和划分都有所不同,主要要有以下几种划分视角:①从社会层面;②从文化层面;③从怀旧的来源;④从社会经历;⑤从怀旧程度等。

学科前沿

怀旧的类型

关于怀旧的分类,众多研究者提出了不同的看法,有以"人"作为个体的分类,也有以怀旧结构维度的分类。此处重点介绍横纵两个方向开展的怀旧结构维度的研究结果。

横向视角——个人或集体经历维度。分为个人怀旧(personal nostalgia),指对个人早年鼎盛时期的怀旧;共有怀旧(communal nostalgia),指社会政治、经济、文化的重大变化引发的时代变迁的怀旧。贝克和肯尼迪提出了集体怀旧(collective nostalgia),指同一时代具有相似背景的人对过去的文化、时代或民族产生的苦乐参半的向往。

纵向视角——直接或间接经历维度。直接经历的怀旧为真实怀旧(real nostalgia);间接经历的怀旧为代际怀旧(intergenerational nostalgia),如通过与上代人接触而产生的对过去的回忆。此外,斯特尼从文化层面将怀旧区分为个人怀旧(personal nostalgia)和历史怀旧(historical nostalgia);贝克(Baker)和肯尼迪(Kennedy)将怀旧分为真实怀旧和模拟怀旧(virtual nostalgia)。

两维度综合:哈瓦纳和霍拉克借助拼贴画的实证研究提出基于两个维度的4种怀旧类型,即文化怀旧(cultural nostalgia)、个人怀旧、人际怀旧和虚拟怀旧。

(2) 怀旧的功能:怀旧具有普遍性,不论是对象或事件、还是社会的因素都可能引发怀旧,其主要功能如下。

1) 储藏正性情感:指怀旧具有正性的情绪特征,是正性情感的储存库。贝尔克(Belk,1990)的研究指出:过去事物与个人情感间存在着某种关系,人们有意地收藏着过去那些事物,就是为了回忆过去的美好时光。塞迪基德斯(Sedikides)研究报告,回想其怀旧体验的被试报告更多的正性情感并对过去的感知更积极,该研究结果支持"怀旧具有储藏正性情感的功能"。

2) 维持和提高自我积极性:指每个人都具有保护、维持和提高积极自我概念的动机,当收到的外界反馈是威胁自我时,自我保护和增强机制都会被激活(Sedikides, et al,2004),这种自我保护的机制能起作用可能是由于它通过补偿人格中其他相关的重要方面,从而具有了肯定自我的潜能。怀旧作为一个重要机制,个体可通过其避开威胁并恢复积极的自我概念和自尊。维德舒特等(Wildschut, et al,2006)的实验证实,具有怀旧感的被试比其他被试报告的自尊水平更高。

3) 增强社会联系,提高归属感:指怀旧可增强个体的社会联系功能,提高与他人的连通性,使自己归属于有意义的社会组织,并通过远离孤独和增强社会联系以促进、提高幸福感。怀旧的个体把积极的亲密关系作为其自我肯定的资源,增加对自我的理解并增进自我的成长,思考自己同他人的关系时,缓冲并且减轻了现存的压力。更重要的是怀旧能引发一种认知开放的状态,接受更多的与他人相处时的反馈,发现自己的弱点,消除认知失调等。维德舒特等(2006, 2010)的研究支持怀旧增强个体的社会联系的功能,研究中具有怀旧感的被试表现出更好的社会联结性,他们感到更多的关爱和保护并有更强的人际交往能力。

阅读笔记

4）增加生存意义的感知：指人们通过怀旧，可把生活的意义赋予其生命，增加个体对生存意义的感知，并能提供一种重要资源缓冲其现存的威胁。从存在主义的视角看，人面对的最基本挑战就是要在不稳定的现实中创造人生的意义和价值，然而意识到生命中的转变和不可避免的死亡成为其过程中的主要障碍；怀旧有助于个体把持久的意义和价值赋予其生命。如某研究中要求实验组被试回答两个有关死亡的问题以唤醒其有关死亡的想法，在死亡突显的情景中，怀旧倾向高的被试更多体会到自己生命的意义，并更少激活与死亡相关的认知体验。

5）统一自我，适应生活：指人们面对不稳定的混乱世界时，怀旧能作为适应性反应处理自我发展的问题，维持自我的统一。相关研究从不同方面表明：当个体经历生命中的变化时会产生更多的怀旧，并通过对过去自我的积极感知增强自我的连续性，统一过去和现在的自我。怀旧通过编织个人历史的片段，发展、维持或恢复自我认同感，能通过增强传统文化的价值处理当前的适应问题。个体在运动会、纪念活动等文化环境中重拾生活信念，并在现实与过去的碰撞、缓冲和协调之中找回其自我发展的统一性、连续性，更好地适应生活。

3. 感恩　麦卡洛（Mc Cullough）和埃蒙斯（Emmons）基于罗森伯格（Rosenberg）的情绪理论，把感恩归为情感特质、心境和情绪状态三种水平。感恩的表达有状态感恩与特质感恩两种形式，既指个体经由他人有意、无偿、甚至需要付出代价的帮助而出现积极结果后产生的一种感恩的内部心理状态（即状态感恩）；又指个体体验到感恩情绪的可能性或体验感恩情绪的预定心理倾向（即特质感恩）；感恩是状态感恩和特质感恩的综合体现。

（1）感恩的代表性观点：心理学界对感恩的界定尚未达成一致意见，主要有以下观点。①感恩是一种情绪体验：指感恩是人们接受某种有价值的礼物或恩惠时产生的一种即时性情绪；②感恩是一种心境；③感恩是一种情感特质：是个体伴随感恩情绪认知因他人恩惠而获得的积极经验或结果的概括化倾向；④感恩是一种推动个体关心他人和传递支持性社会联系的道德情绪。弗雷德里克森（Fredrickson）的感恩拓延建构理论认为，感恩作为一种积极的情绪反应状态，不仅可拓延个体瞬时的思维行动范畴、消除负面情绪，还能同时建构陪伴个体一生的积极心理资本，帮助个体有效提升社会适应能力、整体生活评价和幸福感水平。

（2）感恩的理论及其要点：重点概述以下两个理论及其要点。

1）感恩拓延-建构理论（gratitude broaden-build theory）的功能：①拓展功能（broaden function），指感恩作为积极情绪能拓展个体面对压力情境的认知、应对能力和行动范畴；②建构功能（build function），指感恩作为积极情绪能建构个体持久的资源。即感恩能构建个体正性心理资本，可以帮助个体在拓展的基础上实现建构其持久身体、智力、心理和人际资源的功能以便有效适应和抵抗逆境；③缓释功能（remission function），此功能由拓展功能衍生而来，指感恩可消解负性情绪的滞存影响，具有纠正、修复和缓释负性情绪的效应；④螺旋式上升（upward spiral），指感恩与认知应对的拓展、负性情绪的缓释和心理资源建构的关系并非单向，而是产生相互促发和相互影响的作用。

2）感恩情感理论（gratitude emotion theory）的心理特征形式：①感恩倾向（gratitude disposition），能识别他人在积极体验时所提供的帮助及自己得到的恩惠，并能怀着感恩心情对之做出反应的一种普遍化倾向；②感恩情绪（gratitude emotion），指当意识到他人有意为自己提供某种对自己有价值的恩惠，个体就能最一致和最强烈地体验到感恩之情；③感恩心境（gratitude mood），指感恩情感特质与离散感恩情绪体验间的重要连接，包含一种稳定成分，其下属于情感特质，但却上位于离散的感恩情感事件。

3）感恩的未来研究：将聚焦于感恩的结构、感恩的心理效能及其机制、感恩的发展研究，即感恩是如何发展的、亲子关系、同伴关系对感恩发展有何影响，如何对儿童青少年进行感恩干预，以促进其感恩发展等，这对促进青少年身心健康发展至关重要。

阅读笔记

学科前沿

—— 感恩的实证研究 ——

感恩与幸福感的关系：感恩是促进个体主观幸福感的有效手段，与积极的情感，如快乐、乐观、自我实现、和谐的人际关系等呈正相关；与抑郁、嫉妒呈负相关。以大学生为对象的研究发现，感恩与积极回忆倾向相关，感恩倾向较高的个体比感恩倾向较低者更容易回想起快乐的生活事件。

感恩与亲社会行为：习惯性地体验感恩的人比其他人有更多的亲社会行为。特质感恩与积极情绪和亲社会行为呈正相关，与嫉妒和对物质主义的追求呈负相关。

感恩与人格：研究发现，感恩与"大五"人格中的宜人性、开放性呈正相关；感恩与情绪性呈负相关。

感恩与心理健康：感恩与心理健康正相关。习惯于感恩的个体对疾病康复抱有更大希望，较少体验到抑郁、焦虑；大学生的感恩水平与SCL-90总体心理症状及各因子均分存在显著负相关。

4. 希望　20世纪50年代起，心理学和精神医学领域开始关注"希望"，20世纪末以来，社会科学领域对希望的看法至少26种。其看法大致可分为两类，即希望的情绪观和认知观。情绪观如马塞尔（Marcel）将希望看成是个人"'身陷囹圄'时的一种情感性质的应对方式"（2003）；认知观如哥特沙尔克（Gottschalk，1974）认为希望就是一种"大乐观"，表现在个人认为"积极的结果不仅会出现在个人生活中，还会出现在整个社会，甚至会出现在整个宇宙和纯粹精神或想象的事件中"。当代心理学较认可希望中认知成分与情绪成分并存的观点（任俊，2006），其中以斯奈德（Snyder）对希望的看法以及基于此产生的测量工具最具代表性。

（1）希望的要素：Snyder的希望理论是近年来的主流理论，得到广泛认可。基于前人研究的总结，Snyder等（1991）认为希望是一种非常普遍、可解释人类许多行为的心理现象，将希望定义为"一种积极的动机性状态，此状态以追求成功的路径（指向目标的计划）和动力（指向目标的活力）的交互作用为基础"。此为认知取向的观点，包括三个最主要的成分：目标（goals）、路径思维（pathways thoughts）和动力思维（agency thoughts）。Snyder等认为希望是基于感知成功交互派生出的动力和路径的认知集合。动力思维是实现目标的决心，路径思维是实现目标的计划；希望包含以下三个要素。

1）目标：即希望理论的核心概念，是希望的方向和终点，是人们精神活动的支点。目标主要有积极的"趋近"目标和消极的"回避"目标两类，对设定目标的个人而言，目标都具备一定的价值，个体为达到目标所付出的努力与其对结果价值的评估（outcome value）分不开。目标与希望的关系包括以下特点：①目标对个体有价值；②目标的实现具有不确定性，既不是100%的可得之物，也不是毫无可能的非分之想；③实现目标的进程会影响希望水平，当目标即将实现时，希望最高涨。

2）路径思维：即达到目标的具体方法和计划，是希望的认知成分。一般高希望水平的人形成的路径比低希望水平的人更具体可行，而且善于形成备选路径。大脑有种自然的倾向去了解和预期某种可能的结果，路径思维就是开发大脑中的预测能力系统。

3）动力思维：指执行路线的动力，即个体认识到自己已有根据已有路径达到所期望目标的能力，属于希望的动机成分。类似于意志力，其重要作用尤其体现在人们追求目标的过程中遇到障碍（barriers）和困难、感受到压力（stressor）时，希望水平高的人通常有足够毅力战胜挫折，并将其挫折视为成长的契机；低希望水平的人则可能在面对困难时唯唯诺诺，止步不前。

阅读笔记

此外,Snyder 的希望模型中还有情绪情感的成分,但他未将其作为希望的必要成分,他认为情绪情感是希望行为系列中个体对目标认知的附属产物,在整个系列中对行为起反馈与调节作用(图 8-6)。由此可见,Snyder 将希望看作是一种稳定的特质,不仅是一种能力特质,还是一种动力特质。

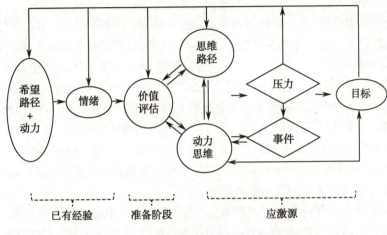

图 8-6 Snyder 的希望模型(Snyder,2002)

(2) 目标、路径思维和动力思维三者间的关系:希望是目标、路径思维和动力思维的有机结合。目标是希望的出发点,路径思维寻找实现目标的合适方法,动力思维提供目标追寻需要的心理能量;三者对获得希望缺一不可。希望的两个成分(动力思维、路径思维)缺一不可,在追求目标的过程中紧密联系、相互配合,二者"不仅反复出现而且相辅相成"。任一成分过高或过低均不利于达成目标。

(3) 希望对心理健康的功能:许多研究表明,希望对生活满意度(心理健康的指标)、生活质量等因素会产生积极影响。马奎斯(Marques,2011)等一项长达两年、追踪 367 名儿童和青少年的研究结果显示,其间三次测量其希望、生活满意度、心理健康等,三次测量中生活满意度得分均显著预测了心理健康水平,而希望显著增强了生活满意度的作用。早有不少研究证明了希望与敌意、自杀意念等呈负相关;另有研究发现高希望水平对缓解心理痛苦、降低烦躁不安水平中的保护性作用。近年来,更多研究将希望与对心理健康的其他影响因素或多个心理健康指标结合起来加以考察。

5. 其他 以下概述积极人格特征、积极社会环境、积极情绪与健康的关系。

(1) 积极的人格特征(positive personality):其有助于个体采取有效的应对策略,更好地面对生活中的各种压力情景。希尔森(Hillson)和玛丽(Marie)基于其问卷研究区分了积极人格特征与消极人格特征,认为积极人格特征存在两个独立的维度:正性的利己特征(positive individualism,PI)指接受自我、具有个人生活目标或能感觉到生活的意义、感觉独立、感觉到成功或能把握环境和环境的挑战;与他人的积极关系(positive relations with others,PR),指当自己需要时能获得他人支持,别人需要时愿意并有能力提供帮助,看重与他人的关系,并满意现有的与他人的关系。

积极人格特征的研究结论主要包括:①自我决定:指个体对自己的发展能做出某种合适的选择并加以坚持。自我决定的人格特质对个体的内在动机、社会性发展和幸福具有较大促进作用。②积极防御:利他主义、升华、压抑、幽默、预期等成熟的防御机制对成功及快乐生活具有重要作用;个体防御机制的成熟度不依赖其社会阶层、教育程度和智商高低。"大五"人格量表中的尽责性、宜人性、情绪稳定性和开放性四个维度与运用积极心理防御机制显著相关;神经质维度与运用消极心理防御机制相关。③乐观的人格特质:指个体对自己的外显行为和周

阅读笔记

围存在的客观事物能产生一种积极体验。塞里格曼等认为乐观主要是后天形成的一种人格特质,虽然不同个体身上表现方式不同,但大部分个体均可通过学习形成"习得性乐观"。

人格因素与主观幸福感关系的相关研究发现,与主观幸福感联系最紧密的人格特性为信任、情感稳定性、控制欲、耐性等。跨文化研究表明,人格因素对主观幸福感的情绪成分的影响是泛文化的,对主观幸福感的认知成分的影响则受文化影响。

(2) 积极的社会环境:基于群体层面的积极社会环境,主要研究人类幸福的环境条件(家庭、学校、社会)以及影响天才发展、创造力的体现、培养、发挥等社会环境因素。有学者以 18 岁青少年为对象的研究结果显示,"母亲是冷酷、挑剔、爱控制人、不民主"的青少年更可能关注外部、实利的价值;"母亲是温和、易接受人、民主"的青少年则更有可能发展其内在价值。另有研究证实:当孩子的周围环境及亲友为其提供了最优的支持、同情和选择时,他们最有可能拥有健康心理和良好人际关系;反之,孩子则容易出现不健康的情感和行为方式。

(3) 积极情绪与健康的关系:研究发现,积极和消极情绪均与一种免疫抗体分泌 S-IgA 的水平变化有关,积极情绪状态下 S-IgA 水平升高,可相应地提高免疫系统的活动;消极情绪状态下 S-IgA 水平下降,免疫系统的活动受到抑制。

积极的情绪状态对保持个体生理健康及改善患者的身心状况均具有积极影响,可增加人类的心理资源,使人们相信结果会更好。面对压力事件时,自我报告处于积极情绪状态的个体更不易生病,更愿意接受医生的建议、配合治疗,并进行积极的康复锻炼。

二、创伤后成长

创伤后成长的理论或学说本属于积极心理学范畴,鉴于其内容相较于积极心理学的其他学说更丰富、更系统,特将其另做以下阐述。

(一) 概述

创伤后成长(posttraumatic growth,PTG)的概念最初由理查德·特得斯奇(Richard Tedeschi)和劳伦斯·卡尔霍恩(Lawrence Calhoun)等学者提出,又称应激相关性成长、积极成长等。指"个体与创伤性事件进行抗争所产生的积极改变",卡尔霍恩认为创伤后成长包括 4 方面:①与创伤事件进行抗争后体验到的积极心理变化;②创伤事件必须具有一定震撼性;③至少在某些领域的成长超越其与危机斗争前的水平;④成长常与困扰共存。此概念古来有之,如佛教、印度教及基督教等东西方文化均含"创伤后成长"元素;但近 20 年才真正将其纳入科学框架讨论。

(二) 创伤后成长发生机制及理论模型

创伤后成长领域专家经深入探讨创伤后成长现象如何产生、创伤后成长的干预规律等,并提出以下理论模型。

1. 生活危机与个人成长(life crisis and personal growth)模型 该模型由谢佛(Schaefer)和穆斯(Moos)于 1992 年提出,主要关注生活危机在促进个人成长与适应中的角色。该模型指出,环境及个人系统可直接影响个体对生活危机的体验及其后果,并通过影响个体的认知评价过程和应对反应,间接影响危机的结果(图 8-7)。

模型中所有因素以反馈环相连,彼此相互影响。个人系统包括社会人口统计学特征,个人资源如自我效能,乐观、自信、性格随和,动机,健康状态及既往的危机体验等;环境系统包括个体的经济状况、生活变迁、家庭与社会支持及社区资源等;事件相关因子包括事件的严重性,持续性及生活危机作用于个体的时间及范围。主动的应对(如聚焦于问题应对,相对于逃避式应对)更可能促使积极成长。

谢佛与穆斯的理论模型获得实证研究的相当支持。特别是个体的"环境系统"及"个人系统"共同影响生活危机或创伤事件后结局的假设。此外,个体具有良好的"社会支持"与"主动

阅读笔记

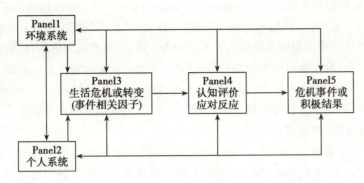

图 8-7　生活危机与个人成长模型（Schaefer&Moos，1992）

应对反应"更可能致其积极成长。研究亦发现，将危机事件重新定义为一种挑战或附加以意义，也可能导出积极结果。

2. 创伤后成长模型（a model of posttraumatic growth）　该模型由特得斯奇和卡尔霍恩分别于 2004、2006 年提出，其描述的成长理论最全面。其成长理论阐述了创伤后成长的发生机制，可为临床心理学实践提供很好的理论框架。

创伤后成长模型将 PTG 作为结果变量，成长发生历程如下：具有"震撼性"的创伤事件，动摇或破坏个人重要目标或世界观的要素，并挑战更高层次的目标、信念及管理情绪痛苦的能力，因而引发的情绪痛苦导致个体反复反思并试图采取降低痛苦为目的的行为。最初，反思多为自动的而非主动的（类似于 PTSD 的再体验及逃避症状）。个体第一次成功应对后（如情绪痛苦降低，脱离无法实现的目标），反思更趋于主动，转向关于创伤及其对生活影响的思考，反思表现为建设性的认知加工（如分析新局势，发现意义，再评估）并在 PTG 产生过程中起关键作用。PTG 可概念化为多维度结构，包括信念、目标、行为、同一性的变化及生活叙事、智慧的发展。同时，创伤前变量如人格、持续的情绪痛苦也会影响应对过程及 PTG 的产生。其中自我表露及社会文化因素通过作用于反思过程而促进 PTG 的产生，以下详述 3 个概念。

（1）反思（rumination）：因假定世界的粉碎导致的认知加工，是创伤后成长的中心历程。以往文献定义中常具有负性含义，如将侵入性困扰作为 PTSD 严重性标志。但反思也可指对信息有益、主动的认知加工。虽然创伤幸存者可能体验到噩梦及侵入性的想法，但其涉及试图理解并应对的反思可修复假定世界。

（2）自我表露（self-disclosure）：自我表露与反思密切相关，鼓励或阻止自我表露可能会严重影响 PTG 结果。实际表露及听者对表露的反应均会影响有否成长发生。如朋友及家人对幸存者的包括成长主题的表露报以关注，与不支持他们的表露比较，会使幸存者体验到更多的成长。如果个体被认为体验到与创伤抗争的成长并获得支持性反应时，其可能体验到更多成长。一项研究结果表明，收到或预计其将得到与创伤及成长表露相关的支持性反应者，比未收到或预料到支持性反应者报告的成长体验更多，说明促进创伤个体的自我表露并提高听者对伤者自我表露的反应，是促进伤者创伤后成长的有效途径。自我表露的方式包括与人交谈、书写日志及祈祷等。

（3）社会文化因素（social-cultural factor）：反思过程也受社会文化因素影响，特得斯奇等将社会文化因素分为远端与近端，认为其是促进个体创伤后成长的关键因素。近端文化因素包括家庭、朋友、邻居等个体最常接触的群体，个体是否发生成长，部分依赖其基本相关群体及他们关于成长可能性的信念，如朋友或家庭成员能发现从创伤中受益，则可能促使幸存者也从亲友的体验中发现益处。远端文化因素包括幸存者所在社会主流文化对成长的观点，如社会成长模式通常相信创伤会使人受益，则创伤后成长就容易发生。

阅读笔记

3. 逆境后成长的机体估值理论(organismic valuing theory of growth following adversity)　该理论由英国心理学家约瑟夫(Joseph)等于 2008 年提出,填补了创伤后应激和创伤后成长二者间的空隙。该理论的中心原则是确信人类本能即为积极、具有成长取向的,可驱使人类追求幸福和自我实现,当这种本能驱动受社会环境支持时,人类会朝着体验更高的心理幸福及自我实现的方向发展。因此,约瑟夫认为创伤后成长是个体本能驱动的过程。

该理论认为,创伤事件粉碎个体已有的假定世界后,人类会试图在本能驱动下通过整合新的创伤相关信息重建他们的假定世界。

(1) 信息整合的方向:①同化(assimilation):即新的创伤相关信息被同化至个体现存的世界模式中;②调适(accommodation):即个体调整其现存世界模式去适应新的创伤相关信息。调适中需要人们改变世界观,若调适向着负性方向转变(如抑郁、无望或无助),必然产生病理心理学变化;向着正性方向(活在当下、充分享受生活)转变,则会促使成长。

(2) 认知结局:有机体成长估值理论认为个体为从心理上摆脱创伤相关困境,可出现 3 种认知结局:①创伤体验被同化:导致心理功能回归到创伤前基线水平,即通常所说的康复,但此种结局可能会弱化个体对未来创伤的抵抗力,因同化创伤体验的个体维持的是事件发生前的假定世界,对未来创伤会表现出高脆弱性,是创伤后应激反应的易患人群;②负性调适体验:会导致病理性心理变化,如边缘性人格问题,抑郁和无助感;③积极调适体验:导致成长(如活在当下、重视关系的价值和对生活的欣赏),此为创伤后功能恢复的最好结局。约瑟夫认为同化或调适与个体心理社会因素(如支持性社会环境、可塑性人格图式)互相影响,如具有僵化人格(rigid personality)图式的个体不太会接受任何与其所拥有图式相反的信息而易发生同化结局,会使其对未来的创伤应激更脆弱。整合新的创伤信息涉及人格图式改变,结局是以病理性心理问题或创伤后成长的形式反应,取决于信息整合以负性或正性的方式。

该理论提出的 3 种认知结局,可解释为何部分经历过创伤的个体对未来应激及创伤事件常表现得更脆弱而不是更有抵抗力,因其应对的结果是同化的创伤体验而不是调适的创伤体验。另一部分个体对未来相似的创伤体验更具韧性,是因其假定世界已被修正并与创伤相关信息保持一致。该理论提示,缓解创伤应激反应并非促进创伤后成长所必须,同化或调适均能降低 PTSD 症状;只有积极调适才支持成长,即以缓解 PTSD 症状为主的现存创伤治疗有时会阻碍成长的相关进程。

4. OTHERS(S)个人成长与关系模型[OTHERS(S) model for personal growth and relationships]　该模型由长期从事丧亲者创伤后成长研究的法齐奥(Fazio)等基于其实践于 2005 年提出,它基于其相信人们有能力在逆境中成长的世界观,其构建即出于临床干预的目的。模型由以下三部分资源组成:

1) 自我发展或成长所需的基本资源:即来访者的自我联结/自我理解(self-connection/self-understanding),自我照顾(self-care)及自我挑战(self-challenge)是培养核心资源的平台。

2) 来访者与咨询师之间的关系资源:即联结(connection)、照顾(care)及挑战(challenge),聚焦于帮助个人提高 Others(s)模型中 8 个核心资源的帮助历程。

3) 促进个体发展的 8 个核心资源:乐观(optimism)、真实意义(true meaning)、幽默(humor)、情感智慧(emotional intelligence,EI)、韧性(resilience)、灵性(spirituality)、自信(self-confidence)及其他(others)如关系等,Others(s)之名即取自 8 个核心资源的首个字母缩写。此模型将"促进创伤者的创伤后成长"视为"提升创伤者 8 个核心资源"。

法齐奥特别强调"挑战"在实现成长过程中的重要性,若干预仅停留在"照顾及联结"层面而未进入"挑战"层面,只能使对患者的干预聚焦其支持而非成长。"挑战"是实现提供"支持"到促进成长的关键环节,"挑战"是患者实现成长的助推器。此外,法齐奥特别阐述了干预者的角色定位,他用"咨询顾问(growth consultant, GC)"而非"心理治疗师(psychotherapist)"界定以促进成长为目标的干预者。法齐奥认为如果干预者将自己定位为"成长咨询顾问"而非"心理治疗师",即可突破更多障碍;恰当定位明确了促进"创伤后成长"并非"专业心理咨询人士"的职业特权,更多人有资格参与到促进个体成长的帮助关系中。

该理论着重探索资源,认为促进成长的过程其实是探索与挖掘创伤者个人的核心资源,让创伤者感受到自己的资源并能充分利用。强调创伤者自身是实现成长的主体,同时强调关系是引领患者走向成长的基石,挑战是实现成长干预效果的关键环节。

5. Janoff-Bulman 的图式模型(schema model) 雅诺夫·布尔曼(Janoff Bulman)认为创伤事件指那些可动摇个体对事件和自身看法的极端生活事件。即创伤事件需满足以下三个特征:非寻常性、个体亲身经历、个体认为该事件对生存和自我保护造成威胁,伤者的认知评价是判断创伤事件的关键因素。

图式是个体在头脑中存在的一套关于整个世界和社会的模型及信念。个体面对新的经历时,会把新经历与已有图式(schema)比较。若二者一致,信息便被整合到既有图式系统中。而突发、毫无预警的创伤性事件会与个体既有图式中的三个核心信念相冲突,即:①个体是有能力、具有道德观念的好人;②每个生活事件有其各自的意义;③这个世界是友善的。当核心信念受到冲突后,个体必须重建一个新的图式模型以解释其创伤经历,此便涉及个体对创伤事件的认知加工。个体反复将不能完全理解的新信息与原有的认知模型比较,然后有目的地将其思维整合以试图理解创伤事件的意义,将创伤事件整合到原有信念中,形成新的信念模型。

图式理论还进一步指出反刍性沉思、认知加工是两个独立的概念,通过参与认知加工,创伤亲历者能控制侵入性反刍性沉思,即个体能以结构化方式组织自己的思维时,他便停止反刍性沉思而开始认知加工。同时,布尔曼也指出侵入性反刍性沉思应可促进认知整合,但侵入性沉思究竟是自动转变为结构性思维或是需有目的地干预后才能变成认知加工,还有待进一步论证。

布尔曼指出个体创伤后成长的发生过程存在以下 3 个认知过程:①从痛苦中获得力量(strength through suffering):包括自我发现、压力应对、自我认知等;②对现有认知模型的再评估(existential reevaluation):包括反思创伤事件,寻找创造新价值的方法等;③心理准备(psychological preparedness):通过重建假想世界,获得抵御冲击的力量,获得良好的心理调适。

三、相关学说对心理护理的启示

积极心理学为心理护理研究开辟了新视野、新领域,促使学者更新研究理念,转换研究视角,更多关注患者的积极情绪状态、积极心理特征等研究,更多探索挖掘患者自身潜能、引领身处逆境的患者成长的干预研究等。以下重点阐述积极心理学相关学说、方法等对心理护理理论及实践研究的启示。

(一)主观幸福感及其研究的启示

主观幸福感被视为最能代表个体心理健康的指标,其与人格特征、自我效能等密切相关。如有研究显示,前列腺增生患者的主观幸福感处于中等水平,其程度除取决于疾病症状的严重程度,还取决患者的疾病知识掌握程度、自我护理能力和文化程度。另有研究报告,老年人的主观幸福感受其经济收入、疼痛、文化程度、参与闲暇活动意愿等因素的影响。因此,关注、评估患者的主观幸福感及其影响因素,是促进患者达成适宜身心状态的重要参照。

与主观幸福感对应的幸福感疗法(happiness therapy):是一种短期、增强幸福感的心理治疗策略,较适用于遭受创伤或罹患疾病个体的心理治疗。此法关注个体积极的情绪,可促进个体的积极体验和情感,而不仅是释放其压力,故又称自我治疗方法,有助于当事人认识过去成功处理问题的经历与之后可能出现问题的相似性,促进当事人成功体验的放大效应。

临床心理护理实践中,护士可用幸福感疗法提高患者的幸福感指数,以减轻其心理压力或提升其心理健康水平。具体做法:①指导患者觉察、体验自身的积极改变,鼓励患者保持积极

阅读笔记

心态;②鼓励患者相信自身的能力,相信自己可成功处理、应对各种问题和困难;③护士与患者共同发掘、关注并充分利用患者自身的积极面,如先前成功的生活经历、现有各种有利条件等。

(二) 怀旧及其研究的启示

怀旧疗法(reminiscence therapy)指通过引导老年人回顾以往的生活,重新体验过去生活的片断,并给予新的诠释,协助老年人了解自我,减轻失落感,增加自尊及增进社会化的治疗过程。护理措施分类系统中,将怀旧疗法定义为通过对过去事件、情感及想法的回顾,帮助人们增加幸福感、提高生活质量及对现有环境的适应能力。一项针对老年脑卒中患者的配偶的怀旧疗法研究中,将怀旧疗法界定为"通过引导老年脑卒中患者的配偶回顾和重新体验以往快乐、幸福的生活片断,尤其是和患者共同度过和经历的有意义的事情及照顾过程中发现的益处,并给予新的诠释,以协助配偶了解自我、减轻负担、增加积极体验的一种积极心理干预方法。"

多项实证研究发现,怀旧疗法可有效激发空巢综合征人群的有用感,增进其自我价值与信心;可改善老年抑郁症患者的认知功能和抑郁情绪,有助于提升其生活质量;可显著提高阿尔茨海默病患者的认知和自尊水平;可明显改善老年脑卒中患者的认知功能等。将怀旧疗法引入老年慢性病患者的心理护理实践,既可丰富心理护理的内容,又可使老年人群的心理护理更具针对性和有效性。

(三) 感恩及其研究的启示

感恩是个体性格特征和情绪状态相互作用的综合体,感恩水平高常是个体良好情绪状态的体现。有研究发现,感恩体验可致心肌副交感神经系统调节能力增强,减少、减轻躯体不适症状的发生;感恩水平与个体自我报告的头痛、头晕、胃痛、咽喉痛等诸多身体症状显著负相关。罗伯特·艾莫斯(Robert A. Emmons)以实验方式诱发慢性病患者的感恩情绪体验,其实验结果显示,感恩情境组患者晨起精神恢复程度及睡眠时数均显著优于对照组。感恩水平高的风湿性关节炎患者较少体验到焦虑和抑郁情绪,对疾病康复更有信心。面对逆境时,感恩水平高的个体具有更好的调节能力,面对易出现压力和心理冲突的人生转折期时心理适应能力明显较好。

鉴于感恩是一种具体行为,易于觉察,护士可观测患者有否感恩行为推测其当下的情绪状态。心理护理可引导患者体验感恩对其保持良好情绪状态的效用,引导慢性病患者回顾并感恩其患病过程中,曾给予自己帮助和支持的家人、朋友、同事、医护人员等,患者在感恩他人的人际互动中所获积极回馈则有助其体验感恩的愉悦,进而保持良好情绪。慢性病患者一旦体验到自身的感恩举动对其保持良好情绪的积极效用,就会主动以"感恩"替代曾习以为常的"抱怨",较合理地认知疾病,较合作地承担自身的责任和义务,做好慢性病的自我管理,并努力养成良好健康行为。

(四) 希望及其研究的启示

希望作为一种可超越现状、并对生命产生持续性正向促进作用的动态力量,是患者应对心理危机的重要策略,也是其能与疾病抗争、重塑信心的内在源泉。

希望疗法(hope therapy):指一种能有效激发患者内在积极心理品质的干预策略。有研究报告,希望疗法可显著缓解患者消极情绪,降低其危机水平,可有效改善患者的心理健康状况,提高其生活质量。

有研究报告,胃肠道肿瘤患者的希望水平受其年龄、经济状况、有无宗教信仰、社会支持状况、应对方式等因素的影响;希望水平影响患者的生活质量。另有研究报告,稳定期COPD患者的希望水平与其肺功能、疾病严重程度、家庭关怀、社会支持及医学应对方式相关;患者的肺功能分级越高,疾病严重程度越重,患者的希望水平越低。

Snyder曾做过希望与痛觉的研究,结果显示经过希望干预训练的被试比未经希望干预训练的被试对冰水所致疼痛的忍耐力更强。近年来希望在生理病痛中的作用成为其研究重点,研究对象基本是患者。如伯伦德(Berendes,2010)等对肺癌患者的研究显示,希望水平高的被试与希望水平低的被试相比,较少痛感、疲劳感、咳嗽频率及较低的抑郁水平。另有研究证明,希望与高血压、呼吸道感染、肾衰竭等均为负相关;希望水平高的哮喘病患儿更能坚持使用定量吸入器进行治疗。

希望的理论及其相关研究给予心理护理的启示是,无论患者的情况有多糟,希望始终是其应对危机、建立信心的动力源泉,护士评估、提升患者的希望水平,有助于患者应对病痛的压力,在自身条件下保持最适宜身心状态。

(五) 聚焦解决模式及其研究的启示

聚焦解决模式(solution focused approach)　该模式由史蒂夫·德·沙泽尔(Steve de Shazer)于20世纪70年代末提出,是积极心理学理念引领的一种临床干预模式。它基于个体自身资源的利用,充分尊重、相信个体力量和潜能,将干预关注点集中在与个体共同构建解决方案,把解决问题的焦点集中于患者的积极品质,以达成个体所期望的结果。临床实践证实:聚焦解决模式可使患者更易接受护理过程,更易激发患者的主动参与自我管理,适用于癌症、糖尿病等各类患者的心理干预。

聚焦解决模式对心理护理的主要启示:①以患者为中心,而不是以问题为中心;②寻求、发展患者内在潜力和自身资源,培养患者的应对、适应能力;③患者的复原力与易感性同等重要;④护士角色应从疾病护理转向帮助患者提高适应性和复原力;⑤护理的重点应强调患者、护士和社会水平的改变,护理应超越对个体的护理,着眼于社会护理和护理文化,应激发患者的行动、参与和承诺;⑥护理强调积极主动而不是被动反应。

案例介绍

聚焦解决模式在胸痛患者心理护理中的应用

1. 描述问题阶段:了解患者为解决问题曾做过哪些努力,或具有哪些解决问题的资源,以此增强患者的信心。

当患者主诉自己有很深的内疚感和挫败感或总感觉胸部疼痛时,护士应关注"你用过什么方法减轻挫败感? 减轻痛苦?"而不去探究导致其问题的原因。

2. 建构具体目标阶段:与患者一起探讨,假设问题得到解决,患者的状况会与现在有什么具体的不同,并以患者的描述作为可能的前进目标。如护士与患者讨论:"假设胸部疼痛缓解了,会与现在有什么不同?"患者可能会提到睡眠质量改善、自信心提升、能与他人和睦相处等,这些正是心理护理要达到的目标。

3. 探查例外阶段:护士与患者继续探讨过去那些问题不严重或没发生时的状况,并进一步思考,如何让过去的"例外"状况再次发生。护士与患者继续讨论,"过去当你胸部疼痛不严重或没有胸部疼痛时,你都是怎样的?"引发患者思考:通过哪些方法使过去的"例外"再次发生。

4. 给予反馈阶段:根据以上探讨,发现患者的优势、资源和曾经的努力,及时称赞患者,以此增强患者实现自己设定目标的可能性。

5. 评价进步阶段:以刻度化提问帮助患者澄清其得到的进步。如"假如你期望的状态是10分,你过去的状况是1分,你现在的状况是几分",一旦患者在原先基础上有进步,就要给予充分的肯定,并进一步帮助患者朝着自己期望的方向扩大进步。

(六) 创伤后成长及其研究的启示

近年来我国护理学者借鉴创伤后成长的理论及工具,尝试开展意外创伤者和终末期肾病、癌症、脑卒中患者及其亲属等人群的研究,初步取得一些学术成果,仅惠及少数护理对象。以

阅读笔记

下启示便出自护理学者的相关研究报告(涉及伤者或患者),借此教材的分享或可使更多护士秉承创伤后成长的理念,结合临床心理护理实践,助力更多患者的成长。

1. 创伤后成长理论对心理护理实践的启示　首先要说明的是,创伤可以是很宽泛的概念,如突发急症、重症或面临较大治疗风险,均可造成患者的心理或精神创伤;创伤也可以是具象的概念,如特指意外事件所致较严重躯体创伤。通常论及患者的创伤,需酌情界定。创伤后成长理论给予心理护理实践的启示见下。

(1) 转换视角,关注患者的创伤后成长:有研究证实意外创伤者住院期间能体验到较高水平的成长,也有研究揭示医院特定环境下的人际互动可为伤者的创伤后成长提供有利条件,提示关注伤者创伤后积极体验,基于医院背景为意外创伤者营造有利其探索成长的氛围具有可行性。因此,临床工作者不宜仅聚焦于"伤者"负性情绪的筛选与干预,以免强化伤者的无助和无望感甚至是与其分享伤害;若转换视角,承认伤者所经历严重伤害的同时,指出其与创伤及苦难抗争显现的勇气、力量,一起探讨其未来希望。通常,关注伤者的积极体验更有益护患双方的有效沟通及点燃伤者与苦难抗争的斗志。克利科特(Collicutt)等研究中即发现应用创伤后成长问卷(posttraumatic growth inventory,PTGI)测评脑创伤者较之贝克抑郁自评问卷(Beck depression inventory,BDI)更具积极意义,因前者是探索积极情感,后者则可能加深其悲伤情绪。有研究应用 PTGI 测评中也意外发现,接受 PTGI 测评者表示其在测评后一段时间会思考问卷中的问题,感到颇有收获。

(2) 护士在干预实践中的角色与素质要求:基于创伤后成长领域专家的实践,创伤后成长实践者的定位并非为"专职心理咨询师",而是"专家陪伴者(expert companion)"或"成长咨询顾问"。此定位明确了长期从事创伤护理的临床护士促进伤者创伤后成长的角色,护士守护伤者生命的同时,最能感受伤者的身心康复需求,在与其长期密切的接触中,较易赢得伤者的信任,建立帮助性关系。但临床护士需明确以下需胜任的角色,加强相关知识和能力的贮备,才能较好地整合创伤后成长理念与临床心理护理。

1) 助人者:以"同理心"关注每位伤者的不幸遭遇;以耐心等待伤者敞开心扉,分享其与痛苦抗争的故事;以"诚心"投入帮助伤者成长的实践中。

2) 陪伴者:伤者是否发生成长体验取决于其自身,而不是干预者给予或指导,干预者只是其人生特殊历程特定时期的陪伴者,关注于倾听,细心发现其成长的线索,激发其成长内在潜能,肯定其与创伤抗争的勇气与进步。

3) 学习者:创伤后成长领域的权威卡尔霍恩和特德斯奇强调"我们必须向创伤个体学习",每位伤者都可能有一段与苦难抗争的故事,其中成长良好的伤者对仍在苦难中挣扎的伤者是最好的榜样。干预者的角色应定位于倾听和学习,因其成长历程中的促进因素及策略可成为医护最好的学习素材及资源贮备。

2. 创伤后成长理论对心理护理研究的启示　简述以下理论/学说的启示。

(1) 生活危机与个人成长模型的启示:成长的实现涉及个人、环境因素、创伤事件相关因素、认知及应对反应等多个因素。理论模型中提及的危机事件指一般生活危机,而针对患病或意外创伤事件,基于"住院期间"探讨患者的创伤后成长,该理论所涉及各因素与创伤后成长的关系是此类研究关注的要点。

(2) 创伤后成长模型的启示:①个体对创伤信息的认知加工(反思)是个体走向成长的关键环节,创伤最初个体的各种负性体验并非都有害,为个体对创伤进行认知加工所必需。依据创伤后成长干预的观点,降低痛苦不是干预的必须环节,只有在真正找到创伤的意义后才能实现成长;②从创伤后成长的发生历程分析,个体是走向成长的主体,创伤后成长发生与否受创伤个体人格及创伤前经历、自我认知加工(是否能发现意义)的影响;③影响反思过程的两个重要因素可作为临床干预的切入点:如通过促进个体"自我表露"(与人倾诉、书写日志、祈祷等)及形成有利于成长的社会文化环境两点切入。意外创伤者在住院期间是否也经历类似的成长历程及结果？模型中各影响因素变量在意外创伤者中是否起同样作用？该模型中的干预切入点是否也适合我国的意外创伤者，是尝试"意外创伤者创伤后成长及其干预模式的研究"中实证研究及模式构建的关注要点。

（3）逆境后成长的机体估值理论的启示：①进一步证实创伤后成长可能是个体创伤后的最好结局，社会因素如支持性环境及可塑性人格能促进成长发生，同时创伤经历也促进其人格发展，正如萨科维特利(Sakvitne)等研究证实的创伤后成长能丰富个体经历并促进人格发展，提升个体应对后续创伤的能力；②进一步证明创伤后成长研究的临床实践意义并强化了"人人具有成长潜能"的观点；③"人格"及"社会因素"与"调适"的相互关系阐述，也可为构建干预模式提供理论支撑。相关研究将关注人格及社会因素在创伤者成长实现过程中的作用，并对患者创伤后经历的情绪痛苦与创伤后成长的关系做进一步的实证研究。

（4）OTHERS(S)个人成长与关系模型的启示：①基于良好的关系保证干预的有效性；②关注伤者具有的优势资源；③挑战与自我挑战是促进伤者创伤后成长的关键步骤。

（5）Janoff-Bulman 的图式模型(schema model)：该模式强调应激性或创伤事件后认知加工的重要作用，可为分析认知加工在创伤后成长中的作用提供理论基础：①强调认知重新评价对减轻创伤性事件消极影响的作用，可为研究分析重新评价在创伤后成长中的中介作用提供依据；②认知适应理论强调意义寻求、自我提升等认知策略在创伤后成长中的调节作用，可为探索个体在认知加工时所采取的认知情绪调节策略提供理论借鉴。

（刘晓虹　张银玲）

第三节　临床心理护理的理论研究体例

本节主要介绍意外创伤者心理反应分期与早期心理干预模式研究，意外创伤者创伤后成长干预模式构建的研究，具有"坚强"特质的乳腺癌患者的抗癌体验：一项扎根理论研究。据其各自的研究风格，展示其研究的背景、意义、目的、内容、方法、范式、部分成果等。

一、烧伤患者早期心理干预模式的构建与验证的研究

以下简介护理心理学方向博士研究生所做心理护理研究的部分理论探索。

（一）研究目的

旨在综合国内外烧伤患者早期心理干预、治疗的策略，借鉴应激学说、Roy 适应模式等，制定由护士操作、针对意外烧伤者的心理干预框架及模式；通过探索严重烧伤患者心理康复的历程和临床实验研究，验证和完善其心理干预模式。

（二）研究意义

建立烧伤患者的早期心理干预模式，以针对性干预措施帮助伤者缓解受伤早期的过度心理反应，指导伤者调动自身积极性、发挥潜能、自我调整、充分利用外部资源，顺利度过其身心状态最低迷阶段，助其应对康复后期可能面临的心理适应挑战，尽早重建自我、达成回归家庭和社会的身心完好状态。

针对烧伤早期患者、具有可操作性的心理干预模式，有望辅佐临床护士及时、有效地为伤者实施心理干预；降低护理成本，提高社会效益和经济效益。

（三）研究内容

1. 烧伤患者早期心理干预模式　基于文献回顾和理论分析，借鉴应激理论、Roy 适应模式、危机干预、积极心理学等学说及相关研究，构建烧伤患者早期心理干预的理论框架雏形。

2. 严重烧伤者创伤后体验的质性访谈　重点关注严重烧伤者在其伤后治疗、康复过程中的心理变化及其影响因素，探讨促进伤者身心康复的积极因素，验证并补充心理干预模式。

阅读笔记

3. 心理干预的临床研究　以烧伤患者早期的心理干预研究验证前期已构建心理干预模式的效用。

（四）研究范式

此为该研究课题的创新点之一，其内在逻辑关联紧密，前后呼应，彼此映衬，或可为他人的研究设计提供参照，特通过本教材与更多学者分享。

该课题以"烧伤患者早期心理干预模式"为主轴，尝试"引经据典构建雏形模式→质性研究佐证与修订模式→临床实验研究验证与完善模式"的研究设计，既可引领本研究的顺利实施，也可为日后更深入的研究提供宝贵借鉴。

1. 构建模式雏形　以下简介研究思路与研究结论。

（1）研究思路：基于回顾大量国内外相关研究文献、分析多种干预策略，以应激理论为主要依据，借鉴 Roy 适应模式、危机干预、积极心理学等学说，针对烧伤患者早期心理反应的主要特点及影响因素，筛选适用于烧伤患者、便于一线护士掌握及操作的心理干预策略，构建烧伤患者早期心理干预的模式雏形（图 8-8，图 8-9）。

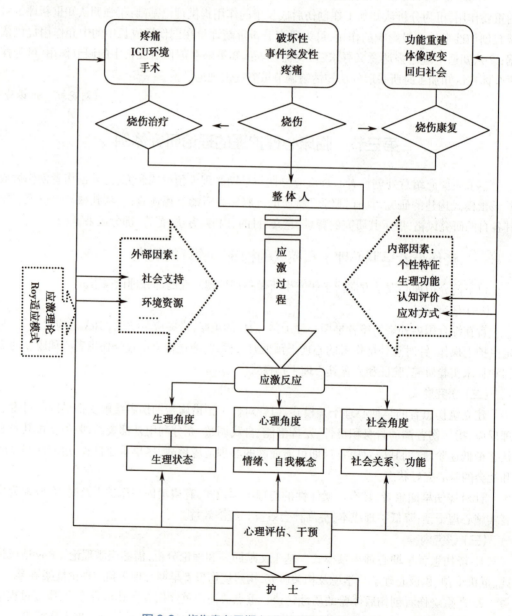

图 8-8　烧伤患者早期心理干预模式雏形(1)

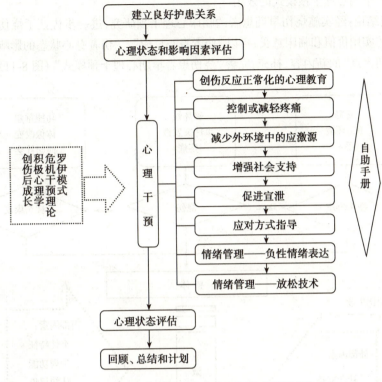

图8-9 烧伤患者早期心理干预模式雏形(2)

(2) 研究结论:构建烧伤患者早期心理干预模式需把握6个主要环节:①着眼于烧伤患者早期的心理应激特点;②针对烧伤患者早期心理反应的主要影响因素;③结合烧伤患者的应对表现及其结果;④把握心理干预的主要切入点(控制应激源、促进适应进程、指导排遣不良反应);⑤明晰护患的角色功能;⑥拟定心理干预的主要步骤。

2. 佐证与修订模式 以下简介研究的思路及结论。

(1) 研究思路:通过严重烧伤患者的质性访谈,追溯其伤后身心康复各阶段的亲历体验,进一步佐证伤者早期接受心理干预的重要意义,为构建烧伤者早期心理干预模式提供依据。

(2) 研究结论:以严重烧伤患者心理康复历程的质性研究结果,初步验证了"心理干预模式雏形";增补了"应对伤者的过度闲暇"、"挖掘伤者的精神寄托"、"向下社会比较"等干预策略(图8-10)。

3. 验证与完善模式 以下简介研究的思路及结论。

(1) 研究思路:通过烧伤患者早期心理干预的临床实验研究,验证本研

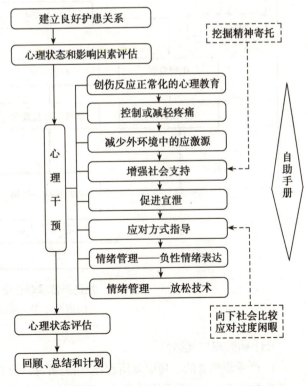

图8-10 烧伤患者早期心理干预模式(1)

注:虚线示补充部分

究所构建伤者早期心理干预模式的效用。

（2）研究结论：经实施烧伤早期患者的临床心理干预研究，进一步佐证了烧伤患者早期心理干预模式的实用价值和临床意义；再以"伤者身心反应"、"伤者身心状态的影响因素"、"伤者心理干预切入点"的新内容，补充、完善"烧伤患者早期心理干预模式"（图 8-11）。

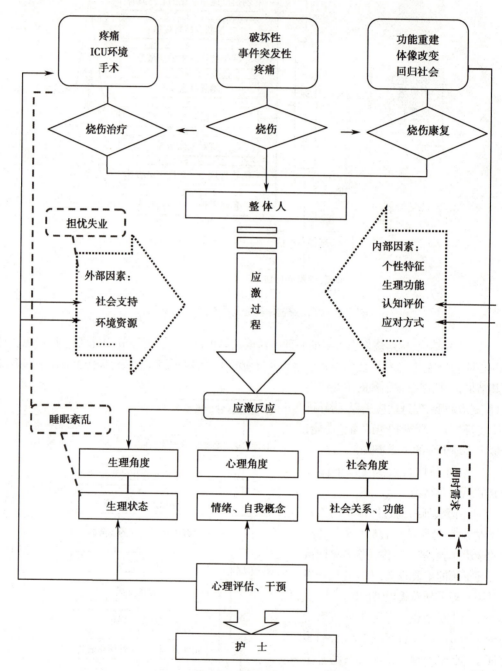

图 8-11　烧伤患者早期心理干预模式（2）

注：虚线示补充部分

（五）研究成果（部分）

1. 严重烧伤者的心理康复历程：经研究者深入分析、反复梳理，总结归纳出研究的第一个创新成果形式——"严重烧伤者的心理康复历程"，提示严重烧伤者伤后的心理康复主要经历3 个阶段（图 8-12）。

阅读笔记

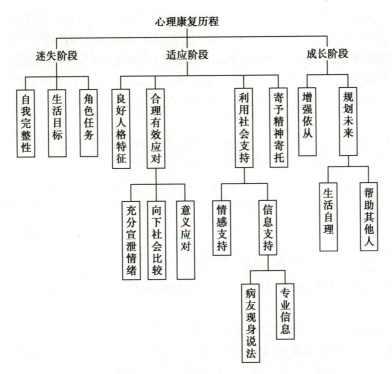

图 8-12　严重烧伤患者心理康复历程树形结构图

2. 烧伤患者早期心理干预策略　包括干预措施的选择、切入点、步骤等。

(1) 心理干预措施的选择原则：主要包括以下 3 点。

1) 干预措施的可行性：指干预措施的简易性、易于学习及应用、即刻可用性、时间和精力消耗少等；干预措施应能包容周围环境的干扰因素，如为伤者实施干预过程中常有源自其他患者的声音和打扰；干预措施需以不引发患者更多疼痛为原则，如防止可能增加烧伤患者创面疼痛的肌肉放松等干预策略。

2) 患者伤后早期的接受程度：此指选择干预措施需考虑烧伤患者的个人偏好、能力和人格特质等因素，诸如伤者的状态焦虑、应对方式、控制源等可影响对其实施心理干预的效果。

3) 干预实施者的能力：此指选择干预措施应考虑执行护士的能力，即护士需具备应用某种干预措施的技能。其中间断换药、分散注意力等措施一般无特别要求；应用改良认知暴露、虚拟现实技术、应对方式指导等措施需经简短培训；实施暴露疗法、感官聚焦等干预措施，则要求护士接受过较系统培训、练习。

(2) 心理干预的主要切入点：①减少或控制"输入"（即应激源），包括"创伤反应心理常态化"的宣教、控制或减轻疼痛、减少外部应激源三方面。其中对伤者实施"创伤心理反应常态化"的宣教尤为重要，因不当认知也是负性应激源，常可加重伤者的恐惧及心理应激。告知伤者常见的应激反应和症状，解答伤者对治疗、康复的疑虑，尽可能使伤者平静地面对伤情及伤情引发的负性情绪，平稳度过其情绪起伏的最初关键期。②促进伤者的适应进程，包括促进情感宣泄、调整认知评价、增强社会支持和提高应对效用 4 环节。③指导伤者排遣不良反应，此指护士为伤者实施上述"减少或控制应激源"、"促进伤者的适应进程"等措施后，仍需根据伤者身心康复过程中情绪反复多变的特点，可从"促进伤者负性情绪的表达、采用呼吸放松 - 腹式呼吸技术、掌握下颌放松技术要点"3 方面指导伤者自行调节和管理情绪，达成其身心康复的适宜状态。

(3) 心理干预的主要步骤：①建立良好的护患关系；②评估伤者的情绪状态及其影响因素，发放自助手册；③施以"烧伤后创伤心理反应常态化"的宣教；④减少或控制伤者的疼痛；⑤调

阅读笔记

动伤者的社会支持,提高其社会支持利用度;⑥鼓励伤者倾诉和宣泄其受伤过程及伤后经历的感受,纠正其不当认知;⑦引导伤者有效应对其创伤;⑧示范和引导伤者的情绪管理,如指导其使用音乐稳定情绪状态;⑨再次评估伤者的心理状态,以确定是否需调整心理措施;⑩总结患者接受心理干预所获得的进步,探讨潜在问题和解决办法,拟定其身心康复的长短期目标。

3. 心理干预的初步疗效　限于研究所拟定心理干预模式的小范围实验,其初步疗效体现为两方面。

(1) 改善伤者的情绪状态:拟定的心理干预模式确能改善伤者的情绪状态,有利其调动主观能动性、提高心理应对能力,达成身心康复的较完好状态。

(2) 提升伤者的自我效能感水平:伤者在其接受心理干预后的自我效能感水平明显提升,进而影响伤者对康复行为的选择、坚持和努力程度、情感反应模式、创伤后成长的内在动力等。有助其珍视"重获新生",接纳烧伤所致外在形象改变,更完好地回归社会,重塑人生价值目标。

二、意外创伤者的创伤后成长及其干预模式研究

以下简介护理心理学方向博士研究生所做心理护理研究的部分理论探索。

(一) 研究目的

该研究旨在将创伤后成长理念整合至临床心理护理工作中,形成适合护士操作的心理干预模式,因此,理论构建中也提出用于指导护士将成长理念与临床心理护理相整合的原则。

(二) 研读文献的思考

研究者基于广泛阅读国内外相关文献,就我国创伤患者的心理干预提出以下思考。

1. 深入探讨创伤后伤者的心理反应历程　鉴于我国"创伤亲历者心理反应历程"的纵向研究较少,拟参照"部分灾难亲历者可通过自身的应力抵抗、韧性而恢复至创伤前身心功能,并不急需专业心理干预"的相关报告,较深入分析我国意外创伤者的心理反应历程,有效识别创伤后身心适宜的伤者,既可缓解临床心理干预人力不足的压力,也可避免不当干预对伤者身心康复的干扰;探讨创伤亲历者不同心路历程的决定因素,在其创伤修复的不同阶段使用恰当干预策略,或可为促进创伤者有效应对、达成较满意康复效果提供依据。

2. 有效利用创伤者中韧性个体的自身资源　基于"相关研究发现大量的韧性预测因子,可有效识别灾难亲历者中的韧性个体"的文献报告,分析伤者在创伤修复过程中所用应对策略:如具有不断产生新的人生体验的能力、常呈现积极情感等。为意外创伤者实施心理干预的专业人员,若能熟知其韧性预测因子,即可甄别创伤后适应不良或病理心理反应的伤者中具有韧性潜质的个体,再施以相应策略,有望获较好的心理干预效果。

3. 以创伤后成长理念指导心理干预实践　学术界虽已高度认同创伤后成长在人类应对创伤过程中的作用,但如何在实践中促进创伤者的成长,尚处于探索阶段,亟待更多的应用性研究。有学者提出以下实现成长的促进途径:①鼓励个体写下其所感知变化的理解和探索;②对比个体创伤前后变化,探寻促进个体成长的系列变量,如应对策略和自我效能等;③为个体提供创造实现的机会,如成功应对创伤的某方面获认可的特殊人格力量;④积极的社会支持,特别是个体认知其积极社会支持,对其创伤后成长很重要。临床实际应用需更全面、深入掌握新概念,更多关注国内外研究动态,以期为我国创伤亲历者达成完好身心状态的心理护理实践提供借鉴。

(三) 研究方法

1. 文献分析法　总结国内外"创伤后成长"现象的研究进展及热点,归纳出影响创伤后成长现象的主要因素。基于文献分析,结合理论研究,形成指导整个研究的理论框架。

2. 横断面研究　证实住院期间意外创伤者的成长水平,分析其创伤后成长的主要预测因子、影响其创伤后成长体验的主要因素。

阅读笔记

3. 诠释现象学分析法 探索意外创伤者创伤后成长的主题、关键环节和相应标志；析出影响伤者创伤后成长现象的主要因素；勾画伤者走向成长的时间轨迹。

4. 混合型研究 质性研究为主，量性研究为辅，拟出意外创伤者创伤后成长发生过程模型。

5. 构建模式 基于文献分析、理论研究及创伤后成长发生过程模型，构建适合护士操作的意外创伤者创伤后成长的心理干预模式。

(四) 研究成果(部分)

1. 形成指导研究的理论框架 以下简介理论框架(图 8-13)的3因素和3原则。

(1) 影响伤者的3因素：假定意外创伤者体验创伤后成长的主要影响因素包括其个人资源、环境资源、创伤信息的认知加工与应对。

(2) 实施干预的3原则：护士基于伤者心理状态，遵循其感知判断(感知伤者心理状态及判断其心理需求)、互动(促进伤者的认知加工及应对，激起其自我成长的动力)及挑战

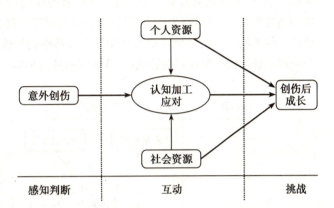

图 8-13 意外创伤者的创伤后成长及其干预模式研究的理论框架

(如制订新的生活目标)3原则，实施促进伤者成长的心理干预等。

2. 析出创伤后成长的主要预测因子 与同类研究相比，该研究所及伤者报告其成长的水平较高，其主要预测因子如下。

(1) 伤者的人口统计学及创伤特征：伤者自我认知的创伤后成长受其婚姻、文化程度、创伤类型等因素影响，伤者的创伤后成长与其婚姻状况、文化程度呈正相关或轻度正相关；伤者创伤后成长的人生哲学维度与其主观认知的创伤痛苦程度呈正相关。

(2) 伤者的人格特质等预测因子：①伤者自我认知的创伤后成长水平与其人格特质相关，尤以开放性人格的伤者呈现其更高水平的成长，故可视其为伤者创伤后成长的主要预测因子；②虽然不同应对方式均可促进伤者的创伤后成长，但积极应对方式更能预测伤者的创伤后成长；③伤者的创伤后成长与其反映情绪痛苦的变量(逃避、侵入、高唤醒3个维度)均呈正相关，提示伤者的成长与其痛苦共存的现象。

3. 意外创伤者走向成长的时间轨迹 可将其归纳为毁灭期、接受期、重建与整合期的3阶段模式。

(1) 毁灭期：即创伤个体自主加工创伤事件的过程，事发后一段时间内伤者会自行隔离，完全沉浸在自我世界中，并反复思考"为什么会发生这样的事？我的世界、人生都被毁了，我该怎么办？"伤者常伴随自责、怨恨肇事者等难以疏泄的负性情绪，部分伤者则将怒火转嫁于亲近的人。此阶段伤者内心极为脆弱，听不进他人劝慰，甚至漠视或拒绝他人的帮助与支持。

(2) 接受期：即伤者主动加工创伤信息的过程，此阶段伤者仍很痛苦，但通过宿命归因不再悲天悯人，不管是为"价值"、信仰还是生命中的责任，他们逐渐找到存活的支撑，已能掌控情绪痛苦，脱离不切实际的假设。开始关注当下生活、自身已有力量及优势，并付诸"积极康复锻炼，努力与创伤抗争"等行动。此阶段伤者对各种应对资源更敏感，渴望他人的关注与支持，极易从他人的支持中获得力量。

(3) 重建与整合期：即伤者的反思更具建设性，凸显其成功应对的各种成长结果的过程。伤者不再回避其创伤的话题，并将创伤经历整合至个人的叙事中，如伤者在自我表露中更倾向

于表达其与创伤抗争过程中的体验和感受,常以一种自我欣赏的语气陈述其创伤的过往。此阶段伤者已能掌控其痛苦,他们似乎已做好继续抗争创伤的准备,着眼点逐渐放至未来康复后的生活规划。

4. 形成意外创伤者创伤后成长的发生过程模型   即经历意外创伤的个体,原本自我世界的粉碎后会深陷痛苦,且痛苦主要源自事件、躯体自我丧失、与他人关系变化及对未来的担忧。伤者与痛苦体验抗争的历程,也是其认知加工及努力应对创伤信息的过程,是伤者实现成长的关键环节,可视作其努力成长的标志。当伤者的认知加工实现由痛苦的意义搜寻到意义构建成功的转变时,其应对行为也由消极转向积极,最终实现自我、与他人关系、人生哲学3方面的成长。伤者的个人及环境资源可直接促发其某些成长体验,也可通过作用于伤者的认知加工及应对策略间接影响其创伤后成长,具体模型见图 8-14。

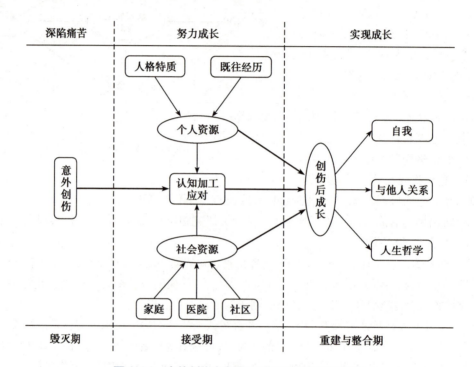

图 8-14   意外创伤者创伤后成长的发生过程模型

5. 初步构建心理干预模式   该模式强调意外创伤者是实现创伤后成长的主体;干预目标可聚焦于提升"自我、与他人关系、人生哲学"3方面的成长;干预原则可依据"毁灭、接受、重建与整合"3阶段,分别采取"感知判断、参与分享、挑战学习"3原则;临床心理干预可从"伤者的个人资源、对创伤的认知加工、应对及环境资源4个主要影响因素切入,着重提升伤者对个人资源的认知;紧扣其认知加工关键期促进有效应对;营造利于其成长的人际氛围,提升其对社会支持的感知与满意度(图 8-15)。

三、具有"坚强"特质的乳腺癌患者的抗癌体验:一项扎根理论研究

以下简介护理学硕士研究生所做心理护理研究的部分内容。

(一) 研究背景

美国行为科学家考巴萨(Kobasa)发现,面对类似强度的应激事件,有人顺利度过,有人却不堪重压患病,两类人在某种个性特征上表现不同,Kobasa 将其命名为"坚强"。Kobasa 认为坚强可直接降低个体的疲劳程度,或通过利用各种资源促进个体的积极应对、减少退缩性应对从而间接地降低个体的疲劳感,最终减少疾病发生。由于护士的职责是帮助患者积极应对、恢

阅读笔记

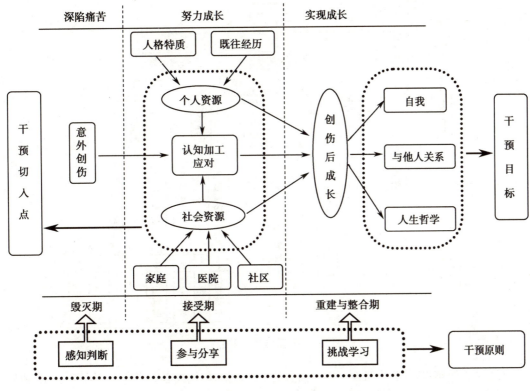

图 8-15　意外创伤者创伤后成长的干预模式

复健康,自"坚强"的概念提出,便引起护理领域的极大兴趣。此后护理学者波洛克(Pollock)提出"健康相关性坚强(health-related hardiness,HRH)"的概念,认为坚强是个体在疾病、意外损伤情况下抵抗压力的资源,是通过特殊作用缓解与长期患病有关的负性应激效应的一种个性特征。Pollock 探索了坚强与慢性疾病患者的应对之间的关系,证明坚强能直接或间接地提高患者的生理、心理和社会适应,促进积极应对。已有坚强的研究主要是通过坚强量表的测量,探讨坚强与各种变量的关系,文化因素作为影响坚强的重要特征,越来越受到关注。因坚强的评定量表源于西方,虽已有译为其他语言的版本,坚强的研究仍多在西方人群中开展。

　　国外心理学、护理学、社会学等领域对坚强的研究较多,但对坚强概念的界定尚未达成共识;有关坚强的文化属性及其对健康作用的研究多以量性研究为主,即以评定量表测量和分析坚强特征,仅部分研究采用质性方法探索坚强的内涵,且局限于西方特定人群。我国对坚强的理论研究刚起步,本研究拟通过质性研究中扎根理论的方法探寻具有坚强特质的乳腺癌患者的抗癌体验,探索我国文化背景下乳腺癌患者坚强的理论模型。

　　(二) 研究目的

　　旨在描述乳腺癌术后患者的应对方式;探讨在我国文化背景下具有坚强特质的乳腺癌患者的抗癌体验;探索我国乳腺癌患者抗癌体验中坚强的理论模型。

　　(三) 研究成果

　　1. 坚强的概念结构　该研究的核心变量为自我调整,即坚强是一个包括认知、情感、行为3 方面自我调整的过程(图 8-16)。

　　(1)认知调整:乳腺癌被访者患病后普遍显现强烈的求知欲,在诊断初期,她们不断地自我归因,给她们一个能接受的解释,更有助其缩短否认阶段的时间。从得知患癌到术后,她们第一关注的是疾病的详细诊断。另外被访者凭借其通过各种途径获得的疾病相关治疗、康复知识,能更好地自主选择并明确自己行为的必要性。通过理性分析,她们最终接受了患癌的现状。

阅读笔记

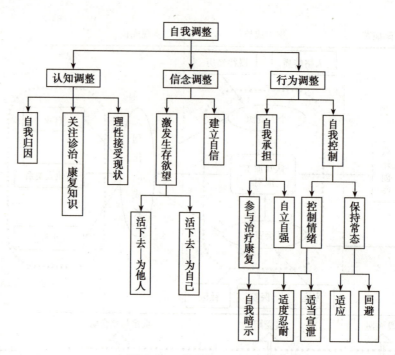

图 8-16　坚强的概念结构

（2）情感调整：患乳腺癌激发了她们强烈的生存欲望，她们决心为了他人、为了自己坚强地活下去。无论是初发或复发患者，都能充满自信，以开朗的心态面对生活。

（3）行为调整：包括自我承担和自我控制两个部分。具有承担意识的被访者能积极地参与其治疗康复的过程，以自立自强的表现承担起自己的责任。具有控制意识的被访者能有效控制自己的情绪，在治疗期仍努力维持其以往的常态。

2. 坚强的促进因素和转归　被访者普遍具有较好的应对方式，研究者通过深入访谈总结了其坚强的相关促进因素和转归。

（1）坚强的促进因素：包括个人因素和家庭社会支持两方面。积极的个性、有益的经历和信仰通过影响一个人的认知和情感，可调节坚强的行为表现。家庭社会支持主要源自家属、乳腺癌病友团体组织、医务专业人员、好友、工作单位等方面的关注和支持。在乳腺癌病友团体里，她们获得了信息与情感的交流及自我价值的体现。通过其他方面的支持，她们得到了物质上的照料与帮助，精神上的鼓励与安慰，同时也满足了她们渴望得到陪伴与依靠的需求。

（2）坚强的转归：包括达到与癌共存的状态、促进个人成长两个方面。经历了乳腺癌治疗中最艰难的手术、化放疗后，被访者进入其长期与癌共存的阶段，此阶段对其是一种新的状态。首先是自我意识的提升，她们知道要科学地爱自己，更渴望得到他人的关心和爱护，同时她们成为了家庭的中心；其次是健康的生活方式，她们注重均衡的饮食、规律的作息、定期的锻炼，此外患癌的事实也改变了她们的某些爱好；新的状态还包括生活目标的改变，由于患癌对身心的影响，她们的某些生活理想和目标难以实现，这使她们不得不有所放弃或转变，生病使她们明白凡事要量力而行，不再给自己过多的压力或负担；初步康复后，她们以新的姿态逐步回归社会。

患癌虽给被访者造成精神和身体的各种痛苦，但很多被访者提及其经历痛苦时，也提到了收获很多。此次生病对她们是一次警示，但通过这次经历也增长了不少相关的健康知识；她们患病的过程中得到了各方的支持和帮助，使其体会到了人间真情，也使她们学会了宽容待人、以平和的心态处事；经历一场与癌症的抗争后，她们更能感悟生命的意义，不再畏惧死亡，也更加珍惜生活；曾接受过病友团体支持的被访者的精神境界得到了升华，她们更愿意帮助他人，作为回报或自身价值的体现（图 8-17）。

阅读笔记

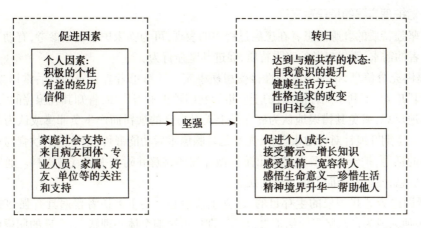

图 8-17　坚强的促进因素和转归

3. 坚强理论模型　通过对资料的整理、分析、综合、反思,形成"关于乳腺癌患者坚强的扎根理论"初稿,为进一步验证该理论的可信性和有效性,2007 年 3 月 14 日在复旦大学附属肿瘤医院召开了针对本研究的专家论证会,验证并修订理论,得出坚强理论模型(图 8-18)。

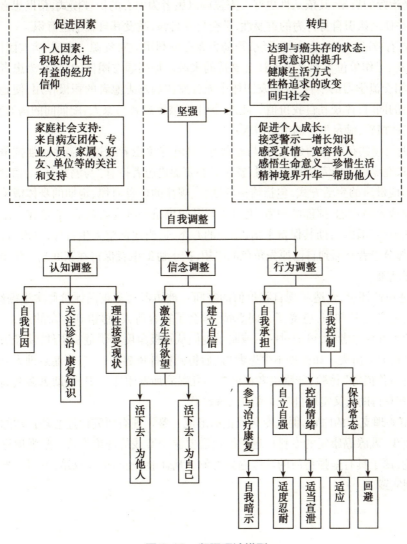

图 8-18　坚强理论模型

阅读笔记

（四）对护理实践的指导意义

具有坚强特质的乳腺癌患者在患癌过程中的表现,可为临床护士提供参考,有助于护士充分理解患者的需求,激发患者的坚强特质,促进其坚强行为。

1. 提供充分信息,帮助患者理性接受患病事实　针对患者乳腺癌确诊后常以"否认"和"不当归因"应对,不利于配合治疗,护士应指导她们矫正不当认知,告知其乳腺癌的常见病因、助其适当地反思,避免其错误地认为癌症是上天对自己的惩罚而产生负罪感或认为是自己倒霉才患癌。定期开展针对性健康宣教,尤其是乳腺癌术后功能锻炼、出院后的饮食与运动等患者最关注的话题,护士有必要在患者出院前做详细的讲解并附上书面宣教资料。通过及时提供各方面信息,使患者全面了解自己的疾病。

2. 帮助患者寻找积极的生存目的,建立生活信心　鉴于被访者普遍具有强烈的生存欲望,决心为他人或为自己坚强地活下去,基于"期望可影响个体心理状态,合理的期望可促进心理健康"等研究报告,护士须及时、正确地评估患者当前的期望,帮助患者意识到自身价值、对家庭其他成员的重要性,同时鼓励家属多在患者面前强调其对家庭的重要性,以增加患者与疾病抗争的信心。通过与患者一起展望未来,减少患者的不确定感或无望感,激发其生存欲望,树立生活的信心。

3. 激发患者的承担意识,协助其有效地控制自我　有些患者参与了其治疗方案的选择,更容易接受治疗的后果,其依从性更好。需强调以患者为中心的护理模式,帮助患者充分发挥其决策权,并使之认识自身行为的重要性,学会自立自强,激发其自我承担意识。

4. 建立有效的家庭社会支持系统,帮助患者充分利用应对资源　家属、病友团体组织、医护人员、好友、工作单位等都是患者社会支持的来源。加强病友团体的建设,为患者提供一个平等、可互相交流学习的平台,在病友团体中充分发挥病友志愿者的积极作用,使她们与新病友分享经验的同时,体现其自我价值。此外,护士应鼓励患者与家人、配偶间的沟通交流,鼓励他们互相表达情感,满足患者的情感需求。

5. 促进与癌共存状态的建立　"与癌共存"是乳腺癌患者经过与癌症顽强抗争后达到的一个新状态,在癌症未能完全治愈之时,护士有必要促进患者持有"与癌共存"的信念。首先要帮助她们形成健康的生活方式,包括均衡的饮食、规律的作息习惯、定期的身体锻炼等;其次,对性格急躁或容易焦虑、抑郁的患者,使其了解乳腺癌是一种身心疾病,心情在一定程度上影响其疾病的发生和转归,助其保持平衡、乐观的心态,适当地调整人生目标;再次,帮助患者回归社会,如部分患者有回到自己原先角色的愿望,护士协助患者保持在家庭或工作中的角色可促进其心理健康。

6. 促进正性评价,营造实现自我价值的空间　被访者大多正面评价此次患癌经历,如她们接受了警示并增长知识;感受了人间真情,学会了宽容待人;感悟到生命的意义,更珍惜生活。提示护士开导患者时,可通过明示或暗示她们从积极角度评价危机事件,从经历中努力发现自身的所得而非所失。如根据不少患者"病后得到精神境界的升华、更愿意助人且在其过程中找到了自身价值等"体验,鼓励患者积极参加乳腺癌病友团体组织、帮助更多新病友或健康人群,可使其获得助人又实现自身价值的双赢效果。

7. 丰富心理支持的内容,促进专科理论的形成　鉴于现有研究论述心理护理的具体方法和措施仍较少,乳腺癌康复的专科护理发展也需要源于实践的理论支持。坚强理论作为一个实质性理论,源于具有坚强特质的乳腺癌患者的患病体验,经归纳和总结,可用于指导乳腺癌专科的护理实践。

（刘晓虹）

阅读笔记

小结

构建临床心理护理的理论框架,需界定心理护理的概念及其内涵、所遵循原理、实施形式、实施对象、既定目标、应用程序等,并理清各术语或环节之间的内在联系。①界定概念,旨在明确心理护理的内涵,赋予其操作性定义,清晰表述定义的狭义、广义概念。②解析内涵,需明确指出心理护理是应用于护理领域的独特概念,即不同于心理治疗;不同于思想工作;不限于护患交谈。③明晰原理,旨在弄清狭义概念的心理护理作为一种特别方法,与其他护理方法之间的联系与区别。④赋予形式,将心理护理的丰富内容赋予其实施形式,又可为其临床实践提供有益指导。

析取心理护理基本要素、解读其作用的视角。①析取其基本要素的意义在于,可帮助护士增强实施心理护理的可操作性,减少盲目性,指导护士聚焦重点对象(有明显或潜在心理危机患者)的心理干预。②解读心理护理基本要素的作用,旨在让心理护理实施者明确:掌握专业化理论和技术是科学实施心理护理的指南;准确评估患者心理状况是选择恰当干预对策的前提;赢得患者的密切合作是有效实施心理护理的基础;护士的积极职业心态是确保心理护理良性运转的关键。

初拟临床心理护理的程序与步骤,是促使心理护理向纵深发展并凸显其效用的必要条件。参照其"程序与步骤",护士实施心理护理时更易形成较清晰思路,有益其循序渐进地逐步深入,心理护理的可操作性也可得以增强。但初拟的"心理护理的程序或步骤",需要接受实践的检验,并通过广大护士的临床应用使之得以发展和完善。

本章所引心理学新学说,主要是积极心理学和创伤后成长的理论。①积极心理学,主张用更加开放、欣赏性的眼光看待人的潜能、动机和能力,激发个体自身的积极力量、情感和品质,并利用其积极力量和优秀品质帮助个体最大限度地挖掘内在潜能并获得幸福生活。其中,幸福感疗法较适用于遭受创伤或罹患疾病个体的心理治疗;聚焦解决模式主张把解决问题的焦点集中于人的积极品质;怀旧疗法可激发空巢综合征老人的有用感,改善老年抑郁症的认知功能和抑郁情绪,提高阿尔茨海默病患者认知和自尊水平;感恩干预通过细数恩惠、感恩视频、感恩沉思、感恩拜访等多种干预方法,增进患者的主观幸福感,促其提升健康生存质量;希望疗法以增加积极情绪为直接出发点,目标指向未来,通过目标的吸引力和积极预期未来提高心理健康水平。②创伤后成长的核心理念为:与创伤事件进行抗争后体验到的积极心理变化;创伤事件必须具有一定震撼性;至少在某些领域的成长超越其与危机斗争前的水平;成长常与困扰共存。其对心理护理实践、研究的重要启示包括:关注患者创伤后积极体验,更能点燃护患双方的有效沟通及激发患者与苦难抗争;基于医院背景下营造利于患者探索其成长的氛围具有可行性;临床护士担任患者创伤后成长的促进者具有可行性等。

本章简介护理心理学方向博士研究生所做心理护理的理论探索《烧伤患者早期心理干预模式的构建与验证的研究》、《意外创伤者的创伤后成长及其干预模式研究》和护理学硕士研究生所做《具有"坚强"特质的乳腺癌患者的抗癌体验:一项扎根理论研究》,据其各自的研究风格,展示其研究的背景、意义、目的、内容、方法、范式、部分成果等,或可为我国学者深入拓展临床心理护理理论研究提供有益分享和有价值参考。

思考与练习

1. 患者刘某,男,40岁,大学教师,1年前患上运动神经元疾病,他从书上了解了一些疾病的相关知识,他非常悲伤,联想到著名科学家霍金的身体状况,他对一切又充满了恐惧。他预

阅读笔记

测到自己的身体会逐渐变差，对病程的末期深感担忧，疾病让他产生了深深的挫败感。请从积极心理学角度出发，为该患者制定一份心理护理方案。

2. 患者王某，45岁，诊断为霍奇金淋巴瘤。患者悲观绝望，认为活不长久，治疗不过是在拖延时间，因而不愿配合治疗，且经常无故发怒。如何运用聚焦解决模式为该患者实施心理护理？

参考文献

1. 刘晓虹，李小妹 . 心理护理理论与实践[M]. 北京：人民卫生出版社，2012.
2. 克里斯托弗·彼得森 . 打开积极心理学之门[M]. 侯玉波等译 . 北京：机械工业出版社，2010.
3. 张利燕，侯小花 . 感恩：概念、测量及其相关研究[J]. 心理科学 .2010,33(2):393-395.
4. 李斌，马红宇，李爱梅，等 . 怀旧的触发、研究范式及测量[J]. 心理科学进展 .2015,23(7):1289-1298.
5. 薛婧，黄希庭 . 怀旧心理研究述评[J]. 心理科学进展 .2011,19(4):608-616.
6. 罗维宇，梅碧琪，刘玲中，等 . 怀旧疗法的临床应用现状[J]. 中国临床护理 .2013,5(6):540-543.
7. 张晓娜 . 希望理念研究述评[J]. 四川教育学院学报 .2011,27(6):103-107.
8. 刘孟超，黄希庭 . 希望：心理学的研究述评[J]. 心理科学进展 .2013,21(3):548-560.
9. 翟建霞，刘晓虹 . "创伤后成长"研究进展对我国创伤护理的启示 . 中华护理杂志，2009,44(7):668-669.
10. 杨芳，刘晓虹 . 感恩情绪研究对我国慢性病患者健康促进的启示[J]. 中华护理杂志 .2011,46(11):608-616.
11. 林岑 . 具有"坚强"特质的乳腺癌病人的抗癌体验：一项扎根理论研究[D]. 上海：复旦大学，2007.
12. 吴菁 . 烧伤患者早期心理干预模式的构建与验证的研究[D]. 上海：第二军医大学，2009.
13. 王艳波 . 意外创伤者的创伤后成长及其干预模式研究[D]. 上海：第二军医大学，2011.
14. Snyder CR. Hope theory：Rainbows in the mind [J].Psychological Inquiry，2002, 13(4):249-275.

第九章 临床心理评估与应用

典型案例

情绪不佳的食道癌患者

患者,男,46岁,食道癌伴肝转移。已做食道癌根治术,尚能进食,食欲不佳,营养状况很差,很瘦,正在接受化疗。患者最近1个月坐立不安,情绪低落,夜间睡眠差。平时主动说话少,与接触较被动,退缩,不愿见探望他的亲友。护士与其交谈中,发现患者对自己的状况很绝望,认为自己在等死,甚至觉得死亡是一种解脱,但同时又恐惧死亡,严重时有心悸、出汗、胸闷。

问题:

1. 患者的心理问题是什么?
2. 可选择哪些心理测评工具评估该患者的心理状态?

本章内容与教材第六章阐述的心理护理研究常用方法、工具研制等相对应,重点围绕临床心理护理阐述心理评估的方法、技术及其应用。

第一节 概 述

临床心理评估是实施心理护理过程中的重要环节,主要围绕与患者健康密切相关的情绪、心理症状、人格特征、动机、行为模式、社会支持等状况展开,以便准确把握患者的心理状态、分析影响其心理社会干预及特殊治疗措施的因素、据此为患者制定针对性心理护理方案,以促其达成身心适宜状态。在临床心理评估过程中,护士与患者的充分沟通,对建立和谐的护患关系、提高心理护理的效用等意义重大。

一、临床心理评估的概念

(一)心理评估的定义

心理评估(psychological assessment)指依据心理学理论,运用多种方法,对个体的心理状态

阅读笔记

235

或心理特征做出客观描述或综合性评价,可视作过程、手段或技术。心理评估有多个定义,也有学者界定其为"以心理学的技术,方法和工具为主获得信息,对个体的心理状态及行为等心理现象作全面、系统、深入的客观描述、分类、鉴别与诊断的过程。"

心理评估有三个基本要素,一是评估对象的心理状态或个性特征;二是采用心理学原理和方法,包括观察法、访谈法及问卷法等;三是定性或定量的评估结果,其与评估的目标、方法及测评工具的属性有关。

(二) 临床心理评估的概念

临床心理评估(clinical psychological assessment):指将心理评估的通用理论和方法运用于临床,以临床患者为主要评估对象,评定和甄别患者心理状态的一系列应用性评估手段和技术。

临床心理评估主要应用于临床医学的诊断、治疗、护理和康复的过程中,一般侧重于评估与个体的躯体健康或心身疾病相关的心理特征。个体尤其是患者的心理活动多样化且复杂,大多看不见摸不着,临床心理评估可帮助医护人员间接了解患者的焦虑、抑郁、恐惧、梦、态度、感受等无法直接评判的心理活动。本教材所指"临床心理评估",指临床护理领域内的心理评估。

(三) 护理领域临床心理评估及其主要内容

护理领域的临床心理评估(以下所述"临床心理评估",均指"护理领域的临床心理评估"),指以护理心理学的护理对象(非精神疾病患者)为评估的侧重点,排除精神异常人群、可由全体护士参与并较熟练运用,有别于医学心理学的临床心理评估。

1. 临床心理评估的作用　包括三个方面:①筛查心理问题,判断评估对象的行为是正常 / 常态化反应、心理偏差或心理疾患等;②测评其心理问题的性质及程度:是状态性反应还是器质性障碍? 是焦虑还是抑郁? 属于行为、认知问题,还是情绪问题? ③测查心理问题的成因:是人格、动机还是环境因素等? 此外,临床心理评估还可用于临床心理护理研究。

2. 临床心理评估的主要内容　重点涉及护理对象的四方面:①情绪状态、认知能力和行为模式;②社会应激水平、应对方式;③疾病治疗与康复的健康信念、治疗动机与健康行为;④社会支持水平。

二、临床心理评估的功能和使用规范

熟练掌握临床心理评估技术、具体评估工具的测评内容、功能、适用范围、优缺点及使用规范,是获得临床心理评估可靠结果的保障。

(一) 临床心理评估的功能

1. 全面了解护理对象的身心状态的依据　护士采用恰当的心理评估方法,评定各类患者的心理状况,了解患者的认知功能、情绪状态、人格特征、行为模式、社会应激、社会支持、自我效能、心理弹性等,为心理护理提供科学依据。

2. 选择恰当心理干预时机及措施的依据　临床心理评估结果是护士选择适当的干预时机及措施的依据。当患者的情绪十分低落、甚至有自杀倾向时,护士应提高其心理护理的层级,立即启用自杀干预的紧急措施,包括及时给予情感支持、专人陪伴、心理教育及严密观察等。由此可见,拟定恰当的心理护理措施基于正确实施心理评估。

3. 及时转介护理对象的依据　通过临床心理评估,护士能及时发现患者是否存在严重的心理问题,如重度抑郁、强迫行为、自杀倾向等,可及时向医生或专科提出转介,以便患者得到及时、有效的救治。

4. 评价心理护理效果的依据　临床心理评估需评价实施心理干预前后患者的疾病认知、心理状态、健康相关行为、生活质量等变化,既可评判前期心理干预措施的效用,又可指导后续

阅读笔记

的心理护理计划或方案。

(二) 心理评估技术的使用规范

遵照中国心理卫生协会心理评估专业委员会的意见:使用心理评估技术时,应注意严格掌握使用指征、使用者应具备专业知识等,以避免心理评估技术使用不规范,给患者造成负面影响。规范使用心理评估技术,应注意以下三方面。

1. 严格掌握使用指征　使用心理评估技术时,应遵守心理评估的标准化程序和方法,切忌滥用,以免给评估对象造成负性情绪体验等不利其身心健康的影响。一般标准化心理评估工具都会标明其适用人群、评估目标等,若不能严格掌握测评工具的使用指征而随意在非适宜人群中使用,便失去其评估的准确性和实际意义。必须谨慎选择心理评估工具、严格按照使用指征操作。特别需要的是,务必慎用负性情绪的自评工具,避免造成患者心理的"二次创伤"。

2. 具备专业资质　护士使用心理评估工具前,均需接受相应的培训,掌握心理评估技术,具备相应的专业知识和能力,如熟悉心理评估工具的内容、功能、适用范围、优缺点等。心理评估的过程中,护士应秉持热情、耐心、细致、尊重患者的专业态度,建立协调的护患关系,防止患者出现阻抗或测验性焦虑。

3. 避免非专业人员接触心理评估的内容　心理评估越能真实反映评估对象的心理状态,其价值越高。若评估对象事先在非正式场合已接触过评估的内容,再次接受评估时,可能受环境、心理暗示等影响,难以真实反映其心理状态。

三、临床心理评估的常用方法

护理领域临床心理评估的常用方法包括观察法、访谈法、量表法等,相关内容已在本科教材《护理心理学》中详述,本章论及内容则酌情详略。

(一) 观察法

指临床护士在自然条件下或预先设计的情境中,有目的、有计划地运用感官或借助某些仪器,观察护理对象的言语、表情和行为等了解其心理活动并收集资料的方法。观察法多用于言语表达能力不佳的护理对象,如婴儿、气管切开、气管插管的患者等。

1. 观察法的分类及运用　此处重点论及各类方法的运用。

(1) 参与性观察和非参与性观察:此概念另见教材第六章。两种观察法均要求不使患者发现其被观察,以免影响观察效果。如观察患儿的分离状态,既可运用参与式观察,即护士为患儿实施护理操作(如注射、换药、生活护理等)时与患儿互动,可观察患儿不哭闹、不叫痛、不说话、不悲和不喜等分离现象;也可采用非参与式观察,即护士在病房从事其他护理活动时观察患儿,可见其对外界环境变化毫无反应的分离症状。

(2) 控制观察与自然观察:控制观察指在预先设置的观察情景和条件下观察、记录患者的行为表现或活动,再分析和解释所收集的资料,了解患者心理状况。如借助生物反馈仪,观察患者紧张与血压的相关性。儿童发育评估中心的专业人员测评儿童情绪障碍时,常将一个孩子和其父母安置在同一房间,然后给他们事先准备好的刺激物,研究者通过单向玻璃或隐蔽的摄像机观察他们之间的互动。自然观察法指在自然情景中观察、记录患者的心理表象及行为,评估其心理状况。如汶川大地震后,医护人员深入灾区,详细观察记录灾民生活、工作及学习情况,分析社会心理因素对灾民健康的影响,撰写了许多研究报告,对灾民的灾后适应、回归常态化生活具有重要的指导价值。临床护士将观察到糖尿病患者的血糖与其情绪变化的明显相关及时反馈给患者,有助患者领悟其保持积极情绪有益其疾病转归,进而学会自主调节情绪,控制血糖。

(3) 描述性观察、取样观察和评价观察:描述性观察可通过详尽记录某时段被观察者的行为发生、发展的过程并获取资料,此类观察要求详尽描述观察对象的具体行为,尽量避免归纳、

阅读笔记

抽象和推理。要求掌握患者原始行为的发生情况,不宜对当时的状况作最后的判断或评价。但此类观察记录信息、分析综合资料耗时太长,不具普适性。取样观察则需归类观察的行为或事件,把复杂的事件或行为转化为可量化或可限制的材料以便记录。如观察患儿的"分离"现象,需先确认其是"分离"状态,再以操作定义"分离"量化其具体行为反应(哭喊的频次、与人沟通的反应时间、与人交流的次数等)。评价观察即等级量表法,由观察者根据预定标准,观察某人行为的同时对其做出评价,是评估者据其知觉印象很快概括出所观察对象的行为程度差别的简易方法。如可将观察患者分离状态的口头言语分为以下等级。

$$1————2————3————4————5$$
　　总是　　　常常　　　有时　　　很少　　　从不

2. 应用观察法的原则　主要包括以下几点。

(1) 明确目的和意义:实施观察法前,须明确为何观察,明晰观察所收集资料拟用于解答何种问题或检验什么假设。

(2) 制定观察计划:确定观察的对象、内容、日程、观察者、工具(记录表格、录音笔、录音机、照相机、摄像机等)、观察场地、观察与记录的方式、观察次数、频度及观察的持续时间等。如针对分离状态的患者,可选定观察口头言语,并拟定其操作定义(指以音与意相结合,以说、听为传播方式的有声语言)。

(3) 观察时间等距:避免观察时间不等距所致同一方式重复系统的观察结果偏倚。

(4) 检验观察的效果:主要通过计算观察者实施观察的信度检验,常用方法:①计算不同观察者在同一时间、对同一行为观察结果的一致性程度。②计算同一观察者在不同的时间,对同一行为观察结果的一致性程度。③计算不同观察者在不同时间,对同一行为观察结果的一致性程度。一般情况下,观察者信度≥0.8,观察结果才具有可靠性。

(5) 消除主观效应:观察者的主观效应指观察者的不适宜行为所致观察结果并非反映自然发生的行为,以致观察效度降低。如使用观察表的方法不妥,或观察者偏见等。观察者偏见(observer bias)指观察者个人的动机和预期所致错误。通常人们看见、听到的只是其所预期的,而非事实的本来面目。严格培训观察者,可减轻或消除观察者效应。观察者的主观效应又包括以下效应:①晕轮效应(halo effect),指观察者受到被观察者好或坏的某个特征不适当的影响,继而影响其判断其他特征。如因某人赞同自己的观点,就认为该人是善良、友好、正直、可信赖的,可见晕轮效应会影响观察者评定患者的行为。②宽大效应(leniency error),指观察评定中的过宽(正宽大效应)或过严倾向(负宽大效应)。比较同一观察行为时,需防止对一组患者过宽或对另一组患者过严的偏向。此类误差可影响数据呈偏态分布,范围也变窄。③趋中效应(error of central tendency),指观察者倾向于用中等等级评定被观察者。当观察者不了解患者时,很容易出现趋中效应。其结果是分数的分布范围偏窄,区别效果下降。

3. 实施观察法的注意事项　主要包括以下方面。

(1) 符合伦理要求:临床护士较易掌握和使用观察法,但因其常涉及患者的个人生活、情感表达、人际关系等与其人格和尊严密切相关的内容,应保护患者的尊严,不可随意透露被观察对象的个人信息。

(2) 完整的观察设计:旨在以利观察者全面、系统地评估观察对象,避免遗漏重要信息;观察时应遵循原定的计划实施,若变更观察者或原计划不妥,须灵活应变,力求取得真实可靠的资料。

(3) 严格培训观察者:观察者需接受相关培训,掌握观察技术和方法,熟悉观察的情景,区分目标行为与非目标行为,掌握观察项目的操作性定义等。

(4) 科学整理资料:需客观、严谨地整理、归类及统计分析观察所得资料,要求两人共同分析资料,尽量避免仅一位分析者受其动机、态度及能力等限制影响其分析资料的客观性。整理

阅读笔记

观察资料的方法主要有两种,一种是采用确定类别系列的方法,详尽地分类资料,从中发现其规律性;另一种是采用流程图的方式,按照事件发生的先后顺序将资料排成示意图。

(5) 确保结果的可信性:除注意上述环节,还需关注观察环境对结果的影响,如某些突发事件、材料记录的特殊性等。观察者在观察过程中须保持注意力高度集中,善于把握引发各种现象的原因,能辨别重要因素和次要因素,把握事物的实质。

(二) 访谈法

指护士通过有目的地与访谈对象会谈,了解其心理和行为特征的方法。

1. 访谈法的分类及实施 以下重点论及各类方法的运用。

访谈者为获得详细信息与被访者进行交互式对话,其过程、结果等虽不及问卷评估的标准化,但可根据被访者的述说酌情调整访谈提纲等,较深入地把握被访者的个性化问题。胜任的访谈者不仅能敏感地捕捉交谈的重要信息,对访谈过程也很敏感。访谈者与被访者建立和谐、信任的关系,是获取真实信息的重要前提。

(1) 个别访谈和团体访谈:个别访谈的受访者通常具有典型性和特殊性,如护士一对一地访谈术前感到恐惧的某肝移植患者。个别访谈较适用于个案研究或某些敏感问题的调查。团体访谈的参与者多,可集思广益,相互启发,彼此印证,收集到较全面、深入的资料。如护士评估多位糖尿病患者的心理应激源,可采用团体访谈的方法。

(2) 结构式访谈、半结构式访谈和非结构式访谈:结构式访谈采用标准化的程序,访谈结果易于统计分析,但其缺乏灵活性,有时访谈者难以依据实际情况、采用适当的方式访谈,易限制对问题的深入探讨;半结构式访谈既可使护士对访谈过程有一定控制,同时也可给受访的患者留有表达其观点的较大空间;非结构式访谈无需确定严格的提问方式和程序,患者可自由表达其见解。

(3) 其他分类:一次性访谈与重复性访谈;面谈与电话访谈等。

2. 访谈法的优点与局限性

(1) 优点:访谈法灵活性大,控制性强,与被访者直接交流、易获得较真实可靠的资料。对较复杂问题,通过面对面探讨,利于获得深层次信息。对儿童和文化水平低的被访者,不适宜用书面问卷时,访谈法可发挥重要作用。

(2) 局限性:访谈法费时、费力、成本高,匿名性低,被访者可因某些顾虑不作真实回答,受制于访谈者的态度、表情、语调、访谈技巧以及被访者的情绪状态等因素的影响,可导致所收集资料失真。

(三) 量表法

指选择通用、标准的心理量表(psychological scale)、问卷等临床常用心理测评工具评估患者心理状态的方法,下文仅简介相关核心概念。

1. 心理测验的概述 以下仅述其要点。

(1) 心理测验(psychological test):指依据一定的心理学原理和技术,测量人的心理现象或行为,并据其测量结果做出推断和数量化分析的一种手段。心理测验工具据其类别而功能不同,如神经心理测验可辅助诊断患者心理障碍、神经精神疾病、大脑发育迟滞及功能障碍等,心理护理中使用最多的心理测验工具即为各类心理量表。

(2) 心理测验的行为样本:任何一种心理测验都不可能、也无需测查反应某项心理功能的全部行为,只需测查部分有代表性的行为(即行为样本)反映其全体。编制心理测验时,应考虑测查行为样本的代表性,即测题或条目的代表性。心理测验的质量取决于测验内容,即行为样本的代表性。

(3) 心理测验的标准化:即对行为样本的标准化测量,要求在测验的编制过程中须按照一套标准的程序建立测验内容,制定评分标准,固定施测方法;所编制的测验须达到心理测量学

阅读笔记

的要求;测试者在施测过程中,须严格遵循测验的操作规程。

2. 心理测验的种类　按照测验的目的及功能,可分为能力测验、人格测验、神经心理测验、心理健康测验、职业咨询测验等;按照施测对象,可分为个别测验和团体测验;按照测验的具体实施方式,可分为纸笔测验、操作测验、口头测验、电脑测验;按照测验的材料形式,可分为非文字测验和文字测验等。本教材仅介绍非文字测验和文字测验。

(1)非文字测验:指以图形、图画、符号或实物(如模型、积木、工具等)为材料的心理测验。被试无需运用语言或文字,以其操作过程表达或反映心理状况,如绘人、树木-人格、房树人测验、罗夏墨迹测验和主题统觉测验等。非文字测验不受被试文化程度等因素的限制,但需花费大量时间,不宜用于团体施测。选择非文字测验探究患者的心理时,护士需考虑该测验的优缺点和患者的具体情况。如14岁男生王某,因学习困难,上课干扰同学,被老师安排单独用一张课桌,且被同学疏离而自卑,不愿交流、读书。逃学途中被车压伤,送入医院救治。护士了解到王某不愿交谈,但喜欢绘画,便让他画一棵树以探索其心理状况。王某画的树木见图9-1,从其所画树木投射出王某的心理特征是:压抑、抑郁、自卑、被孤立感、有心理创伤。护士可据此为其拟定心理护理的计划:包括宣泄情绪,描述心理创伤,与王某一起寻找自信的源头以及助其寻求更多的社会支持源。

研究历史

树木人格测试技术的起源与发展

树木人格测试是瑞士心理学家科赫(K. Koch)1949年开发、仅使用"树木"的唯一主题、一种独立的投射心理测试。此法要求被试者在A4的画纸用2B软芯铅笔在纸上"画一棵树",并评定其树木画。树木被认为是画者的自我投影和象征,树木的大小、上下、左右、正斜、偏倚度等都有一定寓意。通过画中的树木构图和具体形状,可分析画者的精神、物质世界状况,知晓绘画者既往生活经验和未来发展趋势,可较准确诊断各种年龄和不善于用语言表达的来访者的智能和身心发展状况,也可用于测试职业适应性、精神障碍和智能障碍的早期发现、确认心理治疗的效果等。

其后的广泛应用中,心理学家又逐渐地将其用作心理治疗的手段。几十年来,树木人格测试在临床心理学实践中已成为更加成熟和十分流行的诊断治疗方法。

树木人格测试被视为解析人格构造的"X线",同时可明确个体与环境之间的动力学关系。它借助树木这个中性刺激探索人格的深层,可引发被压抑为无意识的经验、欲望、情绪等反应,是使测试者较深入了解受测者心理活动的有效测评工具。受测者一般不知测试的真实目的,也不知对其反应作何种心理学解释,他们只意识到是画树,不知所画树却投射其内心一些隐蔽的东西(态度、自信、防御、人生的变故等),此法可减少受测者自我掩饰的可能性。此外,画树还允许受测者有不受限制的各种反应,可使其测试结果更真实。如分析图9-1:

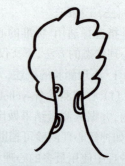

图9-1　胸外科患者画的树(树木人格测试)

树在画纸下方中央边缘:表示压抑、强烈的抑郁,但此类个体不愿求助他人,而要凭借自身力量维持自我,有被孤立感,甚至有自杀倾向,但自己常常意识不到。

树小:不自信,有自卑感。

树干上的瘢痕:预示3次心理创伤。

（2）文字测验：此类测验的题目以语言或文字呈现，要求被试具有一定的言语能力和文化水平，也用文字或语言作答。文字测验更多借助量表、问卷等测评工具评估患者的心理特征或心理状态，艾森克个性（人格）问卷（Eysenck personality questionnaire，EPQ）、明尼苏达多相人格调查表（Minnesota multiplicand personality inventory，MMPI）、症状自评清单/量表（symptom checklist 90，SCL-90）等均为文字测验。但文字测验材料易受制于被试的文化程度，不同教育背景的人使用，其有效性会降低，甚至无法使用。

临床心理护理中，评估患者心理特征可酌情综合运用非文字测验和文字测验。如评估患者的人格倾向，护士可选用 EPQ、MMPI、气质量表等文字测验工具或罗夏墨迹测验及主题统觉测验等非文字测验工具。

此外，神经心理学测验包括 Halstead-Reitan 神经心理成套测验（H-R）、感知觉运动测验和联想思维测验等。有些测验诊断某些器质性脑损害甚至比 CT、核磁共振、B 超等先进技术更灵敏，故此类测验对诊断脑功能、评估脑损伤的康复与疗效的作用不容低估。

3. 心理测验的注意事项　主要涉及三方面：①保护被测试者的隐私，未征得其同意，不能公布其测验工具及测试结果。②严格施测程序，从测验前的准备到实施，最后的结果评判，均需遵循严格的程序。③审慎报告结果，测验结果不宜作为评定患者心理状况的唯一依据，需结合多种方法，做出客观评价。通常个体的测验得分受其遗传特征、测验前的学习、经验及测验情景等多因素的影响，测验分数只是测量受试者的当下状况，却无法评估其原因。

4. 心理测验法的优点与局限性

（1）优点：心理测验工具编制严谨、科学，便于评分和统计处理结果；可系统评定个体的某些特定心理现象，一般采用标准化、数量化的测量方式，所得结果可参照常模做比较，一定程度上可避免主观因素的影响。

（2）局限性：心理测验的灵活性差，对施测者要求高，测试结果可能受被试的既往练习、受测经验等影响。

（四）临床心理评估方法的选择

1. 明确评估目标　心理护理实践中，需围绕评估目标选择心理评估方法，即首先明确评估目标，如确定评估患者的情绪、认知、行为、人格、能力、动机或是社会支持，再根据评估目标选择心理评估的方法和工具。

2. 根据个人能力　若评估者受过相应的心理测验训练，可选用一些精准、严密的心理测验工具；若评估者没有相关经验，则需谨慎选择某些标准化心理测验工具，必要时可请有此资质的人员或机构主持评估。因很多标准化测验工具的施测方法和结果解释均需经过专业培训，若非专业人士擅自使用，可能误导评估，影响患者的利益。

3. 根据可行性原则　繁琐的评估方法或昂贵的测量工具并不一定适用于护理领域的心理评估，护理领域宜选用便捷、实用、可操作性强的工具和方法。

4. 综合利用评估方法　实施心理评估前，需了解其实施范围，确定其能否达成评估目标。如评估某患者有无病理性抑郁情绪时，除观察法还需采用访谈或量表测评的方法，才能达到较全面、准确的评估。

5. 考虑风险与收益　实施评估时，尽量选择使被评估者风险最小、受益最大的评估方法，有的评估方法可能加重被评估者的负担，则需予以调整。如若对急危重症患者实施过长时间的访谈或问卷调查，可能会消耗患者过多体力，影响病情，此时需遵循伦理原则，停止使用该评估方法。

知识链接

—— 自我验证与抑郁 ——

　　有关抑郁的认知理论的共同观点是：抑郁患者在生活中思考其自己和事件的方式可能使他们持续抑郁。如人们常有自我验证的倾向，即寻找信息验证其自我概念，此倾向可引发抑郁个体的负面后果。在一项研究中，研究者将被试分为三组：抑郁患者组；无抑郁症状、低自尊组；无抑郁症状、高自尊组。所以被试完成一套问卷后均准备接受访谈。访谈中，研究者告知被试有两个研究生看过他们的答卷，而且汇总其整个人格评估前研究生各写了一份被试的"人格小结"。事实上，所有被试看到的两份"人格小结"完全相同：一份是正面的（"这个人是适应良好的，自信的，愉快的等"）；另一份是负面的（"这个人看起来不快乐，与人相处不融洽等"）。要求被试根据小结挑选其想读哪份人格评估报告。结果绝大多数抑郁个体更愿意读负面评估；低自尊个体有偏好负面评估的倾向；高自尊个体则很明显地偏好正面评估。研究发现，只有抑郁的被试相信其负面评价更准确。既往，人们认为抑郁患者会设法通过寻求正性反馈"将自己从抑郁中解脱"，但此研究证明，抑郁患者寻求的是与其抑郁一致的信息——而且几乎一定对延续其抑郁发生作用。

（周　英　刘晓虹）

第二节　临床心理评估的内容与工具

　　临床心理护理常用的心理评估工具包括心理评定量表、问卷等，是由一些经过精心选择、能较准确、可靠地反映人的某些心理特点的问题或条目组成。测评时，让患者对测量内容做出回答或反应，根据一定的标准计分，得出评定结果。临床心理评定量表等的使用过程中需结合临床观察等方法。临床心理评定量表等具有标准化心理测验的基本特征，但不及心理测验严格，测验材料无需严格保密，使用方便，应用广泛。

一、非精神科领域的心理评估内容

　　临床心理护理实践中，一般需通过心理评定量表等测评、判断患者的一般心理健康水平、情绪问题（如焦虑和抑郁）、生活应激、心理创伤、疾病应对、生活质量、健康行为、社会支持（如家庭关系与功能）等。目前已开发和使用数量众多的心理评估工具中，心理评定量表等为指导心理护理实践及研究发挥了重要作用。临床心理护理领域的常见心理评估内容如下：

（一）一般心理状况

　　心理状况的定义非常广泛，一般包含正性、负性心理两部分。在医疗护理领域，常用评定工具有：一般健康状况问卷（GHQ），非精神科住院患者心理状态评估量表（MSSNS）。

（二）情绪问题

　　紧张、愤怒、恐惧、焦虑、抑郁、悲哀、绝望等是非精神科疾病患者的常见负性情绪，过度的焦虑或抑郁等负性情绪严重影响患者的生理功能、疾病康复、疼痛控制、人际关系等。护理过程中，护士最多面对患者的不良情绪反应，故评估情绪的性质、程度、持续时间及主要原因是针对性地开展心理护理非常重要的内容。

（三）生活应激与应对

　　部分患者因生活中遭遇应激事件过多、应激反应持久或过重造成极大心理压力，易导致或加重疾病；有些患者因自身的应对方式、应对能力等因素致其应对失败引发疾病，如A型行为方式、抑郁和习得性无助可加重应激反应，坚强和韧性则有助个体减轻应激反应。患病即应激

阅读笔记

事件,可能加重患者的心理创伤,形成恶性循环。因此,评价患者的生活应激和应对能力,既是临床护士了解其躯体疾病病因的途径,也是了解患者的个人特点、制定针对性心理护理策略的依据。

(四) 生活质量与健康行为

随着人们增进健康、提升生活质量等需求不断提升,全面评估患者的生活质量及健康行为早已成为心理护理的重要内容。如健康相关生存质量(health related quality of life,HQOL)反应个体对其生理功能、心理功能、社会功能、环境等与健康相关的自我感受,是常用的临床疗效判定指标,广泛应用于心脑血管疾病、肿瘤等临床评估及研究。又如自我效能感、动机被视为有效促进健康行为的心理社会途径,自我效能对人们控制体重、戒烟、安全性行为等各种健康行为具重要影响;动机对个体长期坚持健康行为(如采用健康方式面对应激、锻炼身体、合理饮食、拒绝吸烟、适度饮酒等)非常重要,当人的健康行为基于其内在动机时会更加有效而持久。

(五) 社会支持

良好的社会支持和家庭环境,是患者疾病康复的重要条件。护士为患者实施心理支持、健康教育、康复训练、家庭护理等时,均需了解患者的社会支持状况,尤其是家庭支持的水平。个体罹患疾病时的心理状态与其获得家庭、工作环境中社会支持多少具有相关性。

二、非精神科领域常用的心理评估工具

心理卫生评定量表是临床心理护理最常用的测评工具,其大多包含量表名称、应用人群、计分方法、信效度研究等简介,使用不同量表时,应参照其适用范围。

(一) 一般心理健康状况及其评估工具

1. 一般健康状况问卷(general health questionnaire,GHQ) 该问卷由英国精神科医生戴维·戈德堡(David Goldberg)1972 年编制,最初主要用于测评一般患者的非精神病性症状,最早的版本为 60 个条目,后期出现的 GHQ-30、GHQ-20 和 GHQ-12 等修订版本大多删除了涉及生理疾病的测题。我国的常用版本有 GHQ-20、GHQ-28 等,应用人群包括患者、社区人群、大学生等。GHQ-20 在我国大学生群体中被修订,其信度的内部一致性范围为 0.60~0.82,效标效度和区分效度均较满意。GHQ-20 包括“自我肯定、忧郁、焦虑”3 个分量表,其计分方法为“是 - 否”,选“是”得 1 分,选“否”得 0 分。

2. 非精神科住院患者心理状态评估量表(the mental status scale in non-psychiatric settings,MSSNS) 该量表由海军军医大学(原第二军医大学)心理学教研室于 2003 年编制,适用于非精神科住院患者的心理状态评估。包括 38 个项目,以“焦虑、抑郁、愤怒、孤独”4 个分量表评估患者的大致心理状况。采用 4 分法计分,1= 没有或很少有;2= 有时有;3= 相当多时间有;4= 绝大部分时间有。分数越高,表明患者存在心理问题的可能性越大。总量表 Cronbach's α 系数 0.933,分半信度系数 0.894。

(二) 情绪与症状评定工具

此类量表、问卷大多出自精神疾病的诊断工具,但在非精神疾病患者的心理测评工具匮乏的背景下,此类量表被较普遍应用于非精神疾病患者。

1. 汉密尔顿焦虑量表(Hamilton rating scale for anxiety,HRSA) 该量表由德国精神科医生马克思·汉密尔顿(Max Hamilton)于 1959 年编制,包含 14 个条目,临床上常用于评定神经症及其他患者焦虑症状的严重程度。评定方法:由经过培训的 2 名评定员采用交谈和观察的方法共同评估后再分别独立评分。每项按 0~4 分的 5 级评分法,0 分 = 无症状,1 分 = 轻,2 分 = 中等,3 分 = 重,4 分 = 极重。量表包含躯体性和精神性两类焦虑因子。按照我国该量表协作组提供的资料:总分≥29 分,可能有严重焦虑;总分≥21 分,肯定有明显焦虑;总分≥14 分,肯定有焦虑;>7 分,可能有焦虑;<7 分,无焦虑。国内报告,两名评定员的评分一致性相当好,总分评定

阅读笔记

的信度系数 r 为 0.93,各单项症状评分的信度系数为 0.83~1.00,P 值均小于 0.01。该量表总分能很好地反映个体焦虑状态的严重程度,上海市精神卫生中心所做 36 例焦虑性神经症的病情严重程度与 HRSA 总分间的相关检验,其效度系数为 0.36(P<0.05)。

2. 汉密尔顿抑郁量表(Hamilton rating scale for depression,HRSD)　该量表由 Hamilton 于 1960 年编制,临床上广泛用于评定抑郁症状的成年人,经多次修订,量表有 17 项、21 项和 24 项 3 种版本。以下介绍 24 项版本。评定方法:由经过培训的 2 名评定员采用交谈和观察的方法共同评估后再分别独立评分。量表大部分条目采用 0~4 分的 5 级计分法,0= 无,1= 轻度,2= 中度,3= 重度,4= 很重;少数条目采用 0~2 分的 3 级计分法,0= 无,1= 轻 ~ 中度,2= 重度。评定时需注意,量表第 8、9、11 题需依据对患者的观察进行评定;其余各项则根据患者的口述评分;但其中第 1 题评分时需兼顾二者;第 7、22 题需向患者家属或病房工作人员收集资料。总分能很好反应患者抑郁的严重程度,总分越高,抑郁程度越重。总分 >35 分,可能为严重抑郁;>20 分,可能为轻或中等度抑郁;<8 分,无抑郁。量表包含 7 个因子,即焦虑 / 躯体化、体重、认知障碍、日夜变化、迟缓、睡眠障碍、绝望感,可反映患者病情的实际特点及靶症状群的疗效。上海市精神卫生中心对 46 例抑郁症、躁郁症、焦虑症患者的联合测查表明,两评定员的评分一致性相当好,其总分评定信度系数 r 为 0.99,各单项症状评分的信度系数为 0.78~0.98,P 值均小于 0.01。量表总分能较好反映抑郁严重程度。国外报告,HRSD 与评估各类成年精神疾病患者病情的总变化及疗效的大体评定量表(global assessment scale,GAS)的相关系数 r>0.84;国内报告,评定抑郁症时,其反映临床症状严重程度的经验真实性系数为 0.92。

3. 状态 - 特质焦虑问卷(state-trait anxiety inventory,STAI)　该问卷由美国精神卫生领域学者查尔斯·斯皮尔伯格(Charles Spielberger)于 1977 年编制、1983 年修订。STAI 是两部分组成的自评问卷,反映个体的焦虑状况并区分其情绪状态(状态焦虑)和人格特质(特质焦虑)。状态焦虑问卷评估个体不愉快的短期情绪体验,如紧张、恐惧、忧虑等,常伴有自主神经系统功能亢进;特质焦虑问卷测评相对稳定、作为人格特征且具有个体差异的焦虑倾向。STAI 可区别短暂的情绪焦虑状态和人格特质性焦虑倾向,为不同的研究目的和临床实践提供依据。该量表可评估焦虑患者,也适用于精神卫生调查。量表共 40 个项目。每项按 1~4 分评分,前 20 项(状态焦虑)的评分标准是:1 分 = 完全没有,2 分 = 有些,3 分 = 中等程度,4 分 = 非常明显;后 20 项的评分标准是:1 分 = 几乎从来没有,2 分 = 有时有,3 分 = 经常有,4 分 = 几乎总是如此;部分项目为反向计分。该量表在中国大学生常模中修订,问卷 I 的内部一致性系数为 0.906,问卷 II 的内部一致性系数为 0.883。

(三)应激与应对评定工具

此类量表、问卷较多,以下仅介绍两种广为人知的通用评定工具。

1. 生活事件量表(life event scale,LES)　该量表由杨德森、张亚林编制,由 48 个条目组成,主要包含我国常见的生活事件,分别为家庭生活、工作学习、社交及其他方面,留有两条空白项供受测者填写表中生活事件之外的重要事件。计分方法为两类:①影响程度,分为 5 级,从毫无影响到影响极重分别记 0~4 分;②持续时间,分 3 个月内、半年内、1 年内、1 年以上 4 个等级,分别记 1~4 分。统计指标为生活时间刺激量,计算方法如下:

单项时间刺激量 = 该事件的影响程度 × 影响时间 × 发生次数

生活事件总刺激量 = 正性事件刺激量 + 负性事件刺激量

生活事件刺激量越大,反映个体承受的精神压力越大;负性事件刺激量分值越高,对个体身心的负性影响越大。重测信度为 0.611~0.742;校标效度和区分效度较好。

2. 特质应对方式问卷(trait coping style questionnaire,TCSQ)　该问卷由姜乾金编制,其条目设计根据心理防御机制的内容,收集相对稳定的应对行为或认知活动内容作为基础条目,筛选出与应激反应效标变量有关的条目,并按积极应对和消极应对分为两类。计分方法是,各

阅读笔记

条目设 1~5 分,对应分值两端的分别为"肯定不是"和"肯定是",消极应对和积极应对项目分别累计得分。该问卷的应用意义在于其与身心健康有关,各条目以针对情绪性应对为主。消极应对问卷(NC)的 Cronbach's α 系数为 0.69,重测相关系数为 0.75;积极应对问卷(PC)的 Cronbach's α 系数为 0.70,重测相关系数为 0.65,消极应对问卷(NC)的效标效度较好。

(四) 疾病与创伤评估工具

1. **数字评分法 / 数字评分量表(numeric rating scale,NRS)**　此为常用疼痛测评工具,分 10 个等级。0 分为无痛;3 分以下为轻微疼痛,患者能忍受;4~6 分为疼痛并影响患者睡眠,尚能忍受,需给予临床处置;7~10 分为逐渐强烈的疼痛,患者疼痛剧烈或难忍。NRS 常用于下腰痛、类风湿关节炎及癌痛的评估,其信度尚未见报道,但效度被证实较高。NRS 与疼痛视觉模拟评级法的相关性较高,相关系数为 0.77~0.91;其与手指测力计之间的相关系数为 0.47~0.68。

2. **视觉模拟评级法 / 视觉模拟量表(visual analogue scale,VAS)**　VAS 用以测定疼痛强度,由一条 100 毫米的直线组成。线左端(或上端)表示"无痛",线右端(或下端)表示"无法忍受的痛"。患者将其感受的疼痛强度以"工"标记在直线上,线左端(或上端)至"工"之间的距离(毫米)为该患者的疼痛强度。临床上广泛用于评价镇痛疗效,其信度和效度均较高。VAS 与数字疼痛评分法相关系数达 0.77~0.91,与手指测力计之间的相关系数达 0.87。

3. **简明癌症患者心理调适量表(min-mental adjustment to cancer scale,Min-MAC)**　曾称"简明癌症患者心理适应问卷"。美国精神卫生领域学者玛丽·沃森(Mary Watson)最初编制的癌症患者心理适应量表(MAC)共 40 个条目,用以评估癌症患者的心理健康和应对状况。随后 Watson 又修订了简明癌症患者心理适应量表,共 29 个条目,5 个因子,分别为斗争精神、无助 / 无望、焦虑、宿命和回避。中文版简明癌症患者适应量表共 19 个条目,3 个因子,分别为无助 / 无望(HH)、焦虑(AP)和积极态度(PA)。问卷采用 4 级计分法:0= 绝对不是我的情况,1= 不是我的情况,2= 是我的情况,3= 绝对是我的情况;要求被试从中选择一个最适合形容自己现时情况的表述。积极含义的条目反向计分后,所有条目的得分相加为总得分。该量表的 Cronbach's α 系数是 0.86,分半信度为 0.80,3 个因子的内部一致性系数为 0.70~0.80,效标效度和区分效度较高。

(五) 生活质量与健康行为评定量表

1. **世界卫生组织生活质量量表(WHO quality life scale-100)**　此由世界卫生组织编制、包含 100 个条目、涵盖与生活质量相关的 8 个领域 24 个方面。该量表中文版最早由方积乾等于 1999 年修订,共 103 个条目,增加了适合国人的 3 个条目。修订样本中健康者 777 名,躯体疾病者 877 名。6 个分量表信度的 Cronbach's α 系数为 0.417~0.932。其内容效度、区分效度、结构效度较满意。

2. **A 型行为类型评定量表**　张伯源修订的 A 型行为类型量表共 60 个条目,包括 3 个分量表:时间紧迫感(TH)、竞争性与敌意(CH)、测谎项(L)。计分方法:是 =1、否 =0。其中,L 分量表的 10 项评分累加,若得分 >7 分,则认为回答不真实,答卷无效。行为总分为"TH"和"CH"得分之和。行为总分 >36 分者,具有 A 型行为特征。冠心病患者的重测信度为 0.51,正常人的重测信度为 0.58,鉴别效度较好。

3. **纽芬兰纪念大学幸福度量表(Memorial University of Newfoundland scale of happiness,MUNSH)**　此为两位加拿大精神卫生领域学者艾伯特·柯日玛(Albert Kozma)和迈克尔·斯通(Michael Stones)于 20 世纪 80 年代编制的自评量表,用于评估老年人的主观幸福感(subjective well-being,SWB)。量表包含 24 个条目,按情感、认知的成分分为 4 部分:正性情感、负性情感、正性体验、负性体验。国外研究显示该量表的效度(非结构效度)和交叉效度比单个其他测验对主观幸福感的预测性更好,重测信度在可接受范围。中文版 MUNSH 由周建初和杨彦春翻译,刘仁刚、龚耀先修订,量表共 24 个条目,包括正性因子和负性因子两个维度,采用三点评分法,

阅读笔记

即"是"计2分，"不一定"计1分，"否"计0分。总分等于正性因子分减去负性因子分。量表的内部一致性好，Cronbach's α 系数为0.866；全量表重测相关系数为0.757，正性因子0.736，负性因子0.776。

（六）家庭关系与功能评定量表

1. 家庭亲密度与适应性量表（family adaptability and cohesion scale，FACES Ⅱ -CV） 该自评量表中文版最早由费立鹏等于1991年修订，主要用于评价家庭功能的亲密度和适应性。亲密度指家庭成员之间的情感联系；适应性指家庭体系随家庭环境和不同发展阶段而改变的能力。以实际亲密度的分数高低分为缠结、亲密、自由、松散4个类型；按实际适应性分数分为无规律、灵活、有规律、僵硬4个类型。根据美国精神卫生领域学者奥尔森（D. H. Olson）家庭"拱极模式"，用FACES Ⅱ的家庭亲密度与适应性两个分量表的分数，可区分为16种家庭类型。16种家庭类型中4个居于中心的类型称平衡型；最偏离正常的类型称极端型；其余8个类型称中间型。该量表共30个条目，采取1~5分的计分方式；分别统计亲密度和适应性。亲密度量表的内部Cronbach's α 系数0.85，重测信度0.85；适应性量表的内部Cronbach's α 系数0.73，重测信度0.91。两个分量表的趋集效度较好。

2. 家庭功能评定量表（family assessment device，FAD） 该量表由英国精神卫生领域学者南森·爱泼斯坦（Epstein）等于1983年编制，用于评价家庭实现基本功能、完成基本任务的能力，量表共60个条目，7个分量表：问题解决、沟通、角色、情感反应、情感介入、行为控制和总的功能。量表为4点计分法，1分＝完全同意，2分＝同意，3分＝不同意，4分＝完全不同意；部分条目需反向计分。各条目计分：1~2分代表健康，3~4分代表不健康。各分量表得分越高，表示其相应的家庭功能越差。Epstein等研究精神问题人群、正常大学生家庭的结果显示，各分量表信度的Cronbach's α 系数为0.72~0.92，相关系数为0.4~0.6。此外，该量表区分正常家庭和问题家庭的鉴别效度较好。中文版本由刘培毅等修订，各分量表Cronbach's α 系数为0.78~0.86。

（七）其他心理评定工具

1. 心理弹性量表（Connor-Davison resilience scale，CD-RISC） 该量表由两名美国精神卫生领域学者凯瑟琳·康纳（Kathryn M. Connor）和乔纳森·戴维森（Jonathan R. T. Davidson）于2003年研发，用于评定受试者的心理弹性状况。已译成多国语言，中文版由于肖楠和张建新修订，共25个条目，包括坚韧、自强、乐观3个维度；采用5级评分，从"从不"计0分到"几乎总是"计4分，得分范围在0~100分之间，得分越高，表示心理弹性水平越高。英文版Cronbach's α 系数为0.89，重测信度0.87；中文版Cronbach's α 系数为0.91，与自尊、生活满意度及大五人格效标量表的相关性好，其心理测量学特性良好。该量表已在临床广泛应用、得到验证，可用于一般门诊患者、临床患者、创伤后应激个体、焦虑及应激障碍患者，能较好地反映创伤后应激患者临床治疗过程整体适应状况的改善情况，有效区分其心理弹性水平的高低。

2. 简体中文版创伤后成长问卷（Chinese posttraumatic growth inventory，C-PTGI） 英文版原问卷由美国精神卫生领域学者理查德·特德斯奇（Richard G Tedeschi）等于1996年编制，共21个条目；分5个维度，即与他人关系、新的可能性、个人力量、精神变化和对生活的欣赏。问卷采用0~5分6点计分法，0分＝完全没有，1分＝非常少，2分＝少，3分＝有些，4分＝多，5分＝非常多。我国香港精神卫生领域学者塞缪尔（Samuel M.Y. Ho）、何敏贤等将PTGI修订为繁体中文版，共15个条目，分人际关系及个人内心两个维度。总Cronbach's α 为0.825，两个维度的Cronbach's α 分别为0.70和0.80。个人内心再分为3个维度：自我、精神层次、生活路向，Cronbach's α 分别为0.856、0.619、0.428。海军军医大学（原第二军医大学）护理心理学研究团队师生获得原问卷研制者授权后研制的简体中文版创伤后成长问卷经文化调适共20个条目，仍保持5个维度（命名稍作修改）：人生感悟、个人力量、新的可能性、与他人关系及自我转变。

阅读笔记

C-PTGI 施测于 628 名创伤者,总问卷 Cronbach's α 系数为 0.874,各维度 Cronbach's α 系数为 0.611~0.796;结构效度较满意。

3. 简体中文版事件相关反刍性沉思问卷(Chinese Event Related Rumination Inventory, C-ERRI)　该问卷由美国精神卫生领域学者阿尼·凯恩(Arnie Cann)教授研制,由海军军医大学(原第二军医大学)护理心理学研究团队师生获得授权后将其汉化、修订、命名,经文化调适后以其简体中文版问卷在意外创伤者中应用。该问卷包括侵入性反刍性沉思、目的性反刍性沉思两个维度,各 10 个条目,共 20 条目。C-ERRI 在我国大陆地区意外创伤者中具有较高的信度(0.87~0.93),与原问卷接近(侵入性沉思因子 Cronbach's α=0.94,目的性反刍性沉思因子 Cronbach's α=0.88),提示问卷的内部一致性较好。C-ERRI 是自评工具,由被试自行填写。填写时必须仔细阅读和领会指导语,逐一过目。该问卷采用 Likert 4 级评分法,按"根本没有这种想法""偶尔有这种想法""有时有这种想法""经常有这种想法"依次计 0~3 分,总分 0~60 分。分值越高,提示受测者越倾向于某类沉思。

4. 一般自我效能感量表(general self-efficacy scale,GSES)由德国临床及健康心理学家拉尔夫·施瓦泽(Ralf Schearzer)1981 年编制的自评量表,其中文版由张建新翻译,最早由张建新和 Schwarzer 于 1995 年在香港的一年级大学生中使用,GSES 中文版已被证明其信度和效度良好,内部一致性系数 0.87,间隔一周的重测信度为 0.83。共 10 个条目,涉及个体遇到挫折和困难的自信心,4 级评分法,量表总分为 10 个条目的得分相加除以 10。

5. 意外创伤者早期心理反应他评量表　此量表由海军军医大学(原第二军医大学)护理心理学研究团队师生研制(2009),该量表共 18 个条目,3 个维度:焦虑、抑郁、退缩反应,具有便捷性、通用性和可操作性等特点,适用于排除功能性和器质性精神疾病、颅脑损伤的成年意外创伤者早期心理他评,即由护士经观察、访谈等评估意外创伤者早期的情绪、行为及其总体心理状况。选用标准化测题,采用 5 分法计分,分别是:①从无。②轻度。③中度。④偏重。⑤严重。分别记 1~5 分,分数越高,表明患者的情绪反应强度越大。该量表的心理学评价:18 个题项的鉴别力均较强,信效度良好,信度的内部一致性系数为 0.88,折半信度(Spearman 相关系数)为 0.82,各维度 Cronbach's α 系数为 0.7405~0.8137。

(周 英　刘晓虹)

第三节　临床心理评估的结果与分析

此节从急危重症患者、意外创伤者和癌症患者的相关研究报告中撷取其"心理评估结果与分析"部分,按照"研究简介、研究工具、研究方法、研究结果、对临床心理护理的启示"的思路呈现,以期为临床护士熟练掌握临床心理评估方法与技术提供参照。需要说明的是,推介下列体例本着既忠实于原作又精要易读的原则,故需酌情就其原作稍作修辞。

一、急危重症患者的心理评估结果与分析

以下不再详述急危重症患者的心理反应特点及表现,仅重点阐释研究者课题研究的体例。

(一) 研究简介

该研究汉化修订"重症监护量表",并结合研究者对 10 名 ICU 患者及 10 名 ICU 护士的半结构式访谈结果,初步形成可反映我国部分急危重症患者 ICU 经历、含 50 个条目的"重症监护经历量表",评价该量表的信度和效度;探讨重症监护经历对急危重症患者在院期间焦虑、抑郁情绪的影响。

(二) 研究工具

1. 一般情况调查表　自行设计,内容包括患者的年龄、性别、职业、婚姻状况、文化程度、

费用支付方式、住 ICU 的时间、主要诊断、既往健康状况、无创机械通气时间或有创机械通气时间等。

2. 急性生理和慢性健康状况评估(acute physiology and chronic health evaluation，APACHE)　临床广泛用于评价危重症患者病情和预测病死率，可较客观、动态评价 ICU 患者的病情变化。APACHEII 评分由急性生理、患者年龄、慢性健康状况的三部分评分组成，数据采集要求在患者入住 ICU 或启动抢救 24 小时内的最差值，分值越高说明病情越重。

3. 重症监护经历量表　此为研究者自行汉化、修订的评估工具，反映患者的重症监护经历。研究者参照国外使用、信度和效度较好的重症监护量表，并结合半结构式访谈的结果，初步确定共 50 个条目的重症监护经历量表。采用正反向评分，其中正向评分条目 15 项，反向评分条目 35 项。得分越高，说明患者在 ICU 期间的不良经历越多。

4. 医院焦虑抑郁量表　该量表多用于筛查综合医院患者的焦虑、抑郁情绪，共 14 个条目，评定抑郁、焦虑的条目各 7 个。共 6 个反向计分条目，抑郁分量表中 5 个，焦虑分量表中 1 个。每个条目以 0~3 分进行 4 级评分，总分各 21 分。以该量表推荐的 9 分作为焦虑或抑郁的临界值，评分≥9 分，为焦虑或抑郁;<9 分，为无焦虑或抑郁。经证实该量表的信度和效度较好。

(三) 研究方法

1. 汉化、修订重症监护经历量表　①由英语水平较高的 4 名护理学研究生各自独立将原量表译成中文，遵循原版原意、文意表达符合中文习惯的原则。②结合对 10 名 ICU 患者和 10 名 ICU 护士进行半结构式访谈的结果，初步确定能反映中国 ICU 患者经历、含 50 个条目的重症监护经历量表初稿。③请 ICU 医疗专家、护理专家、心理专家和临床心理医生比较、评价和修改量表初稿，确定量表的结构和内容没有疑义。

2. 调查方法　按照研究设计拟定的两个时间段，分别采用上述研究工具评估 ICU 患者。

(1) 患者入住 ICU 24 小时内的调查:由研究者选择符合纳入标准的患者，根据患者的病历如实填写其一般情况调查表和 APACHE 调查表，其中 APACHE 调查表要求填写患者入住 ICU 或启动抢救后 24 小时内的最差值。

(2) 患者转出 ICU 到出院前的调查:由患者回忆其在 ICU 期间的经历，填写重症监护经历量表和医院焦虑抑郁量表。原则上要求调查者酌情面对面地指导，由患者自填量表。确因精神不佳或体力不支的患者，可由调查者提问，根据患者的回答客观如实地填写量表。

(3) 研究抽样:选取 2006 年 1 月至 2007 年 1 月济南地区两所三甲医院的 104 名 ICU 患者。要求入选的患者在 ICU 住院时间≥48 小时，意识清楚，听力正常。排除年龄小于 18 岁、住院前有老年性痴呆病史、有汉语交流障碍及由其他医院监护室转入的患者。

(四) 研究结果(部分)

1. 重症监护经历量表的评价　该量表由 7 个主成分、27 个条目组成。量表总的 Cronbach's α 系数为 0.7763，表明起信度良好。主成分分析表明相应主成分与各条目内容一致性较高，量表的结构效度较好。此外，经 ICU 医疗专家、护理专家、心理专家和临床心理医生评价，量表的内容合理。

2. ICU 患者重症监护经历的评价　重症监护经历量表中提取的 7 个主成分可解释 ICU 患者重症监护经历的 7 个方面，分别是治疗、心理、环境、感觉、认知、记忆和疾病。

3. ICU 患者焦虑、抑郁状况的评价　104 例 ICU 患者中，焦虑评分 >19 分等 59 例，占 56.70%;抑郁评分≥9 分的 84 例，占 80.80%。患者住在 ICU 期间存在明显的焦虑和抑郁情绪。焦虑主要与患者的年龄、职业、婚姻状况、费用来源和机械通气时间有关;抑郁主要与患者的年龄、性别、费用来源和机械通气时间有关。

4. 重症监护经历对 ICU 患者焦虑、抑郁状况的影响　患者的焦虑状况与其重症监护的心理经历有关;患者的重症监护经历对其抑郁状况无影响。

阅读笔记

(五) 研究的启示

ICU 内放置多种有创治疗、监测的仪器或设施，易使患者产生精神、心理的紧张和恐惧，抢救设备发出较强的机器声响可干扰患者的心情，影响患者的睡眠质量。该研究结果显示，急危重症患者在 ICU 的心理经历对其后的心理状态产生不良影响。ICU 患者心理经历包括："看到其他患者发生的情况我感到不安""提起监护室的经历我感到害怕""我不知道是白天还是夜里""我听到其他病友的呻吟声""我当时认为我可能会死""我感到恐惧"。

该研究对实施 ICU 患者心理护理的主要提示：①护士可向患者讲解其疾病相关的医学知识、治疗措施的目的及效用，减轻患者因不知情所致紧张、恐惧，以稳定的情绪配合治疗。②以熟练的操作、有序的安排、和谐的环境、人文关怀等给予患者一定程度的安全感，为患者提供相对独立的空间（使用隔帘），尽可能避免其被其他危重患者发生的情况所影响。③及时与患者做语言、非语言沟通，在与患者的交流中细致地观察其心理反应，以开导、解释、安慰等方法，消除患者的焦虑、恐惧感，减轻其心理压力，进而帮助患者参与其自我治疗，达成其身心适宜状态。

二、意外创伤者的心理评估结果与分析

典型案例

意外伤残者的心理状况

张某，男，27 岁，农民工，在某建筑工地工作，一次因另一工友的失误从 9 米高脚手架上摔下，双下肢着地，急送当地医院抢救。主要伤情：右股骨骨折和右胫骨开放性骨折、腰椎 1~2 粉碎性骨折，伤者当时有短暂的意识丧失。入院后很快接受了手术。术后伤者一直卧床、大小便失禁、下肢不能运动，感觉麻木，伤者感到恐慌、担心自己永远站不起来，整日愁眉苦脸、少与人交流，有时晚上睡眠不好，独自流泪。住院近 4 个月后出院，伤者腰以下感觉和运动仍存在问题，需要坐轮椅。出院后拟继续门诊理疗和康复锻炼。

伤者是家中主要劳动力，父母年老体弱，有 1 个 3 岁的女儿。回家后，伤者不仅丧失了劳动能力，还需要他人照顾。看到父母和妻子日夜劳累、家里积蓄渐少，加之工地方经常不能及时报销医药费，工伤赔偿迟迟未能解决，使伤者情绪越来越烦躁，变得脾气暴躁，经常抱怨工友给自己造成如此严重的伤害，怨恨工地方不管自己，常因小事对家人发火。伤者有时又十分沮丧，认为自己拖累了家人、担心孩子和父母的未来，常常哭泣，有时甚至想到了死，一了百了，但一看到孩子就放弃了轻生的念头。

案例分析：从该案例可以看出，受伤早期，伤者发现并非原来想象的那样，手术后就能很快恢复感觉和运动，便出现了明显的恐惧和焦虑，担心自己永远无法站立。康复期，伤者回到家中，看到父母、妻子为自己和生计劳累奔波、自己成了家庭的累赘，加之缺乏较充分的社会支持，看不到康复的希望，产生了严重的负性心理反应：恐惧、焦虑、烦躁、怨恨、易激惹，抑郁、甚至萌生自杀意念等。

意外创伤者可因严重心理残障而自毁人生或造成家庭、社会重负，如"5·12"汶川地震幸存者灾后不堪心理重负而自杀。伤者常因创伤早期陷入"情绪休克"、"赔偿神经症"等应对不良状态而影响其身心康复，乃至有伤者躯体复原却遗留危及家庭和谐、扰乱社会秩序的严重心理障碍。

以下仅列举部分研究生所做相关课题，叙述意外创伤者心理评估、心理反应特点及对临床

阅读笔记

心理护理的启示等。

（一）意外创伤者的创伤后成长问卷的应用

1. 研究简介　该研究源于上海市教育委员会科研创新项目基金重点课题《灾难事件伤者院内救治阶段心理护理模式的研究》。以相关领域的新理论为引导，借鉴先进的工具性成果，开展意外创伤者（下文简称"伤者"）创伤后成长的量化研究，汉化并修订泰德斯（Tedeschi）和卡尔豪（Calhoun）的创伤后成长问卷（posttraumatic growth inventory，PTGI），以其简体中文版测评上海市10家医院600多名伤者，应用SPSS17.0统计软件分析数据，形成简体中文版创伤后成长问卷（Chinese posttraumatic growth inventory，C-PTGI）进一步验证量表的信效度，并分析伤者创伤后成长水平及主要影响因素，设定此类伤者的区域性常模。

该研究旨在关注、引导伤者应对创伤事件的积极体验，辅佐临床医护人员以新视角帮助伤者达成较完好身心状态，进而为其家庭、社会减负。

2. 评估工具　简体中文版创伤后成长问卷（C-PTGI），共20个条目，包括人生感悟、个人力量、新的可能性、与他人关系、自我转变5个维度。该问卷采用Likert 6级评分法，从"创伤后完全没有体验到这种改变"到"创伤后这种改变非常多"依次计0~5分，总分0~105分，分值越高预示创伤后成长越多。

3. 评估结果及分析（部分）　C-PTGI可作为判断伤者创伤后成长水平的评价指标、预测其心理创伤预后的工具，亦可作为评价干预效果的工具。研究结果与分析如下。

（1）不同人口统计学资料伤者的创伤后成长差异：伤者的创伤后成长水平有其年龄、婚姻状态、文化程度和受伤原因的显著性差异，提示以上变量可能影响伤者的创伤后成长水平。

（2）C-PTGI施测有助挖掘伤者的康复潜能：医护人员在临床一线与伤者最直接接触，若以C-PTGI测评伤者的"创伤后成长"水平，可更多挖掘其本人的潜能、主观能动性；施测过程中用创伤后成长理念引导、促进伤者的创伤后成长，或可帮助伤者直面其创伤后的现实问题，积极参与其身心修复，进而达成身心康复，回归家庭和社会后更好地适应其新的生活。

（3）C-PTGI测评过程具有心理干预效应：C-PTGI与其他情绪测评工具（如综合性医院焦虑抑郁量表、SCL-90、SAS等）相比，最大优势在于其条目的表述可正面引导伤者关注自身创伤后的积极体验。如研究者在施测过程中发现，有伤者见到条目6"我明白当我遇到困难时可以依靠他人"，当即有感而发道："经历这个事情后，我发现我有困难时除了家里人，还有领导、同事、邻居帮忙哩"。

4. 研究的启示　对临床心理护理的启示如下。

（1）运用该问卷，可增强护士对"创伤后成长"的理解，针对伤者年龄、婚姻状态、文化程度、受伤原因等个体差异实施临床心理干预，可增进伤者的创伤后成长。

（2）转换临床心理护理视角，觉察和引导伤者的创伤后成长。在救治一线担负伤者心理评估、干预等重任的护士，是甄别及化解伤者心理危机的关键角色，若以创伤后成长相关知识与意外创伤者的心理护理相融合，即评估伤者有无负性心理反应的同时，可促使其从另一角度认知、体验自身的创伤后成长，有益于伤者以较适宜身心状态达成其创伤后康复的较理想目标。

（二）意外创伤者的创伤后成长及其干预模式的研究

1. 研究简介　本研究基于心理因素在意外创伤者（下文简称"伤者"）功能恢复中的重要作用，以"积极心理学"视角，结合量性调查与质性访谈，探讨创伤后成长现象在伤者中的发生情况、促进因素，构建"促进伤者创伤后成长的干预模式"。以期将"创伤后成长"理念整合至此类伤者的临床心理干预中，以便捷、可操作的心理干预模式辅佐临床护士有针对性地引导伤者调动其身心康复潜能，提升其远期生存质量，达成回归家庭和社会的身心完好状态。

采用横断面研究设计，以量性与质性研究相结合的方法收集资料。量性研究采用问卷调查法，收集180例伤者的创伤后成长、人格特质、创伤后情绪痛苦、应对方式等资料；质性研究

阅读笔记

采用诠释现象学分析法,对 10 位伤者进行深入访谈,探讨其创伤后成长体验、内涵、发生历程及影响创伤后成长发生的主要因素与策略。

基于质性研究,辅以量性研究,提出"意外创伤者创伤后成长的发生过程模型";结合理论研究及创伤后成长发生过程模型,初步形成"意外创伤者创伤后成长的干预模式"。

2. 研究工具及方法

(1) 测评工具:①采用自行设计的伤者一般资料收集单,评估伤者的人口统计学特征及创伤相关特征。②简体中文版创伤后成长问卷,问卷内容详见"意外创伤者的创伤后成长评定量表及其常模的研制"。③大五人格问卷(big five inventory,BFI),包含 5 个维度,共 44 个条目。外倾性(extraversion)8 个条目;宜人性(agreeableness)9 个条目;责任感(conscientiousness)9 个条目;神经性(neuroticism)8 个条目;开放性(openness)10 个条目。均采用 Likert 5 级评分,由"非常不同意"至"非常同意",分别赋 1~5 分,某维度得分越高说明该维度倾向性越强。④事件影响程度量表修订版(impact of event scale -revised,IES‑R)。⑤特质应对方式问卷(trait coping style questionnaire,TCSQ)。

(2) 质性研究:以半结构式访谈提纲,探讨伤者的创伤后成长体验。

3. 研究结果与分析(部分)　以下仅呈现本研究中心理护理的相关成果,包括伤者创伤后成长的相关影响因素及其创伤后成长体验。

(1) 伤者创伤后成长相关因素:主要包括以下 4 方面。

1) 伤者的创伤后成长受其人口统计学及创伤特征影响:其结果与"意外创伤者的创伤后成长评定量表及其常模的研制"类似。

2) 伤者自我认知的创伤后成长水平高低与其人格特质相关:大五人格问卷中的外倾性、宜人性、责任感及开放性均与 PTGI 各维度有一定相关性,但仅开放性维度与 PTGI 总分相关。或提示开放性的个体更易发现新的可能性,从创伤中获得力量,并获得更深刻的人生感悟。

3) 伤者的不同应对方式均可促其创伤后成长:伤者的积极应对或消极应对,均与其创伤后成长存在相关性,积极应对主要影响创伤后成长"新的可能性"及"个人力量"维度,可较好地预测创伤后成长;消极应对主要影响"与他人关系"及"自我转变"维度。

4) 伤者的成长与痛苦共存:伤者呈现反映情绪痛苦的逃避、侵入及高唤醒维度均与其创伤后成长呈正相关,可证实伤者的成长与其痛苦共存的状况。

(2) 伤者的创伤后成长体验:主要包括以下 3 点。

1) 个人力量增强:包括伤者自我依靠感及自我成就感的提升。如有伤者认为虽然家人、医生的支持给予其康复很大动力,但其"自身力量"在康复历程中仍具主导作用。伤者主要通过"向下社会比较"提升自我成就感,还源于伤者的自我感知及医护人员的肯定评价。

2) 生命的哲学思考:经历意外创伤事件后,引发伤者对事件本身的思考,有的表现出无奈、认命,还有的表现出自责等。但伤者均开始反思事件及存活意义,通过诠释"为什么活着"及"怎样活着",为其存在并积极地面对不幸寻找支撑。

3) 活在当下的积极应对:部分伤者在短暂的痛苦后经历了自身心态的调整,他们不再陷于对事件的思考,而将关注点从抱怨过往聚焦于面对当下及未来。伤者能从以往的挫折中找到益处,基于自身情况,积极规划未来。

4. 研究的启示　主要包括以下几点。

(1) 关注积极体验:关注伤者负性心理体验的同时,更应关注其积极体验;因后者更易使伤者发现其内在优势及力量,激发其与创伤抗争的斗志。

(2) 临床干预的切入点:伤者走向成长历程中涉及多个因素,如个人资源(内控型人格、既往经历)、认知加工(对创伤及存在的意义搜寻)及各种应对策略等(如向下社会比较),均可视为其实施心理干预的切入点。

阅读笔记

（3）分享成长体验：与成长充分的伤者一起分享其走向成长的故事，既可增强其自我效能感及成就感，亦可借鉴其成长的体验及策略，使之成为促进无积极体验伤者成长的有效资源。

三、癌症患者的心理评估结果与分析

典型案例

白血病患者的心理评估与分析

李某，男，28 岁，医生的一句"急性粒细胞白血病"，让他陡然从美好人生跌入痛苦深渊。他无法接受残酷的现实，绝望、恐惧、痛苦、焦虑一齐袭向他，笼罩在他心头的天空是灰暗的，愁云怎么也挥之不散。他挣扎在"生命竟要结束在最绚丽时节"的愤怒与悲痛漩涡中。

几天后，他渐渐趋于平静，并一再告诫自己：既然灾难不可避免，不如勇敢地面对！人固有一死，但生命价值却不能以生存时间的长短衡量，而是生存的质量。渐趋平衡的心态，帮助他建立了与疾病抗争的充分准备。此后在漫长的与死神抗争过程中，他先后 5 次接受手术治疗，曾连续发热 4 个月，但他始终不放弃希望，积极配合治疗。15 年过去了，回想闯过的那段"生死路"，他自己也不敢相信，当初竟有如此顽强的意志！他庆幸自己凭借顽强毅力，才创造出与病魔抗争 15 年、重返工作岗位 11 年、连续 5 年全年出满勤的如此奇迹。

他的同事感慨地说："没想到他会得那种病，没想到他还能活着回来，没想到他还能重新工作，没想到他仍能工作得那么出色。看来人无论处在怎样的境遇中，都不能放弃希望。"

案例分析：此案例中患者的心理变化较快。

恐惧期："绝望、恐惧、痛苦、焦虑一齐袭向他，笼罩在他心头的天空是灰暗的，愁云怎么也挥之不散"，直接转入愤怒期。

愤怒期："他挣扎在'生命竟要结束在最绚丽时节'的愤怒与悲痛漩涡中"。

接受期：该患者是主动适应，"几天后，他渐渐趋于平静，并一再告诫自己：既然灾难不可避免，不如勇敢地面对！人固有一死，但生命价值却不能以生存时间的长短衡量，而是生存的质量。渐趋平衡的心态，帮助他建立了与疾病抗争的充分准备"。

在此仅以部分研究生课题，叙述癌症患者的心理评估、心理反应特点及对临床心理护理的启示等。

（一）乳腺癌患者的抗癌体验

1. 研究简介　该研究主要采用问卷调查、质性研究中的扎根理论研究方法，描述乳腺癌术后患者的应对方式，探讨我国文化背景下具有坚强特质的乳腺癌患者的抗癌体验，并探索中国乳腺癌患者抗癌体验中坚强的理论模型。本研究首先采用医学应对问卷从 97 名乳腺癌患者中筛选出积极应对者，再从中寻找访谈对象，通过半结构式深入访谈和参与式观察法探寻她们的抗癌体验。

2. 研究工具与方法　综合应用量表法、访谈法和观察法评估乳腺癌患者的心理反应及变化。

（1）医学应对问卷（medical coping modes questionnaire，MCMQ）：由美国精神卫生领域学者赫尔曼·费尔（Herman.Feiel）等编制，用于评定患者面对疾病一类"特定"生活事件的应对特点。其中文版有 20 个条目，适用于各类患者，特别是重症或有生命危险的慢性病患者。MCMQ 包

阅读笔记

括3个维度,即"面对"(8个条目)、"回避"(7个条目)和"屈服"(5个条目),每个条目按1~4级计分,各维度得分越高,说明患者采取该维度所代表的应对行为的倾向性越大。该问卷为自评工具,研究者向患者解释研究目的和意义后,当场发放问卷,当场回收。

(2)半结构式访谈法:做好充分地访谈前准备,包括纳入合适的受访者,设置访谈提纲,选择访谈场所,准备辅助设备,如录音笔等。访谈过程中,研究者须仔细观察并做好记录,内容包括受访者的表达方式、面部表情、肢体语言以及研究者的思考等(具体操作方法可参阅本教材第六章)。

(3)参与式观察法:研究者以病房护士的身份参与受访者的治疗和康复过程。

3. 研究结果与分析(部分) 简介本研究中乳腺癌患者的一般状况、应对方式、心理反应过程的评估结果及分析。

(1)患者的基本特征:97名患者均为女性;年龄26~78岁,平均年龄49.70岁 ±8.91岁;高中以上文化程度占71.1%,有宗教信仰13人,退休占22.7%,已婚95.9%,除未婚者,患者的子女数1~3名,子女中已就业者占35.8%,其余都在上学。

所有患者皆于术后化疗期间完成问卷,其病理诊断的比例分别为:浸润性导管癌84.5%,导管内癌6.2%,浸润性导管癌 + 黏液腺癌3.1%,其他病理诊断6.2%。48.5%手术时已有患侧腋下淋巴转移,其中有1位患者手术时已发生左下肺及双腋窝淋巴结转移。手术方式分别为:改良根治术82.4%(其中1%为双乳改良根治术),保乳术6.2%,改良根治术 + 背阔肌一期重建术6.2%,根治术3.1%,补充根治术2.1%。

(2)本组患者的应对方式与癌症患者常模的比较:本组患者的应对方式各维度得分为:面对 20.77 ± 3.22;回避 17.25 ± 2.91;屈服 8.05 ± 2.49。将本研究的97名乳腺癌患者与医学应对问卷(MCMQ)癌症患者常模比较,乳腺癌患者的面对、回避得分与常模的差别有统计学意义($P<0.001$);但乳腺癌患者的屈服得分与癌症患者常模相比较,差别无统计学意义;提示乳腺癌患者更倾向于采取面对和回避的应对方式。

患病初期,患者大多无法接受患癌的事实,适当回避的应对方式或可转移其注意力,暂缓矛盾,减轻焦虑。面对作为一种积极的应对方式,在疾病明确后,患者使用面对方式其与威胁生命疾病的治疗显著相关,表现为患者多方寻求治疗方法,积极应对癌症。此外,疾病的严重程度是影响应对方式的因素之一,或因乳腺癌已被视为常见病,且大多预后较好,乳腺癌患者较癌症患者常模更多地运用面对和适当回避的应对方式。

(3)心理反应过程:此指质性研究所折射乳腺癌患者的应对倾向,主要包括患者在治疗过程中努力适应疾病所致各种变化,采取其认为有效的应对方式。

1)主动适应:在癌症治疗的日子里,乳腺癌患者经历了与以往完全不同的生活,接受访谈的患者,在其与癌症抗衡过程中表现出较强的适应能力。她们善于作适当的调整,以适应各种变化;她们认为要赢得自己的生命,就要尝试各种有利健康的行为。尤其是面对化疗的痛苦等不良反应时,她们通过引用别人或自己的经验,不断调整其作息时间和饮食结构。如某患者说:"从现在起,我要增加营养,抵抗力强了,化疗反应可以小些。从前我吃得比较单一,现在只要有营养的我都吃,当药吃。"

2)酌情回避:回避作为一种应对方式,既有积极面也有消极面。研究者通过深入访谈,发现受访者能较有效地运用"回避"的方式,使自己在接受和抗争的过程中有个缓冲阶段,能更好地控制自我,保持常态。虽然她们知道终究要承认现实,但却认为接受事实并不意味着时刻想着"癌症",因暂时"不看、不听、不想"可使其精神得到暂时放松。患者相信时间是个很好的缓释剂,她们告诉自己,既然有些问题即使拼命地想也可能得不到答案,如"以后会完全康复还是死亡"等敏感问题,则应回避。此外,为了不让所爱的亲人看到自己的痛苦,她们也倾向于采取回避的方式。一位被访的乳腺癌患者被问及"是否与自己的成年儿子讨论过其疾病时",她

阅读笔记

的回答是：我总避开跟他谈，因为我不愿意看到孩子因我的病而痛苦。与此同时，患者的家属更不愿意在患者面前流露其不良情绪，故其大多愿意采取回避应对方式。

（二）癌症患者的抑郁状况调查

1. 研究简介　了解癌症患者抑郁的发生率及其社会支持、应对方式、生活质量的现状。

2. 研究工具与方法　采用问卷调查法、访谈法相结合的方法。

（1）研究工具：自行设计一般情况问卷、Zung 自评抑郁量表（self-rating depression scale，SDS），应对方式问卷、社会支持量表、癌症患者生活质量核心问卷（EORTCQLQ-C30）。对入院 3 日内的放、化疗患者、根据病情术后 4~10 天内的患者发放调查问卷。由患者根据自己的情况如实填写问卷，专人负责发放与回收，共回收 238 份问卷。

（2）访谈内容：包括受访患者的社会支持情况、应对方式及策略、生活质量状况、希望了解的与疾病相关的健康教育知识等。

3. 研究结果与分析（部分）

（1）癌症患者的抑郁发生率较高：癌症患者受疾病本身及抑郁的影响，社会活动会减少，人际交往、原有的社会关系都会受到不同程度的影响，同时抑郁组患者由于自我评价降低，他们会封闭自己、回避社交。

（2）癌症患者的抑郁与其应对方式密切相关：即对疾病倾向于采取消极应对方式的患者更多发生抑郁。应对方式问卷中"解决问题"、"求助"属于成熟的积极应对方式；"自责"、"退避"则是不成熟的消极应对方式；合理化是一种混合型的矛盾的应对方式。抑郁的癌症患者在生活中较少采用"解决问题"、"求助"等成熟的积极应对方式，较多采用"自责"、"退避"等不成熟、消极的应对方式。

（3）癌症患者的抑郁与其生活质量密切相关：即癌症患者的生活质量越差，其抑郁状况越严重。如抑郁组患者躯体不适更严重，可能缘于癌症患者伴发抑郁障碍而不能正确判断客观事实，对治疗缺乏信心，以致其过度评价不适感或过度敏感。

4. 研究的启示　该研究对临床心理护理的主要启示如下。

（1）护士需动态评估癌症患者的心理状态，加强对抑郁的癌症患者的监测，以预防其发生自杀等不良事件。

（2）护士可帮助患者充分认识社会支持对其身心健康的促进作用，提高患者的自信心；此外，可助力癌症患者充分利用社会各方面为其提供的直接援助及支持网络（癌症患者联谊会等），以减轻癌症患者的抑郁状况。

（3）对存在认知偏差的癌症患者，护士可指导其认识并采用积极的应对风格、掌握应对压力的技巧等。

（刘晓虹　周　英）

小结

临床心理评估贯穿于护理活动全过程，既可与其他护理评估同步展开，也可独立实施，对促进患者身心适宜状态、构建和谐的护患关系、提高整体护理质量等均具有重要意义。

护理领域的临床心理评估，是护士实施心理护理的重要依据，具有重要功能；可用于筛查心理问题，测评心理问题的性质及强度及其原因。

护士作为临床心理评估的主要实施者，可通过观察、访谈、或使用标准化及自制心理测评工具，评估患者的心理状态。三种临床常用心理评估方法各有其优缺点，护士选择评估方法时，需以患者为中心，确定评估目标，依据评估目标选择适宜的心理评估方法；还要根据个人能力选择评估方法，若评估者接受过相应的培训，即可选择标准化心理测评工具对患者施测；如不具备相应资源，须在专业人员指导和监督下操作，以免误导患者，损害其利益。同时，因护理工

阅读笔记

作的特殊性,宜选择便捷、实用、可操作性强的评估工具和方法;但在实际操作过程中,要根据患者的具体情况,综合运用多种方法,全面评估其心理状态等。

临床心理护理中心理评估的主要内容包括:患者的一般心理状况,情绪状态,日常应激与应对,生活质量与健康行为及社会支持等。本章简介了临床心理护理的常用心理评估工具,内容包括量表名称、应用人群、计分方法、信效度研究等,使用不同量表时,需参照其适用范围。

基于部分临床护士未接受过专业培训,使用心理评估工具及分析测评结果时存在一些误区。本章从急危重症患者、意外创伤者和癌症患者的相关研究报告中撷取其"心理评估结果与分析"部分,以期为临床护士提供参照。

思考与练习

【案例分析】

患者,男,75岁,左侧股骨颈骨折髋关节置换术前。手术当日,患者进入手术室前约1小时,突发性血压骤然升至200/160mmHg,手术被迫延迟。责任护士在与其家属沟通过程中,了解到患者平日血压平稳,维持在150/90mmHg左右,并未口服降压药。但自住院以来,患者血压不稳定,遵医嘱给药后,高血压得以控制,但间隔1小时左右后,血压再次上升。责任护士通过观察,并与其他患者沟通发现,该患者夜间睡眠差,喜欢独处,甚少与人沟通交流。

问题:

1. 责任护士采用了哪些心理评估方法? 请列举各种方法的优缺点。
2. 此类患者能否配合需填写百余题的自评量表的评估? 为什么?
3. 针对该患者,可采取哪些心理干预措施?
4. 如何评价该患者心理干预的效果?
5. 若用量表法评估该患者,采用 SAS、SDS、SCL-90 等量表是否合适? 请具体说明宜选用哪种评估工具? 如何选择可对照的常模解释其结果?

参考文献

1. 刘晓虹,李小妹. 心理护理理论与实践[M]. 北京:人民卫生出版社,2012.
2. 张厚粲. 实用心理评估[M]. 北京:中国轻工业出版社,2005.
3. 戴晓阳. 常用心理评定量表手册[M]. 北京:人民军医出版社,2010.
4. 李心天,岳文浩. 医学心理学[M]. 第2版. 北京:人民军医出版社,2009.
5. 菲利普·津巴多. 普通心理学[M]. 北京:中国人民大学出版社,2013.
6. 劳拉·金. 普通心理学[M]. 北京:中国人民大学出版社,2013.
7. 马立骥. 心理评估学[M]. 合肥:安徽大学出版社,2011.
8. James L. Levenson. 心身医学[M]. 吕秋云译. 北京:北京大学医学出版社,2010.
9. 周英,周郁秋. 护理心理学[M]. 第2版. 北京:人民卫生出版社,2014.
10. 汪向东,王希林,马弘. 心理卫生评定量表手册[M]. 北京:中国心理卫生杂志,1999.
11. 刘晓虹,护理心理学[M]. 上海:上海科学技术出版社,2015.
12. 方积乾,郝元涛,李彩霞. 世界卫生组织生活质量量表中文版的信度与效度[J]. 中国心理卫生杂志,1999,13(4):203-205.
13. 苏银花,段功香. 家庭功能评定量表及临床应用进展[J]. 护理研究,2008,22(7):1794-1796.
14. 齐艳,刘晓红,邓光辉,等. 非精神科住院患者心理状态评定量表编制及试用[J]. 第二军医大学学报,2003,24(6):673-676.
15. 李文利,钱铭怡. 状态特质焦虑量表中国大学生常模修订[J]. 北京大学学报(自然科学版),1995,31(1):108-114.
16. 王宁华. 疼痛定量评定的进展[J]. 中国临床康复,2002,6(18):2738-2739.

17. 林岑. 具有"坚强"特质的乳腺癌患者的抗癌体验：一项扎根理论研究[D]. 上海：复旦大学,2007.

18. 张萍华. 癌症患者的抑郁状况调查及心理干预研究[D]. 新疆：石河子大学,2009.

19. 张媛.ICU 患者重症监护经历的研究[D]. 山东：山东大学,2007.

20. 汪际. 意外创伤者的创伤后成长评定量表及其常模的研制[D]. 上海：第二军医大学,2011.

21. 王艳波. 意外创伤者的创伤后成长及其干预模式研究[D]. 上海：第二军医大学,2011.

22. 王向群,赵旭东. 心身医学实践[M]. 北京：中国协和医科大学出版社,2015：273.

23. 理查德·格里格·菲利普·津巴多. 心理学与生活[M]. 北京：人民邮电出版社,2015：434.

24. Watson M,Law M,dos Santos M,et al. The Mini-MAC：Further Development of the Mental Adjustment to Cancer Scale [J]. Journal of Psychosocical Oncology,1994,12(3)：33-46.

第十章　临床心理护理的实施与应用

　　临床心理护理的实际应用及其相关研究,是长期以来困扰我国广大临床护士的热点、难点问题。加强心理护理的可操作性、发挥其对人们身心健康维护的独特作用,关键在于心理护理实施的实际效用。

案例导入

一例截肢患儿的心理护理

　　李某,12岁男孩,小学6年级学生,父母在地震中去世,地震发生时他正在上课,往外逃生时被断裂的水泥板压住下肢,身体其他部分尚可活动。他被掩埋24小时后被救出,因右下肢无法保留而行截肢手术。在医院里,神智清晰的他接受医生、护士的医疗处置时(打针、换药)不哭、不叫痛,问话也不回答,没有悲伤、喜悦,对外界刺激毫无反应。

　　患儿有否心理异常?该如何实施心理护理?

　　要点分析:患儿父母在地震中丧生,他亲历地震并受伤、被掩埋,目睹同伴死亡、受伤等地震惨景,他为应对一系列不幸(重大灾难)关闭了感觉通道,致其出现了急性应激障碍的分离(恍惚)状态,此即大脑回避重大压力时的自然反应。

　　分离(dissociation)是一种心理防御机制,指一部分心理或行为过程与其余心理活动分离。患儿在治疗中感受不到自己身体与其他物体接触时的疼痛,应答反应迟钝,与现实分离,似乎要去意识深处找寻,才能慢慢回应。分离使患儿在中性环境中产生的情绪与周围环境相分离(主客观相分离),患儿主观上变得愤怒,并将其投射至他人,可导致人际关系失调,若迁延而成习惯性重复,被固着,其日后在人际接触中变得冷漠(淡漠)。

　　对患儿分离状态实施心理干预时,需着眼其分离状态的原因(感觉通道关闭),通过打开患儿的感觉通道,缓解或消除其分离状态。打开其感觉通道的切入点是触觉,通过抚摸(拍打)手臂、膝部、背部,慢慢激发其躯体感觉。通过与患儿交流,调动起感觉,使其情感反应等逐渐被唤醒。后期还可借助拼图游戏、绘画等方式进一步调动患儿的理性思维,激发患儿的积极情绪,推动其身心康复的自主性。

阅读笔记

第一节　临床心理护理的实施流程

实施临床心理护理,有一定规范科学的操作流程,可使心理护理更规范并具有较强操作性。临床心理护理的实施流程可借鉴前述相关理论和模式,如临床护理分级、英国学者尼克尔斯的心理护理水平层级、护理程序等。

一、临床心理护理的实施流程与评估

临床心理护理的实施和操作与其他护理操作类似,经过相关的培训,有一定工作经验的临床护士均可胜任。护士通过经常操练和积累经验,掌握心理护理相关流程、实施步骤等基本要领,便可在实际应用中因人而异、灵活应变和触类旁通、举一反三。

(一)临床心理护理的实施流程

临床心理护理实施的操作流程的核心成分是评估和干预,且二者呈动态交替。评估涵盖护理程序中的"评估、诊断和评价",而把护理程序中的"计划和实施"视为干预的准备与运行,结合尼克尔斯的心理护理层级学说,将3个层次的心理干预措施融入心理护理的全过程(图10-1)。

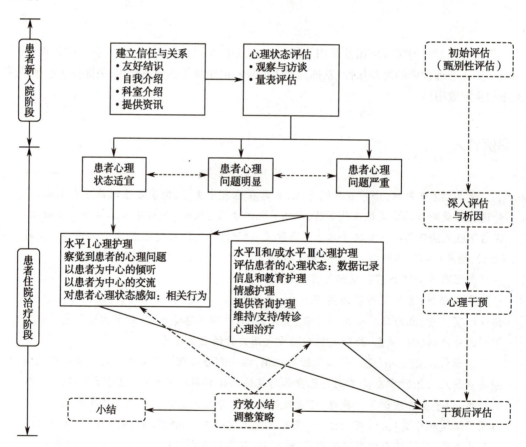

图 10-1　临床心理护理的实施流程图

(二)临床心理评估的要点

指实施临床心理评估需重点把握其流程、原则和标准。

1. 评估贯穿于整个临床心理护理的实施流程　护理心理评估"循环往复"于心理护理实施的流程中,伴随着心理护理的实施,其发生在护士与患者的人际互动过程和整个治疗护理过

程中,患者的言谈举止均可折射其心理反应。

(1) 初始评估:患者初入院阶段(入院 24 小时),护士即需以其自身良好的沟通技巧和诚恳、热情的态度赢得患者的信任,通过观察、访谈及使用便捷心理测评工具实施患者心理状态的初始评估,综合分析患者的心理状况,即可初步判断患者的心理状态是"适宜"或"存在明显问题"或"严重心理失衡"。初始评估为"适宜"心理状态的患者,大多有自我调适的能力,其评估即到此;初始评估为"心理状态存在明显问题或心理危机"的患者,则需再跟进,做较深入的心理评估。

(2) 深入评估:主要针对初始评估阶段存在心理问题或危机的患者、初始评估为心理状态"适宜"但随着病情发展和治疗风险或家庭变故等因素而引发心理危机的患者。深入评估的重点是患者心理反应的性质、程度及其主导原因,以便为其制定心理护理干预对策提供依据。深入评估还可酌情采用深入访谈或选用更具针对性的心理测评工具。

(3) 干预后评估:干预后评估的目的在于了解患者心理的动态发展,评价心理护理干预措施的效果,并根据干预后再评估调整心理护理干预方案。

2. 临床心理评估的实施原则 主要需遵循以下原则。

(1) 综合评估原则:指心理评估需综合多种渠道所获患者信息,才能准确评估患者的心理状态,识别其心理危机及影响因素。不少临床护士对心理评估存在一定的误解,认为使用心理测评工具的结果更客观、准确,其实各种心理测评工具都有其主观性和局限性,特别是自评量表所测结果可能因患者的合作不佳而产生偏倚,需结合临床观察、访谈信息等分析患者的心理测评结果。

(2) 动态实时原则:指心理评估需针对"患者的心理活动随疾病变化或遭遇各种事件而波动、任何阶段都可能发生心理失衡或危机"等特点,护士必须强化"动态、实时"评估的意识,即使初始评估为心理状态"适宜"的患者,也不能排除其随后发生心理危机的可能。动态、实时的评估,可使护士随时了解患者的心理问题,酌情、及时化解患者的心理危机。

(3) 循序渐进原则:指心理评估可借鉴疾病诊断的临床路径,以先简后繁的方式,循序渐进地开展。一般先确定患者是否处于威胁其身心的负性情绪状态,如评估结果显示其严重负性情绪状态,则需进一步评估其负性情绪的主要原因及严重抑郁状态的患者有否自杀风险等,以指导护士为患者采用既对症、亦对因的心理干预措施。若评估患者身心状态适宜,则可暂时无需做深入的评估,以确保护士把有限的心理干预资源用于急需化解心理危机的患者。

思考与解析

肿瘤患者的初始心理护理评估解析

李某,女性,42 岁,已婚,中学教师,大学毕业。常规体检时发现乳腺包块,进一步检查确诊为乳腺癌中期,医生建议其入院手术治疗。

患者入院 2 小时,医生和护士按入院常规询问病史和体检时发现患者双手发料、出汗,表情紧张,血压 140/100mmHg,此前无血压异常。患者反复询问医生自己的病是否严重,不让家属离开自己;护士发现患者在病房里来回走动,很烦躁,说话声音急、快、有时还带着哭腔。护士决定完成其入院常规评估后再进一步评估其心理状态。

思考:

1. 该患者的哪些情绪、行为提示其存在一定的心理问题?
2. 护士为其实施初始心理评估的重点和方法是什么?

解析：

　　1. 患者的紧张表情、来回走动、说话的声音、反复询问、不愿家属离开等，均提示其对疾病很担心和焦虑，需进一步了解、甄别其心理状况，可选择 HAMA、HAMD 量表、肿瘤患者用心理痛苦度量表评估患者的焦虑、抑郁程度和心理痛苦度，可通过访谈了解患者的焦虑和抑郁的主要影响因素。

　　2. 考虑患者为中年女性、教师、有家庭和孩子，对手术及预后存在很多顾虑和担心，需进一步了解其对疾病的认知和态度，家庭关系、社会支持系统等情况，为其后续的信息支持、情感支持等心理护理的实施提供依据。

　　3. 根据患者入院状态、焦虑情况和一般资料等评估结果，其心理护理的初始评估阶段重点是建立信任关系、倾听患者的感受、初步甄别其心理问题，酌情给予适当信息、情感支持。

　　3. 临床心理评估的评判标准　评估患者的心理状况，通常可借助以下标准。

　　(1) 主观经验标准：指根据被评估者的主观感受和评估者的主观经验进行评估。即被评估者自己感到存在焦虑、抑郁、恐惧等负性的心理状态并影响其生活和工作，持续时间较长而且难以摆脱，即可被视为存在心理问题；评估者根据以往实践经验，结合被评估者表现和陈述的主观感受加以评判。此类运用经验标准，以观察、访谈等方法判断患者的心理状况的评估虽然较简捷实用，但存在主观性较强、科学性较差的缺陷。

　　(2) 社会适应标准：指以社会常模为标准评判某人的心理状况，以其适应社会与否区分为正常或异常。此标准以整个社会群体为参照对象，但因其受制于社会状况、国家、地域、民族、风俗、文化背景等，应用时需考虑到上述因素对评判结果的影响，尤其需考量我国多民族人群所致标准的相对性。

　　(3) 病因症状标准：指以临床症状和明显病因判断患者的心理状况，如应对突发事件所致血压急剧增高，高度紧张引发的头痛、胃肠痉挛等。虽然应用医学检查寻找异常心理症状的生物性原因、做出诊断被认为更科学且更具说服力，但目前依此标准的检出率很低。在病理心理学范围内，除 1/10 左右的精神疾病的原因较清楚，大多异常心理尚无法依病因、症状等医学标准做出诊断，故此标准的临床运用十分受限。

　　(4) 统计分析标准：此标准源于心理测量，指对人的心理现象实施标准化测量后，经统计分析，根据结果是否在一定范围内区分正常与异常。此法较客观，且量化的测评结果可进行比较和数学统计处理，但有些心理活动无法测出或并无规律可循，且心理测评没有"金标准"，故此标准用于心理评估，有较大局限性。此外，心理评估宜根据患者的具体情况，选择适合的方法和标准（详见本教材第九章）。

二、临床心理干预原则与心理危机干预

　　心理干预及效用体现在整个心理护理过程中，建立良好护患关系、涉入性的谈话、共情、理解、关怀等在心理评估过程中都能让患者体验到体恤、关怀，对其心理起到支持作用。心理干预需以评估为前提，又需接受评价的检验。缺乏科学评估的干预易使心理护理陷入泛化、主观、低效，而未聚焦解决问题的干预则会使心理护理的实施流于形式，丧失其应有价值。心理干预及其效用是实施心理护理的最关键所在，以下主要论及心理干预的基本原则及危机干预要点。

(一) 临床心理干预的基本原则

　　临床心理干预是一个复杂的动态过程，其工作范围广、涉及人群多。不同疾病、不同疾病阶段及不同个体的心理需求和心理反应都存在其共性规律、个性化差异和严重程度差异。因

阅读笔记

此,护士实施临床心理干预时,既要遵循其共性规律,又要兼顾个体差异,同时需遵循以下两个原则。

1. 根据患者的心理反应程度实施分级干预　指心理护理需依据患者心理反应的性质、强度区分等级,决定心理干预所需投入的人力、时间和方式等,以使心理护理区别轻重缓急,更好地发挥其集中力量解决严重问题(危机干预)和预防严重心理问题(预防性干预)的效用。具体包括:①严重心理危机的患者,应给予高度关注,迅速建立信任和合作关系,及时处理患者的心理危机,必要时寻求心理治疗或心理咨询师的援助,即水平Ⅲ心理护理(心理咨询或治疗);②轻、中度心理反应或问题的患者,护士可酌情与患者做较深入的交流,评估其身心的动态趋势,应用心理咨询与治疗的基本技术,为患者提供有力的心理支持,即水平Ⅱ心理护理,有计划、组织地给予其信息护理和情感护理,并观察患者的心理动态变化,必要时给予更高水平的心理护理即心理治疗;③心理反应适度的患者,则无需投入一对一的心理护理,更多地是在临床治疗护理过程中持有心理护理的意识,察觉患者的心理需要,施以广义的心理护理,即以水平Ⅰ心理护理为主,亦可根据患者情况适当提供水平Ⅱ心理护理(信息护理和情感护理),如心理健康教育、小组心理辅导等。

2. 根据患者的心理问题成因实施对因干预　指心理护理需依据患者心理问题的主要影响因素,即针对患者心理危机的主要成因实施针对性、因人而异的心理干预。如经评估两位不同家庭角色的乳腺癌根治术后女性患者都存在中重度抑郁,但其主体原因却可能因人而异。已婚未育的年轻乳腺癌患者可能对其日后的夫妻相处、生育孩子等家庭生活充满担忧;年长的乳腺癌患者则因其长期在家中扮演贤妻良母角色,术后长卧病榻对其既往所承担家庭事务力不从心而深深自责。此时就需要护士较深入了解两位乳腺癌患者抑郁状态的主要成因,分别给予二人对因干预。对前者,护士应加强与其配偶的沟通,让其了解妻子的担忧以及配偶的支持是患者最重要精神支柱、达成术后身心适应及康复的最大动力,同时可鼓励患者表达其对配偶的情感依赖,促进夫妻二人的较充分情感沟通;对后者,心理干预的重点是让患者认识到家庭成员相互照顾是常态,尤其在她术后体弱状态下更多休息有助其康复,还可鼓励患者积极配合其术后的康复训练以帮助恢复体力,重回归其家庭的重要角色。由此可见,走进患者内心世界,剖析其心理问题的成因,才能为患者实施针对性强、效用高的心理干预。

(二) 心理危机干预概述

心理危机干预的内容很多,以下仅概述危机的相关概念、界定与识别、应对,简述心理危机干预的目的、原则、方法及其护士的作用,以供广大护士在临床心理护理实践中借鉴。

1. 危机的核心概念　危机有两种含义,一是指突发事件,二是指突发事件所致心理感受,这是两个不同又密切相关的含义。危机干预和心理危机干预的概念略有不同,有时也可混用。

(1) 危机干预(crisis intervention):着重于对紧急问题的即刻反应及通过个人、社会、环境、精神甚至物质的资源解决紧急问题,尤其注意威胁生命的问题。危机干预包括询问创伤应激详情,与心理治疗有联系但又不等同于心理治疗。

(2) 心理危机干预(mental crisis intervention):指针对处于心理危机状态的个人及时给予适当的心理援助,使之尽快摆脱心理困境。心理危机干预的过程主要由危机干预工作者——医生、护士、社会工作者、警察、心理治疗师、心理咨询师或牧师参与完成。

2. 心理危机的界定与识别　主要关注心理危机当事人(若当事人主动求助,亦称求助者)的认知及言语、情绪和行为等表现。

(1) 心理危机的界定:危机是一种认识,即当事人认为某一事件或境遇(严重灾难、重大生活事件或精神压力)使其生活状况发生明显变化,尤其是出现了本人已有生活条件和经验难以应对的困境,致使当事人陷于痛苦、不安状态,常伴有绝望、麻木不仁、焦虑以及自主神经症状和行为障碍。且其核心是个人的资源和应对能力无法解决当时所突发的困难或危机状态,除

阅读笔记

非及时缓解该危机,否则会导致个体情感、认知和行为等方面的功能失调。

(2) 心理危机的识别:当个体处在心理危机状态时会有一些言语、情绪和行为等表现。识别心理危机的要点包括:①确定危机的严重程度:通过行为观察、面谈、心理测量等方法确认当事人承受危机的强度;②确定当事人的情绪状态:如表露出痛苦、抑郁、悲观、无助无望,或述说"活着没意思、老天不公平",或情绪不稳定、易哭泣、易激惹等;③确定当事人的应对能力和应付机制:如退缩、回避人际交往、滥用酒精或其他精神活性物质、过分依赖某些药物或行为怪异等;④确定当事人自杀或伤他的危险性:如表露出自责,认为危机是自己的责任,厌倦生活、感到生不如死,有自我伤害行为或自杀计划,或抱怨他人、认为他人该对危机付出代价等。

3. 心理危机的应对过程   每个人都会对危机事件产生反应,但不同的个体对同一性质事件的反应强度及持续时间有一定的差异。应对心理危机的过程一般可按序分为三阶段:①立即反应阶段:当事人表现麻木、否认或不相信;②完全反应阶段:当事人感到激动、焦虑、痛苦和愤怒,也可有罪恶感、退缩或抑郁;③消除反应阶段:当事人接受事实并为将来作好计划。危机过程不会持续太久,如人们对亲友突然死亡的居丧反应一般在6个月内消失。

4. 心理危机干预的目的   主要有3个:①防止过激行为,如防范当事人自杀、自伤、或攻击行为等;②促进交流与沟通,鼓励当事人充分表达自己的思想和情感,鼓励其建立自信心和正确的自我评价,提供适当建议,促使问题解决;③提供适当医疗帮助,处理当事人的各种心理应激症状如昏厥、情感休克或激惹状态等。

5. 心理危机干预的原则   主要强调四方面:①迅速确定当事人需干预的问题,强调以当下问题为主,并立即采取相应措施;②必须有当事人的社会支持系统如家人或朋友参加危机干预;③鼓励当事人心理上的独立自信,避免其产生过度依赖心理;④将当事人心理危机作为心理问题而不是疾病予以处置。

6. 心理危机干预的模式   贝尔金(Belkin)指出,目前心理危机干预的理论模式主要包括以下三种。

(1) 平衡模式(balance model):该模式认为危机状态下的当事人,一般均处于心理情绪失衡状态,其原有的应对机制和解决问题的方法不能完全满足应对危机的需求。危机干预的重点是稳定当事人的情绪,使其重新获得危机前的平衡状态。平衡模式适合心理危机的早期干预,主要针对人们丧失自控能力、分不清解决问题的方向,且不能做出恰当的选择等状态。

(2) 认知模式(cognitive model):该模式认为危机导致心理伤害的主要原因是当事人对危机事件和围绕事件的境遇产生了错误认知及思维,而不在于事件本身或与事件有关的事实。该模式的核心是干预者帮助当事人认识自身认知中的非理性和自我否定成分,重新获得思维理性和自我肯定,从而使当事人能实现对其生活危机的处理与控制。该模式较适合于心理危机状态已基本稳定、逐渐接近危机前心理平衡状态的当事人。

(3) 心理社会转变模式(psychosocial transition model):该模式主张从内、外两个方面分析当事人的危机状态,除考虑当事人个体的心理资源和应对能力,还要了解当事人的同伴、家庭、职业、宗教和社区对其的影响。危机干预的核心是将个体内部适当的应对方式与其社会支持和环境资源充分地结合,从而使当事人有更多的问题解决方式的选择机会。该模式适用于危机发生后处于稳定状态的求助者,需要干预者与求助者合作,共同找出与求助者危机相关的内外困境,助其选择替代当前行为、态度、利用环境资源的方法,获得自我控制。

7. 心理危机干预的方法   主要介绍以下两种方法。

(1) 危机干预6步法:①明确问题:应用倾听技术,从求助者角度确定心理危机问题;②保证求助者安全:把求助者对自己和他人的生理、心理伤害降至最小的可能性;③强调与求助者的沟通与交流,积极、无条件地接纳求助者;④提出并验证应对危机的变通方式:大多数求助者会认为自己已无路可走,干预者要帮助求助者了解更多问题解决的方式和途径,充分利用环境资源,采用各种积极应对方式,使用建设性思维方式,最终确定可现实处理其境遇的适当选择;⑤制订计划:干预者要充分考虑到求助者的自控能力和自主性,与求助者共同制订行动计划以克服其情绪失衡状态;⑥获得承诺:干预者与求助者共同回顾有关计划和行动方案,并从求助者那里得到诚实、直接的承诺,以便求助者能坚持实施为其制定的危机干预方案。

(2) 关键事件应激报告法(critical incident stress debriefing,CISD):此法由米切尔(Mitchell)首先提出,最初是维护应激事件救护者身心健康的干预措施,后被多次修改完善并推广使用,被用于遭受各种创伤个人的干预,分为正式援助和非正式援助两类。非正式援助型的干预由受过训练的专业人员在现场实施急性应激干预,整个过程大概1小时。正式援助型的干预则分为7个阶段,通常在伤害事件发生的24小时内实施,一般需要2~3小时。正式援助型的具体步骤包括:①介绍小组成员和干预过程,与当事人建立相互信任;②要求所有当事人从自身观察角度出发,提供危机事件中发生的一些具体事实;③鼓励当事人表露自己有关事件的最初、最痛苦的想法,宣泄其情绪;④挖掘当事人在危机事件中最痛苦的一部分经历,鼓励其认可并表达各自情感;⑤要求小组成员回顾各自在事件中的情感、行为、认知和躯体体验,以便对事件产生更深刻的认识;⑥要求当事人认识其应激反应是非常压力之下正常、可理解的行为,并为他们提供一些促进整体健康的知识和技能;⑦总结修改有关应对策略和计划。CISD模式对减轻各类事故引起的心理创伤,保持机体内环境稳定,促进个体躯体疾病恢复具有重要作用。

8. 护士在心理危机干预中的作用　前述心理护理与心理辅导、心理咨询、心理治疗同属心理援助范畴,护士在其专业领域的心理危机干预中的作用不可或缺。①护士是心理危机干预重要心理援助力量:灾难事件发生后,护士在救护和照顾当事人生命的同时,是遭遇危机当事人接触最多和最及时的心理援助资源;②临床护士具有实施本领域心理危机干预的职业优势,其与患者密切接触、建立信任,能及时把握为其实施心理援助的最佳契机;③临床护士的专业知识和心理学知识、技能是其实施心理危机干预的有利条件,可帮助护士在生理照顾和生命救援的诸多环节、相当程度上化解灾难事件遭遇者的心理危机。

案例与思考

风雨中的陪伴

　　护士小林在汶川大地震发生的当天下午即随医院的救援队伍奔赴地震重灾区汉旺镇,整个晚上她都忙着为受伤群众包扎、输液。在一座倒塌房屋中一个小男孩整个下半身都被埋在废墟中不能动弹,孩子已出现明显的失血症状。因当晚没有大型机械,无法立刻移除孩子身上的水泥预制板。此时,天上下起了小雨,小男孩变得虚弱和恐惧。护士小林给小男孩输入液体后,一只手握着小男孩的手,不时地给他擦去脸上的雨水和调整男孩头上的雨布;另一只手撑起挂着液体的竹竿,一直陪伴在小男孩的身边,鼓励、安慰着他,直到天明后小男孩被救出。

思考:

　　1. 灾后受灾人员最大的心理压力是面临生命威胁、失去安全感。

　　2. 灾后心理救援初期的主要目标是稳定受灾伤员的情绪和重建其安全感。此例中解除生命威胁和护士的陪伴,均是稳定地震致伤小男孩情绪、重建其安全感的最重要和最有效的举措。

(李小麟　刘晓虹)

阅读笔记

第二节　临床心理护理的相关技术

　　临床心理护理技术需以心理学理论和原则为指导,借鉴心理咨询、心理治疗的理论及方法,紧扣护理对象的心理特点及规律,逐渐形成本领域的自身特色。

一、心理护理的基本技术

　　心理护理的基本技术指应用于心理护理各环节、全过程的专门技术和方法,包括基本的沟通、倾听、共情、积极关注等基本技术和一些专门技术。

(一)倾听技术

　　以下重点阐述倾听的要领和注意事项。

　　1. 倾听的定义及其内涵　倾听(listening)指在对方讲话的过程中,听者通过视觉和听觉共同作用,接受和理解对方的思想、信息及情感的过程。良好的倾听基于接纳,认真、关注地听,并在倾听时适度地参与。倾听是心理护理的第一步,是护士的基本功,也是建立良好护患关系的基本要求。倾听既可表达护士对患者的尊重,同时也能促进患者的表达,使其在放松、信任的人际氛围中诉说自己的想法及宣泄情绪,助其探索问题解决方法和实现自我成长。

　　2. 倾听的要领　护士欲达成有效的倾听,需掌握以下要领。

　　(1)基于接纳的倾听:只有无条件地接纳患者,才能达到很好的倾听效果。护士须清楚,每个人与他人的人生观、价值观、生活态度、生活方式等可能完全不同或差异很大。作为专业人员,倾听时需完全抛开自己的价值观,不按自己的生活态度、生活方式等要求他人,接纳患者所倾诉的一切。倾听过程中不应带框框和偏见,不作价值评判,才能真正从倾听中获取有价值的信息。

　　(2)积极的倾听:指护士除通过倾听感知患者歪曲的认知、消极行为模式、负性情绪等消极、灰暗、负性表述,还应通过积极思辨的倾听,从患者抱怨的诉说中了解其隐含的积极、光明、正性的潜质,辩证、客观地看待患者消极述说掩盖的问题实质。

　　(3)认真的倾听:指倾听不但要听懂患者的言语、表情、动作等所表达的意思,还要听出其倾诉省略的、未表达清楚的内容和隐含的意思,甚至患者自己都不清楚的潜意识。无论患者的陈述问题是否护士想了解或感兴趣的内容,护士都应不厌其烦地认真倾听,切不可随意打断或分心、走神。如有些患者对羞于启齿、极为敏感的问题只谈皮毛或打"擦边球",有时他们希望其"潜台词"能被护士听出,护士若能以机警和共情的态度深入患者的表述,细心观察其言行、语气变化等,耳、心并用地认真倾听,便可听出患者的心声。

　　(4)关注的倾听:指护士可通过言语、身体姿势、目光、表情、点头等方式回应患者,以显示对其表述的关注、理解、接纳,有助于促进患者倾诉和护患间建立良好的信任关系。如护士告知患者:"我能听懂、请继续""我在听,接着讲",适时地点头、发出"哦、嗯、是的、然后呢"等回应。关注的倾听需做到:①既关注其症状表现,又关注其情感;②既关注其外在表现,又关注其内在体验;③既关注其存在问题,又关注其解决问题的动机和态度。

　　3. 倾听的注意事项　主要包括以下五方面。

　　(1)避免打断或臆断:护士在倾听过程中应保持价值观中立,不作或尽力少作道德或正确性的评判,尤其不宜在患者叙述时打断其话题或当即评判,以免让患者感到被指责,影响良好护患关系的建立,甚至令其终止倾诉。如果有必要评判,最好让患者自评,而不是将自己的价值观强加于人。

　　(2)不急于下结论:护士未清楚了解患者所叙述问题的真相之前,切忌急于下结论或匆忙为其提供咨询和建议。避免患者认为护士没有耐心听他诉说而戛然沉默,易致护士因倾听不

阅读笔记

充分而不能准确把握其问题或误解其真实含义,甚至无法维系已建立的信任关系。

(3) 不忽略小问题:患者的有些问题或许在他人眼里没啥大不了或根本不是问题,但却是令倾诉者本人极其困扰的难题。若倾听者缺乏共情或不了解问题的实质,便以为患者小题大做、无事生忧、自寻烦恼等而忽略其倾诉,则可能疏漏其隐含心理危机的重要信息。若遇此类倾诉者护士能以小见大,或可察觉其"小问题"后面的"大危机",鼓励因"小问题"而"极其困扰"的患者敞开心扉、道出缘由,真正体现倾听在患者的心理评估及干预过程中的重要价值。

(4) 不干扰、转移话题:护士倾听患者述说后为弄清其问题现象后面隐藏的本质,有时需以追问的方式向倾诉者求证。但切忌在患者叙述过程中东一榔头西一棒槌地问话,以免干扰或转移患者的叙述及其表述思路。此外,有些患者的表述东扯西拉地抓不住主题,护士不宜因此打断其表述,最好能鼓励其主动表述的行为,但可利用其表述的间歇引导患者回到其主要话题中。

(5) 避免不恰当倾听方式:①询问过多:指倾听者未耐心地倾听、理解倾诉者的意图,就接连追问,易使内心纠结、欲言又止的倾诉者处境尴尬,影响其宣泄且难以提供第一手资料。提示护士应尽量多听少问,除了非问不可;②概述过多:指倾听者主动、过多地概述,可能导致倾诉者感到被占用时间过多或倾听者不理解自己。提示护士在倾听患者诉说时避免过多的概述,特别是面对教育水平较高的患者或家属;③不当情感反应:指倾听者与倾诉者的共情要恰当,但次数过多或语气过重("你觉得很伤心、觉得很委屈、心理受了很大的侮辱"),反而产生消极心理暗示,强化不良情绪等。

总之,护士应把握的倾听原则是:可问可不问时,尽量少问或不问;可说可不说时,宁可少说或不说;凡是患者所述都要倾听,并在倾听时给予其适当的鼓励性回应。

(二) 共情技术
以下重点阐述共情的意义、要点和注意事项。

1. 共情的定义及含义　共情(empathy)有投情、神入、同理心、同感、通情达理、设身处地等多种译法。罗杰斯认为,共情是体验他人内心世界的能力。共情的具体含义包括:①通过的言行,深入对方内心去体验其情感与思维;②借助知识和经验,把握求助者的体验与其经历及人格的联系,更深刻理解其心理和具体问题的实质;③应用技巧,把自己的共情传达给对方,表达对其内心世界的体验和所面临问题的理解,影响对方并取得反馈。

2. 共情的意义　着重阐述共情在心理护理中的重要意义。

(1) 共情有助于护士设身处地、准确理解,把握患者的内心世界。

(2) 共情能使患者感受到被接纳、理解,可促进护患间信任关系的建立。

(3) 共情可鼓励并促进患者做深入的自我探索,促其自我表达、促其更深入、全面、准确地认识自己,也促进护患双方的相互理解和更深入交谈。

(4) 共情可满足患者被理解、关怀及其情感倾诉的需要,有助于护士实施心理护理过程中的评估和干预。

3. 共情技术的要点　护士掌握、应用共情的技术,需领悟以下要点。

(1) 换位思考:指站在患者角度看待患者及其存在问题,护士与患者除个性倾向性、人格特征、知信行模式等不同,交流中的角色、处境等也完全不同,护士换位患者的视角体验其内心、看待其存在的问题才能较好地运用共情。

(2) 设身处地:指运用共情技术并非基于自身的亲历体验,而是可更多提取、归纳其他亲历者的相似经历及感受,或尝试自我反思"若是我处在此情此境会如何感受、应对",以便将共情技术运用自如。

(3) 因人而异:指护士给予患者共情需因人、因时而异。处于不同疾病阶段的患者对护士给予共情的需求各不相同,如亟需抒发内心感受的患者比把诉说当作一般交流的患者更需要

阅读笔记

护士的共情。通常,情绪反应强烈、表达混乱、被理解愿望强的患者需要更多的共情。

(4) 把握时机及适度:指护士应用共情技术需把握恰当的时机和度。共情的时机,一般宜在患者完整表达某一问题及其对应的情绪后,过早可能干扰其表达,过晚则减低共情的效用。适度共情,即共情的深、浅度需与患者问题的严重程度及其感受程度等相匹配。共情过度,易使患者误以为自身问题严重,引发紧张情绪等;共情不足,则易使患者觉得护士不理解自己或理解不深入、不准确,影响其继续表达的愿望。

4. 共情的注意事项　主要包括以下几点。

(1) 护士需转变视角,从患者的角度看待患者及其存在问题。

(2) 共情需视情而定,因人、因事而异。

(3) 共情要善用肢体语言,重视其姿势、目光、语音、语调等。

(4) 共情要把握好时机及适度。

(5) 共情要考虑患者的个体化特征(年龄、性别、文化习俗、人格特点等)。

(6) 护士需不断检查共情的效用,获得反馈后即时修正。

(三) 积极关注技术

以下重点阐述积极关注的意义、要点和注意事项。

1. 积极关注的定义及意义　积极关注(positive regard)又称无条件积极关注(unconditional positive regard),最早由心理学家卡尔·罗杰斯(Carl Rogers)提出,也称正向关注或积极关怀。指咨询者以积极态度看待来访者,有选择地关注来访者的言语和行为的积极面、光明面,利用其自身积极因素促使来访者的积极变化。心理护理中的积极关注,指护士通过关注患者的言语和行为的积极、光明、正性一面,促使患者利用其自身积极因素而发生积极变化。

将积极关注技术应用于心理护理,其本身就具有干预效果,有利于建立良好的护患关系,促进沟通,尤其是较强自卑感或挫折感的患者,护士的积极关注可助其深化自我认知,全面、客观、准确地认识自己的内部和外部世界,助其挖掘自身的潜能,促进其趋近适宜身心状态的目标。

2. 积极关注技术的要点　护士掌握、应用积极关注技术,需领悟以下要点。

(1) 辩证客观地看待患者:患者往往因其扭曲的认知、消极行为模式、负性情绪陷入困境,需寻求护士的帮助。通常患者的哭泣、情绪低落、抱怨等消极行为,大多容易被护士察觉和发现;其潜在的积极、光明、正性一面则需要护士去挖掘。如患者主动倾诉或寻求帮助等,即表明其已察觉自己存在问题、有改变现状和想解决自身问题的意愿等,恰是其有待挖掘的积极、光明、正性一面。

(2) 帮助患者辩证、客观地自我认知:有的患者因伤病所致较强应激而制约其自我认知能力或忽略积极的自我认知;有的患者选择性自我认知,只看到自己的问题、失败、缺点和不足并将其放大,深陷自我否定中难以自拔。对此类患者,护士需以积极关注帮助患者客观、全面地自我认知,注意缺点、不足和失败等的同时,更应看到自己的优点、挖掘自身的长处及拥有资源等。

(3) 避免盲目乐观和过分消极:护士积极关注患者,总体对其持有乐观的基本态度;但切不可片面理解积极关注的含义,更不宜未经客观分析患者实际问题的盲目乐观,以免淡化患者问题的同时忽略与患者的共情,把积极关注变成种形式化、教条化的反应。此外,护士还需避免过分消极地谈及患者变化的另一个极端。如以"您所面临的问题很大,如此下去会越来越糟"等表述告知患者,或可致其较前更沮丧、困惑或绝望。

(4) 立足于实事求是:积极关注同样强调其针对性,应基于患者的实际情况、需求及意愿有重点地实施,尤其要避免夸大患者的问题,或给予其泛泛虚言的解释,切实使积极关注发挥效用。

阅读笔记

总之,积极关注是心理护理的重要技术,护士应善于挖掘患者的闪光点,关注患者的潜力和价值,还要帮助患者自己发掘和关注其康复、成长的动力源泉。

3. 积极关注的注意事项　主要包括以下几点。

(1) 护士应辩证、客观地看待患者的消极、灰暗、负性的失败、缺点与不足,还应看到其长处、优点等积极、光明、正性的一面。

(2) 积极关注不仅是护士对患者的积极关注,还包括帮助患者积极关注自己,使其看到自己的长处和优点,发掘自身的潜能和资源。

(3) 积极关注需避免盲目乐观和过分消极。

(4) 积极关注应基于事实,实事求是。

(5) 积极关注的目的是促进患者的自我发现与潜能开发,达到其心理健康的全面发展。

二、心理护理的相关技术

心理护理需借鉴国内外心理咨询、心理治疗等共用的理论和技术,如英国学者尼克尔斯所著《临床心理护理指南》即借鉴心理治疗、心理咨询的相关理论和方法,形成颇具专业特色的信息支持、情感支持等心理护理技术。结合我国患者的背景和需求,形成较具普遍性、可操作性、易为广大临床护士熟悉并掌握的心理干预策略,是我国临床心理护理发展的重要任务。以下重点推介尼克尔斯的心理护理技术、心理咨询与心理治疗的相关技术。

(一) 信息支持

医护人员最直接的任务,是根据适当的原则,为患者实施健康照顾时通过解释让其了解自己的情况,并与他们沟通交流。虽然人们早已认识有效信息支持和沟通在卫生保健中的重要性,但有关调查显示,仍有相当多患者抱怨其缺乏信息支持和沟通不充分。获得良好信息支持而达成适宜的身心状态的患者及其家属,对医护人员充满感激;未获得重要事件信息支持的患者及家属,却整日焦虑不安地期待医护人员充分的信息支持。美国学者雷诺兹(Reynolds)等调查 67 位癌症晚期患者,发现 91% 患者希望得到其诊断的详细信息,92% 的患者想得到其症状的信息,88% 的患者想了解其预后信息,97% 的患者希望得到治疗及其不良反应的相关信息。因此,重视患者的生活质量,须将信息沟通的心理护理作为核心责任。

有效信息支持的几个导向原则包括:①实现有效的沟通,医护人员必须给患者以时间、耐心和投入较充分的感觉;②使用语言必须适合患者;③必须建立彼此的信任感;④进行沟通的医护人员必须熟悉患者的能力,并能发现一些可预示患者超负荷、疑惑或悲伤状态的暗示性信息;⑤正确的信息应以适当的速度给予;⑥理想的沟通者将应用反思和澄清等谈话技巧,注重倾听和非言语沟通技巧。

有效的信息支持是专业化、系统、有组织的过程,以下重点阐述信息支持的要点和方法。

1. 提供信息支持的核心　通过提供信息照护患者,是实施心理护理的重要平台,因个体心理的状态和反应受其知识、信仰及随之发生对知识的渴望的强烈影响。

基于信息支持的心理护理的真正目标是向患者提供信息,并使其保持在一定水平,达到以下目的:①促使患者产生符合现实的期望值;②减少患者因缺乏信息产生的恐惧、压力和疑惑;③引导患者有效地参与治疗和自护。

2. 提供信息支持的要点　护士掌握、应用信息支持技术,需领悟以下要点。

(1) 提供专业化的信息支持:其要点包括:①在恰当的地点、时间提供信息:信息沟通的环境应安静、舒适、保护隐私,让患者感到安全,且保证沟通的时机恰当和时间充分;②患者已做好接受信息的准备:患者的病情和情绪状态都处于恰当的信息接收状态,不会因负性情绪或躯体不适影响其接受信息;③患者真正希望获得其想要的信息。

(2) 保证信息完整无缺:信息方传递与接受方的信息常常不对等,护士传递了信息,并不意味患者已经领会、并准确地记住护士的信息和建议。要保证信息的完整无缺,医护人员必须接受信息的交互过程的考验,如寻求保证、摒弃存在危险暗示的信息等。

(3) 保证信息正确可靠:信息传递并非一劳永逸,犹如伤口护理需要经常回看、检查和更换敷料。护士提供信息后需时常回到患者身边,检查所传递信息是否发生变化。为避免所提供信息"偏离原始版本",需要检查并重新加强。

3. 提供信息支持的注意事项　主要包括以下几点。

(1) 避免信息提供的不恰当性:信息传递的时间、地点均应充分考虑患者的需要。

(2) 避免"自我中心"的信息传递:根据患者的需要、接受能力和方式,使患者获得其真正想要的信息、正确理解和记住传递者给予的信息。

(3) 避免简略或匆忙的信息传递:护士传递信息时切忌语速过快、匆忙完成,应给予患者思考、反应信息的时间。

(4) 避免信息超负荷:护士需防止一次性给予患者过多信息,使之来不及反应和记忆。

(5) 考虑信息的不可恢复性:通常患者及家属在疾病所致焦躁不安状态下接受、记住信息的能力有限,尤其是接受陌生的重要医学术语信息有一定困难。必要时可采用写、录、手机拍照等各种便捷方式让患者记住并保存其重要信息。

(6) 避免患者对信息支持的被动性和胁迫感:若患者并非真正想获得信息,就会对他人的信息传递感到被动和胁迫,影响其接收信息;提示护士为患者提供信息支持还需评估其接收信息的意愿,切忌强加于人。

(7) 避免缺乏合作的信息交流:若两个及以上医护人员为患者提供信息支持时还需明确责任、默契合作。若医生、护士二人给同一个患者提供信息,即需明确谁主要负责传递信息、该说些什么、说到什么程度等,以免各说一套或相互冲突而造成患者的困惑。

(8) 避免患者对信息的选择性倾听与遗忘:患者被告知的信息并不等同其接受或记住的信息。患者倾听并记住相关信息易受其行为、恐惧、幻想及其伴随病残状态所致强烈个人需要的影响,提示护士给患者传递信息过程中要核查其是否真正接受和正确理解重要或完整的相关信息。

(9) 避免冲突的健康信念影响信息接收:患者在其个人生活中积累的卫生保健及卫生保健人员等知识、经历、态度、偏见形成的个人"健康信念",可能影响其接受与本人"健康信念"相左的信息。提示护士为患者提供信息支持前需了解其"健康信念",避免提供与之有冲突的信息。

(10) 避免单向的信息传递:关注患者对信息的反馈,是护士为其提供信息支持的重要环节,通过了解患者对信息的想法、感知及其情感反应,可判断其接受、记忆信息的准确度。因此,不宜过多依赖发放资料等单向传递信息的方式而忽略患者对信息的反馈。如经微信群等平台给患者发送信息虽然便捷,却无法得知从不参与互动的患者是否真正获得信息支持。

4. 提供信息支持的实践技术　取得良效的信息支持需把握以下要点。

(1) 营造氛围:指信息支持需注重营造护患间沟通及信息交流、相互支持的良好信息沟通氛围。

(2) 监督运作:指提供信息支持,需确定承担组织信息支持任务的人,并督导其运作过程中有否根据患者的需要和能力给予其足够信息,以保持其良好状态。

(3) 保持水平:指保证患者熟悉信息的水平在其基本理解和现实的期望水平。虽然患者所需信息无固定水平,但信息提供的目标旨在保持患者信息水平的许可范围:①基本理解信息;②现实的期望;③可促进高依从性患者的理解。

(4) 专业操作:指信息支持任务的制定和执行如其他技术一样专业;同时还要求人性化,即要求提供的信息内容可靠、正确,使用专业化的相关技巧。

阅读笔记

（5）相互合作：指医护人员间、医护与患者之间对信息提供的合作性。这是确保提供优质信息的重要因素，要求参与患者照护小组成员都应明确每个患者的照护计划并及时更新。

5. 提供信息支持的操作步骤

运用英国学者尼克尔斯提出信息支持的 IIFAR 方案（表 10-1），IIFAR 由 5 个术语的英文单词首字母组成，其步骤可显示提供信息的专业技巧并提供其主干路径。

表 10-1　IIFAR 清单

步骤	内容
初始核对（Initial check）	患者的认知与情绪状态 患者是否适合接受信息 患者已经具有哪些信息 患者所需信息的语言及复杂程度
信息交流（Information exchange）	将信息打包，再间断地进行提问 运用图标和笔帮助患者记忆信息 核查患者是否存在信息过量与理解困难
最终的准确性核对（Final Accuracy check）	要求患者用自己的话概述信息 核对准确性，如果有必要再次传递信息
反应（Reactions）	核对患者对信息的认知、情感反应

案例示范

信息支持案例

护患者女，42 岁，中学教师，"发现右乳包块 1 个月余，确诊右乳浸润性导管癌入院 3 天"，拟于次日行右乳全切术。护士小王将为其做术前准备。

信息支持过程如下：

1. 建立关系，进行基本沟通

"你好，我是你的责任护士小王。刚才医生跟你谈了手术的相关内容。我想简单地了解一下，医生和你谈话后，你目前内心的感受如何？"

（向患者做自我介绍，让患者感受到关心和照护；给其表达自己想法的机会，同时也可以大致评估患者的情感、认知状态，为下一步信息告知做好准备。）

2. IIFAR 信息护理流程

I：初始核对

"接下来将由我告诉你一些手术前需要做的事情和可能遇到的情况，尽力让你不受焦虑影响，能平静地面对一切。"

护士："在这之前，你能简要用自己的话告诉我你所知晓的情况吗？"

I：信息交流

"好的，你对手术的过程已经比较清楚了，那我再告诉你一些术前需要做的事情。"

"明天早上 7 点 30 分左右会有工作人员推平车来送你进手术室，因此在这之前你需要做的是：①禁饮禁食：今晚 10 点以后不能再进食、喝水，直到后天早上才可以进食；②着装准备：今晚你需要做好个人清洁，同时取下身上的金属物品，换上病员服；③身心准备：如果在手术前有任何身体不适，请及时告知我们。此外，今晚你需要保证充足的睡眠，如果有入睡困难也请你告诉值班护士；④最后，在你了解这些内容后我还会教你学会术后功能锻炼操，这对你术后康复非常重要！"

阅读笔记

（根据患者的需求和情感、认知状态组织术前准备信息包）

FA：最终的准确性核对

"现在，请你用自己的话简单地告诉我你刚了解到的内容吧。如果你愿意，你可以使用我给你的图画和资料作为提示。"

R：反应

"很好，你已迅速掌握了所有内容。最后，我想知道你现在是否愿意告诉我，你此刻的想法与感觉。"

（二）情感支持

情感支持指帮助因疾病或损伤的患者度过其所经历不同情感时期，如恐惧或焦虑、平息愤怒、应对损失和悲伤。情感支持虽与心理咨询或心理治疗密切相关，但它并不等同于二者。其与信息支持一样，为心理护理的基本技术，具有类似心理治疗、咨询的心理干预功能，但又作为常规护理的一部分贯穿于护理全过程。它关注患者自身状况所致想法和情感并作为同伴给予其支持，使其很容易地表达情感，帮助患者感到更舒适，体验照护关系的行为。但情感支持并不直接关注患者解决问题或摆脱烦人的情感反应，而是促进其情感过程。

1. 情感支持的目标　为患者提供情感支持，强调护士的态度和实践同等重要。若无情感支持将护士带入与患者的互动中（护患互动要求护士实践一种或多种心理护理技巧），就不易引发护士积极、广博的态度。护士监测患者的心理状态或给予其信息支持时，可很好地暗示患者对情感支持的需要。而早期、短暂的情感支持，也可揭示患者对即时信息支持的需要，可随之对其实施可靠的心理状态监测或给予信息。患者情感支持的目标大纲如表 10-2 所示。

表 10-2　疾病与损伤患者的情感支持

项目	具体措施
目标	支持和帮助因疾病、损伤或残疾引起情绪反应的患者
技巧	营造安全的环境允许其表达情感 帮助其放松情绪，超越压抑和羞怯，自由地表达情感 友好地探索和讨论情感反应 交流理解并接受 通过尊重和认可个人的情感以提供支持
态度	能轻松应对并尊重个人的情感，不要阻止其流泪以及宣泄悲伤、焦虑和愤怒

2. 情感支持的有益假设　"情感支持是护士给予患者心理护理的核心部分"的观点，基于下列有益假设。

（1）情感支持包括帮助患者度过其正常的情感过程：严重疾病或损伤可触发个体产生各种情感反应，其中许多反应属于正常的情感过程，且将随时间发展而消退。若为患者提供完善的心理护理，则需要强调整体性，即与患者保持较亲近距离，以免任由患者独自应对其情感反应过程。情感支持的另一重要预防性因素，即在患者的"正常情感过程"延长（如"延迟"的悲伤过程）继而使其丧失应对能力时为其提供情感支持。护士为患者提供情感支持，需充分了解患者在情感反应中所处位置及其是否需要帮助。

（2）情感支持有助于患者的康复：被给予情感表达机会的患者及其家属大都很赞同这假设，因为情感表达对其所处情境的作用，与支持和陪伴相联系，他们倾向于更好地应对自身的情况，减少悲伤，并能更快地酌情应对疾病或损伤所致改变，有助其达成身心康复。

（3）情感支持有利于整体健康：情感支持被视为"协助患者调整、坚持为治疗所作努力的投入,可在很大程度上维护患者的整体健康"。保罗·马丁(Paul Martin)就此假设在其著作中描述了压力和忧郁对人们整体健康的不利影响,以及情感支持可以帮助人们减压排忧。

(4) 情感支持简便易行:情感支持并非治疗性心理干预,是使人们更容易表达其正常情感,可调节身心状况的一种干预、支持和关怀的形式。情感支持并无特别高的专业技术要求,可由护士提供给所有严重状况的患者及家属。若患者十分沮丧或发生心理失衡并挣扎着寻求帮助时,即预示其状况已超出情感支持的范畴,护士需将其转介至心理咨询或心理治疗接受干预。

3. 情感支持实施者的情感发展要素　情感支持实施者的个人情感发展需达到一定水平,才能更多地与患者感同身受;或接受一定的训练,才能为患者实施有效的情感支持。其情感发展要素如下:

(1) 情感反应的自我了解:情感支持实施者对他人情感的理解能力、对他人情感反应的敏感度,均可影响其情感支持的效用。如对情感反应小心谨慎、情感表露不自如、强行抑制自身情感表达的个体,即很难为他人提供情感支持。因此,情感反应特点也可视为个体的人格维度加以测评,如每个人都可在下图(图10-2)的沿线中找到符合自己情感反应的相应位置。护士为患者实施情感支持前,可了解自己的情感反应,评估自己能否实施情感支持及预测其可能的效果。

对自己的情感反应?

压抑、怯弱、阻滞、缺乏洞察力 1—2—3—4—5开放、允许、接受

对他人的情感反应?

感到威胁、否认、拒绝、压抑 1—2—3—4—5 泰然、受到鼓舞、助长

图10-2　情感反应评分

(2) 个人情感发展的理想构成:护士作为患者的情感支持实施者,其个人情感发展的理性构成包括4方面。①态度:指对情感及其加工过程持有积极态度,重视个人的感情和情感,具有向适当对象表达情感的能力;②意识:指伴随着个人对自己的感觉和情感反应的意识,不紧张、不羞涩,有无禁忌地向他人恰当表达自己感觉和情感的能力;③理解:把情感反应视为人们应对生活事件所有反应的正常部分,特别是对遭受疾病和损伤的人们的情感反应是其心理活动的重要过程,而并非必须与之抗衡的侵袭性行为;④自我意识:指人们对个体化情感类型及"问题点"的意识——即容易被每个人所明确、接受和表达的个人感情和情感。

(3) 对他人情感表达的反应:指人们通常对他人的正常情感表达更多地做出积极反应。当患者表露其情感时,情感支持实施者较多体现其接受现状的反应如下:①不惧怕,没必要逃避;②不必立即平复情绪;③不认为患者的情感反应需要被转移或"处置",并以微笑替代;④无负罪、责备或失败感;⑤不必要求患者压抑其反应;⑥不必为避免激起自身反应而避之。

4. 情感支持的具体实施(图10-3)

(1) 启动情感支持——鼓励:护士通过监测与评估患者的心理状态,确定情感支持是针对真正有需要的患者及家属,总是以鼓励开始,且只有卷入其中的患者意识到有此需要并接受鼓励时才能继续。

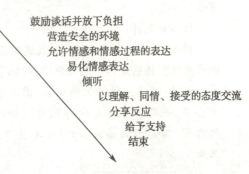

鼓励谈话并放下负担
营造安全的环境
允许情感和情感过程的表达
易化情感表达
倾听
以理解、同情、接受的态度交流
分享反应
给予支持
结束

图10-3　情感支持的具体实施流程

案例示范

一例心脏病患者情感支持的启动

　　患者章某、48岁,经营电脑维修,因出现心累、气紧、胸闷等入住某医院心内科病房,他曾经历过一次中度心脏病发作。护士小王在给他做入院后相关检查。

　　小王在完成相关检查后,把仪器放在一边,与章某坐了一会,说道"我的部分工作就是为心脏病患者提供与疾病相关的个人及情感等帮助。因为人们生病后,大都会有多种情感反应,我通常会在你治疗中安排20分钟与你单独会谈,如果你愿意,请谈谈疾病如何影响你个人的? 这是我们对你的关怀和支持,因此,我想知道你是否愿意再晚一会儿与我交谈? 还是愿意现在就开始谈"。(情感支持第一步,鼓励)

　　小王第二天在病房遇见章某的妻子正等待章某做血管造影检查回来,估计章某可能需要接受冠状动脉搭桥手术,小王与章太太聊了几句,章太太眼眶里饱含泪水,并为此向小王道歉。小王回应道"章太太,请你不要感觉到沮丧而道歉,这对于任何夫妻,都是很痛苦、恐惧的事情,你愿意花几分钟与我谈论这个问题吗? "

　　(鼓励患者及家属放下负担和顾虑,大胆地表达情感)

　　(2) 营造安全环境:理想的情感支持情境是医护人员基于思考、计划和关怀并由实施者负责设计,使之能促成患者情感表达的有益体验。具体做法:①选择合适的环境:温馨、舒适,保护隐私、没有噪音及其他干扰,让患者感到安全,不受监察和打扰;②限制参与者:理想状态的会谈应只有医护人员和患者,尽可能限制患者的配偶或其他亲友、观察者;③缩小社交隔阂:减少护士与患者之间的表面社会距离和身体障碍,表面距离以护士认为合适时可拉起患者的手为宜,以温和目光及使用恰当称呼等与患者交流。

案例分析

不恰当阻止患者的情感反应

　　患者章某:"我的妻子是个爱发愁的人,有时我觉得她比我更麻烦"。护士(和蔼的,但是阻止了反应):你此时担心这样的事情,是很愚蠢的,你的任务是好好休息、恢复体力,不应为别人烦恼。她会好的,我保证,我会与她谈的。

　　评论:这是一个回绝性的交流,护士指出章某关心妻子的情感是"愚蠢的",并非起到暗示患者"我认同并尊重你的情感,与我再谈论这个问题时可以放松点,与我谈话是安全的"的作用,却起了相反作用"我就担心你有这样的情感,要压制它,做点其他是事情……"。

　　恰当的选择:

　　护士(使得反应更加容易):我能理解你的情感,章先生,你愿意与我再多谈谈你关心的问题吗? 特别是你是怎么想的、对她带给你的烦恼是怎样的感觉?

　　评论:这是一种易化的反应,因为它传达了如此信息:章先生、你的表露对护士是重要的,她将其看着是值得花时间和详细阐述的。不加判断、不加评论也没有阻碍的作用,给患者的感觉:与这个护士谈话是安全的、他愿意谈更多,其情感支持得以启动。

阅读笔记

（3）允许情绪和情感的表达：明确、自然地接受患者的情感表露而安全地交流：患者向护士透露其个人隐私问题时，常常是"冒险"，护士则应努力让患者感到安全、可信任，其任何情感表达都不被反驳或打断、不令其感到尴尬和羞耻，不因护士的评判而有失自尊。护士回应患者需传达以下信息：不约束其想谈论的事情，患者所流露的担心、懊悔、愤怒、悲伤、消极等个人情感及落泪等行为均可被接纳，可通过情绪表达获益。如患者谈到"我实际上从住院起就心情很低落，我很感激你对我做的每件事情，但我总有一些暗淡的想法"。护士回应"你愿意与我分享那些感受吗？"此时护士的反应可让患者感到向护士表露其任何情感都是安全、被接纳、被允许的，便会欣然接受护士给予的情感支持。

（4）倾听并易化情感过程：情感支持是易化患者情感的确认和表达，是帮助患者正常的情感表达及加工过程，以促其总体健康。同时，护士以随和的态度接受及尊重患者情感的回应，可增强护患间的相互支持、合作。一旦患者对护士产生信任、感到安全并不断与护士讨论时，护士需以积极的倾听、适当的回应鼓励患者继续表达，助其探索内心的想法和情感，不必当场解决患者的情绪问题。

积极倾听的主要技巧：①与患者坐得近一些（一米左右为宜）；②避免外界干扰；③目光接触自然、平和（不宜刻意或长久地盯着对方）；④显示参与行为，如点头、"嗯"等回应，或简单陈述等；⑤偶尔使用反馈技术（简短小结，用自己的话核实患者的表述，或显示一直跟随患者的表达）；⑥简短提问和要求扩展表达（促进情感表达）；⑦恰当引导，如患者跑题或回避情感，需将患者拉回其更深入的情感讨论或改变话题；⑧避免评价性论断或纠正性信息（除非被要求）。

（5）回馈（理解、接受、共情的交流）：具有良好"共情"能力的护士，可准确判断患者的感觉，若在其激起情感的状态下与其有相似体验，更易与患者产生情感共鸣。若患者感知到护士的共情，可助其保持安全感并维持交流关系的深度，也可鼓励护患间继续对话。护士偶尔与患者分享自己的情感和反应，也可起到相似的效果。

（6）给予支持：情感支持包含的技巧，是给予寻求情感支持的患者热情相助的基础混合物；获得支持是一种排遣孤立、从烦恼的情感压力或情形中获得释放的感觉。当患者感到自己一直被倾听、被关注、护士愿意与其分享情感且以轻松方式讨论问题时，其情感就得以表达、获得支持，甚至觉得充满希望。如患者对护士说"谈话后，我有种意想不到的放松感，这种感觉一直伴随着我"。

（7）结束情感支持的会谈：会谈最好一开始就让患者注意其时间有限。如护士会谈前对患者说"如果你愿意与我就这个问题谈大约20分钟，可能会有所帮助。因约好3:00必须去病房，我们的会谈需在20分钟内结束"。多数情况下，"结束情感支持的会谈"会自然地如一次常见会面。若氛围轻松，护士可在会谈后简单核实患者的感觉，随即与之道别，或可同时另行安排进一步接触的方式。有时随着患者的讲述其沮丧或烦恼，会谈的氛围可能随其情绪改变，此时，护士需即刻将患者的情绪带回，尽可能给患者留下结束会谈的印象。如与患者核实：会谈留给他的感觉及其对接踵而至事情的感觉。

三、心理援助的相关技术

心理援助是针对各类严重疾病与创伤的患者及家属的积极帮助手段，在临床心理护理过程中，特别是接受专门心理护理训练的护士可借鉴心理咨询与心理治疗的有关技术应用于心理问题较严重的患者。以下简介解释技术、认知行为治疗技术、放松技术、系统脱敏治疗技术、快速眼动技术等心理援助的相关技术。

阅读笔记

案例导入

一例车祸骨折患者的心理护理（撷选其心理干预部分）

王某,男,28岁,会计,车祸致其左上臂骨折入院,手术治疗顺利,但患者整日唉声叹气、焦虑不安、睡眠差。

护士与患者交谈后了解到:王某自小做事认真,特别怕出错,从事财务工作后,常担心工作出错,尤其怕自己经手的账款出错,上班时、下班后都要反复检查或反复回想会有否错,常在睡前还想一遍白天的工作,甚至回单位重新核对后才放心,为此影响睡眠。有一次别人误会他出错,他解释时紧张得发抖、说话语颤。患者反复强调,我若出错,就会被训斥、责骂。这次车祸即下班开车回家的路上一直担心自己所做的转账出错,与避之不及的转弯大货车相撞致骨折,伤后仍担心所做账目。患者还自述脑海里常出现车祸致伤的情景,背部不适、疼痛等令其恐惧不安。

成长史:母亲要求严格,做错事即以打或骂惩罚他,他总是小心谨慎,生怕做错事。护士如何借鉴心理咨询与治疗的技术对该患者实施心理干预?

案例要点解析:

患者的表现和陈述看,患者存在明显的焦虑、过分担心和恐惧,并有反复检查的强迫行为,同时,对车祸事件反复在患者脑海闪回(再现)。护士认为该患者需要进一步的心理评估以确认其心理问题,应用相关心理咨询、治疗技术为患者实施心理干预。

1. 心理评估结果　综合患者的症状描述和其他心理测评结果,患者有焦虑、强迫和恐惧等心理问题。

2. 心理干预要点　①应用解释技术,分析患者较强心理反应的主要原因,助其领悟其症结;②应用认知治疗的 ABCDE 技术缓解患者的过分担心、强迫行为等;③应用行为治疗的放松技术、系统脱敏技术调节患者的紧张、恐惧;④以快速眼动技术干预受伤情景(血、残臂)在患者脑海中的闪回(再现)。

3. 效果评价　以下仅为观察、访谈所得评估结果。

(1) 护士的观察:患者面部表情自然、不再紧张,并面露微笑。

(2) 患者描述:我不再紧张和恐惧了,感觉好轻松,睡眠也好了。

（一）解释技术

以下简介解释技术的概念、内容、注意事项及应用。

1. 解释技术的概念及内容　解释(interpretation)即心理咨询师以相关理论描述求助者的思想、情感和行为的原因、过程、实质等,帮助求助者了解自身的行为、思想和情感,从而产生领悟,提高认识,促进变化。解释的内容包括:①当事人有否心理问题及其性质;②问题的主要原因,演变过程;③咨询的过程、方法和效果等。

2. 解释技术的注意事项　①解释时,首先应了解情况,准确把握,以免解释偏离;②明了其想解释的内容,若自己也模糊不清或前后矛盾则效果差,甚至起反作用;③解释有度,指需酌情做出合适的解释,即有的内容需谨慎解释,不一定把掌握的信息都告诉求助者,需避免增加其心理负担的解释、不能很好理解的解释、与其信奉的理论矛盾的解释、不利其面对现实的解释;④灵活地运用解释技巧,即解释需考虑当事人的文化程度、理论修养、个性特征、领悟能力、问题特征、理论特点;⑤解释不能强加于求助者。如不能在其毫无心理准备时匆忙地解释,以免其不知所措,难以接受;不给予求助者不同意或质疑的解释。

3. 解释技术的应用　个体幼年的心理创伤是其成年心理问题的原因,神经科学的研究表明,创伤记忆带着强烈的负性情绪片段,潴留、阻滞在杏仁核内,不能正常地上传至负责记忆整

阅读笔记

合的海马并进一步上传皮质。其如同一个"深藏在体内的脓肿"，不断地影响着个体。应用解释技术，旨在帮助患者将心理问题的原因从潜意识中上升到意识层面，通过解释和分析，让患者以一个全新、更全面的视角重新思考自己的心理问题，加深理解自身异常行为、观念、思维和情绪等心理状态，理解心理问题的症结，产生领悟，促进变化，缓解或解除症状。

案例示范

———— 针对骨折患者王某的解释技术范例 ————

护士：如果工作中出现了差错，会怎样？

王某：顾客会打我、骂我。

护士：除了顾客，你做错了事，还会有谁打你、骂你？

王某：母亲对我要求很严，只要做错事，都是打和骂。小时候，做同一件事情，有时妈妈没有反应，有时会暴打我，所以在家里我总是小心谨慎，生怕做错事情（焦虑表现）。

护士：请你举个例子好吗？（具体化技术）

王某：我小时候把玩具拿到邻居家和小朋友玩，忘记拿回家，被母亲暴打和训斥，有一次我和同学在操场发生冲突，我没有错，被母亲当着很多同学的面脱了裤子打骂。现在工作了，母亲还是这样当着很多人的面骂我。说到这，王某已泪流满面，泣不成声。

护士：现在能理解为什么你总是担惊受怕、害怕出错、害怕挨打和害怕被训斥了吗？

王某：我知道了，这是我幼年时的心理创伤，让我随时都担心出错和挨打。

护士：不仅这些，你还形成了错误的思维模式，即错了一定会挨打、受骂（不合理信念），这就是你反复检查，且焦虑、恐惧程度高的原因。

(二) 合理情绪疗法

1. 概述　合理情绪疗法（rational-emotive therapy，RET），又译为理性情绪疗法，临床上常称为 ABCDE 技术，源于美国心理学家阿尔伯特·艾利斯（Albert Ellis）的情绪管理理论。其主要观点认为，个体的情绪和不良的行为并非完全是外部诱发事件本身所引起，而主要是个体对事件的评价和诠释造成。该疗法是改变患者的认知为主的治疗方式，它以理性思维方式和观念代替不合理的思维方式，以理性治疗非理性，最大限度地减少不合理的理念给患者的情绪所致不良影响，使之恢复心理健康。

2. ABCDE 的内涵　由一系列的事件、感受、与结果等 5 个环节组成，简称 ABCDE，其中 A（activating events）指诱发事件；B（beliefs）指个体遇到诱发事件后产生的信念，即对该事件的感受、看法、解释和评价；C（consequences）指特定情境下，个体的情绪及行为的结果；D（disputing）指与不合理信念辩论；E（effects）指经过辩论和疏通产生的积极信念、行为和情绪。其中最重要的是 B，即个人对事件的感受与诠释。

3. ABCDE 技术的操作步骤　①指出患者的思维方式、信念不合理，助其弄清楚为何是这样，讲清楚不合理信念与其情绪困扰之间的关系（通俗讲解 ABC 理论的基本原理）；②指出患者的情绪困扰延续至今并非早年生活的影响，而是其自身现存的不合理信念所致，自己应对此负责；③采用与不合理信念辩论为主的技术，帮助患者认清、进而放弃其不合理信念，促使患者产生认知层次的某种改变是该技术的最重要环节；④基于步骤 3，还要从改变其常见不合理信念入手，助其学会以合理的思维方式代替不合理的思维方式。通常 4 个步骤完成后，即可消除患者的不合理信念及其所致情绪困扰和障碍，患者就会以较合理的思维方式替代不合理的思维方式，较少受到不合理信念的困扰。

阅读笔记

4. ABCDE 技术的应用 该技术的治疗作用被广泛认可,并普遍应用于临床各类患者的心理干预(心理咨询、治疗等)。

案例示范

针对骨折患者王某的 ABCDE 技术范例

护士:让你感到最担心或害怕的事件是什么?（找出让患者产生异常紧张情绪的诱发事件 A）

王某:害怕被人训斥和挨打。小时候,只要我做错了事情,就会遭受母亲的训斥和暴打,工作以后还是这样。我认为只要做错了,就会挨打或被训斥(分析挖掘患者对诱发事件的解释、评价和看法,即由其引起的信念 B)。

护士:你觉得你的紧张、担心和害怕与这些想法有关系吗?

王某:有(探讨这些信念与所产生紧张情绪的关系),一想到就开始紧张。

护士:如果你出错,顾客一定会打你吗?（与不合理信念辩论）

王某:可能会吧。

护士:上次与顾客发生冲突后,顾客打你了吗?其他人与顾客发生冲突后是不是都挨打了?

王某:没有,……也可能不会挨打。

护士:他们会怎么?

王某:他们会来找我问清楚。

护士:你会怎么做?

王某:我会给他们解释清楚。

护士:以前你认为,你出错就一定会挨打和被训斥的想法是正确的吗?

王某:不太正确。

护士:为什么你会有"出错,一定会挨打挨骂"的不合理思维模式呢?

王某:是幼年母亲的教育方式所致(疏通)。

护士:对啊,你认为人一定不会出错吗?（不合理信念）

王某:以前我想我一定不能出错,所以我要反复检查。现在认为,人都可能出错,我会尽量不出错,如果错了,纠正就是了(自己辩论、疏通)。

护士:这样想后,你感觉这样?

王某:这样想就感觉轻松多了。

护士:看来,我们的情绪,如焦虑、担心、害怕等主要跟我们对这些事情的看法有很大关系,我们可通过合理的想法调整和控制我们的情绪,做自己情绪的主人。下面,我给你留点作业,继续找自己还有什么担心、焦虑的事件或场景(A),自己对这件事件的看法或态度(B)以及自己的情绪或行为(C)分析自己的看法或态度(B)是否合理,如果不合理,合理的想法或态度是什么?自己与不合理想法辩论(D)最后转变不合理的信念,获得合理的信念和积极的情绪与行为。

王某:我知道了,我现在感觉轻松多了。

（三）放松技术

放松技术(relaxation techniques)指通过放松身体,达到心理放松的各种技术,主要有深呼吸放松、想象放松和肌肉放松技技术,是行为疗法中使用最广的技术。患者通过训练有意识地控制自身的心理生理活动,达到肌肉放松、心情轻松,从而缓解焦虑和紧张。此法简便易行,实

阅读笔记

用有效,较少受时间、地点和经费等条件限制。放松技术有多种,患者可任意选择其一,也可混合使用。常用的放松技术如下。

1. 深呼吸放松技术　指采用腹式呼吸法,即深吸气-保持1秒钟-再呼气的方式。深呼吸可增加肺活量,改善因长时间学习、工作等致大脑缺氧引起的疲劳,缓解紧张、焦虑等不良情绪。具体操作如下:

(1) 讲解原理:护士为患者简要介绍放松的原理和过程,强调其在放松法中的主体作用,激发其自主的积极性。

(2) 示范指导:护士为患者示范深呼吸的方法,让患者一只手放在腹部,另一只手放在胸部,提示其先呼气,感觉肺部有足够的空间,再用鼻子吸气,保持3秒钟(心中默数1、2、3),停顿1秒钟后再把气体缓慢地呼出(心中默数1、2、3、4、5);再按照上述步骤重复。

(3) 重点提示:①选择空气清新、安静、不被打扰的环境;②选择一种自己感觉舒适的姿势(站着、坐着、躺着);③松开束腰的皮带或衣物;④不要在意每个动作是否都做到家,逐步熟悉。

(4) 具体操作过程:见下"操作与训练——深呼吸放松指导语及步骤"。

操作与训练

深呼吸放松指导语及步骤

1. 大家好,我们现在开始进行深呼吸放松,请你选择一个让你感觉舒适的姿势,可坐着或躺着,你可以睁开眼睛,也可以闭上眼睛,当你闭上眼睛时,不要受周围环境的影响;

2. 当你舒服的姿势坐好(站好、躺好)后,请双脚分开与肩同宽,双手掌心向上放在双腿上(双手掌心微向前或向上放在身体的两侧),轻轻闭眼,用鼻子自然吸气,感觉气体充满你的胸腔,保持2秒钟;

3. 用嘴巴慢慢地、轻轻地吐气,吐气的时候把注意力放在双肩上,注意一下你双肩的感觉,让双肩这种下沉的、放送的感觉蔓延到你身体的更多部位;

4. 接下来,再进行这样的深吸气、慢慢吐气的循环,你可以适当地每次吸气、吐气都比上一次多一点点,慢慢地加深自己的呼吸,更多地感受双肩下沉、身体放松的感觉,每次你可以根据自己的情况做5~10分钟的深呼吸放松。

2. 想象放松技术　指通过想象一些广阔、宁静、舒缓的画面或场景,达到放松身心的目的。想象的画面或场景可以是海滩、山涧小溪、草地、花海、平静的湖面等一切能让心灵平静愉悦的美好场景。具体操作如下:

(1) 身体姿势:可选择坐着或躺着,松开束腰的皮带或衣物。

(2) 指导语及步骤:见下"操作与训练——想象放松指导语及步骤"。

操作与训练

想象放松指导语及步骤

1. 请选择一个你感觉舒适的姿势坐着或躺着,轻轻地闭上你的眼睛,尽量不要受周围环境的影响;

2. 想象躺在一片绿色的草地上,软绵绵的,阵阵清风拂面而来,带着淡淡的清香。蓝蓝的天空飘着朵朵白色的云彩。潺潺小溪从身边缓缓流过,叫不出名的野花竞相开放。远处一头母牛带着小牛仔散步,身边的小孩在尽情嬉戏玩耍。一只小蚰蚰在地里跳来跳去,还有树上的小鸟在不停地歌唱。你感到很舒服、很放松、很温暖、很惬意……

阅读笔记

3. 你用心地去听远处瀑布泻下的声音,深吸一口带着花香的空气,感觉非常轻松、舒适,身体变得越来越轻,就像一朵云彩,忽而飘浮在宁静的湖面,忽而又深入葱郁的山谷,你感到轻松、舒适……

4. 你耳边传来你熟悉的音乐,你感觉像股股清泉涌入心田,顿时,你心情变得豁然开朗,身体也得到了最大、最好的放松,随着音乐,你走进烟雨中的江南水乡,轻轻薄雾飘过河面。在古老的拱桥下,停着一艘小船,你手撑着雨伞站在船头,悠然地看着两边的垂柳,听着远处古寺的钟声,你心情平静、好像一切烦恼都抛在了脑后……

5. 你经过一番长途跋涉,来到一片绿洲,又看到一片青青的草地、小溪,你仰面躺下,看着蓝蓝的天空,呼吸清香的空气,思绪渐渐平静,慢慢进入温馨的梦乡……

3. 肌肉放松技术　指通过肌肉紧张到松弛的转换降低肌肉张力的放松方式。先让患者感受肌肉紧张再让其体验松弛,随其肌张力的下降,患者将体验到深度的松弛,达到身体和心理的放松。每次约 20~30 分钟,具体操作如下:

(1) 环境要求:安静、舒适、光线柔和的房间或治疗室,可酌情配备有助于放松的背景音乐。

(2) 患者准备:患者练习前应脱鞋、宽衣解带、取下眼镜、手表等佩戴物品,取舒适的姿势在座椅、躺椅或软垫上准备肌肉放松。

(3) 告知要点:①此疗法旨在降低其肌肉紧张水平,动作没有难度,没有达标要求,主要是肌肉紧张后彻底放松,以免患者主观上的任务压迫感;②此疗法相对耗时,很少获得快速、立竿见影的效果,无显著效果并非能力不济,或需进一步练习或改练其他放松法;③此疗法的中心环节是掌握紧张 - 松弛的周期循环,从手和前臂肌肉起始,依次趋向头部 - 颈部 - 肩部 - 胸部 - 腹部 - 臀部 - 大腿 - 小腿 - 脚趾肌肉群。

(4) 具体操作及指导语:见下"操作与训练——肌肉放松训练指导语及步骤"。

操作与训练

肌肉放松训练指导语及步骤

1. 大家好,我们一起来做肌肉放松的训练,请你跟着我的指导语进行。现在两手握拳用力,坚持住,保持 10 秒,10、9……2、1,放松,体会两手松弛的感觉,你越是注意这种感觉,这种感觉就越发清晰。让患者体会这种紧张松弛的感觉非常重要,如果患者感觉不清晰,这个动作可以反复来做,直到体会到松弛的感觉再接着做下一个的部位。

2. 好!现在两手握拳举到肩膀,感受小臂大臂肌肉紧张的感觉,用力,坚持住,10、9……3、2、1,放松,好的,让两只手臂上的力量迅速地卸掉,两臂一点力气都没有了,松松的、软软的,充分体会这种松弛的感觉。

3. 现在将你的注意力转移到你的头部,请皱紧眉头,保持 10 秒,然后放松;再皱起鼻子和脸颊部肌肉,保持 10 秒,然后放松;用舌头抵住上腭,使舌头前部紧张,保持 10 秒,然后放松。你现在去充分体会面部肌肉的松弛,舌头软软的,整个脸颊都软软的,这种松弛顺着头皮,向整个头部蔓延。

4. 好!现在开始做双肩肌肉的放松,先尽力耸肩,去够耳朵,好的,坚持住,保持 10 秒,放松,体会双肩放松的感觉;好,下面把注意力放到你的下巴,用下巴去够你的前胸,去体会脖子肌肉紧张,好的,用力,坚持 10 秒,放松,体会脖子松弛的感觉。

5. 现在将注意力全部放在你的背部,用你的方式收紧后背的肌肉,坚持住,保持 10 秒,放松,去感受背部肌肉放松的感觉。

阅读笔记

6. 接下来是小腹部，用你的方式体会腹部的肌肉收成一个团，紧紧的，坚持 10 秒，放松，感到小腹肌肉松松的、软软的，体会小腹部温热的感觉，这种温热的感觉让你觉得很舒服，并向全身蔓延开、蔓延开，整个身体舒服极了，这种舒服是你非常喜欢的。

7. 下面开始收紧臀部全部肌肉，坚持 10 秒，放松，去体会臀部松松的、软软的感觉。

8. 再接下来，把注意力放在你的两个膝盖上，想象在两个膝盖中间夹住了一枚硬币，用力夹紧它，体会大腿和小腿、膝盖的紧张，用力，坚持 10 秒，放松，充分体会两条腿松弛的感觉。

9. 现在将注意力放在你的双脚上，用你的脚尖用力向上指，体会脚掌和脚趾肌肉的紧张，好的，坚持 10 秒，放松，现在你的两只脚，松松的、软软的。

以上这些过程在第一次时患者可以睁着眼睛，在以后的过程中，患者会在中间的某个环节就自然而然地闭上了眼睛，那这套教的动作就变成了一次放松的过程。在完成一遍之后可以再从脚往上向全身走一遍。可以这样说，刚才体会两脚放松的感觉，两只脚松松的，软软的，用你的方式，任由这种松软的感觉向两条腿蔓延、蔓延，接着它继续蔓延到小腹，蔓延到了臀部，蔓延到的地方都变得那么的松弛，充分体会这种松弛，整个身体都变得松松的，软软的，后背的肌肉也变得非常松弛，每一根肌纤维都变得那么松松的，软软的，两个肩膀松松的，没有一点点力气，两条手臂和两只手完全的松弛了，彻底地放松了，整个脖子和面部，整个人都沉浸在放松的感觉中。

10. 当完成整个放松后，用唤醒的方法将患者重新引领回来：现在我将从 3 数到 1，你将满身轻松地回到这个房间里来。3 做深呼吸，2 轻轻动动手指，1 在你想睁开眼睛时，慢慢睁开眼睛。

以上全部环节即渐进式肌肉放松的完整过程，操作过程中要注意：①让患者充分体验肌肉放松、身体松弛的感觉。"你体会到放松的感觉，清晰吗？"②语气要有起伏，如"用力"、"放松"的语调有别；③注意跟随，护士应跟随患者的感觉走；④传递明确、清晰的指令，让患者听清楚；⑤留下足够时间让患者体验。

（四）系统脱敏技术

系统脱敏（systematic desensitization）技术，指通过循序渐进的过程逐步消除焦虑、恐惧状态及其他不适反应的行为治疗技术，源于实验性神经症的动物研究，由美国精神病学家约瑟夫·沃尔普（Joseph Wolpe，1915—1997）创立和发展。其基本原理是交互抑制，主导思想是让一个引起微弱焦虑、恐惧的刺激，重复暴露在个体面前，同时个体以放松对抗，使该刺激逐渐失去引起焦虑、紧张的作用。系统脱敏技术常用于个体对特定事件、人、物体或泛化对象的恐惧和焦虑。

1. 操作步骤　系统脱敏通过一系列步骤，按照刺激强度由弱到强、由小到大，逐渐训练个体的心理承受能力、忍耐力，增强其适应能力，最后达到对真实体验再无"过敏"反应和身心正常状态的过程。以下结合王某的案例，陈述系统脱敏的主要步骤。

（1）确定靶事件：找出患者感到恐惧或焦虑的事件或情景，如王某的靶事件是被打骂。

（2）判断不适程度：采用主观不适单位（subjective units of disturbance，SUD）衡量恐惧或焦虑的等级，一般选 0~5 或 0~10 或 0~100SUD。

例如：　0——————1——————2——————3——————4——————5
　　　心情平静　　极小恐惧　　轻度恐惧　　中度恐惧　　重度恐惧　　极重度恐惧

（3）设计不适层次表：将患者报告的恐惧或焦虑事件（物体、情景）按等级程度由小到大的顺序排列，并赋予主观不适感。以王某恐惧被打骂为例（表 10-3）

阅读笔记

表 10-3　不适层次表(某个案)

事件	SUD
在家	0(心情平静)
上班途中(害怕上班工作中出错而挨骂和被打)	1(极小恐惧)
坐在办公桌前(害怕上班工作中出错而挨骂和被打)	2(轻度恐惧)
开始工作(害怕工作中出错而挨骂和被打,反复核对)	3(中度恐惧)
工作结束(害怕工作出错而挨骂和被打,反复想工作有否出错)	4(重度恐惧)
顾客与其争论或上级批评(害怕挨骂和被打)	5(极重度恐惧)

(4) 放松训练:一般治疗前,护士应指导患者学会肌肉放松技术,以达到全身肌肉能迅速进入放松为状态为合格。训练方法如前所述。

(5) 系统脱敏:简介想象脱敏和现实脱敏,操作此项技术的护士需要同时具备心理咨询师资质。

1) 想象脱敏:选择安静环境,让患者舒适地闭目躺或坐下,进入充分放松状态。然后护士口头向患者描述层次表中所列举事件,由低等级事件开始,让患者想象事件,并评价其对该事件的恐惧等级,嘱患者放松;再次让患者想象和评价该事件的恐惧等级,重复此过程,直至患者对该事件的恐惧等级明显下降后,再对下一个等级的诱发恐惧事件给患者实施同样的脱敏训练。

通常每次训练 30 分钟,每次涉及的等级事件以患者能接受为宜,一般为 1~3 个。每次训练结束后,让患者做一次完整的放松训练体验,再讨论效果并布置下次的训练计划。

2) 现实脱敏:也称接触脱敏法,即在现实环境对所恐惧的事件或情景进行脱敏训练。其过程类似想象脱敏,按照患者和护士共同设计的不适等级层次表,按照由小到大依次逐级脱敏训练。初期训练中要求护士陪同患者训练,以便及时给患者以督促、指导和鼓励。每次训练完成后应有个短暂的自我放松过程,而且应在每次训练后耐心与患者一起总结,逐项分析各等级层次的恐惧值有否下降,鼓励患者积极表述其感到恐惧第一时间的内心体验。该表述过程在现实脱敏中十分重要,患者敢于描述恐惧,就接近其能理智地审视其恐惧状态。只要帮助患者重新在该层面获得理性,患者就更容易在现实中实现自我放松,收到更好的脱敏训练效果。该技术要求护士除在脱敏过程中引导患者,还要做患者的悉心听众和记录者。

2. 注意事项　主要包括两方面。

(1) 系统脱敏与认知领悟相结合:系统脱敏的关键是确定引起患者过激反应(焦虑、恐惧和紧张)的事件(物体、情景)。有时过激反应事件并不一定是真正引起患者心理障碍的原因,或是另有起因。必须找到患者过激反应的真正原因,结合认知领悟,标本兼治。如案例中王某恐惧做错事挨打和被骂只是表面现象,其恐惧的真正原因是其幼年时母亲的教育方式所致心理创伤(不合理思维:做错事就会挨打),故对其实施与认知领悟结合的系统脱敏治疗效果更好。

(2) 充分放松:此为系统脱敏成功与否的关键因素,因系统脱敏的基本原理是交互抑制,没有肌肉的充分放松就不能很好地抑制焦虑、紧张和恐惧。故系统脱敏前,患者需不断练习全身肌肉放松,以达到系统脱敏时能自如放松。

(五) 快速眼动技术

该技术也称眼动脱敏与再加工(eye movement desensitization and reprocessing,EMDR)技术,指通过一边让患者沉浸在过去的创伤情境体验中,一边眼动,以消除源自创伤的某些心理和生理症状,并将创伤情结消蚀和连接,融入新的认知体系,促进认知重建的技术。该技术由美国心理学家弗朗辛·珊皮诺(Francine Shapiro)创立,其理论假设是:人总是会遭遇各种不幸,但人也有一种内在能力削弱或消除不幸事件的冲击,从中学习使自己成长。弗朗辛·珊皮诺认为

阅读笔记

EMDR 除缓解焦虑,还能引出积极情绪,唤起自觉,转变信念,改变行为,降低焦虑和创伤性记忆所致痛苦。大量研究显示,EMDR 治疗对创伤性应激障碍的效果好于药物治疗。

1. 快速眼动技术的机制 EMDR 确切的治疗机制尚不清楚且存在诸多争议,弗朗辛·珊皮诺及其他研究者试图从不同角度解释 EMDR 奏效的机制,并提出诸多假说,如 AIP 模型理论、相关机制假说、神经生理机制、影像学证据、行为学证据等。总之,EMDR 的原理认为创伤回忆是一组关于创伤事件的信息,它几乎以原有形式紧锁在神经系统里。形象、想法、声音、气味、情感、身体感觉、当时出现的自我信念,全都存在一组神经网络里,这组网络是未经处理、出现机能障碍的信息包,只要有少量信息触及原始创伤,都足以使它重新活跃。EMDR 通过激活创伤记忆的全部或部分,进行新陈代谢处理,促进心理创伤的痊愈。

2. 眼动治疗的重要术语 治疗前需掌握的基本术语如下。

(1) 负性认知:指患者的自我负性认知和判断基于其自我的消极认知和判断。EMDR 治疗前还需调整认知,如王某认为自己不够好,即其负性认知。

(2) 主观不适度,指患者自己主观感受的不适程度,一般选 0~5 或 0~10 SUD,0 是没有不适,5 或 10 是极大的不适(恐惧、焦虑、抑郁、紧张),眼动治疗前后需做此类主观评价。

(3) 认知有效性(validity of cognition),也称 VOC 值,指个体对正性认知的相信程度,用 1~7 级评分,1 分指完全不相信,7 分指完全相信。

(4) 图像:指个体在灾难事件中看到的一幕场景,如看到一个失去亲人的场景,或看到一个悲惨的景象在其头脑中挥之不去。

(5) 躯体的感觉:指个体经历创伤事件后在其身体上引起反应的大小。

3. 具体操作步骤 以王某为例,具体操作如下。

(1) 心理访谈与诊断:①与患者建立真诚、信任的治疗关系,了解患者的个人信息,心理痛苦等资料,包括创伤事件带给患者的痛苦和意义。如患者王某在车祸中遭遇的各种情况(紧张、车祸、血、残臂等)及其对遭遇事件的看法;②给予患者必要的支持和改变,即调整患者的不当认知,据其知识水平等确定患者可否做 EMDR 治疗及其次数;③为患者讲解 EMDR 治疗的性质和过程,使之理解其创伤发生时亲历和感受到的情景、声音、味道、思想、感觉、情感等并未被"适当处理",而是被"凝结"和"停滞"在大脑中,以致事件发生后,那些情景、感觉不断地干扰和破坏个体的心理状态而痛苦。EMDR 可帮助和激活个体大脑的信息处理系统,重新对创伤体验和感受性适应性处理,使症状减轻或消失。使用 EMDR 应能提出一个最具代表性的事件(靶事件)加以处理;无需将患者每个感受和体验都设为目标。案例王某的靶事件即其受伤情景(残臂、血)。

(2) 创伤评估:包括以下四方面。①确定视觉印象:患者选择其确想处理的一个特定记忆(事件),并选定与该事件有关、最使患者感到痛苦的视觉印象;②评估主观不适感:护士与患者一起讨论和评估其主观不适感的水平,即与事件有关的闯入性印象、思想、情绪、声音、味道、感觉和闪回等所致患者心理痛苦的程度,分为 0~10 级,用主观不适感单位衡量;③评估认知有效性(VOC 值):与患者一起讨论和评估发生某事件使其产生了那些负性信念,随之,护士需为患者找到与其负性信念相反的信念(正性信念),并让其确定对正性信念的相信程度;④躯体感觉:护士协助患者确定其脑中闪回创伤事件时躯体不适的部位。

如对王某的评估:①视觉印象:血、残臂等;②主观不适感觉:见到血、残臂、听到车祸时撞车的声音,感到恐惧、害怕,SUD10 级;③认知有效性:负性信念"糟透了",VOC 值是 2;④躯体感觉:背部不适。针对其"VOC 值是 2"的评估结果,护士可与王某确定其正性的信念:"没有任何事情是糟透的,人生还有很多美好的事,会逐渐好起来",家人的关心、医护人员的精心治疗和照护等。

(3) 操作准备:①确定护患间的位距:眼动脱敏一般采用护士与患者面对面的方式,间距 60 厘米,以护士伸出手指便于在患者眼前且其移动感到合适为宜;②示范练习:护士将食指和

阅读笔记

中指并拢,在患者眼前有规律地按斜上、斜下、左右、上下或画圈式快速移动,要求患者头部不动、双目平视、眼球随护士的手指移动,护士可酌情调整手指移动的频率;③与患者约定停止的信号:告知患者若因眼动而头晕、恶心,即表明其不适合做眼动,可举起左手或右手示意停止。

(4) 眼动脱敏:包括以下4步。

1) 眼动:让患者集中注意其视觉印象、甄别其主观不适感、负性信念及伴随的躯体不适感,同时在护士的手指带动下做眼球运动10~20次。如让王某在脑中呈现血和残臂的视觉印象,带着恐惧情绪、糟透了的想法及背部不适,跟着护士的手指做眼动15次。

2) 放松:让患者闭目休息2~3分钟,完全放松,排除脑中所有杂念。如护士告知患者王某"什么都不想"或指导他选用某种放松技术。

3) 评估:再提示患者体验恐惧,重新评估其SUD,若SUD评分仍较高,则以其"当下状态"重复上述眼球运动,其负性状态可在其眼动过程中逐渐淡化或消失。眼动的次数需由患者痛苦缓解的程度决定,若SUD降至1~2级,即可进入下一步治疗。如护士问王某,"您现在感觉恐惧、太害怕的程度有几级? 王某回答"8级";护士:"我们再继续眼球运动"。重复眼动 - 放松4次后,王某的SUD从8级降至2级,即可进入下一步治疗。

4) 导入:护士引导患者想象一个美好的场景,伴随愉快的情绪,带着正性信念做眼动。眼动次数由患者对正性信念的相信程度决定。若其VOC升至7级,即可进入下一步治疗。如护士引导患者:"请您想一个有图像的美好场景",患者:"我和家人在海边散步、拾海贝"。护士"请带着愉悦心情和一切都会好的信念;跟着我的手指做眼动(15次);闭上眼睛,尽量放松自己,什么也不想"(2分钟);"您想到那个画面时相信一切都会好起来"的信念的真实性有多少? 从1~7级评分。患者:"5级"。护士:"我们再继续眼动"。眼动 - 放松重复两次后,患者的VOC从最初的2级升至7级。

(5) 认知重建:是检查患者正性认知的有效性并保持其察觉。护士与患者一起讨论其主要的痛苦体验、诱发痛苦体验的视觉印象和负性信念等,促使患者领悟其事件、创伤、创伤性反应的表现及意义、创伤所致负性信念、适应性应对方式,助其重建正性的信念,发展其适应的应对方式。如护士与王某讨论其视觉印象、恐惧感和糟透了的信念,引导其体验身体不断康复的当下状态、亲友及同事的关心、未来希望;也让其领悟事件并非真那么恐惧,他的过高恐惧感与其年幼时母亲的不当教育方式(公开场合打骂孩子)给他留下的心理创伤(犯错即受惩罚的恐惧)有关,促其认知重建。

(6) 身体扫描:该阶段目的在于检查是否还有残留的与目标问题相关的困扰,以完成全部的再加工过程。让患者聚焦于目标问题或情境,并保持其正性认知,从头到脚扫描身体感觉,提供几组分离的双侧刺激操作,直至患者体会到中性或者正性的身体感觉为止。如护士提示患者:请您闭上眼睛,想着原来的那个记忆(车祸、血、残臂)和重复正性认知(一切都会好起来),然后注意您身体的各个部位,如果哪个地方感觉紧张、有压力、或不寻常的感觉,请告诉我? 扫描后根据患者的报告进行处理:①增强正性的身体感受:如报告是正性的感觉,可做慢而短的眼动增强其感觉;②再加工负性身体感觉:如报告是负性的身体感觉,就用长而快的眼动对负性感觉进行再加工直至其消失。

(7) 疗效评价:护士与患者一起讨论治疗效果,包括整个治疗过程的内容、体验、收获和遗留问题,可再一次评估其SUD、VOC和躯体感觉,重点是强化患者在治疗中所获得的影响。如护士与王某讨论其疗效,更注重强调他在治疗中的努力。

(8) 治疗总结:告知患者治疗结束,解答患者的疑问,并告知其此后可记录与该事件、视觉印象有关的任何领悟、想法、记忆或梦境,作为与护士进一步讨论的材料,然后共同制定下一步目标和治疗计划并结束本次治疗。

阅读笔记

(李小麟　刘晓虹)

第三节　临床心理护理的应用研究体例

以下简介某研究团队师生针对乳腺癌患者心理评估、干预的系列研究，主要包括三部分。

一、康复期乳腺癌患者家庭功能的调查研究

(一) 研究概述

1. 研究目的　了解康复期乳腺癌患者家庭功能情况。

2. 研究思路及方法　采用一般情况调查表和家庭功能指数评分（APGAR）问卷调查某医院 245 例康复期乳腺癌患者的一般情况、疾病信息、家庭功能指数，并分析其家庭功能的影响因素。

3. 研究结果（部分）　本案康复期乳腺癌患者 APGAR 为（7.51±1.17）分。其中，家庭功能良好者 180 例（73.5%），存在中、重度家庭功能障碍者分别为 52 例（21.2%）和 13 例（5.3%）。多元回归分析中发现，康复期乳腺癌患者家庭功能指数的主要影响因素包括是否复发和（或）转移（β=-9.671）、婚姻状况（β=8.29）和是否参加抗癌团体（β=7.402）。

4. 结论　乳腺癌治疗后患者家庭功能存在一定问题，对复发、转移的患者需给予更多的关注，健康婚姻和有益社交有利于维持患者良好的家庭功能。

该研究符合现代医学的认识，即从个体疾病转为家庭问题。乳腺癌带给患者巨大身心困扰，同样作用其配偶及其他家庭成员，家庭氛围会因患者状况而改变；家庭关系及功能影响患者的康复，家庭支持低的患者生活质量更差、死亡率更高。有效的家庭综合评估，可使肿瘤心理学家有针对性地为患者及家庭提供专业的咨询和干预，可能有助于帮助患者与家庭建立有效的联盟从而改善其家庭功能。

(二) 研究报告

1. 乳腺癌患者家庭沟通的综述　有学者针对乳腺癌患者的家庭功能回顾了大量家庭沟通的相关文献，提出以下见解：①乳腺癌患者家庭沟通的测量工具尚不统一，我国研究者使用时仍须汉化、回译、验证国外相关量表的信度和效度；②乳腺癌患者家庭存在不同程度的沟通问题，良好的家庭沟通对乳腺癌患者身心康复及亲属的心理健康有积极作用；③乳腺癌患者家庭沟通的研究尚处于描述和解释阶段，需以更多实证分析更好地理解其家庭沟通的具体过程；④临床中适合我国人文特色、有效解决患者家庭沟通问题的干预方案尚待探索和完善。

2. 乳腺癌患者配偶沟通干预方案的修订与实施　有论文详细报告了乳腺癌患者配偶沟通干预方案的本土化修订过程、内容、实施方法及效果的初步评价，以帮助乳腺癌患者配偶掌握良好的沟通方法，为乳腺癌家庭支持研究提供参考。

二、乳腺癌患者创伤后成长相关研究

(一) 研究概述

1. 研究目的　揭示乳腺癌患者创伤后成长（PTG）现状并探讨其影响因素，以便更全面、更有针对性地为乳腺癌患者提供心理护理和支持。

2. 研究方法　采用描述性研究设计、方便抽样方法调查某医院住院乳腺癌患者。调查工具：①一般情况调查表；②创伤后成长问卷；③痛苦温度计（distress thermometer, DT）。

3. 研究结果　①乳腺癌患者在癌症治疗和康复阶段的 PTG 总分 71.1 2 分 ±14.74 分，总体水平较好，部分患者的 PTG 水平较差；② PTG 的影响因素分析：7 个变量进入模型，其中病后锻炼增加、病程、保留乳房、家庭人均月收入、宗教信仰和北京户籍为正相关因素；心理痛苦水

阅读笔记

平为负相关因素。

(二) 研究结论(部分)

乳腺癌患者在其癌症治疗和康复阶段不仅经历了负性心理体验、存在心理痛苦,在其与疾病抗争过程中亦获得积极正性的改变,产生 PTG。同时发现锻炼少、病程短、心理痛苦水平高、经济收入低及外埠患者的 PTG 水平较低,有宗教信仰和保留乳房的患者 PTG 水平较高。提示护士关注患者的负性心理感受同时也应注意和观察其积极、正性的改变,尝试从促进患者 PTG 的角度减轻其负性情绪。该研究或可为后续研究和临床心理干预提供有价值依据,如通过心理干预提升患者 PIG 的对照研究、观察疾病不同阶段患者 PIG 的动态变化等。

三、团体心理干预对乳腺癌康复期患者心理康复的影响

(一) 研究概述

该研究以大型患者团体心理康复活动为主,辅以各种特色病友小组活动、同伴教育、编排学习汝康健身操、发放健康教育知识手册、开设乳腺疾病网、健康咨询热线等多种交流平台等途径,为患者实施持续、系统的团体心理干预,同时建立有效的随访与信息反馈体系等,对康复期乳腺癌患者的心理康复中起到了积极作用,其形式和活动方式、研究结果等具有一定的借鉴意义。

1. 研究背景　乳腺癌患者完成手术等治疗后的生存者仍可面临疲乏、认知功能改变、身体形象改变、性功能问题、生育问题、担心复发、创伤后综合征、照顾者负担、社会经济问题及焦虑、抑郁等各种压力和困扰。既往乳腺癌患者接受手术及化疗后出院,离开了医护人员的指导,在其漫长康复历程中缺少团体心理支持。某院创办的乳腺癌心理康复俱乐部"汝康沙龙",使之发生了明显改变。

2. 研究目的　探讨团体心理干预对乳腺癌康复期患者心理康复的影响。

3. 研究思路

(1) 建立乳腺癌患者"汝康沙龙",即包括乳腺科医护人员及心理、中医、健康教育、护理等领域专家及患者代表组成"汝康沙龙"委员会。

(2) 开展团体活动,活动内容主要针对康复期乳腺癌患者经常遇到的心理、疾病康复问题,开设乳腺癌专题知识讲座、病友抗癌及康复经验交流、医患互动讨论、病友才艺展示及文艺演出、心理情景剧表演等。

(3) 对未参加汝康沙龙活动的门诊复查候诊乳腺癌康复期患者(对照组)和参加汝康沙龙活动的乳腺癌康复期患者(干预组)实施问卷调查。

4. 研究结果(部分)

(1) 对照组患者的心理痛苦发生率显著高于干预组,提示团体心理干预可降低患者的心理痛苦度。

(2) 团体治疗的疗效因子如团体凝聚力、普遍性、人际外学习、专家指导、希望重塑、存在意识对乳腺癌康复期患者有较重要的影响。

(二) 研究结论(部分)

1. 团体心理干预为乳腺癌患者成功建立的社会性支持系统　其主要作用及影响如下。

(1) 团体凝聚力:安全、接纳的团体氛围可化解患者的孤独和无助,促其谈论、分享恐惧和克服恐惧的体验,与同伴共同面对疾病及其生命威胁。

(2) 普遍性(常态化)反应:患者发现团体中其他人都有与自己相似的情绪、人际困扰,可缓解其焦虑情绪且更愿分享内心感受。

阅读笔记

(3) 人际外学习:患者借助于团体的人际平台,通过案例分析、角色扮演、情感反应、问题解

决等方法,认清其问题症结,获得有效的人际交往技巧,在治疗团体内获得较满意的归属感和社会支持。

(4) 专家指导:通过专家指导、病友间交流,增强对疾病和自我的认识,学到许多问题解决技术,缓解情绪,更重要的是团体经验可为患者在现实生活中尽快恢复社会功能、建立良好社会支持奠定基础。

(5) 希望重塑:亲眼所见许多乳腺癌患者依然活得精彩,对深陷绝望情绪的患者是最好的鼓励和希望。

(6) 存在意识:患者在团体干预中开始思考和理解生活的意义,是其确立和追求生活目标的基础,对其情绪调节有重要的作用。

2. 团体心理干预对乳腺癌患者的效应基于其长效运行模式 研究还发现,团体干预的疗效因子总分在24个月内快速上升并在24个月后逐渐趋于稳定,提示干预期限达到两年方可获得满意的团体干预疗效。如此长期的心理支持,需建立长效的运行模式,"汝康沙龙"类公益性团体是乳腺癌患者团体心理干预的最好平台。团体心理干预对乳腺癌患者灵性成长和心理健康重建可起到药物及其他干预手段无法替代的效果。乳腺癌患者团体活动范例的设计思路见表10-4。

表 10-4 乳腺癌患者团体活动范例的设计思路

主题	活动主旨	主要活动内容设计
乐活新生	发挥抗癌明星示范效应,纠正患者的不良认知和心理障碍	1. "汝康会诊室":以情景剧的方式表现乳腺癌患者常见的心理问题并给予纠正 2. "抗癌明星"介绍经验:康复期患者分享积极、乐观的抗癌经验和心态 3. 专家讲座:邀请全国著名的乳腺癌、中医和心理专家为患者答疑解惑,纠正不良认知,解决心理问题
康复学堂	对康复期患者进行科学的饮食、康复指导	1. "汝康厨房":临床营养学专家就乳腺癌患者的营养与健康饮食进行现场答疑 2. 术后康复指导主题讲座:以专家答疑的形式指导患者正确地进行术后康复 3. 学康复操:康复操现场教学,指导患者正确进行康复锻炼
与爱同行	发掘乳腺癌患者的同伴、家庭、配偶及社会支持作用,启发患者感受爱、传递爱	1. 汝康聊吧"说出你的爱":以病友访谈的形式分享患者的抗癌经历,讲述家属、家庭及社会给予的爱,分享感悟 2. 心理情景剧《爱的传递》:以"爱"为线索呈现"感受爱、传递爱"的主题,表现患者之间的同伴支持作用 3. 演讲《爱伴我的梦启航》:抗癌明星分享抗癌路上的悲喜与感动
幸福从春天启航	启发患者寻找快乐、感悟幸福,实现"快乐生活每一天"	1. 心理剧《快乐公主诞生记》:以心理剧方式启发乳腺癌患者自主寻找快乐 2. 互动环节《说出你的快乐》:现场征集快乐故事,启发患者发现快乐、追寻快乐之源 3. 健身操教学:健身专家现场教学健身操,指导患者适当运动,并在运动中放松心情

(李小麟)

小结

　　临床心理护理的实施,有一定的操作流程,其核心成分是评估和干预,且二者呈动态交替。评估可涵盖护理程序五环节中的"评估、诊断和评价";而干预(准备、运行)则可视为护理程序五环节中的"计划和实施"。

　　心理护理实施流程的评估要点:强调评估需要"循环往复、由浅入深、以人为本"地贯穿于心理护理的实施流程。临床心理评估的实施原则包括:综合评估、动态实时、循序渐进原则;临床心理评估的判断标准,通常可借助主观经验标准、社会适应标准、病因标准和统计分析标准。

　　干预及其效用是心理护理实施的最关键所在,干预需要遵循对症干预和对因干预的基本原则。掌握危机干预的要点,可供护士为发生心理危机的患者实施干预时借鉴。

　　临床心理护理相关技术,需以较具普适性、可操作性强,易为广大临床护士熟悉并掌握应用为原则,重点阐述了基本的心理干预技术(倾听、共情和积极关注)、信息支持和情感支持技术,心理咨询和治疗相关技术(解释技术、ABCDE 技术、放松技术、系统脱敏技术和快速眼动技术)。

　　基于临床心理护理应用研究的重大意义,本章简介某研究团队师生针对乳腺癌患者心理评估、干预的系列研究,呈现其研究背景、意义、目的、方法、设计、工具性成果等,以期为日后更深入地开展临床心理护理的应用研究抛砖引玉。

思考与练习

【案例分析】

　　案例 1　患者,男,住院期间及日常生活中会突然出现心悸、震颤、出汗、心前区压迫感、好像透不过气,伴有强烈的濒死感或失控感。在一次症状发作倒地时不慎摔伤,入院治疗。患者叙述其症状不发作时,常担心再次发病,因而惶惶不安。治疗期间,护士了解到患者人际交往空间狭小,不善于与人沟通。

问题:

1. 患者是否有心理异常?

2. 如何为该患者实施心理护理?

　　案例 2　李某,女,53 岁,中专文化,退休工人。育有一女,丈夫半年前因肺癌去世。患者 3 个月前诊断为右乳癌Ⅲa 期,ER(-)PR(-)Her2(-),两疗程化疗后病灶未缩小,医生与患者沟通后调整化疗方案。患者得知其疗效不佳后感到很痛苦、情绪低落、看不到未来,认为死亡将临,有时流露出想结束自己生命的想法。该患者的女儿因工作忙,很少看望和陪伴母亲,主要由保姆照顾患者。

问题:

1. 患者主要的情绪及原因是什么?

2. 针对该患者的情感支持如何实施?

参考文献

1. 刘晓虹.护理心理学[M].第 3 版.上海:上海科学技术出版社,2015.

2. 吉沅洪.树木-人格投射测试[M].重庆:重庆出版社,2007.

3. 刘将,葛鲁嘉.眼动脱敏与再建治疗的回顾[J].心理研究,2009,2(4):17-20.

4. 苏娅丽,王丕琳,刘均娥等.康复期乳腺癌患者创伤后成长及其影响因素分析[J].护理管理杂志,2014,14(1):4-8.

5. 王林.康复期乳腺癌患者家庭概念的调查研究[J].中国康复理论与实践,2015,21(6):723-727.

阅读笔记

6. 王会颖,刘均娥,李艺影等.乳腺癌病人创伤后成长状况及其影响因素分析[J].护理研究,2011,25(6):484-488.

7. Nichols K.临床心理护理指南[M].刘晓虹,吴菁译.北京:中国轻工业出版社,2007.

8. 顾亚亮.心理咨询与心理治疗[M].北京:清华大学出版社,2016.

9. Gudrun Schneider,Darius Nabavi,Gereon Heuft. Eye movement desensitization and reprocessing in the treatment of posttraumatic stress disorder in a patient with comorbid epilepsy[J]. Epilepsy & Behavior, 2005,7(4):715-718.

10. Mark C Russell. Scientific resistance to research,training and utilization of eye movement desensitization and reprocessing(MEDR)therapy in treating post-war disorder[J]. Social Science & Medicine,2008,67(11):1737-1746.

11. Marcel A van den Hout,Iris M Engelhard,Marleen M Rijkeboer,et al. EMDR:Eye movements superior to beeps in taxing working memory and reducing vividness of recollections[J]. Behavior Research and Therapy,2011,49(2):92-98.

12. Rynae Butler,Rebecca J Sargisson,Douglas Elliffe,et al. The efficacy of systematic desensitization for treating the separation-related problem behavior of domestic dogs[J]. Applied Animal Behaviour Science, 2011,129(24):136-145.

阅读笔记

第十一章 心理护理实施者的素质及发展

临床护理实践中,护士需长期、持续地面对许多患者因疾病和创伤所致各种损害其健康的心理社会问题,以职业化角色支持患者应对其伤病所致恐惧、焦虑、愤怒、丧失、悲伤等情感创伤乃至心理危机,期间需应对大量负面信息带给自己的紧张、无助、迷茫和挫折感等压力,极易发生情感耗竭等有碍其实施心理护理的身心失调状况。因此,承担心理护理实施者角色的护士自身素质养成和持续提升是其胜任职责的重要前提,也是其长久保持身心健康不可或缺的保障。

第一节 心理护理实施者的素质

心理护理实施者是否胜任其职责、取得从业资格,关键在于其是否具备有效和熟练地完成工作的综合素质,即其知识、技能、态度和规范化标准操作等方面是否达到相关要求。本节主要介绍心理护理实施者的资格和素质要求等,以明确其培训方向和内容,使广大护士明确职责、加强素质养成,做好为护理对象提供心理护理的充分准备。

一、概述

护士为疾病和损伤的患者提供有组织、有实践意义、全面的心理学关怀之前,首先需明确心理护理实施者的基本概念。

(一) 心理护理实施者的定义

尽管"心理护理实施者"早已在专业实践中发挥了重要作用,但将其作为专业名词界定,尚属先例,也是本教材的探索性概念界定,故需以相关概念为借鉴。

1. **心理护理实施者** 指持有护士执照、遵循心理学原则,能较熟练运用心理学及相关学科的专业知识、技术与方法,帮助护理对象维护心理健康的专业工作者。心理护理实施者只是护士的多个角色之一,并未独立成职业。此概念有广义和狭义之分,广义概念包括在医院或社区健康中心、与护理对象有互动、并向其提供心理健康维护的所有医务工作者;狭义概念则主要指在医院或社区健康中心为疾病和损伤人群提供有组织、有实践意义、全面心理学关怀的护士。随着临床心理护理的深入发展,未来的心理护理实施者或可有高、中、初级之分,如"心理护理专科护士"、"心理护理师"等。按照国家卫计委制定的《全国护理事业发展规划(2016—2020年)》,预计到2020年底我国大陆地区的护士总数将达445万,如果按照护士总数1%的比例培养心理护理的专科护士,将显著加强心理护理实施者队伍的建设,提高其服务患者更多获得感的素质和能力。

2. 相关概念　为了明晰起见,还应明确与心理护理实施者相关的一些概念,如心理咨询师和临床心理学家。

(1) 心理咨询师(psychological consultation,psychological counseling):指运用心理学及相关学科的专业知识,遵循心理学原则,通过心理咨询的技术与方法,帮助求助者解决心理问题的专业人员。心理咨询师不仅需学习和掌握观察、理解、学习、判断、表达、人际沟通等科学知识与临床心理咨询技能,还需在具体的咨询过程中灵活地施展自我控制、自我心理平衡、交往控制的素质与魅力。

(2) 临床心理学家(clinical psychologist):指接受系统的专业化训练,具备心理学家的基本知识储备,经过临床实习,具有心理诊断、心理治疗和科学研究能力,以科学态度和方法从事心理治疗和咨询工作的临床心理学专业人员。临床心理学家除应具有心理咨询师的相关要求,其心理评估、干预能力的要求更高。

(二) 心理护理实施者团队的组成

为疾病和损伤的患者提供心理护理,需要一些履行特别任务的人员参与,心理护理实施者团队通常需由几类人员组成,本教材按照其与护理对象的互动频度排序如下。

1. 护士　因其与患者最密切接触、最频繁互动等的工作特征,护士无疑是心理护理实施者的最重要组成。当护士频繁与患者近距离接触,可根据患者透露的各种信息敏锐地察觉其心理状态时,即在从事水平Ⅰ(初级)的心理护理。当护士给患者采集血标本时,若在其操作的前、中、后能有目的地给患者提供准确的信息,让患者理解正在发生的医疗及护理行为,再通过征求患者的意见,让患者表达其担心或害怕等感受,也属于心理护理的工作范畴。长期与患者接触的临床、社区等执业护士,面对不同诊断,不同疾病阶段的患者,可通过心理干预,提高患者的自护、身心健康水平,则可体现其为患者实施较高层次水平(水平Ⅱ及以上)的心理护理。

2. 临床专科医生、社区全科医生及其他医务人员　医疗机构的临床医生重视患者的心理问题并予以适当的心理支持,可促进其治疗效果,乃至增加完全治愈患者的可能性,这个问题的重要性已越来越充分地体现于新的医学模式。临床医生若就其给予患者心理支持形成自觉意识,不断朝着有益于患者心理状态的方向努力时,他们便承担了心理护理实施者的职责。社区全科医师则比医院的临床医生承担更广泛的责任,也扮演更多角色。与纯技术性医院的医生相比,全科医生更需要让患者获得整体健康的理念,也更强调全面周到地为人们提供身心健康服务。

3. 临床心理医师和专业咨询师　指继护士、医生为患者实施临床心理干预后需进一步为患者提供专业化心理援助的心理咨询或心理治疗工作者,即发挥其临床心理学家的特殊作用。此外,精神科医生和专业咨询师所具备的心理治疗能力,也使他们成为相应的、高层次水平心理护理(水平Ⅲ)的实施者。

4. 医院和社区健康服务中心的管理者　虽然一些卫生组织机构中颇具影响的管理者较少直接接触患者,但若其知晓心理护理知识,真正理解心理护理在医疗领域的作用,把心理护理视作一种增强医疗效用的"投资",或将心理护理作为医疗领域潜在的、节约医疗成本的手段等,都将对其所在医疗机构中实施心理护理发挥很大的引领、促进作用。

总之,有学者认为心理护理实施者团队范畴广泛,可包括医院的护士、社区护士、医疗技术人员、理疗师、职业疗法专家、营养和饮食学家、助产士、麻醉师、放射科医生、社会工作者、语言

阅读笔记

和言语治疗师、临床心理学家、精神科医师和精神科护士等。综合各种观点，本教材所指心理护理实施者主要指在非精神科医院（包括综合性医院、专科医院）和社区健康中心工作、受过相对的基本训练、有意识对患者的心理状态进行监督并提供各层级心理干预的护士。

二、心理护理实施者的资格及素质要求

心理护理对专业人员的素质和能力的要求很高。若要成为一名合格的心理护理实施者，不仅要接受严格的专业教育和训练，掌握较高的专业技能，而且应具备胜任此特定角色所必需的个性品质以及其他方面的个人要求。心理护理过程是心理护理实施者知识、技能、心理品质、职业道德、价值观、人性观等多方面素养的展示，直接关系到心理护理的效果。

（一）国外对心理护理实施者的资格要求

心理护理实施者的专业实践多借鉴心理社会学、生物学、人格理论和人类行为等多种理论及技能。心理护理实施者需处理好护士与患者之间的伙伴关系，承担包括临床实践者、患者及其家庭倡导者、团队合作者等多种工作角色。另外，现代护理实践对护士提出了越来越高的要求，不仅能做好满足患者即时需要的基本照护，还要能觉察患者的潜在需要，主动扩大专业化照护的范围，承担更多心理健康促进的职责。

每一种助人角色均有相关的专业化教育及实践要求。要胜任心理护理实施者的工作，必须接受人类发展及心理咨询等领域的正规教育和相关培训。为此，不同国家的政府和卫生保健部门对心理护理实施者提出了具体的资格要求。

1. 学历教育要求　在美国，要求职业"心理咨询师"应拥有心理咨询教育或相关专业的硕士或博士学位，完成如学校心理咨询、社区/诊所心理咨询、心理健康咨询、职业心理咨询、老年心理咨询或婚姻与家庭心理咨询等专业领域的实习。通常需获得美国心理咨询师认证审理委员会（NBCC）认证或由州授予的执业执照，或两者兼备。

2. 心理咨询师的认证标准　美国心理咨询师教育与辅导协会（ACES）及美国心理咨询协会（ACA）为使心理咨询独立于美国国家师范教育鉴定委员会（NCATE）而共同创立了心理咨询标准与辅导指南，形成了美国咨询及相关教育项目资格认定委员会（CACREP），该委员会是其硕士或博士阶段"认证心理咨询师教育计划"的独立认证机构。CACREP 建立的心理咨询师不同学历教育的相应认证标准如下。

（1）心理咨询师硕士教育的认证标准：包括以下几点。

1）学习时间：初级教育至少达到两学年，其中心理健康咨询和婚姻与家庭咨询均需至少修满 60 学时。

2）学习内容：所有学生都必须完成以下 8 个共同领域课程并达到一定的知识与技能要求：①人的成长与发展。②社会与文化基础。③助人关系。④团队。⑤生活方式与职业发展。⑥评估。⑦研究与测评。⑧职业取向。

3）督导经历：学生必须在督导老师的指导下完成 100 学时的实习课，且每周必须有 1 小时的个别督导指导下的实习、1.5 小时与其他学生在同一项目的小组督导指导下的实习。

4）实践指标：完成实习课后，每名学生需参加 600 小时的督导老师指导下的临床实践。

（2）博士阶段的认证标准：CACREP 同时也认证心理咨询师教育与指导的博士课程（Ed. D. 及 Ph.D.），其认证标准规定申请认证者必须具备心理咨询专业硕士证书；同时对其课程计划有更进一步专业化要求，如加深研究，有受督导的现场实践经历等。随着 CACREP 的鉴定日益受到认可，越来越多的相关专业博士毕业生申请其认证。认证标准及程序的实行，使心理咨询师教育课程计划得到广泛认可，发展范围日益扩大。

（二）我国对心理护理实施者的资格要求

如本教材绪论所述，国家人力资源和社会保障部曾于 2013 批准启动的国家职业培训项目

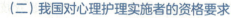

《国家职业心理护理师》,后因故暂停。鉴于我国尚无专门针对心理护理实施者资格要求的政策或法规,结合我国临床护理领域的实际现状,我国对心理护理实施者的资格要求可主要参照以下两方面。

1. 入职条件　我国的《护士执业资格考试办法》已经原卫生部、人力资源社会保障部的部务会审议通过,并经国务院批准,于 2010 年 7 月 1 日起施行。持有护士执业资格证书,是在我国从事各种临床护理工作,包括为护理对象提供心理护理服务的首要条件。

（1）报考条件:在中等职业学校、高等院校完成国务院教育主管部门和国务院卫生主管部门规定的普通全日制 3 年以上的护理、助产专业课程学习,包括在教学、综合医院完成 8 个月以上护理临床实习,并取得相应学历证书的,可申请参加护士执业资格考试。

（2）护士资格聘任:具有护理、助产专业中专和大专学历的人员,参加护士执业资格考试并成绩合格,可取得护理初级（士）专业技术资格证书;按照有关规定通过全国卫生专业技术资格考试即可取得护理初级（师）专业技术资格。具有护理、助产专业本科以上学历的人员,参加护士执业资格考试并成绩合格,可取得护理初级（士）专业技术资格证书;在达到《卫生技术人员职务试行条例》规定的护师专业技术职务任职资格年限后,可直接聘任护师专业技术职务。

背景资料

《新入职护士培训大纲（试行）》中对护士心理护理能力的要求

2016 年 2 月,国家卫生计生委办公厅印发了新入职护士培训大纲（试行）,从培训目标、培训内容及要求、考核方式和内容各个方面都对新入职护士对患者的心理护理知识和技能提出了明确要求。这标志着我国对心理护理服务的重视以及对心理护理实施者资质要求的提高。

2. 心理专业教育　除实施层级水平Ⅰ心理护理的实施者必须具备基础医学知识及接受护理评估、沟通和交流技巧等专业化培训,实施层级水平Ⅱ及以上心理护理的实施者,还应尽可能获得我国心理咨询师的国家职业资格认证。

国家劳动部 2001 年 4 月推出《心理咨询师国家职业标准（试行）》,正式将心理咨询师列入《中国职业大典》。2002 年 7 月,启动心理咨询师的国家职业资格项目,全国统一鉴定考试。最初,我国心理咨询师职业拟设三个等级:心理咨询师三级（国家职业资格三级）,心理咨询师二级（国家职业资格二级）,心理咨询师一级（国家职业资格一级）。对心理咨询从业者的任职资格及程序做了正式的规定;对每个等级的活动范围、工作内容、技能要求、知识水平、晋级培训、资格鉴定等都做了明确规定。其中要求心理咨询师掌握的基础知识包括普通心理学、社会心理学、发展心理学、心理健康与心理障碍、心理测验学、咨询心理学、与心理咨询相关的法律知识等。晋级培训期限:心理咨询员不少于 720 标准学时,心理咨询师不少于 520 标准学时,高级心理咨询师不少于 320 学时;资格鉴定方式包括理论知识综合考试和实际能力考核两项内容。

2006 年开始,采用国家劳动和社会保障部（现为人力资源和社会保障部）颁发的心理咨询师国家职业新标准进行资格考试。取消了原来心理咨询员（国家职业资格三级）和高级心理咨询师（国家职业资格一级）的称谓;即我国实际只有二级、三级心理咨询师的资格认证。

为系统学习、掌握临床心理干预的方法和技术,一些临床护士、相关专业的护理学研究生经过专业化培训并取得了心理咨询师的国家职业资格认证。他们都活跃在护士的工作岗位上,是临床心理护理实践及科研的骨干人才,是化解患者心理危机的中坚力量。如华中科技大学同济医学院附属协和医院已有 300 多名护士获得心理咨询师的国家职业资格认证,约占其医院护士总数的 1/10,并仍以每年选拔 30~50 名临床护士接受国家心理咨询师系统培训的计划推进其心理护理骨干队伍的建设。

(三) 心理咨询师资格证明

在国外,取得适当的资格证书、执照两者之一或两者兼具对心理咨询师职业有重要意义。证书与执照具有相当的权威性。以美国为例,以往多数心理咨询师资格证明由州发放,但其专业组织美国心理咨询师认证审理委员会(NBCC)也具有颁发证书的职能。要想取得相关部门的资格认证,一般需通过以下审查、注册、认证和颁发许可证的 4 个步骤。

1. 审查   通常由某一州级机构定期检查职业从业者所从事的活动以了解从业者的工作是否符合公共安全、健康及福利。很多心理咨询机构的职员也必须接受针对其特定时期的治疗记录、工作程序等的定期检查。

2. 注册   要求从业者向州级机构提供自身从业方面的信息,然后由各州部门负责确定注册人应达到的标准,这是使用"注册职业心理咨询师"职衔的心理咨询师获得法律认可的一种途径。

3. 认证   指由州或国家委员会或部门给个人颁发某一专业领域证书的过程。通过认证证明某人达到了从事该职业的最低技能要求,且无任何已知的会干扰其执业的性格缺陷。

4. 颁发许可证   指政府的某一机构对一名符合预定资格、可从事特定职业、并 / 或使用某一特定职衔且执行特定职能者予以认可的法律程序。任何个人在获得执照前均不得执业。各个发证机构均设有相关管理委员会以监督其发放执照,执照持有者一旦违反管理委员会通过的执业法律或伦理规则将受到该委员会的纪律处分。

(四) 心理咨询师的素质要求

心理咨询师是专业的助人者,他必须了解心理咨询的理论,掌握心理咨询的方法与技术,有丰富的经验。很多人将心理咨询的成效归结为咨询师的理论、知识与经验。而事实上,咨询师的个人修养和人格素质即使不是更关键,至少也同样重要。

1. 人格素质   心理咨询师的人格素养是其成为优秀咨询师的最重要因素,也是心理咨询师应具备的首要条件。如果一位心理咨询师不具备助人的人格素养,其专业化的知识和技能就不能有效地发挥作用,甚至可能起反作用;心理咨询师若仅有理论知识和咨询技巧,却不具备良好的人格素质,就难以赢得求助者的信任,很难取得心理咨询的成功。

(1) 国外学者的观点:不同学者对成功心理咨询师的人格素质有各自的视角。

有学者认为,成功的心理咨询师应具有的人格素质包括:关心、开放、弹性、温暖、客观、可信任、诚实、有力量、忍耐、敏感、自觉、喜欢人、无论与己或与人相处都自如而安全、身处权威亦安然,对自己的领导能力有信心,有能力洞察别人的心理健康状况等。

福斯特(Foster)和盖伊(Gay)认为促使个人更好地适应心理咨询师职业的重要品质包括:好奇心与求知欲;倾听的能力;乐于口头交谈;共情与理解能力;情绪洞察力;内省力;平静对待权利等。

(2) 国内学者的观点:心理咨询专家樊富珉教授在其多年从事心理咨询实践、研究和教学过程中总结出成功心理咨询师人格素质的四方面特征:①健康的自我形象,即认识自己、了解自己、接纳自己、肯定自己、相信自己。②敏锐的自我意识,即对自己的身体、心理、精神等有清晰的知觉。③建立良好关系的能力,即尽快与来访者建立协调的人际关系,尊重、接纳每位来访者。④不断成长的意愿,即具有不断成长、不断完善自我的内在愿望,努力充实自己和提高自己。

我国心理咨询师国家职业资格培训教程中提出心理咨询师应具备五方面的人格素质。①品格,努力做一个尊重生命、有利于社会和他人的人。②善于容纳他人,营造和谐的咨询关系和安全、自由的咨询气氛,接纳各种求助者及其各类问题。③强烈的责任心,必须对求助者负责,不得因自己的言行伤害求助者。④有自知之明,清楚自己的优、缺点,知道自己的能力限度。⑤自我修复和察觉的能力,即妥善处理自身工作和生活中各种矛盾和冲突,始终以良好的平衡心态进行工作的能力。

总之,心理咨询师的人格素质非常关键,在其知识、技能和素质三者的关系中,知识为最表层,技能是中间层次,素质则最核心。心理护理实施者应充分借鉴心理咨询师等相关执业者的人格素质要求,明确自身素质的重要性,并在专业实践中不断完善心理健康和乐于助人的人格素质。

2. 道德伦理素质　心理咨询师遵循其执业的伦理标准,不仅涉及其职业道德,也是衡量其是否具有专业素质的重要标准,是心理咨询工作顺利实施的重要保障。

心理咨询师的道德素养包括两方面,即社会公德和职业道德。在为他人提供心理咨询服务中,伦理道德应该是一种职业化的主动行为而不是反应性的被动行为。心理咨询师直接面对人的心灵,其伦理道德要体现社会伦理道德观的判断取向,优良的道德素质在心理咨询过程中具有良好的效用。

2001 年 11 月我国颁布的《心理咨询师国家职业标准》中规定心理咨询应遵守的职业伦理标准如下:

(1) 心理咨询师不得因求助者的性别、年龄、民族、国籍、宗教信仰、价值观等任何方面的因素歧视求助者。

(2) 心理咨询师在咨询关系建立之前,必须让求助者了解心理咨询的工作性质、特点,心理咨询可能出现的局限性以及求助者自身的权利和义务。

(3) 心理咨询师为求助者提供服务时,应与求助者就其重点内容展开讨论并达成一致意见,必要时(如采用某些疗法)应与求助者达成书面协议。

(4) 心理咨询师与求助者之间不得产生和建立咨询以外的任何关系。尽量避免双重关系(尽量不与熟人、亲人、同事建立咨询关系),更不得利用求助者对咨询师的信任谋取私利,尤其不得对异性有非礼的行为。

(5) 当心理咨询师认为自己不适于对某个求助者提供服务时,就应对求助者做出明确的说明,并应本着对求助者负责的态度将其介绍给另一位合适的心理咨询师。

(6) 心理咨询师应始终遵守保密原则,具体措施包括:心理咨询师有责任向求助者说明心理咨询工作者的保密原则及应用该原则的限度;在心理咨询工作中,一旦发现求助者有危害自身和他人的情况,必须采取必要的措施,防止意外事件发生(必要时通知有关部门或家属),或与其他心理咨询师磋商,但应将保密信息的暴露程度限制在最小范围;心理咨询服务中的有关信息,包括个案记录、测验资料、信件、录音、录像和其他资料,均属专业信息,应在严格保密的情况下保存,不得列入其他资料中;心理咨询师只有征求求助者同意才能对其咨询过程录音、录像。在因专业需要进行案例讨论,或将案例用于教学、科研、写作等时,应隐去那些可能据此辨认出求助者的相关信息。

三、心理护理实施者的准备

为确保心理护理的有效实施,每位心理护理实施者都应做好充分的专业化准备,故针对性的系统学习或培训非常必要。

(一) 水平Ⅰ心理护理的准备

水平Ⅰ的心理护理,要求心理护理实施者具有对患者心理问题敏锐的察觉能力,这就要求其具有心理护理的理念和意识,对患者的心理问题始终保持警觉,并掌握以患者为中心的倾听和交流技巧。

1. 必备的心理护理理念和意识　护士应正确认知患者的心理反应,即疾病或损伤造成患

阅读笔记

者的各种心理反应其实是一种常态化现象或许可范围的常见现象,如果患者缺少其常态化心理反应,或许是不寻常的现象。

如果医院或健康照护机构未能给患者提供心理护理,不仅无法解除患者及其家属的痛苦,还可能对患者的治疗和康复效果产生负面影响。护士应时刻意识其为患者实施心理护理的责任和义务;相反,护士若忽视对患者的心理护理,或将影响其为护理患者所做的其他努力的效果。

护士作为从事卫生保健的专业人员,应时刻清醒地认识到,患者在面对疾病的过程中有迷惑、有痛苦,还有的患者不知道如何应对,即普遍存在心理问题。

案例分析

疏忽心理护理的后果

经过长时间的力争,小王在36岁迎来了她期望已久的第一次妊娠。问题出现时,她已妊娠4个月。一个周日的下午,她被收进当地的产科病房治疗,第二天,她失去了那个孩子。医护人员快速、有效处理好流产,但除了一两句安慰的话语,没有向她提供任何其他信息。小王最初很受打击,她的生活突然一片空白,但她感到相当麻木,没有表现其真实反应。她在病房医护人员面前表现出一种虚假、近乎愉快的态度。当她看见医护人员忙碌时,她不想被当成一个情绪化、惹人讨厌的人。没有一个医护人员坐下来与她交谈、了解她当时对流产的反应;也没有人帮助她面对这件事情、或在她震惊和迷失时提供支持;没有人监控她的心理状态,没有人给她任何心理的帮助,或将她需要监控和更多的支持转告健康中心。由于小王的心理需要未被发现,所以也没有被转介至心理治疗部门。她没有接受任何心理援助就出院回家了,她只能独自应对这段经历。

案例要点解析:事实上,医护人员疏忽其基础的心理护理而造成了严重后果:小王有一段时间很抑郁,不能工作,最后精神科医生给她做了抗抑郁治疗。她从未真正找到解决痛苦的方法。她发现情绪的伤害非常难以解决,对再次妊娠丧失信心,她的性生活也减少了,几年后她开始月经过多。这种情况与其不佳心理状态有一定关系,还可能是她极具破坏性的心理反应后出现身体的并发症所造成。

从案例中可知,在早期的医疗和护理过程中,医护人员很少会留意患者的心理问题,大多情况下只关注患者的生理反应,其心理反应却被搁置一旁。所以,护士强化自身的心理护理的理念和意识显得非常重要。

为更好地实施水平Ⅰ的心理护理,心理护理实施者应具有下述理念和意识。

(1)强化心理护理的普遍意识:即水平Ⅰ的心理护理应成为临床护士的普遍意识,是最基础的心理护理,指心理护理实施者应积极主动地与患者接触,根据患者透露的信息和应对方式敏锐地了解其心理状态,察觉、鉴别患者的心理护理需求。

水平Ⅰ心理护理除要求护士具有较好识别患者的心理问题的能力,还要求护士具有良好的以患者为中心的倾听和交流能力。此外,护士还要有"好的态度也是心理护理"的意识,好的态度有助于护士形成其良好、有效沟通的习惯,也可增强其主动关注患者心理状态的意识。

(2)早期实施具有特别意义:在应对疾病和损伤的过程中,绝大多数患者和家属都会显现愤怒、焦虑、悲痛、抑郁等消极的心理反应,若其反应较强烈、持续时间较长,就会影响其身体康复,出现"心理紊乱"或发生"心理疾病"。护士应尽可能预防患者及其家属产生严重的情绪反

阅读笔记

应,防止其由于不良心理状态影响疾病治疗和身心康复,尽早应用心理干预的手段对防范患者发生较严重心理问题具有重要意义。

(3) 生理疗法的补充和巩固:通过心理护理为患者提供支持和帮助,有利其平稳度过情绪变化的初期,适应其疾病的进程。心理护理可提高生理治疗的预期,促进药物、护理和治疗专家的干预成效,进而促进患者达成其身心适宜状态。

(4) 常规护理的基本组成:该理念强调不应将心理护理当作一种附加的"奢侈",但凡时间和环境允许,就应将其视作常规护理的基本组成。心理护理也不仅仅是更关心患者,还包括对患者心理状态的准确监控及有组织、正确的心理干预。

2. 以患者为中心的倾听、交流技巧　水平Ⅰ的心理护理要求心理护理实施者了解患者所处心理状态,即需与患者面对面接触,运用一些倾听、交流技巧,了解患者的主要问题,关注其信息、教育、情感支持等需求,设身处地地给予其简明扼要、通俗易懂的解释。若患者还需要进一步解释,心理护理实施者却没有机会与该患者(如患者需转诊)做更深入交流时,尽可能在最短时间内将患者心理状态的信息转达给其他科室负责联系的护士。

案例学习

你愿意说给我听吗?

一位46岁的单身患者,4个月前经历了一次轻度的心脏病发作。

护士:(面带短暂但真诚的微笑,友善地直接凝视)"这只是15分钟的会面,别紧张,放松些。请问你现在怎么样?……"

患者:"我现在怎么样?说实话,并没有希望的那么好,事实上,根本就不好。"

护士:"那现在我们谈谈你身体的或主观的感受怎样?"

患者:"好的,我想两者都可以谈。"

护士:"好的……你愿意简单地说给我听吗?"

患者:"是的,我愿意,我有点想把这些想法说给某个人听。……"

案例分析:以患者为中心的倾听和交流,心理护理实施者既能得到其需要的相关患者信息,有助其针对性地做好下一步的心理护理;还可向患者传达一种信息:患者被护士理解和关心着。

(二) 水平Ⅱ心理护理的准备

水平Ⅱ心理护理,也指干预水平的心理护理,该层次的心理护理要求心理护理实施者由意识到患者心理需要(包括信息和教育的需求),逐步进入到用适当的方式评估患者的心理状态,并根据评估结果为患者提供相关的信息支持、给予相应的情感支持和心理咨询服务等。该水平的心理护理对护士的要求包括:

1. 有效评估患者心理状态的能力　心理护理实施者应努力成为患者"心理上的眼睛和耳朵",在与患者的接触中,有目的、有意识地了解患者对疾病的认知、理解及其对健康的期望值等。如果需要,还可从患者的亲友中了解其一些情况。在此过程中,"以患者为中心的倾听和交流"同样重要。

为使此过程简单快捷,国外学者提出了一些新方法,如"心理护理观察记录"即适合在任何医院或健康中心的病房使用的评估患者心理状态的方法,该方法的核心是列出的一个简单的基于项目纲要的书面记录。

争鸣园地

心理护理观察记录

患者：×× 　　　　　　　　日期：×年×月×日

记录者：×× 　　　　　　　注释：心肌梗死后4个月保守治疗

1. 主要的心理状态怎样？

焦虑、紧张、激动、忧虑、烦恼、压力、悲痛、低落、内疚、抑郁、消极、孤独、困惑、失望、愤怒、伤心？放松、愉快、平静、积极、好的精神状态？其他？

2. 评论

担心没有进步，不能回去工作……为不能工作感到内疚，急切地想回去……觉得辜负了同伴……通常比较"紧张"……觉得很麻烦妻子……两个人都睡不好。

3. 被告知的征象、期望和展望

对体力恢复时间进度感到困惑，未预测到疲劳问题和更厉害的胸痛，认为自己可能更能耐受锻炼，对可预测的疲劳感到不切实际，认为自己根本不能应付一天的工作——过度自责。

4. 心理的或行为的困难

在家心里不能安宁，白天尽力让自己工作和锻炼，不休息……与自身休息的需要抗争，使自己很急躁……对自己和孩子很生气，觉得很内疚。

5. 采取的行为

需要重新定位康复的目标，明确将休息、自我照顾与锻炼、工作相结合的重要性，请求医生和职业治疗师与他见面，讨论其活动、休息以及康复的时间表，先与心理治疗师预约一次会谈，了解其内疚和自责的问题，并全面回顾信息和期望情况。

---

2. 满足患者信息需求的能力　心理护理过程中为患者提供各种与其疾病和治疗的相关信息非常必要。大量实践及研究表明，患者渴望获得尽可能多的信息，重视患者信息需要的护士，才可能为患者提供到位的信息护理。此外，心理护理实施者还需掌握信息护理的操作要点和程序，以最大限度地发挥信息护理给予患者的心理支持效用。

实施信息护理前，心理护理实施者应首先帮助患者处于良好的情绪状态，建立轻松、信任的环境，以保障信息护理的顺利开展。另外，心理护理实施者应一切以患者为中心，避免信息超负荷并澄清和巩固信息，以提高信息护理的效果。

3. 恰当实施情感护理的能力　国外学者根据情感护理的特点，形成了情感护理的目标大纲和具体实施方法，可供心理护理实施者借鉴或参照。情感护理要求实施者具备了解自身情感反应、把握情感护理的要点、对他人的情感表达给予恰当反应等能力，这些都需要在心理护理实践中不断积累和提升。

(三) 水平Ⅲ心理护理的准备

水平Ⅲ的心理护理，也指心理治疗，即对心理学各种理论和方法的总体概括性术语。为做好该层次的心理护理，护士需做好以下准备。

1. 掌握水平Ⅲ心理护理的适应证　心理护理实施者若觉察、评估患者出现了严重的心理问题甚至心理异常，超过了一般因疾病或损伤所致心理不适、紊乱或伤害的程度，如有些患者因无法应对其疾病过程的一切感到极度恐慌而持续坐立不安，且水平Ⅱ心理护理难以助其解决问题，就需尽快将患者转介给心理治疗师。由心理治疗师等资深临床心理学工作者采用专业化心理疗法阻止患者的心理问题进一步恶化，即时干预其心理危机。有时，针对患者存在已久的人际关系或行为方式（进食障碍、过度依赖等）等不适应，虽不是紧急情况，也需经心理治

阅读笔记

疗加以改善。

2. 明确水平Ⅲ心理护理的要求　该层次的心理护理,注重心理护理实施者具有准确评估患者精神和心理状态的能力,以判断哪些患者应予以转介并接受进一步的心理治疗。此要求特别强调护士能充分了解转介患者的意义,及时甄别和转介急需接受心理治疗的患者。

3. 了解水平Ⅲ心理护理的任务　即心理护理实施者应了解心理治疗师接收此类患者后需首先完成的两个任务。①与患者建立良好的治疗关系,即心理治疗师努力通过引导,让患者有安全感、能接受心理治疗师的治疗而不会出现阻抗等现象。②实施评估,即心理治疗师引导、倾听患者的主诉,深入探究患者的心理状态和问题的深层原因。随后,心理治疗师会酌情采取不同的理论系统程序,为患者实施心理治疗。如一些心理治疗师会追踪患者抑郁等负性情绪的个体原因,采用认知行为治疗;其他心理治疗师会采用更深入的精神分析等治疗方式;还有些心理治疗师更强调其与患者之间的关系,以此支持其良好人际关系的发展。

第二节　心理护理实施者的成长及发展

掌握具有独特专业性的心理护理技能,除了要求实施者注重自身成长,在其专业实践过程中,其他重要途径也是心理护理实施者良好成长之必需,主要包括专业培训、自我成长和团队训练等。

一、心理护理实施者的专业培训

心理护理的专业性很强,需要靠科学的专业知识和技术帮助患者解决其心理困扰,增益其心理健康,接受专业培训是心理护理实施者成长的必由之路。专业培训分为基础培训、进阶培训两方面。基础培训即入门培训,包括学习和训练各种基础理论、心理咨询理论体系、基本咨询技能。学习者通过基础培训,达到入门水平,可从事有督导的心理护理。进阶培训的专业化程度较高,涉及内容很多,可以是某心理咨询派别或模式的专门培训,或是针对某类特定人群心理咨询的专门培训,也可是涉及某些问题的心理咨询或治疗的专门培训,或是心理咨询中某些专门技术的培训,如建立咨询关系、谈话技巧、如何结案等。

(一) 基础理论知识培训

基础理论知识培训主要包括下述课程的学习内容。

1. 发展心理学　除有关个体心理发展的基本理论,要特别注重不同发展阶段个体的心理冲突、发展任务,从终生发展的角度看待不同发展阶段个体心理变化的意义和价值。

2. 行为心理学　除学习行为主义理论,还要了解个体和团队的行为原理及规律,包括社会心理学的部分内容,以便心理护理实施者酌情应用其原理。

3. 认知心理学　了解认知及其评价这一特定心理过程如何对人的心理、行为、发展、适应产生重要影响,包括学习认知的原理,以助心理护理实施者理解个体怎样知觉、理解、解释外界和自己,怎样在头脑中构建了一个自己的世界。

4. 人格理论　主要从应用的角度学习人格理论,了解各种理论的人性假设,及其基于此提出的人格存在架构与构成要素,了解个体内在的动力、需求等。

5. 变态心理学　有助于心理护理实施者更好地理解人的心理异常现象发生、发展和变化的规律,了解某些个体异常状态的表现、类型、特点及其原因等。

6. 神经生理学　科学了解人的生理机制,特别是学习和了解神经生理,是心理护理实施者的重要基础课程,有助其从身心统一的视角理解患者的状况。

(二) 专业理论及技能培训

心理护理实施者与心理咨询师的专业理论及技能要求有诸多共同之处,经培训应达到如

阅读笔记

下要求。

1. 理解咨询专业　心理护理实施者需较深入地理解心理咨询专业的基本问题和内容,无论遇到怎样的患者,都能在心理咨询的构架中运作,按心理咨询的要求和伦理规范等帮助患者解决问题。

2. 熟用咨询模式　心理护理实施者应总体了解不同心理咨询派别的理论,熟练掌握某种心理干预模式或技术,必要时从应用角度接受某心理干预模式的系统训练,如短期聚焦解决模式、生物反馈模式、合理情绪疗法等。

3. 认知系统框架　心理护理实施者需将患者放到其所处系统中认知,理解患者与其生活的社会环境、文化背景及其变迁之间的关系,看到患者及其所在系统的相互作用关系,了解患者的问题怎样体现其系统的问题。由于系统中的每个因子都处在不同连接点上,心理护理实施者更需意识并理解患者的个体差异。此类理论和技能的学习、成长不局限于一门课程,需在长期实践中不断加强。

4. 加强自我认知　此类专业化培训中,需专设心理护理实施者的自我成长课程,使之通过专门途径获得其更客观的自我认知,具有更清晰、自尊、有力量的自我概念。

背景资料

心理咨询师的继续教育与督导

　　心理咨询师的继续教育是终身历程,不仅包括经正规教育获取硕士或博士学位,还包括参与职业心理咨询的相关培训。心理咨询师必须获得继续教育学分(CEUs)以更新知识,获得必要的督导并保证治疗品质,使来访者及自身心理咨询职业受益。

　　在美国,心理咨询师的 CEUs 由地方、州、地区及全国性有资质的职业心理咨询组织提供。可通过函授课程或研讨会获得 CEUs,也可经阅读心理咨询期刊或 ACA 简报《今日心理咨询》(Counseling Today)获得。获得执照或认证的心理咨询师必须取得一定数量的 CEUs 以保持资质。

　　接受督导是另一种增进心理咨询师职业技能的途径,职业能力较低者需定期接受职业能力较强者的督导以增进其职业水准,此为互动和评估的过程。最佳状态的督导是一种促进经历,它在发展关系下融合说教式与经验式学习模式,以无法取代的方式使学习者获取理论及实践的专业才能。

　　心理咨询师利用督导机会,尤其是同辈督导将有助其获取并给予自身及其临床能力的相关信息,增强此意识是建立其积极职业经历的基石。

二、心理护理实施者的自我成长

　　心理护理实施者的个人成长与人类生命的终极目标相联系,指积极、健康的自我品质的提高。它是一个全面、持续的增进过程,是一种对人类生存意义的追寻。从某种意义上说,在心理护理实施者的整个专业生命历程中,即从开始进入专业领域到持续不断的专业实践中,个人成长一直都是心理护理实施者专业发展的主题。

(一)自我成长的核心价值

　　专家指出,专业教育和训练,不能单纯停留在增进专业学问和提高技能的层面,即仅在于学会什么,而是学习者自己必须主动投入其中,自己做出改变,在其现实生活中体现出所学的种种理念、态度和知识,此乃助人者自我成长的关键所在。

　　心理护理实施者的自我成长越快、自身人格发展越完善,就越可能有效地帮助患者。尽管

阅读笔记

护士拥有必备的知识和技术,但仅凭其或无法建立和维护良好的护患关系。每次心理护理实践中,实施者都会带有其个人特质与曾受过影响的经验与患者互动。若期望以心理护理促进患者的成长或改变,实施者必须主动加强自己的改变,即注重自身的成长与发展教育,不断完善自己。心理护理实施者成长的共同目标,是自愿不断改变、成长着的自己与心理护理专才的有机结合。

心理护理是一个充满艰辛和挑战的过程。许多研究认为,专业实践中,心理护理实施者的个人成长比其掌握的知识和技巧更重要。心理护理实施者作为专业的助人者,其个人成长是影响心理护理效果的核心因素,也是专业发展的重大主题。

(二) 自我成长的重大主题

罗杰斯的理论认为,个人成长是个体与生俱来的"实现趋向"(actualizing tendency),同时个体也具有认同和完成其趋向的能力。心理护理实施者个人成长的相应判断标准主要体现在:"变得更有能力、更勤奋、更富有创造性、知觉力、洞察力、理解力、更有见识、更谨慎、更有辨别力时,此即个人成长的表现。"

鉴于我国护理对象的身心健康需求和护理专业的发展现状,心理护理实施者个人成长过程中需完成的重大主题任务包括:

1. 澄清个人的生命哲学观　个体的生命哲学观指每个人对人性、现实世界、生命存在、生活价值、个人生活态度等问题的基本假设和看法。心理护理实施者在有权保持自己价值观和人性观的同时,必须对自己的生命哲学观有清醒的觉察和澄清。检视个人的价值观如何影响自己的心理护理实践,是心理护理实施者探索自身成长历程中的一个焦点。

心理护理实施者必须清楚地觉察自己的价值观,也可与患者公开讨论自己的价值观,但不可强加于患者。"价值中立"的立场,要求护士切忌在实施心理护理过程中持有"热衷于纠正他人错误"的想法和做法。心理护理实施者本人的人性观、价值观与生活哲学、基本生活态度与其所持心理护理相关理论取向保持一致,是其专业成长发展的必要条件。如果其取向不一致就会不和谐,可导致多种潜在的矛盾和冲突,影响其心理护理的功效。

2. 探讨重大生活问题的本质　情与爱、生与死、权利地位与金钱、功利追求与精神追求、自由与规范等,都是人生的重大问题。心理护理实施者应以其积极探索的态度,明确认识人生的重大问题;还要学会自省,聆听自己的内心话语,相信自己的发现;要关注正在发生的事情,不宜迷恋过去或憧憬未来;在与他人的关系中,努力追求自我存在的意义,而不一味地迎合他人的期望;学会坦然面对死亡和痛苦,而不是逃离。

上述重大问题的个人经验、丰富阅历及其成长,是成为优秀心理护理实施者的重要条件。但取得这些经验,并不能全部借助于心理科学的理论及其实证研究结果,心理护理实施者要重视并学会利用多种形式,如通过文学、影视、建筑、艺术、哲学、宗教等多种渠道体悟和品味生命的意义,领略人生的价值和境界。

3. 解决个人生活的"未完成事件"(unfinished business)　"未完成事件"指个人生活中没处理好的情感的事情,包括与悔恨、愤怒、怨恨、痛苦、焦虑、悲伤、罪恶、遗弃感等内心体验相关联的事件。某些"未完成事件"常与个体鲜明的记忆及想象联接在一起,徘徊于人们的潜意识或意识中,被不自觉地带入现实生活,影响个人的现实生活知觉。"未完成事件"常会持续存在,直至个体勇于面对并处理好它。

"未完成事件"提示个体曾回避和压抑困难,存在旧的心理创伤。作为心理护理实施者,若自身存在未治愈的心理创伤或未解决的内心冲突,将妨碍其理解、探讨患者的问题,甚至破坏护患关系、对患者造成伤害等。因此,心理护理实施者必须深入探索自己的内心世界,整理、解决自己的"未完成事件"。

4. 完善自我概念与自我觉察能力　自我概念指一个人如何看待自己,包括提高对自己身

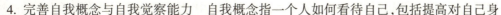

份的界定、对自己能力的认识及对自己的理想或要求。个体的各种行为、与他人的关系、对环境的适应等,时刻受其自我概念的影响。

优秀心理护理实施者的自我概念水平应高于一般人群,有更高的自我察觉,更清楚自己、能肯定自身长处、但不回避自己的短处。心理护理实施者需对自己有非常明确、肯定的自我概念。心理护理实施者若有自我概念偏差,便无法为患者提供积极有效的心理护理服务。健康的自我概念,是护士成长为有效能的心理护理实施者的必要条件。

此外,为增强心理护理的有效性,心理护理实施者还需对自己的个人需求、内心冲突、常用防卫机制、人格特质、情绪状态、心理创伤等各方面常保持清醒的自我觉察。若个体的自我觉察薄弱,可对其工作、生活、人际关系等产生不良影响。

在个人成长面临的重大主题中,每类主题又包括许多次一级的具体发展任务。成为有效能的心理护理实施者,并非必须完成上述所有主题任务,而是要通过完成主题任务,积极地自我探索、体验和迈向自我成长。心理护理实施者完成主题任务并非一蹴而就,而是其整个专业成长和工作实践历程的持久性任务。

(三) 自我成长的主要方式和途径

心理护理实施者自我成长的主要方式和途径如下。

1. 以实践促进自我探索　心理护理实施者应是反思型实践者,通过书写咨询日记、撰写个案报告等形式,促进个人探索、自我反思和总结提升。还可使用录音和录像等方式收集患者的反馈意见,或从他人模仿自己的言行中分析自己的心理过程。在其过程中,护士需进一步地分析、研究和筛选患者的信息及其在心理护理过程中的变化,进一步澄清心理护理过程中自己的认知、情感变化及发展、概念形成等,加深认识,明确效果,从实操案例中获得成长和经验。

2. 以团队储备成长资源　心理护理实施者参加个人成长小组,与其他组员一起分享各自的成长心得,借力他人的经验和团队的资源,也是其自我成长的很好途径。心理护理实施者可组成个人成长小组,小组的组员人数以 5~8 人为宜,最多不超过 10 人,以免人数太多影响小组沟通的效果。此类成长小组通常由有经验的督导带领,根据每次小组活动的时间和整个小组的持续时间,设计需在小组中共同探索的问题及其展开深度,其探索的问题大多非常个人化且深入,可帮助心理护理实施者处理其"未完成事件"、个人困扰和工作障碍等。

3. 以督导提升专业水准　心理护理实施者的个人成长与发展,还需倚靠督导师给予的指导和持续性专业教育。定期、专业的督导体制,不仅有利于提升心理护理实施者的专业水准,也有利于促其实施心理护理的效果,还可避免专业水准不足所致危机。如美国婚姻与家庭治疗协会(AAMFT)鼓励会员每 3 年需接受 150 小时的继续教育。教育培训中,培训者与督导员应鼓励并指导学习者自觉地进行系统的自我反思,清晰地认识自己。督导可由专业督导师承担,以一种同辈督导的督导形式,即由同行组成支持性小组,就心理护理实施者所遇到的问题给予专业化督导,督导师与被督导者相互启发与促进。

4. 以体验感悟自身获益　心理护理实施者需亲身体验心理护理的全过程,如以患者的角色身临其境地感悟心理护理的益处并从中获得经验,则是其成长、成功的重要前提,也是他们探索自己、确定自己能否助人的难得契机。心理护理实施者自己接受心理护理的体验可提高其觉察能力,使之对实操中可能忽视的问题保持敏锐。此外,心理护理实施者接受心理护理的过程中感同身受的体验,有助其更全面了解患者的困扰和处境,更多维护患者的权益,更恰当地与患者共情,更充分地与患者沟通,更多帮助患者达成其适宜身心状态的同时收获自身的成长。

总之,心理护理实施者在其持续性专业发展中完成专业理论、知识、技能、经验发展的同时,还需竭力完成其个人成长目标。心理护理实施者的个人成长,必须注重个人在生命哲学意义层面的成长,其成长体验会渗透在其心理护理实践中,并影响其水平和效果。

阅读笔记

三、心理护理实施者的团队训练

心理学研究证明,团队训练具有影响广泛、效率高、成效易巩固、组员的互动和互助超越个人辅导等特点,团队训练已成为助力心理护理实施者成长与发展重要方法之一。

(一)团队训练及其功能

团队训练(group guidance)指团队情境中为个体提供指导的一种形式,通过团队内人际的交互作用,促使个体在人际交往中观察、学习和体验,学习新的态度与行为方式,发展良好的生活和工作适应的助人过程。

1. 团队的定义及组成　团队(group)指两人以上组成、为达共同目标相互依存且彼此互动的人群结合体。团队的特征:有一定规模,成员具有共识,彼此互动,有团队规范。

团队训练一般由1~2名组织者主持,通过共同商讨、训练、引导,解决成员共有的发展课题或心理困扰。团队规模可根据参加者的问题性质及团队目标而有所不同,少则3~5人,多则十几人到几十人。通过几次到十多次团队活动,参加者就共同关心的问题相互交流、共同探讨、彼此启发、支持鼓励,达到增强团队社会适应能力的目的。

2. 团队训练的原则　团队训练与个体训练最大的区别,在于个体对自己问题的认识、解决是在团队中通过成员之间的沟通交流、相互影响、相互作用得以实现的。通常,团队训练需遵循下述原则。

(1)保密原则:此为团队训练的最基本原则。团队中训练过程中要求每个成员都能互相信任、坦诚相见,成员在团队人际互动中可能会暴露其不愿团队之外其他人知道的个人隐私。特别要求团队组织者、其他成员严格遵守保密原则,除非有些成员的个人隐私确实涉及其治疗问题。

(2)真诚原则:团体训练的基本任务是助人与自助,要求每个成员都能真诚地面对自己及他人,在训练中真实地表述自己的想法和感受。

(3)尊重原则:团队中的每个成员都有发表自己看法的权利,成员间要彼此尊重,共建安全、和谐的人际氛围。认真倾听他人的看法,不轻易打断或攻击。

(4)民主原则:团体训练的活动内容和规则由成员共同商定,领导者应倾听、尊重每个成员的意见和建议,可基于成员需要灵活地调整活动方案。

3. 团队训练的功能　根据团队动力学的研究,团队训练主要有以下功能。

(1)教育功能:团队训练过程中通过成员之间的互动及分享体验,彼此交流信息、互相模仿、检验现实、尝试创造性地运用人际关系技巧和承担社会责任等。每个成员都可以更多获得博采众长的机会,学习他人如何有效地交往、解决问题、做决定、表达自己的意见等在书本或课堂上学不到经验;较快提升其理解和洞察自己、他人、团队及处理各种人际关系的技能。

(2)发展功能:团队成员通过主动参与各项训练并在其中积极地自我探索,可更好地了解自己,充分挖掘自身潜能,实现其自我发展的阶段性目标;还有助于培养、提升其社会化水平,强化其自尊、利他和社会责任感,对自己、他人的生活及未来更加充满信心和希望,促使个人的专业能力及其心理、社会功能得到全面发展。

(3)预防功能:团队训练之所以被视为有助人们防范心理危机的最佳策略,在于其可以让每位成员从其他成员那里获得借鉴和警示,在了解、接纳他人的同时也了解和接纳自己。可把从团队训练过程中结识并达成互谅、互助、互爱、满足其归属感的伙伴作为个人应对重大压力的重要社会资源;团队成员可就其共同关注的人生或社会重大事件互诉心声,分享经验,探讨其当下和日后可能遇到的问题,切磋可行的解决方法,提升其防患于未然的预见能力。

(二)团队训练的发展过程

团队训练一般伴随着团队启动、过渡、成熟和结束的发展历程,各阶段及其目标简述如下。

阅读笔记

1. 团队创始阶段   此阶段目标是促使团队成员互相沟通且尽快相识,建立起相互信任关系,订立团队契约,建立及强化团队规范,鼓励成员融入团队,积极互动,逐渐形成团队成员互助、合作的氛围。

2. 团队转换阶段   此阶段目标是逐步形成团队的凝聚力,倡导团队成员在互动过程中求同存异,也鼓励每位成员勇于表达和处理其冲突的情绪,加强其主人翁意识和团队归属感。

3. 团队工作阶段   此阶段目标是进一步增强团队凝聚力,激发成员思考、讨论其需解决的主要问题,以团队合作的方式寻找解决问题的对策,鼓励成员在团队训练中担当自助者和助人者的双重角色,全身心投入并力求获得最大收益。

4. 团队结束阶段   此阶段有多个目标,包括回顾与总结团队训练的经验,评价每位成员的成长与变化并提出期望,协助成员评估其团队训练经历,总结其团队训练的成长经验,巩固其积极改变,鼓励其将新的收益运用于日常生活。此外,还需检视团队训练中未解决的问题及其主要原因。

(三) 发挥团队训练功能的策略

1. 培养融洽的团队氛围   融洽的团队氛围是团队训练的重要条件,组织者应引领所有成员努力营造"接纳、安全、尊重、温暖"的团队氛围,以使每位成员均可无所顾忌地信赖他人并真诚地开放自己,心无芥蒂、坦然地与其他团队成员探讨自己存在的困扰。

2. 设置安全的实践环境   团队训练需设有模拟社会生活的"实验室",让成员在其中自由地实践、观察和反省其日常工作环境中与人相处易出现的问题。成员尝试解决自身问题时,可就地练习并收集反馈,且团队内部的实践环境不会致成员因瞻前顾后而缩手缩脚,更易使其获得安全感和训练效果。

3. 提供有益的交流机会   团队训练既是其成员彼此间充分互动、深入交流的实操平台,也是每位成员学习、借鉴他人成长心得和宝贵经验的重要契机。如团队成员交流其与患者沟通中如何恰当运用肢体语言、在排解患者负性情绪的过程中如何保持自己的身心健康,为团队其他成员推荐有价值参考读物,就团队活动中发现某人存在的问题给予忠告等。此外,团队组织者也可用传递知识(沟通原则、沟通技巧)等直接方式,鼓励成员与时俱进地更新理念和拓展知识,借团队之力促个人成长。

4. 倡导适宜的行为范式   养成适宜行为是团队训练的主旨之一,其方式包括示范和模仿。团队训练中多元的社会情境及角色范例可为成员提供适宜行为的榜样,使之仿效并逐渐内化为自己的适宜行为。如恰到好处地运用面部表情、目光接触、抚触等非语言行为的团队训练,均有助于心理护理实施者据其特点和需要,有目的地找寻其仿效对象。如某个体直接观察他人为患者实施心理护理的过程,模仿其适宜行为,提升自己的专业素养。

综上,团队训练可为参与其中的心理护理实施者提供彼此深入了解的机会、客观了解他人和自己的对比参照,更清楚地认识自己和他人,建立合理的信念和认知,养成适宜行为,培养健康的自我肯定模式和待人处事态度等。

(四) 团队训练的步骤与基本过程

团队训练开始前,团队领导者需进行一定的准备工作,以保障团队训练的顺利进行。

1. 培训团队领导者和助手   一个优秀的团队领导者不仅能悦纳自己,还要能与他人和睦相处;不仅要具备团体领导技能,还要具备特定主题的专业知识;团队领导者要先于其团队成员接受专门的培训,其需具有自信、情绪稳定、善于表达情感、尊重他人、乐于助人、宽容等素质,有助其在之后的团队训练中发挥不可或缺的引领、指导作用。团队领导者的培训内容可基于其特定主题,如怎样开展提升自信心的训练;捕捉他人的反应、情绪、情感、言语的敏感性及其共情能力的训练等。

阅读笔记

2. 确定团队的训练目标   团队训练的目标具有教育性、发展性和治疗性三类。具体到心理护理实施者的团队训练,或更侧重其发展性目标。每次团队训练都需拟定明确、具体、可操作性强的目标,并以醒目、颇具吸引力的词组或口号表述,如"超越自我"、"同舟共济"等。

3. 设计团队的组织形式　团队的大小主要取决于团队成员的年龄与背景、团队领导者的能力及相关经验、团队的类型和团体成员所存在问题的类型等因素。参照团队的训练目标组织团队,通常以治疗为目标的团队训练,6~10人为宜;以训练为目标的团队,则以10~12人为宜;以发展为目标的团队,成员可多至12~20人。

团队活动的形式可分为持续式小组和集中式小组。持续式小组是定期活动,一般组织8~15次,每周1~2次,每次1.5~2小时,持续约4~10周,具体活动时间需考虑小组成员的条件。集中式小组是要求组员集中住宿,集中3~5天进行团队训练。

4. 招募团队的参训成员　通过多种渠道、多样宣传手段,公开招募有同类需求的成员,既便于团队训练方案能聚焦解决参训人员的一些共性问题,也有助于参训者在团队互动中产生共鸣、调动其主观能动性。参训人员可基于个人的需要自愿报名;也可由团队咨询人员依据其所掌握的求助者信息,建议某些自身需求与训练主题相符的个人参训;还可经其他专业人员转介或参训者推介。

典型案例解析

促进团队成员自我探索的培训

活动题目:我了解自己吗?

活动目的:自我探索、自我了解

活动时间:80分钟

活动准备:8人小组,每人准备纸和笔

操作:发下练习纸,要求成员认真思考后填写,然后组内分享交流。

请您写下:

1. 年龄

2. 最欣赏自己的2~3项

3. 你生命中最重要的人物2~3人

4. 你记得童年最开心的一个经验是

5. 在你学习或工作中最有满足感的一个经验是

6. 如果危机降临到你身上,你生命将止,只有10小时,你最想做什么?

7. 现状是50年后,你从空中眺望此处,你的感受是……最想对谁说

8. 200年后,你希望别人怎样评价你,记得你?

9. 如果现在是一个礼物(活在当下),你最想送给自己的一句话是什么?

要点解析:作为一名心理护理实施者,首先需要良好的适应能力和与他人建立良好的人际关系的能力,前提是必须先了解自己,接纳自己,进而认识他人,接纳他人。在团队训练中,通过上述活动,促进团队成员的自我探索,深化自我认识,勇敢地、开放地表达自己,以形成健康的自我形象,增强自觉的能力,是最主要的目标。通过上述促进自我探索的团队训练,协助团队成员更清楚地认识自己及未来发展的可能性;协助成员发掘并充分发挥自身内在的潜能;通过成员之间的互动与分享,强化自我表达能力;提升成员自我觉察和觉察他人需要的能力;强调成员彼此之间反馈和反应的重要性,不只是帮助成员个人自我成长,也帮助团队成长。

第三节　心理护理实施者的心理调适与心理支持

心理支持对患者身心维护的重要性已被普遍认可,但其对护士的作用尚未被充分认识和利用。虽然不少护士曾因成功为患者实施心理护理获得专业的满足感和他人认可,但其作为临床心理护理实施者的身心维护却未得到足够重视,有必要建立相应规则,积极采取有效措施,加强对心理护理实施者的有力支持。

一、心理护理实施者的工作应激

(一) 心理护理实施者工作应激的表现

护士为患者实施心理护理的过程中,护患之间会经历重要的情感互动,其中一些经历积极愉悦,如经护患双方的共同努力,患者获得适宜身心状态,常令护士倍感欣慰;另一些经历则易致护士产生情绪应激,如不得不向患者亲属告知患者病情恶化的信息或直面患者的死亡等。面对痛苦不堪、久治不愈、身心经历磨难的患者,心理护理实施者常常整日身处巨大的负性事件情境当中,如果得不到及时有效的心理调适,其工作应激可频繁发生或持续存在,有的甚至出现"替代性创伤"所致以下常见或极端的应激反应。

研究进展

替代性创伤

Saakvitne 和 Pearlman 给替代性创伤(vicarious traumatization,VT)定义为"一种助人者的内在经验转变,是同理心投入于案主的创伤题材所产生的结果。"它最初来源于灾难救援,即救援者在与创伤事件的当事人互动时,受到当事人内在经验的影响,间接感受到了灾难发生时当事人的创伤体验,由此导致救援者的各种心理异常现象。

有研究者指出,危机干预者在耳闻目睹各种负性事件后产生的心理困扰和失衡,可能对其世界观、人生观和价值观造成影响。因此,替代性创伤已成为危机干预工作者的职业风险和心理救援中的重要问题,它对相关人群的心理损伤远大于身体损害且更加深刻久远。

心理护理实施者与灾难救援人员有许多相似之处,如每天接触大量的患者,工作中不断面对哭泣、呻吟、死亡、受伤的场景和绝望悲伤的情绪,与患者的高度共情;有的心理护理实施者希望自己能解决所有患者的心理问题,压力过大,造成心理能量匮乏,出现心力交瘁、疲惫不堪的现象;工作中出现疲劳并伴有失眠、食欲下降、身体不适等应激反应。

1. 个体常见的应激反应表现　活动的水平增加或减少;睡眠困难;使用药物;麻木;易激惹、愤怒和挫折感;恐惧及无助形式的替代性创伤;思维混乱、注意缺乏、决策困难;头痛、胃痛、易受惊吓等身体反应;抑郁或焦虑症状;社交活动减少等。

2. 个体极端的应激反应表现　同情所致压力:包括无能为力、困惑、孤独等;同情所致疲劳:包括疲软、疏远、放弃等;撤回合格率;依靠物质预防不良情绪,导致过分投入工作或睡眠的急剧改变(放弃睡觉或不想起床);人际关系出现严重困难;伴随绝望的抑郁等。

(二) 心理护理实施者工作应激的影响因素

心理护理实施者的工作应激主要受其工作性质、认知评价、人际适应、社会支持、个性特征和应对方式等因素的影响,各影响因素可单独作用,也可交互影响,如同"应激作用过程模型"

阅读笔记

将认知评价、应对方式、社会支持、个性均视为影响应激过程的中介变量或中介机制。

1. 工作性质　护士的职业特点本身需扶弱帮困,使之"心理能量在长期奉献给患者的过程中被索取过多,易产生以极度的情感耗竭、人情味缺乏(去人格化)和个人成就感降低的心理状态"。实施心理护理的特定职责还要求护士更多为深陷身心双重困境的患者提供心理支持,要耐心聆听患者倾诉其内心痛苦,要予以患者无条件的积极关注,甚至有时要承受价值观的较大反差,不带成见、偏见和评价地进入患者的感情世界;能从患者内心的参照系去体察其感受和体验,并能准确地向患者表达理解、真诚、关爱等。过度的情感卷入,需要心理护理实施者投入相当多的精力和情感,即使有情感疲溃也必须恪守"保护患者隐私"等工作守则,不允许为稍作宣泄而随意与他人谈及患者的任何信息。久之,心理护理实施者持续的心理应激、消极情绪体验易造成其身心疲惫和耗竭状态。

2. 认知评价　此为当代多种应激理论模式共同强调的重要概念,是社会生活事件导致个体应激反应的关键中介因素。个体对生活事件的认知评价,直接影响其身心反应强度和应对活动效用,在其适应、应对各种压力源时具有重要影响。心理护理实施者对自身职责的认知评价,与其为患者实施心理护理过程中的应激反应强度、身心健康水平密切关联。若实施者 A 将其实施心理护理认知评价为"传递人文关爱,可充分体现职业的社会价值",便会发自内心地愿意为患者排忧解难,自行调节其工作应激;若实施者 B 将其实施心理护理认知评价为"不得不做的差事,会显著增加日常工作量",便易陷入疲于应付的持续应激,不仅难以尽责,还无益其自身健康。

3. 人际适应　我国著名心理学家丁瓒指出,任何心理的病态,都是由人际关系不适应所致。日本学者一项研究表明,人际关系是工作倦怠的主要影响因素之一。心理护理的工作职责要求实施者具有良好人际沟通的主导性,不允许掺杂任何个人好恶、无条件地适应工作场所的各种人际关系。与患者及其亲属沟通、与同伴及其他医务工作者相处的过程中,无论是否符合心理护理实施者本人的意愿,都必须与他人共建并维护良好的人际关系。人际适应好的心理护理实施者,可最大限度地与他人共享人际合作的资源,赢得他人对其所从事工作的理解和尊重,达成双方身心健康"共赢"的较理想目标;人际适应不良的心理护理实施者,则易引发他人对其所从事工作的误解或质疑,陷入人际冲突的泥沼,甚至不经意地损及他人及自身的身心健康。

4. 社会支持　此指心理护理实施者面对其工作应激时,可从其家庭、亲友和多个社会渠道(同事、组织、团体和社区等)获得物质和精神的支持。良好的社会支持不仅可维持护士的良好情绪体验,还可对工作应激状态的护士提供保护作用。社会支持所涵盖的客观社会支持、主观社会支持和社会支持利用度均与心理护理实施者的工作应激有一定相关,如果某护士深陷其实施心理护理所致应激状态,无法利用其自身拥有的强有力社会支持系统及其资源,便无法真正获得社会支持。获取社会支持绝非坐等他人给予,更需要个体主动挖掘和积极利用。

5. 个性特征　此乃应激反应的中间变量,可影响个体对生活事件(实施心理护理的工作应激)的感知,有时甚至可决定其所遇生活事件的性质。所有个性因素(个性倾向性、个性心理特征)都可不同程度地影响个体在应激过程中的认知评价。不同人格类型的个体面对应激时可显现其不同的应对策略。个性特征(被动、依赖)除间接影响个体获得客观社会支持,还直接影响其主观社会支持和社会支持利用度。

6. 应对方式　此为应激事件与身心反应之间的重要中介变量,是个体解决生活事件及减轻事件对自身影响的各种策略。在同样的应激事件下采用不同的应对方式,个体所受的心理损伤程度亦不同。研究表明,护士若采用"解决问题"和"求助"等成熟型应对方式,有利其及时释放工作中所遇负性体验,减少因情感资源耗尽而出现的高强度应激状态;护士若采用不成熟型或混合型的应对方式,虽然某种条件下也可缓解其应激,但问题得不到根本解决,长此以

阅读笔记

往可致护士职业行为偏差或工作态度冷漠、缺乏同情心等。

案例分析

辞职的背后

一名护士刚被分配到新的工作岗位,照顾晚期癌症患者。她全身心地投入到患者的心理护理中,全然没法顾及自己。她独立处理大部分病例,工作强度和压力很大,却很少放松和休息。她还同时肩负化疗等其他工作,任务量很大。她热爱工作,因感到工作的价值以及她的付出带给患者的良好效果,她愉快地工作着。她护理过的一名濒死患者曾赞扬她是"一流护士"。虽然科室的有些心理咨询师支持她的工作,但有些则对她不屑一顾,甚至对她的工作造成阻碍,有些护士同事也不支持她。时间久了,朋友发现她护理的危重患者越来越多,她工作时的情绪却越来越低落,12个月后,她开始感到疲惫,工作热情和效率逐渐下降,她越来越受到支持不良同事的影响,面对无法治愈的癌症患者及经常发生的死亡感到沮丧。一些同事开始为她担心,并劝说她不要着急。令人意想不到的是,一年半后她突然提出辞职。

要点解析:此案例中的护士已达到情绪完全耗竭的程度,不能再支撑下去,形成一个令人遗憾的结局。曾经由于她的努力,患者的护理质量得到了极大提高,她已将病房的心理护理引领到新的发展水平。但没有关注自身的心理调适及其方案,没有调整工作的节奏和负荷,未获得相应的组织支持等,都是造成这个遗憾结局的主要原因。

以服务人类为要旨的专业有两个特点,①提供者(provider)和接受者(recipient)是工作的中心;②其服务、照护、治疗和教育具有高度的情绪经历特点。此类专业中,有其不言自明的行业规则,一切以患者为中心。其理念与高需求、低资源的工作场所相结合,可增加护士的工作应激风险。

健康照护专业的工作应激已得到广泛关注,心理护理实施者的工作应激也应予以重视。提升心理护理的效果,需要护士投入更多的情感。即心理护理实施者不可避免地被卷入患者的情绪和忧伤,故采取保障心理护理实施者身心健康的有效措施至关重要。

二、心理护理实施者的身心调适

心理护理实施者一旦意识到自身出现工作应激反应,就应尽可能及时、主动地自我身心调适或寻求其他专业人士的帮助,始终保持自身良好身心状况的同时,也致力于患者的身心健康维护。

(一)身心调适的重要性

心理护理实施者时常密切接触烧伤、毁容、肢体截断、器官摘除、恶性肿瘤等各类患者,患者的焦虑、抑郁、恐惧、无效应对、绝望等大量负面信息,可对护士的情绪造成不同程度影响。如同美国卫生界人士针对护士身心状况分析时指出:"尽管护士有体谅患者、愿为患者提供周到护理的满腔热情,但其热情因某种原因(曾)被长期禁锢(压抑、逐渐衰减),以致丧失了热情,护理工作变得表面化、机械式,出现不能为提高患者生活质量给予其帮助的现象。"

因此,心理护理实施者的身心调适直接关系其履行工作职责及其质量。可以设想,一旦维护他人健康的护士自身身心健康出现偏差,又何谈帮助他人恢复或保持身心健康? 如某护士因心理失衡而焦躁不安时,很难对与之互动的患者做到心平气和、和颜悦色,甚至可能不经意间造成患者身心的医源性创伤。

阅读笔记

心理护理实施者应当是乐观、开朗、有良好适应能力的人,努力学习、掌握维护自身健康的身心调适策略,以确保心理护理的顺利实施。

(二) 身心调适的策略

根据护士职业角色的特殊性和护士个体的差异性,心理护理实施者的身心调适不仅需要护理管理者和教育者的积极引导,更重要的是调动护士自身的主观能动性。可通过充分的自我护理(self-care),降低应激水平,维持充足能量,满足日常需求。

心理护理实施者的身心调适,既是专业需要,也为职业伦理之必须。整体护理需要护士平衡照护患者和自我维护的关系,心理护理实施者鼓励患者学习自我照护时,其自我照护的言传身教有助于建立和加强护患之间的信任关系;心理护理实施者身心调适的主要策略如下。

1. 加强自我觉察　心理护理实施者是生活在大千世界中平凡一员,同样是有七情六欲的血肉之躯,也会遇到各种工作、生活难题,也有日常烦恼和心理冲突。所不同的是,心理护理实施者有意愿并能清楚地觉察自身的状况,并以其职业素养和专业历练的自我体验着力解决时有发生的内心冲突,从而在心理护理实施过程中保持相对平衡的职业心态,不以自己的价值观评判患者,不因自身的情绪问题干扰其份内职责。

心理护理实施者加强自我觉察,还应学会了解自身的应激症状并不断监测应激的强度、水平,若自我监测到如下现象即需调适。

(1) 情绪(emotional):紧张、易激惹、勃然大怒、情绪波动、情感脆弱、容易哭泣、不满意、焦虑和抑郁等。

(2) 身体(physical):无法放松、头痛、背或颈痛、肌肉震颤、知觉身体紧张、慢性疲劳、过度睡眠、身体上小毛病增加、哮喘、皮肤病、月经不调等。

(3) 行为(behavioral):任务过多、过度投入工作、自我忽视(如不吃饭,不睡觉)、抽烟、酗酒、使用镇静剂、效率逐渐下降、退缩、睡眠缺失、噩梦、过度 / 过少饮食等。

(4) 认知(cognitive):难以集中注意力、健忘、分心、思虑过重、感知无望或不公平、有被困住的感觉等。

(5) 关系(relationship):无法满足其他人的需要、在家里表现不佳、不耐心、不耐烦、喜欢独处、过度控制他人、过分需要他人支持。

2. 提高应对能力　指个体更好地管理时间的能力,设置适当的限制、解决冲突的能力。要求护士学会调整工作节奏、负荷并保持工作内容的平衡,注意评定日常工作目标和计划,据其评定结果确定自己有能力实现并符合实际的目标。

3. 保持良好心态　指个体能积极认知并合理应对工作、生活中出现的各种问题,以乐观、向上的心态面对周围的人和事,学会从多个角度看待和解决问题。

4. 调整生活方式　注意保持个人生活与专业发展的平衡,可适当拓展工作之外的兴趣爱好,尽量避免在精神上或体力上把工作带回家。可采用一些效果显著的小技巧恢复自己的活力,如充分的睡眠和健身运动,烹饪美食及放松,音乐或书画赏析等,丰富可减轻日常压力、带给自己满足和愉悦的业余生活。

5. 寻求社会支持　指心理护理实施者需充分认识社会支持对自身发展的重要性,与好友或同事成立各种支持性团体,积极参加所属团队的活动,努力与更多的人保持良好关系,建立深厚友谊。遇到困难或问题时,可主动寻求管理者或同事的帮助;向家人及周边友人倾诉,从中获得更多应对压力的建议,使自己拥有较强的归属感和可靠的社会支持系统。

6. 合理归因成败　此指心理护理实施者对患者或自己的行为进行归因时,需尽可能避免归因偏差(认知性偏差、动机性偏差等)所致负性情绪及工作应激。若某护士顺利实施心理护理后,将其归因于自身能力的同时也归因于患者的主观能动性和积极配合;实施心理护理效果不佳时能更多归因于自己的有待改进之处而不是一味地责怪患者不合作等,护患之间的和谐、信任关系就会给护士更多的鼓励并令其愉悦,有助于护士身心调适。

7. 恰当角色认知　指心理护理实施者可积极挖掘自身的资源,满足并及时调整其职业心理的主导需求,优化职业心理素质,充分调动自己服务人类健康的内在积极性,达成身心健康水平与职业心理发展"双赢"的较理想状态。

8. 崇尚创造性学习　指心理护理实施者需始终保持对患者、人生和生命的关注和热情,创造性地开展常规化工作。护士创造性的工作态度,能使其在重复的工作中发现乐趣。此外,把握学习和进修的机会,也是护士保持自身活力、丰富工作内容和角色体验的有效途径。

总之,心理护理实施者应是良好的自我身心保健师,能很好地解决自身各种问题而快乐、充实和健康的护士,才能更好地帮助因疾病和损伤所致身心失衡的患者,促其达成身心适宜状态。

三、心理护理实施者的团队支持

大量的研究和实践证明,团队支持是一种非常有效的降低或消除心理治疗师、咨询师及心理护理实施者工作应激的方法。以下主要阐述心理护理实施者的团队支持和执业督导。

(一) 团队支持概述

1. 支持性团队的形式与组成　建立自我管理工作团队和行动小组(self-managed work teams and action groups)为每名护士提供支持的机会,此类支持小组不仅可帮助心理护理实施者发展支持性网络,还能为其提供人际间可靠的联结(bonding)机会,这对每天大部分时间处于相对隔离状态的健康照护专业工作者非常重要。

支持性团队最好由是 7~8 人的小组,也可由护士两两结成对子,尽可能人员固定。除充分利用机构,支持通常还源自以互惠(reciprocal)为基础的同道,可以是本单位同事,或外单位的同行。

2. 支持性团队的工作程序和内容　团队成员在需要时或遇到麻烦时可互相联络,通常由两名结成对子的成员首先联络,再结合定期的、全部成员参加的团队会议提供支持。团队会议的频率依具体情况而定。

在团队会议中,所有成员都清楚地明确自己的责任,回顾其他成员的感觉和自从上次会议后的经历。团队会议的重点在于尽量以坦诚的方式分享彼此的情绪、感觉及负担。通常因团队成员固定,团队的凝聚力很强,成员在团队中可感到强烈的归属感。团队成员参加一次会议,就获得一次自我提升的机会,感受到友谊和互相支持。团队会议提供机会让每名成员更加了解其职业环境的性质、导致护士情绪问题的主要原因,允许成员间从彼此的经历中相互学习,帮助成员建立新的态度和实践经验。

实践指南

—— 团体心理辅导的 CISD 干预模式 ——

团体心理辅导是团队支持的形式之一,具有个体干预不具备的优点,其省时省力、效率高且针对性强,得到了广泛应用。

严重事件集体减压法(critical incident stress debriefing,CISD)是一种系统的、通过交谈减轻压力的方法,Mitchel 于 20 世纪 80 年代提出并在国内外被广泛应用。实践证明,CISD 是一种非常有效的心理干预方式。

严重事件即创伤性事件,指任何使人体验异常强烈情绪反应的情境,可潜在影响人的正常心理功能。

CISD 的目标:公开讨论内心感受,支持和安慰,调动资源,帮助当事人在心理上(认知和情感上)消化创伤体验。

CISD 的时限:经历创伤事件后 24~48 小时之间为理想干预时间,2~10 天内效果尚可,6 周后效果甚微。

CISD 共分为六个阶段。

第一期为介绍期:主要任务是介绍基本原则,特别强调保密性。

第二期为事实期:请参加者描述事件发生过程中自己及事件本身的实际情况。

第三期为感受期:引导成员依次表达自己的真实感受,即成员对整个事件的认知反应。

第四期为症状期:引导成员从认识、行为等方面描述事件发生后有否躯体或心理的痛苦症状,具体症状有哪些。

第五期为辅导期:领导者给予成员的专业辅导,认识应激反应的常态化,强调适应能力,给出减轻应激的策略,提供进一步服务的相关信息。成员间讨论积极的适应与应对方式。

第六期为恢复期:澄清错误观念,重申共同反应,讨论行动计划,强调小组成员的相互支持、可利用资源等,准备恢复正常的社会活动。

CISD 每次会谈持续约 3~4.5 小时,一般由专业的精神心理卫生人员担任领导者角色,会谈的领导者还需具备相应的专业知识。

集体会谈需要一个平和、温暖、相对安静的氛围,情绪波动明显和有攻击倾向的人、有严重认知歪曲和处于抑郁状态的人等不适合参加集体会谈,以免对其他成员造成严重的负面影响。

3. 团队支持有效性的保障原则　主要包括以下方面。

(1) 创建支持性氛围:在病房或医院创建支持性氛围(supportive atmosphere)是团队支持的最好基础。当护士抱怨其支持性氛围不佳时,他们的工作将不可避免地受到消极影响。护士主动寻求支持应被视为良好的专业行为,他们应被教育如何获得支持,让护士感觉到被支持是评价管理者工作有效性的重要衡量指标。

(2) 建立导师系统:建立一个有效的导师系统督导关系(mentoring relationship),提升护士的信心,而不宜急于让新护士快速独立。所有年资较高的护士应努力真诚地开放和交流,有意识地在团队中建立一种基于分享(sharing)、开放(openness)和支持(supportiveness)的亚文化,以建立起支持性团队(support group)。

(3) 保证环境的安全:有效的支持性团队的重要基础是安全感,应严格遵守保密原则,使团队成员都感到其隐私受到保护,未受到任何审视,他们在团队的畅所欲言都不会影响其未来发展并就此建立安全感。若团队成员具有良好的倾听技巧,分享对同伴的理解和预测将会发生的事情,便可增加支持性团队的成功性。若团队成员未获得心理上的安全感,其支持性团队将永远不会成功。不容忽视的是,应积极倡导、鼓励和利用团队的安全文化氛围,避免一些护士产生怕被他人责难的感觉,或担忧他们的某种行为将会对其未来职业发展产生不良影响。

(4) 重视管理者的支持:缺乏团队支持可致团队成员感知的工作压力大、工作不满意及身心健康水平较差。作为健康照护专业的管理者应得到相应的训练,并能理解管理者支持(managerial support)的角色职责及重要性,且应体现在其领导、监督团队成员的过程中。

(5) 发展心理支持服务:此指举办雇员支持项目(employee assistance programmes,EAP),即针对职业健康卫生保健专业人员和咨询服务等的支持性服务,为心理护理实施者提供心理支持。如指导特质焦虑水平较高的心理护理实施者尝试针对性的放松训练、自信训练等;教会应对不良的心理护理实施者以"信用卡"方式管理个人压力,提高应激管理策略;若心理护理实

阅读笔记

施者感到其体力和心力透支过度,可为其提供情感支持、安排其稍事休息以调整状态等。

(6) 拓展社会网络资源:每个科室的护士团队都应被鼓励发展自身的社会网络(social networks),成员之间既可以是工作关系,也可以是生活伙伴,团队中任一成员出现工作应激征兆,便可获得其社会网络资源的支持性服务。组建自助小组(self-help groups)也是为心理护理实施者提供心理支持的常见社会网络结构和形式;尤其置身高速发展的互联网时代,利用微信平台建立团队成员的群,有助于心理护理实施者更多、更便捷地获得给予其心理支持的社会网络资源。

社会支持对护士应对工作应激非常重要且有效,但不同的社会支持资源对个体的应激结局的影响不同。相关研究发现,护士拥有可倾诉其工作场所遭遇问题的朋友、伴侣或家庭成员,可对其精神健康(mental well-being)产生积极的影响。护理管理者或高年资同行则因更熟悉本领域执业者时常面对的特殊应激源,擅长从专业视角指导年轻护士达成有效应对。

诸多研究已证实个体拥有(或感知到)支持性工作同事(supportive work colleagues)的重要性,因团队成员分享其共同的经历和体验,能互相给予真切的帮助。有人主张最大限度建立此类社会支持的途径,即工作场所的互相咨询(co-counselling),此类支持多以非正式形式(informal)获得。相关研究表明,获得同事的支持和鼓励,可使个体的工作在大部分时间变得容易;在工作场所,同事对某人工作表现的正性反馈大多具有较显著的支持作用,甚至比其配偶及家庭成员的支持效用更大;但一些与其他工作人员隔离的护士(如牙科护士)则更需要其家庭成员和朋友给予的支持。

此外,还可通过宣教使所有护士了解社会支持对其工作、家庭生活的有益影响;倡导护士与其重要关系人共同建立有力的支持性网络,以利其应对工作、生活中不可避免的应激事件。

(7) 组织形式的支持性干预:即以专设的组织机构,为心理护理实施者提供心理支持的组织保障也非常重要。针对护士的工作应激,物质支持和精神支持都很必要。医院各管理层若能充分认可心理护理的专业性和特殊性,为心理护理实施者提供合适的工作空间,适当赋予其灵活、弹性、非常规的工作安排,即可避免其同时承担多重角色职责而陷入超负荷的应激状态;专业组织则可建立正规的有专家介入的社会支持小组,让护士在小组中自我表露,可使其避免困境中的无助感,有机会向专家倾诉其压力和感受并获得专家给予的专业化支持。

鉴于团队支持的重要性,管理者应指导心理护理实施者把积极寻求支持机构的帮助当作其重要职责,同时还应鼓励其学会充分地利用支持机构的各种资源。

实践前沿

员工心理援助

员工援助计划(employee assistance programs,EAP)指企业或单位招募临床心理学家,为其员工提供心理援助,旨在维护员工的心理健康,使之提高适应能力,以达到组织期望的绩效水平。

员工心理援助计划的目标包括组织、员工和管理者三个层面。如减少缺勤率、降低事故发生率、增加员工归属感、提高员工士气,树立企业人文关怀的形象;摆脱心理困扰、降低工作压力、增进人际关系和谐、促进身心健康;增进领导力,提高团队凝聚力等。

EAP专业人员必须具备相关领域专业实践资格,同时必须熟悉所服务机构内部作业流程的一般知识,能理解员工的一般心态和工作中面临的各种可能问题等。护理领域EAP专业人员的知识、能力要求如下:具有压力与情绪管理、职业心理健康、心理咨询、危机干预、教育和发展培训等知识和能力;具有心理学、社会学、组织行为学、管理学等相关领域知识;具有良好的观察及沟通能力、缜密思考和逻辑判断推理能力、自我控制

阅读笔记

能力;掌握个别及团体咨询、调查和评估、减压、转介等技术;具有情绪稳定、态度认真、助人的价值取向、强烈的责任感等职业素养。

一些发达国家已建立较好的 EAP 职业资格认证体系,如北美员工帮助协会(Employee Assistance Society Of North America,EASNA)、国际员工帮助职业协会(Employee Assistance Professional Association,EAPA)等。我国的 EAP 职业培训和相关资格认证系统正通过加入 EAPA 等方式建构,EAPA 也通过其分设的跨国培训机构帮助我国建立 EAP 的专业队伍。

EAP 在国外已是较普遍和成熟的服务模式,自从 2000 年引入中国内地,正逐步扩大服务范围,拓展服务项目。从原先只偏重于员工的工作压力、情绪困扰和组织公平感等问题的心理咨询,延伸到员工的健康生活方式、法律援助、家庭和谐等方面,发挥着越来越大的作用。

(二) 心理护理实施者的督导

心理护理实施者定期接受专业化督导,既是其专业素养、技术水平不断提升的成长路径,也是其自我心理调适、保持身心健康的重要支撑。

尽管目前尚无特别针对心理护理实施者的督导,但一些发达国家的心理治疗师、咨询师督导早已制度化、规范化;我国也在国家人力资源和社会保障部的大力推动下,于 2011 年 5 月启动了"心理督导师培训认证"。与心理咨询师同为心理援助工作者的心理护理实施者,完全可以借鉴心理咨询师督导的成熟经验为我所用。以下简介心理治疗师、咨询师督导的相关内容。

1. 心理督导概述 心理疗法督导(supervision in psychotherapy)指心理治疗师、咨询师在有经验的心理督导师的指导帮助下,实践咨询技巧、监控治疗服务质量,改进治疗工作,提高自身专业水平的过程。

国外学者将督导定义为"一种强烈的一对一人际关系中,一个人被指派来促进另一个人执业能力的发展",另有国外学者将督导定义为"一种正在进行的教育过程中,督导师通过检查被督导者的职业活动,帮助其获得正确的职业行为"。

心理督导师,通俗的解读就是心理咨询师的"咨询师"或指导老师。心理咨询师从取得执业资格起,在从业之初和从业期间,均需定期接受心理督导,这是衡量咨询师合格与否的标准,也是行业协会对心理咨询工作者的特定要求。与此同时,咨询师还要通过不断督导他人的过程,其执业生涯才可能日渐丰富与成长。在心理咨询业较发达的国家,1 位心理咨询师平均1~2 周就接受 1 次心理督导。

2. 心理督导的分类 根据不同的分类原则,可有不同的类型。

(1) 根据督导与咨询师的关系:可分为两类:①上级督导,指水平高的督导与水平低的咨询师之间进行的不同级别咨询师之间的督导;②同侪督导,指同水平、同级别的咨询师之间的督导。

(2) 根据时间安排:可分为两类:①全职督导,指一种持续的、持久的、定期的系统督导;②临时性督导,指短期的、有一定针对性的、间断的督导。通常咨询师可根据各自的特点,选择与自身需要相符的督导形式。

(3) 根据督导的情境:可分为以下三种形式。

1) 个别督导:指督导师与受督导者一对一的心理督导方式,个别督导一直被视为职业发展的基石。个别督导采用如自我报告、过程记录与案例记录、录音、录像等多种形式,探索咨询过程中对一些现象的理解,反省其执业的行为、情绪和思维及其与来访者的互动,最终促进受督导者的认知改变,提高其咨询实践能力及理解经验意义的能力。

阅读笔记

2) 团体督导:由一名或几名督导师共同对一个受督导者群体进行的定期或不定期的心理督导方式。督导对象的人数可为 6~12 人。国外有学者将团体督导定义为"督导师监督受督导者在同伴群体中的专业发展"的过程。受督导者在督导师的协助下,通过与团体成员相互作用过程中得到的反馈,全面理解自己正进行的工作。团体督导最明显的优势是其时间、金钱和专业人员方面的投入较少。其次,可减少督导对象的依赖性,使之有机会了解更广范围不同成员的情况。

3) 现场督导:指督导师现场观察受督导者的心理咨询过程,是在咨询现场采用耳机、监控、现场观察、介入、打电话和咨询间断等方式进行的心理督导。近年来,现场督导中新增了使用计算机、可视电话的方式,督导师不必通过耳机对话督导对象,可在观察室中使用键盘打出提示内容,让受督导者从来访者身后的监控器上看到督导师的提示。人们越来越关注更具有交互性的督导形式。

国内的实际心理督导中,常用个别督导和团体督导的方式,现场督导较少。

3. 心理督导的作用　主要可归纳为以下三方面。

(1) 促进受督导者的专业发展:包括熟练掌握、运用专业理论、技巧和方法;提高受督导者分析和解决个案问题的能力。

(2) 加速受督导者个人发展:包括提高受督导者对自我的觉察或敏感度;检查个人在咨询过程中所呈现的优缺点,了解个人化的困扰如何影响其咨询的过程。

(3) 帮助受督导者专业认同:包括帮助受督导者充分认识自己的专业角色,设定清晰的职业行为边界,遵守职业伦理规则,提高服务质量等。

小结

心理护理实践中,护士需长期、持续地面对患者因疾病和创伤所致各种损害其健康的心理社会问题,承担心理护理实施者角色的护士自身素质养成和持续提升是其胜任职责的重要前提,也是其长久保持良好身心健康不可或缺的保障。

心理护理对专业人员的素质和能力有着很高的要求。若要成为一名合格的心理护理实施者,不仅要接受严格的专业教育和训练,掌握较高的专业技能,还需具备优秀的人格素质。个人成长是心理护理实施者专业发展的主题,在实践中自我探索、在团队训练中成长、主动寻求督导中提升专业水平,体验感悟自身获益中体会心理护理的真谛。

心理护理实施者应不断提升心理护理的普遍意识,敏锐察觉患者的心理状态,鉴别患者的心理护理需求,应用有效的心理干预手段,提早预防并及时提供给患者心理帮助和支持,促进患者达成身心适宜状态。

为患者实施心理护理的过程,护患之间也会经历重要的情感互动,有积极也有消极一面。心理护理实施者密切接触各类伤病人群,患者的负性情绪可能对护士造成不同程度影响,工作应激常可发生,工作热情逐渐衰减,及时有效的心理调适非常必要。

心理护理实施者的身心调适,既是专业需要,也为职业伦理之必须。心理护理实施者应积极通过加强自我觉察、提高应对能力、保持良好心态、调整生活方式、寻求社会支持、合理归因、恰当角色认知等多种方法进行调适,首先成为一名自我身心保健师,很好地解决自身各种问题,成为快乐、充实和健康的护士,以更好地帮助因疾病和损伤所致身心失衡的患者,提高其身心完好水平。

借助团体形成的氛围、资源和各种心理治疗理论及技术,共同商讨成员面对的共性心理问题,并为成员提供行为训练的机会,为成员提供心理帮助与示范、指导,团队支持被证明是降低或消除心理护理实施者工作应激的非常有效方法。

阅读笔记

医院管理者应充分认识团队支持的重要性,创建团队氛围、建立导师和督导系统、发展各种心理支持项目、拓展护士的心理支持资源,为心理护理实施者构建同事支持、组织支持的机制和保障体系,指导心理护理实施者的操作、技巧及方法,帮助其总结成功或失败的原因,更好地将理论和实践相结合,促进心理护理实施者个人的成长、提高专业能力、提高职业道德和助人的积极性、增强自信心,更好地胜任心理护理实施者的角色职责。

(赵海平)

思考与练习

【案例分析】

小李是一名刚工作 3 年的护士,曾参加过心理护理技术短期课程的培训,立志用其所学知识在本职岗位上为患者提供心理护理。因科室里 1 名护士休产假,1 名护士被派出接受培训,该时段病房护士较缺乏。过去几个月中,她主要护理几名囊性纤维化(cystic fibrosis)的患者,并与他们建立了相对长期的心理护理关系。有时小李像是孤军奋战,未得到其他心理护理实施者的建议和支持。

因各种事件交织在一起,给小李造成极大的压力。不少护士生病,病房工作不得不交给一些培训护士担任,小李对此感到极大的不安。另一名护士遇到婚姻问题变得非常脆弱,难以完成常规工作。小李尽力为她提供支持的同时不得不超负荷工作。尤其很多需要心理护理的患者更给小李造成了极大压力。

其中一位男患者小徐,30 岁,建筑师,刚结婚不久,接受囊性纤维化治疗多年,总体应对良好,但最近出现病情恶化的趋势。护士小李意识到这可能是小徐的人生最后一个月。小李逐渐开始对小徐的安宁疗护。她花费大量时间为年轻患者夫妇提供情感支持,包括助其做应对死亡的准备。期间,小李很少与任何人提及小徐,也很少谈论她负责的其他患者。她总是努力保护她的伙伴(实际上,她正在持续给予其支持)和培训护士,尽力减少他们护理小徐的负担,担心她们被压倒。

病房的工作依然忙碌,小李压力越来越大,越发感到疲惫,情绪也越发不稳定。在家里或在工作中,她都会对一些小事发脾气。但她仍未感觉到自己已处于危机的边缘。小李每天都在小徐的病房待一会儿才结束一天紧张的工作。那天,她照例到病房看小徐,得知他患上严重肺部感染,已意识到死亡逼近,非常依赖护士小李。小李在小徐那儿待了整整一小时。当她回到家时,停下车后一个念头出现在脑海"我不能进去,我感到太可怕了,我只想蜷缩在地板上,大哭一场。"她感到自己当下状况已不能处理任何家事。她想象着家人的呼唤,"妈妈,我们今天吃什么?""他拿了我的格尺""我们可以看电视吗?""亲爱的,你今天过得好吗?"面对这些,小李感到无力回答。她在家门口停留了很久……

请仔细思考下面问题:

1. 护士小李的问题是什么?其程度如何?
2. 你认为护士小李的问题能否从自身的角度预防?如何预防?
3. 护士小李现在该怎么做?请说出你的理由。
4. 从护理管理者的角度,谈谈应怎样预防护士小李发生此类问题?
5. 从护理管理者的角度,谈谈应采取哪些措施帮助护士小李度过此次困境?

参考文献

1. 中国就业培训技术指导中心,中国心理卫生协会.国家职业资格培训教程:心理咨询师(二级)[M].2015
   修订版.北京:民族出版社,2015.
2. 中华人民共和国国家卫生和计划生育委员会.全国护理事业发展规划(2016—2020 年)[EB/OL].http://

阅读笔记

www.nhfpc.gov.cn/yzygj/s3593/201611/92b2e8f8cc644a899e9d0fd572aefef3.shtml,2016-11-24.

3. 胡佩诚 . 心理治疗 [M]. 北京 : 人民卫生出版社 :2014.

4. 杨艳杰 . 危机事件心理干预策略 [M]. 北京 : 人民卫生出版社 ,2012.

5. 洪炜 . 员工心理援助教程 [M]. 北京 : 人民卫生出版社 ,2013.

6. 陈丽云 , 樊富珉 , 梁佩如等 . 身心灵全人健康模式 - 中国文化与团体心理辅导 [M]. 北京 : 中国轻工业出版社 ,2009.

7. 刘晓虹 . 护理心理学 [M]. 第 3 版 . 上海 : 上海科学技术出版社 ,2015.

8. 马莹 . 心理咨询理论与研究 [M]. 北京 : 人民卫生出版社 ,2010.

9. 赛缪尔·T·格拉丁 . 心理咨询——一个综合的职业 [M]. 第 5 版 . 江苏 : 凤凰出版传媒集团 ,2007.

10. 杨凤池 . 咨询心理学 [M]. 北京 : 人民卫生出版社 ,2007.

11. Bernard JM,Goodyear RK. 临床心理督导纲要 [M]. 王择青 , 刘稚颖 , 等译 . 北京 : 中国轻工业出版社 ,2005.

12. 顾瑜琦 , 孙宏伟 . 心理危机干预 . 北京 : 人民卫生出版社 ,2013.

13. Nichols K. 临床心理护理指南 [M]. 刘晓虹 , 吴菁译 . 北京 : 中国轻工业出版社 ,2007.

14. Ayers S,Baun A,McManus C,et al. Cambridge handbook of psychology,health and medicine [M]. New York:Cambridge University Press,2007.

15. Nichols K. Psychological care in physical illness [M]. 2nd edition. London:Chapman & Hall,1993.

16. 中华人民共和国国家卫生和计划生育委员会 . 新入职护士培训大纲 (试行) [EB/OL].http://www.nhfpc.gov.cn/yzygj/s3593/201602/91b5a8fa3c9a45859b036558a5073875.shtml,2016-2-16.

附　录

附录1　中国心理学会临床与咨询心理学工作伦理守则（第一版）

《中国心理学会临床与咨询心理学工作伦理守则》由中国心理学会临床与咨询心理学专业机构与专业人员伦理守则制定工作组2007年1月编制，内容包括：专业关系、隐私权与保密性、职业责任、心理测量与评估、教学、培训和督导、研究和发表、伦理问题处理。

总则

善行：心理师工作目的是使寻求专业服务者从其提供的专业服务中获益。心理师应保障寻求专业服务者的权利，努力使其得到适当的服务并避免伤害。

责任：心理师在工作中应保持其专业服务的最高水准，对自己的行为承担责任。认清自己专业的、伦理及法律的责任，维护专业信誉。

诚信：心理师在临床实践活动、研究和教学工作中，应努力保持其行为的诚实性和真实性。

公正：心理师应公平、公正地对待自己的专业工作及其他人员。心理师应采取谨慎的态度防止自己潜在的偏见、能力局限、技术的限制等导致的不适当行为。

尊重：心理师应尊重每一个人，尊重个人的隐私权、保密性和自我决定的权利。

1. 专业关系

心理师应尊重寻求专业服务者，按照专业的伦理规范与寻求专业服务者建立良好的专业工作关系，这种工作关系应以促进寻求服务者的成长和发展，从而增进其自身的利益和福祉为目的。

1.1　心理师不得因寻求专业服务者的年龄、性别、种族、性取向、宗教和政治信仰、文化、身体状况、社会经济状况等任何方面的因素歧视对方。

1.2　心理师应尊重寻求专业服务者的知情同意权。在临床服务工作开始时和工作过程中，心理师应首先让对方了解专业服务工作的目的、专业关系、相关技术、工作过程、专业工作可能的局限性、工作中可能涉及的第三方的权益、隐私权、可能的危害以及专业服务可能带来的利益等相关信息。

1.3　心理师应依照当地政府要求或本单位的规定恰当收取专业服务的费用。心理师在进入专业性工作关系之前，要对寻求专业服务者清楚地介绍和解释其服务收费的情况。不允许心理师以收受实物、获得劳务服务或其他方式作为其专业服务的回报,因为它们有引起冲突、剥削、破坏专业关系等潜在的危险。

1.4　心理师要明了自己对寻求专业服务者的影响力,尽可能防止损害信任和引起依赖的情况发生。

1.5　心理师应尊重寻求专业服务者的价值观,不代替对方做出重要决定,或强制其接受自己的价值观。

1.6　心理师应清楚地认识自身所处位置对寻求专业服务者的潜在影响,不得利用对方对自己的信任或依赖利用对方,或者借此为自己或第三方谋取利益。

1.7　心理师要清楚地了解双重关系(例如与寻求专业帮助者发展家庭的、社交的、经济的、商业的或者亲密的个人关系)对专业判断力的不利影响及其伤害寻求专业服务者的潜在危险性,避免与寻求专业服务者发生双重关系。

在双重关系不可避免时,应采取一些专业上的预防措施,例如签署正式的知情同意书、寻求专业督导、做好相关文件的记录,以确保双重关系不会损害自己的判断并且不会对寻求专业帮助者造成危害。

1.8　心理师不得与当前寻求专业服务者发生任何形式的性和亲密关系,也不得给有过性和亲密关系的人做心理咨询或治疗。一旦业已建立的专业关系超越了专业界限(例如发展了性关系或恋爱关系),应立即终止专业关系并采取适当措施(例如寻求督导或同行的建议)。

1.9　心理师在与某个寻求专业服务者结束心理咨询或治疗关系后,至少三年内不得与该寻求专业服务者发生任何亲密或性关系。在三年后如果发生此类关系,要仔细考察关系的性质,确保此关系不存在任何剥削的可能性,同时要有合法的书面记录备案。

1.10　心理师在进行心理咨询与治疗工作中不得随意中断工作。在心理师出差、休假或临时离开工作地点外出时,要对已经开始的心理咨询或治疗工作进行适当的安排。

1.11　心理师认为自己已不适合对某个寻求专业服务者进行工作时,应向对方明确说明,并本着为对方负责的态度将其转介给另一位合适的心理师或医师。

1.12　在专业工作中,心理师应相互了解和相互尊重,应与同行建立一种积极合作的工作关系,以提高对寻求专业服务者的服务水平。

1.13　心理师应尊重其他专业人员,应与相关专业人员建立一种积极合作的工作关系,以提高对寻求专业服务者的服务水平。

2. 隐私权与保密性

心理师有责任保护寻求专业服务者的隐私权,同时认识到隐私权在内容和范围上受到国家法律和专业伦理规范的保护和约束。

2.1　心理师在心理咨询与治疗工作中,有责任向寻求专业服务者说明工作的保密原则,以及这一原则应用的限度。在家庭治疗、团体咨询或治疗开始时,应首先在咨询或治疗团体中确立保密原则。

2.2　心理师应清楚地了解保密原则的应用有其限度,下列情况为保密原则的例外:①心理师发现寻求专业服务者有伤害自身或伤害他人的严重危险时。②寻求专业服务者有致命的传染性疾病等且可能危及他人时。③未成年人在受到性侵犯或虐待时。④法律规定需要披露时。

2.3　在遇到2.2中的①、②和③的情况时,心理师有向对方合法监护人或可确认的第三者预警的责任;在遇到2.2中④的情况时,心理师有遵循法律规定的义务,但须要求法庭及相关人员出示合法的书面要求,并要求法庭及相关人员确保此种披露不会对临床专业关系带来直接损害或潜在危害。

2.4　心理师只有在得到寻求专业服务者书面同意的情况下,才能对心理咨询或治疗过程进行录音、录像或演示。

2.5　心理师专业服务工作的有关信息包括个案记录、测验资料、信件、录音、录像和其他资料,均属于专业信息,应在严格保密的情况下进行保存,仅经过授权的心理师可以接触这类资料。

2.6　心理师因专业工作需要对心理咨询或治疗的案例进行讨论,或采用案例进行教学、科研、写作等工作时,应隐去那些可能会据此辨认出寻求专业服务者的有关信息(得到寻求专业服务者书面许可的情况例外)。

2.7　心理师在演示寻求专业服务者的录音或录像、或发表其完整的案例前,需得到对方的书面同意。

3. 职业责任

心理师应遵守国家的法律法规,遵守专业伦理规范。同时,努力以开放、诚实和准确的沟通方式进行工作。心理师所从事的专业工作应基于科学的研究和发现,在专业界限和个人能力范围之内,以负责任的态度进行工作。心理师应不断更新并发展专业知识、积极参与自我保健的活动,促进个人在生理上、社会适应上和心理上的健康以更好地满足专业责任的需要。

3.1　心理师应在自己专业能力范围内,根据自己所接受的教育、培训和督导的经历和工作经验,为不同人群提供适宜而有效的专业服务。

3.2　心理师应充分认识到继续教育的意义,在专业工作领域内保持对当前学科和专业信息的了解,保持对所用技能的掌握和对新知识的开放态度。

3.3　心理师应保持对于自身职业能力的关注,在必要时采取适当步骤寻求专业督导的帮助。在缺乏专业督导时,应尽量寻求同行的专业帮助。

3.4　心理师应关注自我保健,当意识到个人的生理或心理问题可能会对寻求专业服务者造成伤害时,应寻求督导或其他专业人员的帮助。心理师应警惕自己的问题对服务对象造成伤害的可能性,必要时应限制、中断或终止临床专业服务。

3.5　心理师在工作中需要介绍自己情况时,应实事求是地说明自己的专业资历、学位、专业资格证书等情况;在需要进行广告宣传或描述其服务内容时,应以确切的方式表述其专业资格。心理师不得贬低其他专业人员,不得以虚假、误导、欺瞒的方式对自己或自己的工作部门进行宣传,更不能进行诈骗。

3.6　心理师不得利用专业地位获取私利,如个人或所属家庭成员的利益、性利益、不平等交易财物和服务等。也不得利用心理咨询与治疗、教学、培训、督导的关系为自己获取合理报酬之外的私利。

3.7　当心理师需要向第三方(例如法庭、保险公司等)报告自己的专业工作时,应采取诚实、客观的态度准确地描述自己的工作。

3.8　当心理师通过公众媒体(如讲座、演示,电台、电视、报纸、印刷物品、网络等)从事专业活动,或以专业身份提供劝导和评论时,应注意自己的言论要基于恰当的专业文献和实践,尊重事实,注意自己的言行应遵循专业伦理规范。

4. 心理测量与评估

心理师应正确理解心理测量与评估手段在临床服务工作中的意义和作用,并恰当使用。心理师在使用心理测量与评估过程中应考虑被测量者或被评估者的个人和文化背景。心理师应通过发展和使用恰当的教育、心理和职业测量工具来促进寻求专业服务者的福祉。

4.1　心理测量与评估的目的在于促进寻求专业服务者的福祉,心理师不得滥用测量或评估手段以牟利。

4.2　心理师应在接受过心理测量的相关培训、对某特定测量和评估方法有适当的专业知识和技能之后,方可实施该测量或评估工作。

4.3　心理师应尊重寻求专业服务者对测量与评估结果进行了解和获得解释的权利,在实施测量或评估之后,应对测量或评估结果给予准确、客观、可以被对方理解的解释,努力避免其对测量或评估结果的误解。

4.4　心理师在利用某测验或使用测量工具进行记分、解释时,或使用评估技术、访谈或其他测量工具时,须采用已经建立并证实了信度、效度的测量工具,如果没有可靠的信、效度数据,需要对测验结果及解释的说服力和局限性做出说明。心理师不能仅仅依据心理测量的结果做出心理诊断。

4.5　心理师有责任维护心理测验材料(指测验手册、测量工具、协议和测验项目)和其他测量工具的完整性和安全性,不得向非专业人员泄露相关测验的内容。

4.6　心理师应运用科学程序与专业知识进行测验的编制、标准化、信度和效度检验,力求避免偏差,并提供完善的使用说明。

5. 教学、培训和督导

心理师应努力发展有意义的和值得尊重的专业关系,对教学、培训和督导持真诚、认真、负责的态度。

5.1　心理师从事教学、培训和督导工作的目的是:促进学生、被培训者或被督导者的个人及专业的成长和发展,以增进其福祉。

5.2　从事教学、培训和督导工作的心理师应熟悉本专业的伦理规范,并提醒学生及被督导者注意自己应负的专业伦理责任。

5.3　负责教学及培训的心理师应在课程设置和计划上采取适当的措施,确保教学及培训能够提供适当的知识和实践训练。满足教学目标的要求或颁发合格证书等的要求。

5.4　担任督导师的心理师应向被督导者说明督导的目的、过程、评估方式及标准。告知督导过程中出现紧急情况、中断、终止督导关系等情况的处理方法。注意在督导过程中给予被督导者定期的反馈,避免因督导疏忽而出现被督导者伤害寻求专业服务者的情况。

5.5　任培训师、督导师的心理师对其培训的学生、被督导者进行专业能力评估时,应采取实事求是的态度,诚实、公平而公正地给出评估意见。

5.6　担任培训师、督导师的心理师应清楚地界定与自己的学生及被督导者的专业及伦理关系,不得与学生或被督导者卷入心理咨询或治疗关系,不得与其发生亲密关系或性关系,不得与有亲属关系或亲密关系的专业人员建立督导关系或心理咨询及治疗关系。

5.7　担任培训师、督导师的心理师应对自己与被督导者(或学生)的关系中存在的优势有清楚的认识,不得以工作之便利用对方为自己或第三方谋取私利。

6. 研究和发表

提倡心理师进行专业研究以便对专业学科领域有所贡献,并促进对专业领域中相关现象的了解和改善。心理师在实施研究时应尊重参与者的尊严,并且关注参与者的福祉。遵守以人类为研究对象的科学研究规范和伦理准则。

6.1　心理师在从事研究工作时若以人作为研究对象,应尊重人的基本权益。遵守伦理、法律、服务机构的相关规定以及人类科学研究的标准。应对研究对象的安全负责,特别注意防范研究对象的权益受到损害。

6.2　心理师在从事研究工作时.应事先告知或征求研究对象的知情同意。应向研究对象(或其监护人)说明研究的性质、目的、过程、方法与技术的运用、可能遇到的困扰、保密原则及限制,以及研究者和研究对象双方的权利和义务等。

6.3　研究对象有拒绝或退出研究的权利,心理师不得以任何方式强制对方参与研究。只有当确信研究对参与者无害而又必须进行该项研究时,才能使用非自愿参与者。

6.4　心理师不得用隐瞒或欺骗手段对待研究对象,除非这种方法对预期的研究结果是必要的,且无其他方法可以代替,但事后必须向研究对象做出适当的说明。

6.5　干预或实验研究需要控制组或对照组时,在研究结束后,应对控制组或对照组成员给予适当的处理。

6.6　心理师在撰写研究报告时,应将研究设计、研究过程、研究结果及研究的局限性等做客观和准确的说明和讨论,不得采用虚假不实的信息或资料,不得隐瞒与自己研究预期或理论观点不一致的结果,对研究结果的讨论应避免偏见或成见。

6.7　心理师在撰写研究报告时,应注意为研究对象的身份保密(除非得到研究对象的书面授权),同时注意对相关研究资料予以保密并妥善保管。

6.8　心理师在发表论文或著作时不能剽窃他人的成果。心理师在发表论文或著作中引用其他研究者或作者的言论或资料时,应注明原著者及资料的来源。

6.9　研究工作由心理师与其他同事或同行一起完成时,发表论文或著作应以适当的方式注明其他作者,不得以自己个人的名义发表或出版。对所发表的研究论文或著作有特殊贡献者,应以适当的方式给予郑重而明确的声明。若所发表的文章或著作的主要内容来自于学生的研究报告或论文,该学生应列为主要作者之一。

7. 伦理问题处理

心理师在专业工作中应遵守有关法律和伦理。心理师应努力解决伦理困境,和相关人员进行直接而开放的沟通,在必要时向同行及督导寻求建议或帮助。心理师应将伦理规范整合到他们的日常专业工作之中。

7.1　心理师可以从本学会、有关认证或注册机构获得本学会的伦理规范,缺乏相关知识或对伦理条款有误解都不能成为违反伦理规范的辩解理由。

7.2　心理师一旦觉察到自己在工作中有失职行为或对职责存在着误解,应采取合理的措施加以改正。

7.3　如果本学会的专业伦理规范与法律法规之间存在冲突,心理师必须让他人了解自己的行为是符合专业伦理的,并努力解决冲突。如果这种冲突无法解决,心理师应以法律和法规作为其行动指南。

7.4　如果心理师所在机构的要求与本学会的伦理规范有矛盾之处,心理师需要澄清矛盾的实质,表明自己具有按照专业伦理规范行事的责任。应在坚持伦理规范的前提下,合理地解决伦理规范与机构要求的冲突。

7.5　心理师若发现同行或同事违反了伦理规范,应予以规劝。若规劝无效,应通过适当渠道反映其问题。如果对方违反伦理的行为非常明显,而且已经造成严重危害、或违反伦理的行为无合适的非正式的途径解决,或根本无法解决,心理师应向本学会的伦理工作组或其他适合的权威机构举报,以维护行业声誉,保护寻求专业服务者的权益。如果心理师不能确定某种特定情形或特定的行为是否违反伦理规范,可向本学会的伦理工作组或其他合适的权威机构寻求建议。

7.6　心理师有责任配合本学会的伦理工作组对可能违反伦理规范的行为进行调查和采取行动。心理师应熟悉对违反伦理规范的处理进行申诉的相关程序和规定。

7.7　本伦理规范反对以不公正的态度或报复的方式提出有关伦理问题的申诉。

7.8　本学会设有伦理工作组,以贯彻执行伦理守则.接受伦理问题的申诉,提供与本伦理守则有关的解释.并处理违反专业伦理守则的案例。

附:本守则所包含的专业名词定义

临床心理学(clinical psychology):是心理学的分支学科之一,它既提供心理学知识,也运用这些知识去理解和促进个体或群体的心理健康、身体健康和社会适应。临床心理学更注重对个体和群体心理问题的研究,以及严重心理障碍的治疗。

咨询心理学(counseling psychology):是心理学的分支学科之一,它运用心理学的知识去理解和促进个体或群体的心理健康、身体健康和社会适应。咨询心理学更关注个体日常生活中的一般性问题,以增进个体良好的适应和应对。

心理师(clinical and counseling psychologist):指系统学习过临床或咨询心理学的专业知识、接受过系统的心理治疗与咨询专业技能培训和实践督导,正在从事心理咨询和心理治疗工作,且达到中国心理学会关于心理师的有关注册条件要求,并在中国心理学会有效注册,这些专业人员在本守则中统称为心理师。心理师包括临床心理师(clinical psychologist)和咨询心理师(counseling psychologist)。对临床心理师或咨询心理师的界定依赖于申请者所接受的学位培养方案中的名称界定。

寻求专业服务者:即来访者(client)或心理障碍患者(patient),或其他需要心理咨询或心理治疗专业服务的求助者。

督导师(supervisor):指正在从事临床与咨询心理学相关教学、培训、督导等心理师的培养工作,且达到中国心理学会关于督导师的有关注册条件要求,并在中国心理学会有效注册的资深心理师。

心理咨询(counseling):指在良好的咨询关系基础上,由经过专业训练的心理师运用咨询心理学的有关理论和技术,对有一般心理问题的求助者进行帮助的过程,以消除或缓解求助者的心理问题,促进其个体的良好适应和协调发展。

心理治疗(psychotherapy):指在良好的治疗关系基础上,由经过专业训练的心理师运用临床心理学的有关理论和技术,对心理障碍患者进行帮助的过程,以消除或缓解患者的心理障碍或问题,促进其人格向健康、协调的方向发展。

剥削(exploitation):在本守则中指个体或团体在违背他人意愿或不知情的情况下,无偿占有他人的劳动成果,或不当利用他人所拥有的各种物质的、经济的和心理上的资源谋取各种形式的利益或得到心理满足。

福祉(welfare)在本守则中指寻求专业服务者的健康、心理成长和幸福。

双重关系(dual relationships):指心理师与寻求专业服务者之间除治疗关系之外,还存在或发展出其他具有利益和亲密情感等特点的人际关系的状况,称为双重关系。如果除专业关系以外,还存在两种或两种以上的社会关系,就称为多重关系(multiple relationships)。

附录 2　知情同意书

知情同意书(访谈用)

研究题目:……

研究者:……　　　××大学××学院　　　……研究生

诚邀您加入我们的研究。在您决定并签署知情同意书前,请阅读并仔细思考以下内容。您如果有信息或词语不理解,可以要求研究者解答。

(伤病名称)常会给……(研究对象)造成身心……,本研究希望探讨一下您……(伤病过程)的体验和感受。以便护士能全面了解……的心理特征及您伤病过程中涉及的主要因素及策略,通过您的榜样作用,激励其他患者更好地面对……(伤病名称)。

本研究需详细了解您伤病后的内心感受及体验、……伤病对您产生的影响及您在将来的打算。请您真实地告诉我们您的想法和体验。访谈可能为 1 次,如有需要,还要与您进行第 2 次访谈,每次访谈时间约 1 小时。访谈将被录音,且录音稿将由研究者转化成文字稿,以便研究者访谈后分析。分析完成后,我们会将结果反馈给您,以确认我们的理解是否有误;其后我们可能会将研究结果发表,但肯定会隐去可以识别身份的个人信息。

我们承诺对您的个人信息严格保密,且不会给您造成任何负面影响。但访谈有可能造成您的疲劳,或因唤起您的回忆而使您有暂时的感伤。但以开放的方式讨论您伤/病后的体验也有利于您释放负性情绪。您可以自主决定是否参加此项研究,也可在任何时候退出研究。

由衷感谢您的参与,我们愿尽力为您提供心理适应方面的知识和信息。您若有任何其他伤病方面的问题,可直接与我们沟通,我们会尽全力帮助您。

我已经阅读这份知情同意书,并同意参与此项研究。

访谈对象签字　　　　　　　　　　　　　日期

我已将研究内容向访谈对象做了解释,并已得到她／他对于知情同意的理解。

研究者签字

知情同意书（调查性研究用）

研究题目：……

研究者：……　　×× 大学 ×× 学院　　……研究生

（伤病名称）常会给……（研究对象）造成身心……，导致患者出现认知、情绪、行为等多方面异常反应，如处理不当，则可能会遗留心理问题或影响身心康复。本研究旨在探讨……（伤病过程）的发生情况及影响因素，从而有助于护士从……角度促进患者的身心康复。

在研究过程中，需要您填写 X 份问卷，以帮助研究者全面了解您伤病后的心理状态，相关的想法及行为。完成问卷大约需花费您半小时，希望您能如实填写，使研究人员得到正确信息，从而有助于研究的进一步开展。

对于您的个人信息我们会严格保密，填写问卷也不会给您造成不良影响。您可以自主决定是否参加此研究，也可以在任何时候退出研究。

由衷感谢您的参与，我们愿尽力为您提供心理适应方面的知识和信息。您若有任何关于伤病方面的问题，可直接与我们沟通，我们会尽全力帮助您。

我已经阅读这份知情同意书，并同意参与此项研究。

访谈对象签字　　　　　　　　　　　　日期

我已将研究内容向访谈对象做了解释，并已得到她 / 他对于知情同意的理解。

研究者签字　　　　　　　　　　　　　日期

附录3　社会心理评估表

社会心理评估表是适用于住院患者的一套心理社会评估方法。该表由美国护理界根据 GORDEN 功能性健康模式所设计，要求护士用会谈、观察、仪器、心理实验、实验室检查等方法全面收集患者资料。社会心理评估包括 12 个部分，第一部分为患者一般入院资料，其余 11 个部分均按照 GORDEN 的 11 项功能性健康模式而设计，具体内容如下：

（1）一般入院资料

姓名＿＿＿＿＿　　年龄＿＿＿＿＿　　入院时间＿＿＿＿＿

护理评估时间＿＿＿＿＿＿＿＿＿＿

婚姻状况　单身＿＿＿＿　已婚＿＿＿＿　丧偶＿＿＿＿　离异＿＿＿＿　同居＿＿＿＿　年限＿＿＿＿

职业＿＿＿＿＿＿＿＿＿＿＿＿＿＿＿＿

教育背景　受教育的总年限＿＿＿＿＿＿＿＿＿＿　　最后学历＿＿＿＿＿＿＿＿＿＿

入院诊断＿＿＿＿＿＿＿＿＿＿＿＿＿＿＿＿

（2）健康感知及健康管理

患者对疾病的感知评估：

A. 您来住院的主要问题是什么？

B. 您什么时候觉得自己有病了？

C. 您认为自己患病的主要原因是什么？

D. 您对住院的感受是什么？

E. 您觉得护士怎样做才能更好地帮助您？

F. 未入院前，疾病对您最大的影响是什么？

G. 您认为疾病是否会改变您的生活？

H. 疾病对您的家庭有无影响？

患者是否有不服从治疗、护理等不合作的倾向？

有＿＿＿＿＿没有＿＿＿＿＿可能会有＿＿＿＿＿

不合作与下列哪一种情况有关：

＿＿＿＿＿焦虑

＿＿＿＿＿治疗的不良反应或副作用

＿＿＿＿＿与护士或其他医务人员的人际关系紧张，或对住院环境不满

＿＿＿＿＿其他

详细描述不合作情况＿＿＿＿＿＿＿＿＿＿＿＿＿＿＿＿＿＿＿＿＿

有无受伤的危险：

有＿＿＿＿＿无＿＿＿＿＿可能有＿＿＿＿＿＿＿＿＿＿＿＿＿

详细解释受伤的危险及原因＿＿＿＿＿＿＿＿＿＿＿＿＿＿＿＿＿

(3) 营养及代谢

A. 您现在的食欲与以前相比有什么变化？

没有变化＿＿＿＿　减少＿＿＿＿　增加＿＿＿＿

变化有多长时间？

B. 您最近几周来体重变化是否超过了 2.5 公斤以上？

是＿＿＿＿＿＿　　　否＿＿＿＿＿＿

改变了多少公斤？＿＿＿＿＿＿＿＿＿＿＿＿

C. 以前每日的饮水量是多少毫升？＿＿＿＿＿＿＿＿＿＿＿

现在每日的饮水量是多少毫升？＿＿＿＿＿＿＿＿＿＿＿

D. 患者的疾病是否引发心理及精神疾患？

谵妄型＿＿＿＿＿＿　　　痴呆型＿＿＿＿＿＿

可能的原因　代谢性＿＿＿＿＿＿　血管疾患＿＿＿＿＿＿

E. 电解质紊乱

有＿＿＿＿＿＿　　　没有＿＿＿＿＿＿

具体描述＿＿＿＿＿＿＿＿＿＿＿＿＿＿＿＿＿＿＿＿＿

F. 其他代谢或内分泌方面的问题

退化性脑病＿＿＿＿＿＿　机械性疾病＿＿＿＿＿＿　感染性疾病＿＿＿＿＿＿

营养性疾病＿＿＿＿＿＿　赘生性疾病＿＿＿＿＿＿　药物中毒＿＿＿＿＿＿

(4) 排泄

A. 您现在排便情况怎样？

正常＿＿＿＿＿＿　便秘＿＿＿＿＿＿　腹泻＿＿＿＿＿＿　失禁＿＿＿＿＿＿

与原来相比有无改变？有改变＿＿＿＿＿＿　无改变＿＿＿＿＿＿

详细解释＿＿＿＿＿＿＿＿＿＿＿＿＿＿＿＿＿＿＿＿＿

B. 您现在排尿情况怎样？

正常＿＿＿＿＿＿　少尿＿＿＿＿＿＿　多尿＿＿＿＿＿＿　失禁＿＿＿＿＿＿

与原来相比有无改变？有改变＿＿＿＿＿＿　无改变＿＿＿＿＿＿

详细解释＿＿＿＿＿＿＿＿＿＿＿＿＿＿＿＿＿＿＿＿＿

C. 排泄的改变与精神心理因素是否有关？

是＿＿＿＿＿＿　　　否＿＿＿＿＿＿

详细解释＿＿＿＿＿＿＿＿＿＿＿＿＿＿＿＿＿＿＿＿＿

(5) 活动与锻炼

A. 正常情况下您感觉自己的精力如何？充沛_____　一般_____　差_____

近 6 个月是否有改变？是_____　否_____

改变的原因是什么？_____

B. 您如何描述自己每日的活动水平？

高度_____　中度_____　轻度_____

住院后有多大的改变？_____

C. 一般不在家时，您常从事哪些活动？

D. 您喜欢什么样的娱乐活动？

E. 您是否认为出院后自己的理家能力会发生改变？为什么？

F. 患者现在是否有自理缺陷？

在哪个方面有自理缺陷？

饮食自理_____　如厕自理_____

穿衣自理_____　卫生自理_____

G. 出院后可能会出现哪些自理缺陷？

H. 目前哪些方面的活动受限？

I. 下列哪些方面有改变？

清理呼吸道的能力_____　什么样的改变？_____

呼吸型态_____　什么样的改变？_____

心输出量_____　什么样的改变？_____

呼吸功能_____　什么样的改变？_____

J. 是否有可能发生由于组织灌流量的改变而引起的认知及感觉的改变？

是_____　否_____

详细解释_____

(6) 睡眠与休息

A. 正常的睡眠型态

一般每晚睡眠时间是多少？_____

一般何时入睡？_____

一般何时醒来？_____

B. 是否有睡眠习惯的改变？

是_____　否_____　详细描述_____

C. 是否有下列类型的睡眠障碍？

是否入睡困难？

是否会半夜醒来？

是否会凌晨早醒？

(7) 认知 - 感知

A. 是否有疼痛？

程度如何？_____　频率_____

B. 采用什么方法可以缓解疼痛？

C. 患者对控制疼痛的知识及信息是否了解？知道哪些知识？对控制疼痛的知识掌握及了解的程度。

D. 精神状态评估

● 意识状态及定向力_____

● 仪表及行为_____

- 语言及交流_____
- 情绪状态_____
- 思维状态_____

思维过程是否有改变,改变的原因是什么?

与现实评估能力障碍有关?　_____

与衰老有关_____

其他原因_____

详细解释_____

如有思维过程的改变,需要进行以下详细检查:

感知过程_____

抽象思维_____

社会判断_____

记忆能力_____

记忆是否受损?　_____

长期记忆受损_____

短期记忆受损_____

(8) 自我感知 / 自我概念

A. 自我感知

- 患者是否描述自己有焦虑或紧张的感觉?
- 患者认为原因是什么?
- 如果患者不能说明原因,从以下几个方面帮助患者查找原因:

—在住院或生病期间,什么问题使您感到害怕或不安?

—疾病是否改变了您的未来计划及生活?

—正常情况下,您相信自己能控制所有的事情,还是别人或神灵控制所有的事情?

—疾病是否改变了您对自己的感受及看法?

—从哪些方面改变了您对自己的看法:外貌_____　能力_____　其他_____

B. 患病后可能发生的社会心理问题

患者及家属是否有以下几个方面的问题?

信任	患者_____	家属_____
自尊	患者_____	家属_____
自我形象	患者_____	家属_____
失落	患者_____	家属_____
内疚	患者_____	家属_____
亲密	患者_____	家属_____

上述问题是否有患者的焦虑、无助、绝望、自我概念等方面的问题?

是_____　否_____　可能有_____

如果有,是何种问题? 需要进一步采用量表等其他方法进一步检查。

(9) 角色关系方面

A. 您的职业是什么?

B. 您从事现职业多长时间了?

C. 您是否认为疾病会影响您的工作能力?

D. 您与谁一起生活,他们是否会帮助您? 支持您?

E. 您认为自己的生活中最重要的人是谁?

F. 您是否感觉自己在社会生活中有孤立感？如果有，请进一步解释。

G. 是否有社交孤立感的迹象？

H. 是否有沟通交流方面的问题？

I. 家庭关系史

- 主要的家庭成员，与他们的关系是什么？
- 您在兄弟姐妹中排行第几？
- 您多长时间回家一次？
- 当家里出现问题时，家人一般怎样做？大多数成员怎样做？
- 您自己家及父母家最近有没有出现什么问题或变化？什么样的变化？

　　　增加新成员＿＿＿＿＿＿

　　　家庭成员死亡＿＿＿＿＿＿

　　　家庭其他成员生病＿＿＿＿＿＿

　　　婚姻关系的改变＿＿＿＿＿＿

　　　家庭其他情况发生变化＿＿＿＿＿＿

- 您教育孩子的方法是否有改变？
- 您在家的角色是什么？
- 其他对您重要的人承担什么样的角色？
- 疾病是否引起家庭角色的变化？
- 当患者描述自己的家庭时，是否有愤怒不安的表现？

如果有，是否与家中的某个人或某件事有关？

请详细解释＿＿＿＿＿＿＿＿＿＿＿＿＿＿＿＿＿＿＿＿＿＿＿＿＿

- 家庭的内部交流形式是开放型还是封闭型（可以从患者的语言情绪状态来分析）？
- 家庭发展周期：

　　　＿＿＿＿＿＿新成立的家庭

　　　＿＿＿＿＿＿有婴儿的家庭

　　　＿＿＿＿＿＿有幼儿的家庭

　　　＿＿＿＿＿＿有学龄前儿童的家庭

　　　＿＿＿＿＿＿有学龄期儿童的家庭

　　　＿＿＿＿＿＿有青少年的家庭

　　　＿＿＿＿＿＿空巢家庭

　　　＿＿＿＿＿＿老年家庭

- 对您的家庭，您还有哪些需要说明？
- 仔细分析上述资料，分析家庭中的哪些因素使患者产生了压力，有哪些应对的优势？哪些应对

问题？

J. 人际关系类型：

　　　依赖型＿＿＿＿＿＿＿＿＿＿＿＿＿＿＿＿

　　　控制型＿＿＿＿＿＿＿＿＿＿＿＿＿＿＿＿

　　　戏剧型＿＿＿＿＿＿＿＿＿＿＿＿＿＿＿＿

　　　怀疑型＿＿＿＿＿＿＿＿＿＿＿＿＿＿＿＿

　　　贡献型＿＿＿＿＿＿＿＿＿＿＿＿＿＿＿＿

　　　骄傲型＿＿＿＿＿＿＿＿＿＿＿＿＿＿＿＿

　　　冷漠型＿＿＿＿＿＿＿＿＿＿＿＿＿＿＿＿

　　　防御型＿＿＿＿＿＿＿＿＿＿＿＿＿＿＿＿

　　混合型_____

K. 从作为护士与患者交谈的方式分析,您认为患者:

　　主要的人际关系类型是_____

　　是否坦率_____

　　与护士是否有良好眼神交流_____

(10) 性及生殖方面

A. 最近是否有性功能方面的改变? 是____　否____

　　如果有,是什么样的改变? 多长时间?

B. 性功能的改变是否与您生活中的事件有关?

C. 您认为目前的疾病是否会影响您的性功能? 有哪些影响?

D. 您认为性功能的改变是否与下列情况有关?

无效应对_____

身体某部分改变或损伤_____

孕前或孕后的变化_____

由于抑郁引起的神经功能的改变_____

如果有问题,需要重点评估。

(11) 应激及应对

A. 入院前一年的应激水平

● 患病后您离开岗位多长时间?

● 您最近的工作是否有改变?

● 近一年来您的工作压力是否很大? 原因是什么?

退休_____

被解雇_____

换了上司_____

工作中其他人际关系的改变_____

升职或降职_____

其他_____

请详细解释_____

您认为出院后工作是否会有改变? 为什么?

B. 正常应对功能

● 在生活中出现困难或问题时,您一般如何应对:

向他人诉说_____　以砸或扔东西的方式发泄自己的愤怒_____

忽视问题的存在_____　饮酒_____

逃避或退缩_____　焦虑不安_____

愤怒地大叫_____　忧郁沮丧_____

以沉默表示愤怒_____　其他_____

● 您一般隔多长时间会出现忧郁沮丧的感觉?

● 这种感觉一般会持续多长时间? 最长有多久?

● 近几周有无忧郁沮丧感?

● 您认为引起这种感觉的主要原因是什么?

● 您生活中曾经经历过的最大创伤是什么?

● 您生活中最艰难的时间是在什么时候?

● 您用了多长时间走过了这段艰难岁月?

- 您当时采用了什么样的应对方式?

C. 自伤的可能:如果患者有忧郁沮丧感,需要用以下问题来评估:

- 您是否有过自杀的想法?

是＿＿＿＿＿　　否＿＿＿＿＿

- 如果回答"是",请继续询问以下问题:
- 您准备用何种自杀方式?

有计划＿＿＿＿＿＿　　无计划＿＿＿＿＿＿

什么计划＿＿＿＿＿＿＿＿＿＿＿＿＿＿＿＿＿＿＿＿

- 什么能阻止您自杀?

D. 药物及其他物品的使用

- 吸烟史

是否吸烟＿＿＿＿　多长时间?＿＿＿＿＿　每日的吸烟量＿＿＿＿

- 饮酒史

是否饮酒＿＿＿＿　饮酒量＿＿＿＿　饮酒频率＿＿＿＿

家族中有无酗酒史＿＿＿＿　家人中有谁酗酒＿＿＿＿

- 现在是否服用某种处方药

药名＿＿＿＿　剂量＿＿＿＿　时间＿＿＿＿

- 是否使用其他药物?

药名＿＿＿＿＿＿　使用时间＿＿＿＿　剂量＿＿＿＿　使用频率＿＿＿＿

- 是否有吸毒史＿＿＿＿　有无戒毒＿＿＿＿　戒毒时间＿＿＿＿

(12) 价值 - 信仰

A. 您是否积极参加宗教活动?　是＿＿＿＿＿　否＿＿＿＿＿

B. 您参加活动的教堂或寺庙的主持是一位热心帮助别人的人吗?

是＿＿＿＿＿　否＿＿＿＿＿

请解释＿＿＿＿＿＿＿＿＿＿＿＿＿＿＿＿＿＿＿＿＿＿＿＿＿＿

C. 从宗教角度,您如何看待自己的疾病?

D. 您是否曾经有过精神困扰或信仰危机?

是＿＿＿＿＿　否＿＿＿＿＿

请仔细描述＿＿＿＿＿＿＿＿＿＿＿＿＿＿＿＿＿＿＿＿＿＿＿＿

E. 您认为引起自己精神困扰或信仰危机的主要原因是什么?

不能正常参加宗教活动＿＿＿＿＿＿＿＿＿＿＿＿＿＿＿＿＿＿＿

宗教信仰、精神追求、文化信仰及健康知识相互冲突＿＿＿＿＿＿

疾病危机、身心痛苦、死亡＿＿＿＿＿＿＿＿＿＿＿＿＿＿＿＿＿

其他＿＿＿＿＿＿＿＿＿＿＿＿＿＿＿＿＿＿＿＿＿＿＿＿＿＿＿

附录 4　心理社会评估表

美国护理协会基于 Neuman 的护理理论,按照会谈的三个阶段,提出以下评估患者心理社会的引导性问题,护士可根据患者的具体情况,以不同方法选择性地应用下列问题。这三个阶段需要询问的问题包括:

1. 开始期

(1) 你来医院(咨询、卫生所等)的主要健康问题是什么? 为什么要选择这个时候来医院?

(2) 你生活中哪些方面压力较大? 哪些方面比较容易?

(3) 你有哪些社会心理支持系统? 是否经常与亲人及朋友见面? 他们是如何看待你的疾病的?

(4) 你是否有经济方面的压力及问题？

(5) 你的生活目标是什么？你来医院(咨询、卫生所等)的目的是什么？

(6) 你期望从护士(心理护理咨询专家等)那里得到什么帮助？

(7) 你希望我们用什么方式来帮助你？

　　2. 正式工作期　包括从以下方面以会谈的方式了解患者的情况：

(1) 患者的心理状态

1) 你近来是否有思维混乱的问题？

2) 这个问题与你过去所发生的问题之间是否有一定的区别和联系？是否有一定的发生方式？是否与过去的经验有些不同或有一定的差距？

3) 你最近的生活是否发生了很大的变化？

4) 你现在如何看待自己？最近发生的变化是否影响了你的自尊？

5) 你近来是否有难以向他人诉说或解释的不寻常经历？你的思维过程比平时快还是慢？你是否觉得有时自己难以控制自己或周围的环境？是否有无能为力的感觉？

6) 你近来是否有异乎寻常的痛苦悲哀感或幸福快乐感？

(2) 患者的社会状态

1) 你最近与人交往的时间是否有改变？

2) 别人对你最近的变化是否有反应？

3) 你最亲密或重要的人际关系是否有改变？

4) 你的亲人及朋友如何感受你最近的情况？

5) 别人对你的期望及要求是否使你感到压力很大？

(3) 生物遗传方面

1) 你的亲属是否有这方面的问题？你的亲属中是否有人因为心理或精神问题而住院？

2) 你的饮食及睡眠习惯近来是否有改变？

3) 你近来身体感觉如何？

4) 你是否经常饮酒？量是多少？

5) 你是否吸毒？什么毒品？

6) 饮酒或吸毒是否影响了你的身体或心理健康？

7) 你是否应用处方药物？是什么？

(4) 行为方面

1) 你是否经常因一种或一些特殊行为使你陷入麻烦或出现问题？

2) 你是否有一些自己想停止但无法控制的行为？

3) 你是否感到自己有一些根本不想从事的强迫性行为？

4) 别人对你行为的反应是什么？你是否容易交朋友？

(5) 自我感知方面

1) 你是否在内心深处很烦自己？对这种情况,你如何与自己进行心灵对话？你是否对自己特别挑剔？

2) 你认为自己应付现实社会的能力如何？你是如何看待当前社会发展的？

3) 你是否感到其他的人必须为你现在所遇到的困难或问题负责？

4) 你是否以自己的价值观念来指导自己的行为？

5) 是否有其他方面的因素影响了你的感知及行为？

(6) 文化精神方面

1) 你现在的生活与童年时所体验到的父辈的生活有什么区别？

2) 你的家人及朋友是否难以理解你？

3）与你同一文化背景的人如何处理与你相同的问题？他们如何理解及解释现状？

4）你是否相信有上帝或其他的神灵？相信的程度如何？

5）你如何用宗教来解释自己现在所遇到的问题或现状？

（7）神志状态方面

1）定向力

——请告诉我现在你在什么地方？

——你近来是否有判断自己在哪里或周围环境方面的问题？

——你知道现在是什么时候？

——我是谁？

2）记忆力

——你是否能回忆起自己早餐吃的什么？

——你昨天做了些什么？

——你能回忆起来我的姓名吗？

——你曾就学的高中的校名是什么？

3）注意力

——你近来是否感到自己注意力难于集中？

——你是否在看电影或读书时有注意力不集中的现象？

——你是否有在与别人交谈时有注意力难以集中的问题？

4）感知觉

——你是否听到或看到了其他人没有听到或看到的？

——你近来是否有一些特别的经历或感觉？

——你是否相信自己的判断准确而其他人一直在说瞎话？

——你是否相信有人想陷害或迫害你？

——你近来是否常有判断错误的时候？比如将树影看成一个人？

5）情绪及感情

——你最近的情绪状态如何？

——你近来是否比以前更情绪化了？还是没有以前情绪化？

6）智力状态方面

——现在的国家主席是谁？

——最近的重大新闻有哪些？

——用100连续减去7，直到我告诉你要停止，答案是多少？

——人们常说"覆水难收"，这个成语的意思是什么？

7）思维内容及过程方面

——你近来常想些什么？

——你的思维过程比平时快还是慢？

——你近来是否常有脑子一片空白的感觉？

——你近来是否常有难以控制自己的思维的现象？

8）洞察力

——你认为导致你来就医（咨询、入院等）的主要问题是什么？

——你如何判断目前的这种情况的？

9）判断力

——如果警察发现你开车超速并让你停下，你将怎么办？

——如果你突然收到了10 000元的支票，你可以自由支配这些钱，你将如何去花这些钱？

10）心理社会发展史

——你的出生地是哪里？你有几个兄弟姐妹？童年时，你对父母的印象是什么？你对童年的记忆是什么？

——你是否喜欢学校对学生评分？你的学习成绩如何？你是否经常与其他同学一起玩或学习？你认为童年在家是一种什么样的感觉？

——你在初中就读时是一种什么样的感觉？你当时喜欢做什么？学习成绩如何？是否出现过什么麻烦或问题？

——你在高中就读时是一种什么样的感觉？是否有过约会？学习成绩如何？是否吸食过毒品？是否经常出现麻烦或问题？当时在家的感觉是什么？是否想办法逃学？

——毕业后做什么？你第一次与异性亲密的接触是在什么时候？你第一份真正的工作是什么？

——你曾经做过什么工作？是如何做这些工作的？

——你以前是否有与这次同类的问题？是否出现过其他需要专业帮助的问题？是否曾为此而住院？

——你与家人是否有联系？他们是否有心理精神方面的问题史？

3. 结束期

（1）你还有没有其他方面的事情想告诉我，以便我能更好地理解你？

（2）你对这次会谈有何反应？能否告诉我你的感受是什么？

（3）你是否还有其他的问题要问我？

附录 5　常用的心理护理评估工具

附表 5-1　非精神科住院患者心理状态评估量表（the mental status scale in non-psychiatric settings，MSSNS）

该量表由海军军医大学（原第二军医大学）心理学教研室于 2003 年编制，适用于非精神科住院患者的心理状态评估。包括 38 个项目，以"焦虑、抑郁、愤怒、孤独"4 个分量表评估患者的大致心理状况，总量表内部一致性系数（Cronbach's α）为 0.933，分半信度系数为 0.894。计分方法：采用 4 分法计分，1= 没有或很少有；2= 有时有；3= 相当多时间有；4= 绝大部分时间有。分数越高，表明患者的情绪反应强度越大，患者存在心理问题的可能性也越大。

非精神科住院患者心理状态评估量表（MSSNS）

指导语：以下有 38 条文字，请仔细阅读每一条，把意思弄明白，然后根据您最近一段时间的实际感受，用圆圈标出最符合您的一种情况。每题必选一个答案。1= 没有或很少有；2= 有时有；3= 相当多时间有；4= 绝大部分时间有。

项目	没有或很少有	有时有	相当多时间有	绝大部分时间有
1. 我觉得比平常容易紧张和着急	1	2	3	4
2. 我感到我正在受罚	1	2	3	4
3. 我想大叫或摔东西	1	2	3	4
4. 我经常与人争论	1	2	3	4
5. 我经常责怪自己	1	2	3	4
6. 一想到疾病的后果，我就感到害怕	1	2	3	4
7. 我担心会发生不好的事	1	2	3	4
8. 我对将来感到悲观	1	2	3	4

续表

项目	没有或很少有	有时有	相当多时间有	绝大部分时间有
9. 我感到一阵阵的恐惧	1	2	3	4
10. 我想结束自己的生命	1	2	3	4
11. 我想找人发泄怒气	1	2	3	4
12. 我感到发抖	1	2	3	4
13. 我感到害怕	1	2	3	4
14. 我感到孤独	1	2	3	4
15. 我有想摔坏或破坏东西的冲动	1	2	3	4
16. 我感到他人对我不公平	1	2	3	4
17. 我感到人们围着我但并不关心我	1	2	3	4
18. 我感到烦乱	1	2	3	4
19. 我希望身边有人陪伴	1	2	3	4
20. 我觉得闷闷不乐,情绪低沉	1	2	3	4
21. 我认为如果我死了别人会生活得好些	1	2	3	4
22. 我不能控制地大发脾气	1	2	3	4
23. 我对治疗感到害怕(放疗、手术等)	1	2	3	4
24. 我对他人现在毫无兴趣	1	2	3	4
25. 我的思想处于混乱状态	1	2	3	4
26. 当我考虑我目前的病情时,我就陷入紧张状态	1	2	3	4
27. 我感到缺乏交谈	1	2	3	4
28. 我感到我是一个彻底失败的人	1	2	3	4
29. 我感到命运对我不公平	1	2	3	4
30. 我对周围的仪器设备感到害怕	1	2	3	4
31. 我有想打人或伤害他人的冲动	1	2	3	4
32. 我对身体的不适(如疼痛、麻木、恶心等)感到恐惧	1	2	3	4
33. 我感到寂寞	1	2	3	4
34. 我对事物不感兴趣	1	2	3	4
35. 我感到坐立不安、心神不定	1	2	3	4
36. 我常常想起过去快乐的日子	1	2	3	4
37. 我害怕一个人待在病房	1	2	3	4
38. 我想找人倾诉	1	2	3	4

附表 5-2　90 项症状清单(symptom checklist-90,SCL-90)

症状自评清单,用于评估成人的心理状况。英文版由 L.R.Derogatis 于 1973 年编制,各症状效度系数为 0.77~0.99。1984 年,我国学者王征宇将其译成中文,后经金华、吴文源、张明园等主持的全国协作组在国内 13 个地区采样并制定常模,2003 年陈树林等报道 SCL-90 各因子的内部一致性系数为 0.69~0.86,重测信度为 0.73~0.91。SCL-90 共 90 个条目,9 个因子,分别见下:

（1）躯体化：包括条目 1、4、12、27、40、42、48、49、52、53、56 和 58，共 12 项，反映主观的身体不适感。

（2）强迫症状：包括条目 3、9、10、28、38、45、46、51、55 和 65，共 10 项，反映临床上的强迫症状群。

（3）人际关系敏感：包括条目 6、21、34、36、37、41、61、69 和 73，共 9 项，指某些个人不自在感和自卑感，尤其是在与其他人相比较时更突出。

（4）抑郁：包括条目 5、14、15、20、22、26、29、30、31、32、54、71 和 79，共 13 项，反映与临床上抑郁症状群相联系的广泛的概念。

（5）焦虑：包括条目 2、17、23、33、39、57、72、78、80 和 86，共 10 项，反映在临床上明显与焦虑症状群相联系的精神症状及体验。

（6）敌对：包括条目 11、24、63、67、74 和 81，共 6 项，主要从思维，情感及行为三方面来反映患者的敌对表现。

（7）恐怖：包括条目 13、25、47、50、70、75 和 82，共 7 项。它与传统的恐怖状态或广场恐怖所反映的内容基本一致。

（8）偏执：包括条目 8、18、43、68、76 和 83，共 6 项，主要是指猜疑和关系妄想等。

（9）精神病性：包括 7、16、35、62、77、84、85、87、88 和 90，共 10 项。其中幻听，思维播散，被洞悉感等反映精神分裂样症状项目。

此外，19、44、59、60、64、66 及 89 共 7 个项目，未能归入上述因子，它们主要反映睡眠及饮食情况。在有些资料分析中，将之归为因子 10 "其他"。计分方法：所有项目采取 5 级评分法，"没有"记 0 分，"轻度"记 1 分，"中度"记 2 分，"偏重"记 3 分，"严重"记 4 分。根据总分、阳性项目数、阴性项目数、因子分等评分结果情况，判定是否有阳性症状、心理障碍，或是否需进一步检查。一般因子分数越高，反应症状越多，障碍越明显。

90 项症状清单（SCL-90）

指导语：以下表格列出了有些人可能有的问题，请仔细地阅读每一条，然后根据最近一星期以内下述情况影响您的实际感觉，选择适合的答案（0. 没有　1. 轻度　2. 中度　3. 偏重　4. 严重）。

项目	没有	轻度	中度	偏重	严重
1. 头痛	0	1	2	3	4
2. 神经过敏，心中不踏实	0	1	2	3	4
3. 头脑中有不必要的想法或字句盘旋	0	1	2	3	4
4. 头昏或昏倒	0	1	2	3	4
5. 对异性的兴趣减退	0	1	2	3	4
6. 对旁人责备求全	0	1	2	3	4
7. 感到别人能控制您的思想	0	1	2	3	4
8. 责怪别人制造麻烦	0	1	2	3	4
9. 忘记性大	0	1	2	3	4
10. 担心自己的衣饰整齐及仪态的端正	0	1	2	3	4
11. 容易烦恼和激动	0	1	2	3	4
12. 胸痛	0	1	2	3	4
13. 害怕空旷的场所或街道	0	1	2	3	4
14. 感到自己的精力下降，活动减慢	0	1	2	3	4
15. 想结束自己的生命	0	1	2	3	4
16. 听到旁人听不到的声音	0	1	2	3	4

续表

项目	没有	轻度	中度	偏重	严重
17. 发抖	0	1	2	3	4
18. 感到大多数人都不可信任	0	1	2	3	4
19. 胃口不好	0	1	2	3	4
20. 容易哭泣	0	1	2	3	4
21. 同异性相处时感到害羞不自在	0	1	2	3	4
22. 感到受骗,中了圈套或有人想抓您	0	1	2	3	4
23. 无缘无故地突然感到害怕	0	1	2	3	4
24. 自己不能控制地大发脾气	0	1	2	3	4
25. 怕单独出门	0	1	2	3	4
26. 经常责怪自己	0	1	2	3	4
27. 腰痛	0	1	2	3	4
28. 感到难以完成任务	0	1	2	3	4
29. 感到孤独	0	1	2	3	4
30. 感到苦闷	0	1	2	3	4
31. 过分担忧	0	1	2	3	4
32. 对事物不感兴趣	0	1	2	3	4
33. 感到害怕	0	1	2	3	4
34. 我的感情容易受到伤害	0	1	2	3	4
35. 旁人能知道您的私下想法	0	1	2	3	4
36. 感到别人不理解您不同情您	0	1	2	3	4
37. 感到人们对您不友好,不喜欢您	0	1	2	3	4
38. 做事必须做得很慢以保证做得正确	0	1	2	3	4
39. 跳得很厉害	0	1	2	3	4
40. 恶心或胃部不舒服	0	1	2	3	4
41. 感到比不上他人	0	1	2	3	4
42. 肌肉酸痛	0	1	2	3	4
43. 感到有人在监视您谈论您	0	1	2	3	4
44. 难以入睡	0	1	2	3	4
45. 做事必须反复检查	0	1	2	3	4
46. 难以做出决定	0	1	2	3	4
47. 怕乘电车、公共汽车、地铁或火车	0	1	2	3	4
48. 呼吸有困难	0	1	2	3	4
49. 一阵阵发冷或发热	0	1	2	3	4
50. 因为感到害怕而避开某些东西,场合或活动	0	1	2	3	4
51. 脑子变空了	0	1	2	3	4
52. 身体发麻或刺痛	0	1	2	3	4

续表

项目	没有	轻度	中度	偏重	严重
53. 喉咙有梗塞感	0	1	2	3	4
54. 感到对前途希望	0	1	2	3	4
55. 不能集中注意力	0	1	2	3	4
56. 感到身体的某一部分较弱无力	0	1	2	3	4
57. 感到紧张或容易紧张	0	1	2	3	4
58. 感到手或脚发沉	0	1	2	3	4
59. 想到有关死亡的事	0	1	2	3	4
60. 吃得太多	0	1	2	3	4
61. 当别人看着您或谈论您时感到不自在	0	1	2	3	4
62. 有一些不属于您自己的想法	0	1	2	3	4
63. 有想打人或伤害他人的冲动	0	1	2	3	4
64. 醒得太早	0	1	2	3	4
65. 必须反复洗手、点数目或触摸某些东西	0	1	2	3	4
66. 睡得不稳不深	0	1	2	3	4
67. 有想摔坏或破坏东西的冲动	0	1	2	3	4
68. 有一些别人的想法或念头	0	1	2	3	4
69. 感到对别人神经过敏	0	1	2	3	4
70. 在商店或电影院等人多的地方感到不自在	0	1	2	3	4
71. 感到任何事情都很难做	0	1	2	3	4
72. 一阵阵恐惧或惊恐	0	1	2	3	4
73. 感到在公共场合吃东西很不舒服	0	1	2	3	4
74. 经常与人争论	0	1	2	3	4
75. 单独一人时神经很紧张	0	1	2	3	4
76. 别人对您的成绩做出恰当的评价	0	1	2	3	4
77. 即使和别人在一起也感到孤单	0	1	2	3	4
78. 感到坐立不安心神不宁	0	1	2	3	4
79. 感到自己什么价值	0	1	2	3	4
80. 感到熟悉的东西变成陌生或不像是真的	0	1	2	3	4
81. 大叫或摔东西	0	1	2	3	4
82. 害怕会在公共场合昏倒	0	1	2	3	4
83. 感到别人想占您的便宜	0	1	2	3	4
84. 为一些有关"性"的想法而很苦恼	0	1	2	3	4
85. 认为应该因为自己的过错而受到惩罚	0	1	2	3	4
86. 感到要赶快把事情做完	0	1	2	3	4
87. 感到自己的身体有严重问题	0	1	2	3	4
88. 从未感到和其他人很亲近	0	1	2	3	4
89. 感到自己有罪	0	1	2	3	4
90. 感到自己的脑子有毛病	0	1	2	3	4

附表 5-3　汉密尔顿焦虑量表（Hamilton rating scale for anxiety，HRSA）

该量表由汉密尔顿（Hamilton）于 1959 年编制,包含 14 个条目,临床上常用于评定神经症及其他患者焦虑症状的严重程度。国内报告,两名评定员的评分一致性相当好,总分评定的信度系数 r 为 0.93,各单项症状评分的信度系数为 0.83~1.00（P<0.01）。该量表总分能很好地反映个体焦虑状态的严重程度,评定方法:由经过培训的 2 名评定员采用交谈和观察的方法共同评估后再分别独立评分。每项按 0~4 分的 5 级评分法,0 分 = 无症状,1 分 = 轻,2 分 = 中等,3 分 = 重,4 分 = 极重。量表包含躯体性和精神性两类焦虑因子。按照我国该量表协作组提供的资料:总分≥29 分,可能有严重焦虑;总分≥21 分,肯定有明显焦虑;总分≥14 分,肯定有焦虑;>7 分,可能有焦虑;<7 分,无焦虑。将第 1~6 项和第 14 项分数相加,除以 7,得到精神性焦虑因子分;将第 7~13 项分数相加,除以 7,得到躯体性焦虑因子分。因子分提示患者焦虑症状的特点。

汉密尔顿焦虑量表（HRSA）

条目	没有	很轻	中等	严重	极重
1. 焦虑心境	0	1	2	3	4
2. 紧张	0	1	2	3	4
3. 害怕	0	1	2	3	4
4. 失眠	0	1	2	3	4
5. 记忆或注意障碍	0	1	2	3	4
6. 抑郁心境	0	1	2	3	4
7. 躯体性焦虑:肌肉系统	0	1	2	3	4
8. 躯体性焦虑:感觉系统	0	1	2	3	4
9. 心血管系统症状	0	1	2	3	4
10. 呼吸系统症状	0	1	2	3	4
11. 胃肠道症状	0	1	2	3	4
12. 生殖泌尿系统症状	0	1	2	3	4
13. 自主神经系统症状	0	1	2	3	4
14. 会谈时行为表现	0	1	2	3	4

HAMA 的 14 个条目所评定症状如下:

1. 焦虑心境:担心、担忧,感到有最坏的事情将要发生,容易激惹。

2. 紧张:紧张感、易疲劳、不能放松,情绪反应,易哭、颤抖、感到不安。

3. 害怕:害怕黑暗、陌生人、一人独处、动物、乘车或旅行及人多的场合。

4. 失眠:难以入睡、易醒、睡的不深、多梦、梦魇、夜惊、醒后感疲倦。

5. 认知功能:或称记忆、注意障碍。注意力不能集中,记忆力差。

6. 抑郁心境:丧失兴趣、对以往爱好缺乏快感、抑郁、早醒、昼重夜轻。

7. 肌肉系统症状:肌肉酸痛、活动不灵活、肌肉抽动。肢体抽动、牙齿打战、声音发抖。

8. 感觉系统症状:视物模糊、发冷发热、软弱无力感、浑身刺痛。

9. 心血管系统症状:心动过速、心悸、胸痛、血管跳动感、昏倒感、心搏脱漏。

10. 呼吸系统症状:胸闷、窒息感、叹息、呼吸困难。

11. 胃肠道症状:吞咽困难、嗳气、消化不良(进食后腹痛、胃部烧灼感。腹胀、恶心、胃部饱胀感)、肠动感、肠鸣、腹泻、体重减轻、便秘。

12. 生殖泌尿系统症状:尿意频数、尿急、停经、性冷淡、过早射精、勃起不能、阳痿。

13. 自主神经系统症状：口干、潮红、苍白、易出汗、易起"鸡皮疙瘩"、紧张性头痛、毛发竖起。

14. 会谈时行为表现：①一般表现：紧张、不能松弛、忐忑不安、咬手指、紧紧握拳、摸弄手帕、面肌抽动、不停顿足、手发抖、皱眉、表情僵硬、肌张力高、叹息样呼吸、面色苍白；②生理表现：吞咽、打嗝、安静时心率快、呼吸快（>20 次 / 分）、腱反射亢进、震颤、瞳孔放大、眼睑跳动、易出汗、眼球突出。

附表 5-4　汉密尔顿抑郁量表（Hamilton rating scale for depression，HRSD）

该量表由汉密尔顿（Hamilton）于 1960 年编制，临床上广泛用于评定抑郁症状的成年人，经多次修订，量表有 17 项、21 项和 24 项 3 种版本。上海市精神卫生中心应用 24 项版本对 46 例抑郁症、躁郁症、焦虑症患者的联合测查表明，两评定员的评分一致性相当好，其总分评定信度系数 r 为 0.99，各单项症状评分的信度系数为 0.78~0.98（P<0.01）。量表总分能较好反映抑郁严重程度。国外报告，HRSD 与评估各类成年精神疾病患者病情的总变化及疗效的大体评定量表（global assessment scale，GAS）的相关系数 r>0.84；国内报告，评定抑郁症时，其反映临床症状严重程度的经验真实性系数为 0.92。评定方法：由经过培训的 2 名评定员采用交谈和观察的方法共同评估后再分别独立评分。量表大部分条目采用 0~4 分的 5 级计分法，0= 无，1= 轻度，2= 中度，3= 重度，4= 很重；少数条目采用 0~2 分的 3 级计分法，0= 无，1= 轻 ~ 中度，2= 重度。总分越高，抑郁程度越重。总分 >35 分，可能为严重抑郁；>20 分，可能为轻或中等度抑郁；<8 分，无抑郁。

汉密尔顿抑郁量表（HRSD）

项目	没有	很轻	中等	严重	极重
1. 抑郁情绪	0	1	2	3	4
2. 有罪感	0	1	2	3	4
3. 自杀	0	1	2	3	4
4. 入睡困难	0	1	2		
5. 睡眠不深	0	1	2		
6. 早醒	0	1	2		
7. 工作和兴趣	0	1	2	3	4
8. 迟缓	0	1	2	3	4
9. 激越	0	1	2	3	4
10. 精神性焦虑	0	1	2	3	4
11. 躯体性焦虑	0	1	2	3	4
12. 胃肠道症状	0	1	2		
13. 全身症状	0	1	2		
14. 性症状（如性欲丧失）	0	1	2		
15. 疑病	0	1	2	3	4
16. 体重减轻	0	1	2		
17. 自知力	0	1	2		
18. 日夜变化	0	1	2		
19. 人格解体或现实解体	0	1	2		4
20. 偏执症状	0	1	2	3	4
21. 强迫观念和强迫行为	0	1	2		
22. 能力减退感	0	1	2	3	4
23. 绝望感	0	1	2	3	4
24. 自卑感	0	1	2	3	4

评分标准:

1. 抑郁情绪[1分:只在问时才诉述;2分:在谈话中自发的表达;3分:不用言语也可从表情、姿势、声音、或欲哭中表现这种情绪;4分:患者的自发言语和非言语表达(表情、动作)几乎完全表现为上述情绪]

2. 有罪感(1分:自责,感到连累他人;2分:认为自己犯了罪,或反复思考以往的失误或过错;3分:认为目前的疾病是自己所犯错误的惩罚,或有罪的妄想;4分:罪恶妄想伴有指责或威胁性妄想)

3. 自杀(1分:觉得活着没有意义;2分:希望自己已经死去,或经常想到与死有关的事情;3分:自杀念头;4分:严重自杀行为)

4. 入睡困难(1分:有时入睡困难,即上床半小时仍无法入睡;2分:每晚均有入睡困难)

5. 睡眠不深[1分:患者诉睡眠浅、多噩梦;2分:半夜起床两次(不包括上厕所)]

6. 早醒(1分:早上较早醒来,但能再次入睡;2分:起床后不能再次入睡)

7. 工作和兴趣(1分:有对工作、嗜好失去兴趣,无精打采的感觉;2分:自发或间接的表达活动、工作或学习失去兴趣。如感到没精打采、犹豫不决,不能坚持或需要强迫自己去工作或活动;3分:活动时间减少或成效降低,住院患者每天参加病室劳动或娱乐不满三小时;4分:因目前的疾病而停止工作,住院患者不参加任何活动或者没有他人帮助便不能完成病室日常事务)

8. 迟缓[1分:精神检查时发现轻度迟缓;2分:精神检查中发现明显迟缓;3分:精神检查进行困难;4分:完全不能回答问题(木僵)]

9. 激越(1分:检查时有些心神不定;2分:时显心神不定或小动作多;3分:不能静坐,检查中曾起立;4分:搓手、咬手指、扯头发、咬嘴唇等)

10. 精神性焦虑(1分:主要是紧张和易怒;2分:对小事感到担忧;3分:表情和言语流露出明显焦虑;4分:明显惊恐)

11. 躯体性焦虑(1分:有轻度的口干、腹胀、腹泻、打嗝、腹绞痛、心惊、头痛、过度换气和叹息、尿频、出汗等症状;2分:中度,有肯定的上述症状;3分:重度,症状严重,影响生活或需要处理;4分:严重影响生活和活动)

12. 胃肠道症状(1分:食欲减退,但不需要他人鼓励便自行进食;2分:进食需要他人催促或请求,或需要应用泻药或助消化药物)

13. 全身症状(1分:四肢、背部、头部、肌肉沉重感或疼痛,全身无力,疲乏;2分:症状明显)

14. 性症状(如性欲丧失)(1分:轻度;2分:重度)

15. 疑病(1分:对身体过分关注;2分:反复考虑健康问题;3分:有疑病妄想;4分:伴幻觉的疑病妄想)

16. 体重减轻(1分:可能体重减轻(一周内体重下降≥0.5kg;2分:确实体重下降(一周内体重下降≥1kg))

17. 自知力(1分:自己知道有病,但归咎于伙食环境问题,工作过忙,病毒感染或需要休息等外部原因;2分:完全否认有病)

18. 日夜变化(1分:轻度变化;2分:重度变化,症状昼重或夜重)

19. 人格解体或现实解体(1分:轻,问及才诉述;2分:中,自发诉述;3分:严重,有虚无妄想;4分:伴有幻觉的虚无妄想)

20. 偏执症状(1分:有猜疑;2分:偏执观念;3分:关系妄想或被害妄想;4分:伴有幻觉的关系或虚无妄想)

21. 强迫观念和强迫行为(1分:轻,问及才诉述;2分:中,自发诉述)

22. 能力减退感(1分:仅在提问时引出主观体验;2分:患者主动表示有能力减退感;3分:需要鼓励、指导和安慰才能完成病室日常事务或个人卫生;4分:穿衣、擦洗、进食、铺床等以及个人卫生均需要他人协助)

23. 绝望感(1分:有时怀疑:"情况是否会好转",但解释后能接受;2分:持续感到"没有希望";3分:对未来感到灰心,悲观和绝望,解释后不能排除;4分:自动反复诉述:"我的病不会好了",或诸如此类的话)

24. 自卑感(1分:仅在询问时诉述有自卑感;2分:自动诉述有自卑感;3分:患者自动诉述:"我一无是处";4分:自卑达到妄想的程度,例如:"我是个废物")

附表5-5 艾森克人格问卷(Eysenck personality questionnaire,EPQ)

是由英国伦敦大学教授艾森克(Eysenck)夫妇根据其人格三因素理论编制而成,包含88个条目,4个维度,分别为内外向(E)、神经质(N)、精神质(P)和掩饰性(L),用于测量被试者的人格类型。E维度测量内外向,分数高表示人格外向,分数低表示人格内向。N维度分数高者常常焦虑、担忧、郁郁不乐忧心忡忡,遇到刺激有强烈的情绪反应,以至出现不够理智的行为;分数低者情绪反应缓慢且轻缓,很容易恢复平静、稳重、性情温和、善于自我控制。P维度分数高者可能是孤独、不关心他人,难以适应外部环境,不近人情、感觉迟钝、与他人不友好、喜欢寻衅搅扰、喜欢干奇特的事情,并且不顾危险;分数低者能与人相处,能较好地适应环境,态度温和、不粗暴、善从人意。L维度成人随年龄而升高;儿童随年龄而减低。中国的艾森克测验由陈仲庚等于1981年修订。计分方法:问卷分为"是"和"否"两种选项,"是"加一分,"否"不加分。然后,根据被试者在各维度上获得的总分(粗分),据常模换算出标准分T分(T=50+10*(X-M)/SD),便可分析受测者的个性特点。各量表T分在43.3~56.7分之间为中间型,T分在38.5~43.3分或56.7~61.5分之间为倾向型,T分在38.5分以下或61.5分以上为典型。

艾森克人格问卷(EPQ)

指导语:本问卷共有88个问题,请根据自己的实际情况作答,请在每个问题后面的选择"是"或"否"。这些问题要求你按自己的实际情况回答,不要去猜测怎样才是正确的回答。因为这里不存在正确或错误的回答,也没有捉弄人的问题,将问题的意思看懂了就快点回答,不要花很多时间去想。问卷无时间限制,但不要拖延太长,也不要未看懂问题便回答。

项目	是	否
1. 你是否有许多不同的业余爱好?	□	□
2. 你是否在做任何事情以前都要停下来仔细思考?	□	□
3. 你的心境是否常有起伏?	□	□
4. 你曾有过明知是别人的功劳而你去接受奖励的事吗?	□	□
5. 你是否健谈?	□	□
6. 欠债会使你不安吗?	□	□
7. 你曾无缘无故觉得"真是难受"吗?	□	□
8. 你曾贪图过分外之物吗?	□	□
9. 你是否在晚上小心翼翼地关好门窗?	□	□
10. 你是否比较活跃?	□	□
11. 你在见到一小孩或一动物受折磨时是否会感到非常难过?	□	□
12. 你是否常常为自己不该做而做了的事,不该说而说了的话而紧张吗?	□	□
13. 你喜欢跳降落伞吗?	□	□
14. 通常你能在热闹联欢会中尽情地玩吗?	□	□
15. 你容易激动吗?	□	□
16. 你曾经将自己的过错推给别人吗?	□	□
17. 你喜欢会见陌生人吗?	□	□
18. 你是否相信保险制度是一种好办法?	□	□

项目	是	否
19. 你是一个容易伤感情的人吗?	☐	☐
20. 你所有的习惯都是好的吗?	☐	☐
21. 在社交场合你是否总不愿露头角?	☐	☐
22. 你会服用奇异或危险作用的药物吗?	☐	☐
23. 你常有"厌倦"之感吗?	☐	☐
24. 你曾拿过别人的东西吗(哪怕一针一线)?	☐	☐
25. 你是否常爱外出?	☐	☐
26. 你是否从伤害你所宠爱的人而感到乐趣?	☐	☐
27. 你常为有罪恶之感所苦恼吗?	☐	☐
28. 你在谈论中是否有时不懂装懂?	☐	☐
29. 你是否宁愿去看书而不愿去多见人?	☐	☐
30. 你有要伤害你的仇人吗?	☐	☐
31. 你觉得自己是一个神经过敏的人吗?	☐	☐
32. 对人有所失礼时你是否经常要表示歉意?	☐	☐
33. 你有许多朋友吗?	☐	☐
34. 你是否喜爱讲些有时确能伤害人的笑话?	☐	☐
35. 你是一个多忧多虑的人吗?	☐	☐
36. 你在童年是否按照盼咐要做什么便做什么,毫无怨言?	☐	☐
37. 你认为你是一个乐天派吗?	☐	☐
38. 你很讲究礼貌和整洁吗?	☐	☐
39. 你是否总在担心会发生可怕的事情?	☐	☐
40. 你曾损坏或遗失过别人的东西吗?	☐	☐
41. 交新朋友时一般是你采取主动吗?	☐	☐
42. 当别人向你诉苦时,你是否容易理解他们的苦哀?	☐	☐
43. 你认为自己很紧张,如同"拉紧的弦"一样吗?	☐	☐
44. 在没有废纸篓时,你是否将废纸扔在地板上?	☐	☐
45. 当你与别人在一起时,你是否言语很少?	☐	☐
46. 你是否认为结婚制度是过时了,应该废止?	☐	☐
47. 你是否有时感到自己可怜?	☐	☐
48. 你是否有时有点自夸?	☐	☐
49. 你是否很容易将一个沉寂的集会搞得活跃起来?	☐	☐
50. 你是否讨厌那种小心翼翼地开车的人?	☐	☐
51. 你为你的健康担忧吗?	☐	☐
52. 你曾讲过什么人的坏话吗?	☐	☐
53. 你是否喜欢对朋友讲笑话和有趣的故事?	☐	☐
54. 你小时候曾对父母粗暴无礼吗?	☐	☐

项目	是	否
55. 你是否喜欢与人混在一起?	☐	☐
56. 你如果知道自己工作有错误,这会使你感到难过吗?	☐	☐
57. 你患失眠吗?	☐	☐
58. 你吃饭前必定洗手吗?	☐	☐
59. 你常无缘无故感到无精打采和倦怠吗?	☐	☐
60. 和别人玩游戏时,你有过欺骗行为吗?	☐	☐
61. 你是否喜欢从事一些动作迅速的工作?	☐	☐
62. 你的母亲是一位善良的妇人吗?	☐	☐
63. 你是否常常觉得人生非常无味?	☐	☐
64. 你曾利用过某人为自己取得好处吗?	☐	☐
65. 你是否常常参加许多活动,超过你的时间所允许?	☐	☐
66. 是否有几个人总在躲避你?	☐	☐
67. 你是否为你的容貌而非常烦恼?	☐	☐
68. 你是否觉得人们为了未来有保障而办理储蓄和保险所花的时间太多?	☐	☐
69. 你曾有过不如死了为好的愿望吗?	☐	☐
70. 如果有把握永远不会被别人发现,你会逃税吗?	☐	☐
71. 你能使一个集会顺利进行吗?	☐	☐
72. 你能克制自己不对人无礼吗?	☐	☐
73. 遇到一次难堪的经历后,你是否在一段很长的时间内还感到难受?	☐	☐
74. 你患有"神经过敏"吗?	☐	☐
75. 你曾经故意说些什么来伤害别人的感情吗?	☐	☐
76. 你与别人的友谊是否容易破裂,虽然不是你的过错?	☐	☐
77. 你常感到孤单吗?	☐	☐
78. 当人家寻你的差错,找你工作中的缺点时,你是否容易在精神上受挫伤?	☐	☐
79. 你赴约会或上班曾迟到过吗?	☐	☐
80. 你喜欢忙忙碌碌地过日子吗?	☐	☐
81. 你愿意别人怕你吗?	☐	☐
82. 你是否觉得有时浑身是劲,而有时又是懒洋洋的吗?	☐	☐
83. 你有时把今天应做的事拖到明天去做吗?	☐	☐
84. 别人认为你是生气勃勃吗?	☐	☐
85. 别人是否对你说了许多谎话?	☐	☐
86. 你是否容易对某些事物容易冒火?	☐	☐
87. 当你犯了错误时,你是否常常愿意承认它?	☐	☐
88. 你会为一动物落入圈套被捉拿而感到很难过吗?	☐	☐

附表 5-6　生活事件量表（life event scale，LES）

由杨德森、张亚林于 1968 年编制而成，共 48 个条目，主要包含我国常见的生活事件，分别为家庭生活、工作学习、社交及其他方面，留有两条空白项供受测者填写表中生活事件之外的重要事件。据报道，生活事件量表的 2~3 周重测系数为 0.742~0.611。计分方法：分为两类，分别为：①影响程度，分为 5 级，从毫无影响到影响极重分别记 0~4 分；②持续时间，分 3 个月内、半年内、1 年内、1 年以上 4 个等级，分别记 1~4 分。

生活事件量表（LES）

指导语：下面是每个人都有可能遇到的一些日常生活事件，究竟是好事还是坏事，可根据个人情况自行判断。这些事件可能对个人有精神上的影响（体验为紧张、压力、兴奋或苦恼等），影响的轻重程度是各不相同的。影响持续的时间也不一样。请您根据自己的情况，实事求是地回答下列问题，请在最合适的答案上划"√"。

生活事件名称	事件发生时间				性质		精神影响程度					影响持续时间				备注
	未发生	一年前	一年内	长期性	好事	坏事	无影响	轻度	中度	重度	极重	三月内	半年内	一年内	一年以上	
举例：房屋拆迁			√			√		√					√			
家庭相关问题																
1. 恋爱或订婚																
2. 恋爱失败、破裂																
3. 结婚																
4. 自己（爱人）怀孕																
5. 自己（爱人）流产																
6. 家庭增添新成员																
7. 与爱人父母不和																
8. 夫妻感情不好																
9. 夫妻分居（因不和）																
10. 夫妻两地分居（工作需要）																
11. 性生活不满意或独身																
12. 配偶一方有外遇																
13. 夫妻重归于好																
14. 超指标生育																
15. 本人（爱人）做绝育手术																
16. 配偶死亡																
17. 离婚																
18. 子女升学（就业）失败																
19. 子女管教困难																
20. 子女长期离家																
21. 父母不和																
22. 家庭经济困难																

续表

生活事件名称	事件发生时间				性质		精神影响程度					影响持续时间				备注
	未发生	一年前	一年内	长期性	好事	坏事	无影响	轻度	中度	重度	极重	三月内	半年内	一年内	一年以上	
23. 欠债																
24. 经济情况显著改善																
25. 家庭成员重病、重伤																
26. 家庭成员死亡																
27. 本人重病或重伤																
28. 住房紧张																
工作学习中的问题																
29. 待业、无业																
30. 开始就业																
31. 高考失败																
32. 扣发奖金或罚款																
33. 突出的个人成就																
34. 晋升、提级																
35. 对现职工作不满意																
36. 工作学习中压力大（如成绩不好）																
37. 与上级关系紧张																
38. 与同事邻居不和																
39. 第一次远走他乡异国																
40. 生活规律重大变化（饮食睡眠规律改变）																
41. 本人退休离休或未安排具体工作																
社交与其他问题																
42. 好友重病或重伤																
43. 好友死亡																
44. 被人误会、错怪、诬告、议论																
45. 介入民事法律纠纷																
46. 被拘留、受审																
47. 失窃、财产损失																
48. 意外惊吓、发生事故、自然灾害																
如果你还经历其他的生活事件，请依次填写																
49.																
50.																

附表 5-7　社会支持评定量表（Social Support Rating Scale, SSRS）

　　由肖水源于1986年编制而成,用于测量个体的社会支持度。量表共10个条目,分为3个维度,分别为主观支持(条目1、3、4、5)、客观支持(条目2、6、7)和对支持的利用度(条目8、9、10)。量表间隔2个月的重测信度为0.92,各条目的重测信度在0.89~0.94。计分方法:条目1~4和条目8~10,每条只选一项,选择1、2、3、4项分别计1、2、3、4分,第5条分A、B、C、D四项计总分,每项从无到全力支持分别计1~4分,第6、7条如回答"无任何来源"计0分,回答"下列来源"者,有几个来源就计几分。总分即10个条目计分之和,主观支持分为1、3、4、5条评分之和,客观支持分为2、6、7条评分之和,对支持的利用度为8、9、10条评分之和。

社会支持评定量表（SSRS）

　　指导语:下面的问题用于反映您在社会中所获得的支持,请按各个问题的具体要求,根据您的实际情况来回答。谢谢您的合作。

　　1. 您有多少关系密切、可以得到支持和帮助的朋友?（只选一项）

　　(1) 一个也没有　 (2) 1—2 个　 (3) 3—5 个　 (4) 6个或6个以上

　　2. 近一年来您:(只选一项)

　　(1) 远离家人,且独居一室。

　　(2) 住处经常变动,多数时间和陌生人住在一起。

　　(3) 和同学、同事或朋友住在一起。

　　(4) 和家人住在一起。

　　3. 您与邻居:(只选一项)

　　(1) 相互之间从不关心,只是点头之交。

　　(2) 遇到困难可能稍微关心。

　　(3) 有些邻居都很关心您。

　　(4) 大多数邻居都很关心您。

　　4. 您与同事:(只选一项)

　　(1) 相互之间从不关心,只是点头之交。

　　(2) 遇到困难可能稍微关心。

　　(3) 有些同事都很关心您。

　　(4) 大多数同事都很关心您。

　　5. 从家庭成员得到的支持和照顾:(在合适的框内划√)

	无	极少	一般	全力支持
A. 夫妻(恋人)				
B. 父母				
C. 儿女				
D. 兄弟姐妹				
E. 其他成员(如嫂子)				

　　6. 过去,在您遇到急难情况时,曾经得到的经济支持和解决实际问题的帮助的来源有:

　　(1) 无任何来源。

　　(2) 下列来源:(可选多项)

　　A. 配偶;　 B. 其他家人;　 C. 朋友;　 D. 亲戚;　 E. 同事;　 F. 工作单位;

　　G.党团工会等官方或半官方组织;　 H.宗教、社会团体等非官方组织;

　　I. 其他(请列出)

7. 过去,在您遇到急难情况时,曾经得到的安慰和关心的来源有:

(1) 无任何来源。

(2) 下列来源:(可选多项)

A. 配偶; B. 其他家人; C. 朋友; D. 亲戚; E. 同事; F. 工作单位;

G. 党团工会等官方或半官方组织; H. 宗教、社会团体等非官方组织;

I. 其他(请列出)

8. 您遇到烦恼时的倾诉方式:(只选一项)

(1) 从不向任何人诉述。

(2) 只向关系极为密切的1~2个人诉述。

(3) 如果朋友主动询问您会说出来。

(4) 主动诉述自己的烦恼,以获得支持和理解。

9. 您遇到烦恼时的求助方式:(只选一项)

(1) 只靠自己,不接受别人帮助。

(2) 很少请求别人帮助。

(3) 有时请求别人帮助。

(4) 有困难时经常向家人、亲友、组织求援。

10. 对于团体(如党团组织、宗教组织、工会、学生会等)组织活动,您:(只选一项)

(1) 从不参加。

(2) 偶尔参加。

(3) 经常参加。

(4) 主动参加并积极活动。

附表5-8　一般自我效能感量表(general self-efficacy scale, GSES)

最早的德文版由德国柏林自由大学著名的临床和健康心理学家 Ralf Schwarzer 教授与他的同事于1981年编制完成,量表共10个项目,用于测定大、中学生群体,医护人员和患者遇到困难或挫折时的自信心水平。我国学者王才康等2001年对中文版一般自我效能感量表进行了评价,中文版 GSES 的内部一致性 Cronbach's α 系数为0.87,间隔10天左右重测信度为0.83。评分方法:各项目均为1~4分,受试者根据自己的实际情况回答"完全不正确"记1分,"有点正确"记2分。"多数正确"记3分,"完全正确"记4分。把所有10个项目的得分加起来除以10即为总量表分,个体的得分越高,表示其一般自我效能感水平越高。

一般自我效能感量表(GSES)

项目	完全不正确	有点正确	多数正确	完全正确
1. 如果我尽力去做的话,我总是能够解决问题的。	1	2	3	4
2. 即使别人反对我,我仍有办法取得我想要的。	1	2	3	4
3. 对我来说,坚持理想和达成目标是轻而易举的。	1	2	3	4
4. 我自信能有效地应付任何突如其来的事情。	1	2	3	4
5. 以我的才智,我定能应付意料之外的情况。	1	2	3	4
6. 如果我付出必要的努力,我一定能够解决大多数的难题。	1	2	3	4
7. 我能冷静地面对困难,因为我相信自己处理问题的能力。	1	2	3	4
8. 面对一个难题时,我通常能够找到几种解决办法。	1	2	3	4
9. 有麻烦的时候,我通常能够想到一些应对的方法。	1	2	3	4
10. 无论什么事在我身上发生,我都能够应付自如。	1	2	3	4

附录 6　国家自然科学基金标书报告正文撰写内容及要求简介

（一）立项依据与研究内容（限 4000~8000 字）

1. 项目的立项依据（研究意义、国内外研究现状及发展动态分析，需结合科学研究发展趋势来论述科学意义；或结合国民经济和社会发展中迫切需要解决的关键科技问题来论述其应用前景；附主要参考文献目录）。

2. 项目的研究内容、研究目标及拟解决的关键科学问题（此部分为重点阐述内容）。

3. 拟采取的研究方案及可行性分析（包括有关方法、技术路线、实验手段、关键技术等说明）。

4. 本项目的特色与创新之处。

5. 年度研究计划及预期研究结果（包括拟组织的重要学术交流活动、国际合作与交流计划等）。

（二）研究基础与工作条件

1. 工作基础　与本项目相关的研究工作积累和已取得的研究工作成绩。

2. 工作条件　包括已具备的实验条件，尚缺少的实验条件和拟解决的途径，如利用国家实验室、国家重点实验室和部门重点实验室等研究基地的计划与落实情况。

3. 申请人简介　包括申请人和项目组主要参与者的学历和研究工作简历，近期已发表与本项目有关的主要论著目录和获得学术奖励情况及在本项目中承担的任务。论著目录要求详细列出所有作者、论著题目、期刊名或出版社名、年、卷（期）、起止页码等；奖励情况也须详细列出全部受奖人员、奖励名称等级、授奖年等。

4. 承担科研项目情况　申请人和项目组主要参与者正在承担的科研项目情况，包括自然科学基金的项目，要注明项目的名称和编号、经费来源、起止年月、与本项目的关系及负责的内容等。

5. 完成自然科学基金项目情况　对申请人负责的前一个已结题科学基金项目（项目名称及批准号）完成情况、后续研究进展及与本申请项目的关系加以详细说明。另附该已结题项目研究工作总结摘要（限 500 字）和相关成果的详细目录。

（三）经费申请说明

购置 5 万元以上固定资产及设备等，须逐项说明与项目研究的直接相关性及必要性。

（四）其他附件清单

附件材料复印后随纸质《申请书》一并上交，如不具有高级专业技术职务、同时也不具有博士学位的申请人应提供的推荐信；在职研究生申请项目的导师同意函等。在导师的同意函中，需要说明申请项目与学位论文的关系，承担项目后的工作时间和条件保证等。

附录 7　WHO 课题标书撰写格式及要求简介
（Recommended format for a Research Protocol）

Part 1

Project summary

Like the abstract of a research paper, the project summary, should be no more than 300 words and at the most a page long (font size 12, single spacing). Provided preferably on a separate page, it should summarize all the central elements of the protocol, for example the rationale, objectives, methods, populations, time frame, and expected outcomes.

General information

- Protocol title, protocol identifying number (if any), and date.

- Name and address of the sponsor/funder.
- Name and title of the investigator(s) who is (are) responsible for conducting the research, and the address and telephone number(s) of the research site(s), including responsibilities of each.
- Name(s) and address(es) of the clinical laboratory(ies) and other medical and/or technical department(s) and/or institutions involved in the research

Rationale & background information

The Rationale specifies the reasons for conducting the research in light of current knowledge. It should include a well documented statement of the need/problem that is the basis of the project, the cause of this problem and its possible solutions. It is the equivalent to the introduction in a research paper and it puts the proposal in context. It should answer the question of why and what: why the research needs to be done and what will be its relevance. The magnitude, frequency, affected geographical areas, ethnic and gender considerations, etc of the problem should be followed by a brief description of the most relevant studies published on the subject.

References (of literature cited in preceding sections)

References can also be listed at the end of Part 1.

Study goals and objectives

Goals are broad statements of what the proposal hopes to accomplish. They create a setting for the proposal. Specific objectives are statements of the research question(s). Objectives should be simple (not complex), specific (not vague), and stated in advance (not after the research is done). After statement of the primary objective, secondary objectives may be mentioned.

Study Design

The scientific integrity of the study and the credibility of the study data depend substantially on the study design and methodology. The design of the study should include information on the type of study, the research population or the sampling frame, and who can take part (e.g. inclusion and exclusion criteria, withdrawal criteria etc.), and the expected duration of the study.

Methodology

The methodology section is the most important part of the protocol. It should include detailed information on the interventions to be made, procedures to be used, measurements to be taken, observations to be made, laboratory investigations to be done etc. If multiple sites are engaged in a specified protocol, methodology should be standardized and clearly defined. A graphic outline of the study design and procedures using a flow diagram must be provided. This should include the timing of assessments.

Safety Considerations

The safety of research participants is foremost. Safety aspects of the research should always be kept in mind and information provided in the protocol on how the safety of research participants will be ensured. This can include procedures for recording and reporting adverse events and their follow-up, for example. The research protocol must give a clear indication of what follow up will be provided to the research participants and for how long. It is useful to remember that even administering a research questionnaire can have adverse effects on individuals.

Data Management and Statistical Analysis

The protocol should provide information on how the data will be managed, including data handling and coding for computer analysis, monitoring and verification. The statistical methods proposed to be used for the analysis of data should be clearly outlined, including reasons for the sample size selected, power of the study, level of significance to be used, procedures for accounting for any missing or spurious data etc. For projects involving qualitative approaches, specify in sufficient detail how they will be analysed.

Quality Assurance

The protocol should describe the quality control and quality assurance system for the conduct of the study, including GCP, follow up by clinical monitors, DSMB, data management etc.

Expected Outcomes of the Study

The protocol should indicate how the study will contribute to advancement of knowledge, how the results will be utilized, not only in publications but also how they will likely affect health care, health systems, or health policies.

Dissemination of Results and Publication Policy

The protocol should specify not only dissemination of results in the scientific media, but also to the community and/or the participants, and consider dissemination to the policy makers where relevant. Publication policy should be clearly discussed- for example who will take the lead in publication and who will be acknowledged in publications, etc.

Duration of the Project

The protocol should specify the time that each phase of the project is likely to take, along with a detailed month by month timeline for each activity to be undertaken.

Problems Anticipated

This section should discuss the difficulties that the investigators anticipate in successfully completing their projects within the time frame stipulated and the funding requested. It should also offer possible solutions to deal with these difficulties.

Project Management

This section should describe the role and responsibility of each member of the team.

Ethics

The protocol should have a description of ethical considerations relating to the study. This should not be limited to providing information on how or from whom the ethics approval will be taken, but this section should document the issues that are likely to raise ethical concerns. It should also describe how the investigator(s) plan to obtain informed consent from the research participants (the informed consent process).

Informed Consent Forms

Copies of informed consent forms, both in English and the local language in which they are going to be administered should be included. If the research involves more than one group of individuals, for example healthcare users and healthcare providers, a separate specifically tailored informed consent form must be included for each group. This ensures that each group of participants will get the information they need to make an informed decision. For the same reason, each new intervention also requires a separate informed consent form.

Part 2

Budget

The budget section should contain a detailed item-wise breakdown of the funds requested for, along with a justification for each item.

Other support for the Project

This section should provide information about the funding received or anticipated for this project from other funding organizations.

Collaboration with other scientists or research institutions

This section should provide information about the collaboration with other scientists or research institutions.

Curriculum Vitae of investigators

The CV of the Principal investigator and each co-investigators should be provided. In general each CV should not be more than one page, unless a complete CV is specifically requested for.

Other research activities of the investigators

The Principal investigator should list all current research projects that he/she is involved in, the source of funding of those projects, the duration of those projects and the percentage of time spent on each.

Financing and Insurance

Financing and insurance if not addressed in a separate agreement, and where relevant should be described.

中英文名词对照索引